从今天起，夺回正常血糖！

Dr. Bernstein's Diabetes Solution

The Complete Guide to Achieving Normal Blood Sugars

伯恩斯坦医生糖尿病解决方案

实现正常血糖的完整指南

原著第 4 版

编　　著　[美] 理查德 · K. 伯恩斯坦（Richard K. Bernstein）

译　　者　张小刚

学术秘书　张笑笑（Helen X. Zhang）

中国出版集团有限公司

世界图书出版公司

西安　北京　上海　广州

图书在版编目（CIP）数据

伯恩斯坦医生糖尿病解决方案：实现正常血糖的完整指南：原著第4版/（美）理查德·K.伯恩斯坦（Richard K. Bernstein）编著；张小刚译. --西安：世界图书出版西安有限公司，2025. 6. —ISBN 978-7-5232-2292-8

Ⅰ. R587.1

中国国家版本馆CIP数据核字第2025TJ4902号

Dr. Bernstein's Diabetes Solution
The Complete Guide to Achieving Normal Blood Sugars
ISBN:978-0-316-19173-9

书　　名	**伯恩斯坦医生糖尿病解决方案：实现正常血糖的完整指南** BOENSITAN YISHENG TANGNIAOBING JIEJUE FANGAN: SHIXIAN ZHENGCHANG XUETANG DE WANZHENG ZHINAN
编　　著	[美] 理查德·K. 伯恩斯坦（Richard K. Bernstein）
译　　者	张小刚
学术秘书	张笑笑
责任编辑	岳姝婷　张　丹
装帧设计	新纪元文化传播
出版发行	**世界图书出版西安有限公司**
地　　址	西安市雁塔区曲江新区汇新路 355 号
邮　　编	710061
电　　话	029-87214941　029-87233647（市场营销部） 029-87234767（总编室）
网　　址	http://www.wpcxa.com
邮　　箱	xast@wpcxa.com
经　　销	新华书店
印　　刷	西安雁展印务有限公司
开　　本	787mm × 1092mm　1/16
印　　张	33.5
字　　数	560 千字
版次印次	2025 年 6 月第 1 版　2025 年 6 月第 1 次印刷
版权登记	25-2025-143
国际书号	ISBN 978-7-5232-2292-8
定　　价	128.00 元

医学投稿　xastyx@163.com ‖ 029-87279745　029-87285296

☆如有印装错误，请寄回本公司更换☆

理论，无论多么恰当，都不能掩盖事实的存在。

——Jean Martin Charcot

谨以本书纪念：

我亲爱的朋友 Heinz I. Lippmann 博士、Ephraim Friedman 博士和 Samuel M. Rosen 博士，他们坚信糖尿病患者可以拥有与非糖尿病者相同的血糖状态。

致 谢
Acknowledgments

谨在此向以下人员深情致谢，正是得益于他们的指引与支持，这本书才能够呈现在大家面前：

弗兰克·维尼科尔医生（Frank Vinicor, MD, MPH），美国糖尿病协会前任主席。感谢他在百忙中抽空为本书题写序言。

史蒂芬·斯塔克（Stephen Stark），小说家、评论家及散文家，我深深珍视他对本书文体、清晰度及结构方面的宝贵建议。

药剂师斯蒂芬·弗里德（Stephen Freed）、大卫·乔菲（David Joffee）及乔治·E. 杰克逊（George E. Jackson）为我们提供了重要的附录——对血糖水平有影响的药物（附录 C）。

我的挚友——医务办公室主任帕特里夏·A. 吉安（Patricia A. Gian），她与我共同面对了此项工作的种种挑战，并始终为我提供无法估量的支持和指导。

三位杰出的行业精英：特蕾西·贝哈尔（Tracy Behar），钱娜·陶布（Channa Taub）及卡罗尔·曼（Carol Mann）。感谢特蕾西·贝哈尔在这版中的杰出编辑工作；而钱娜·陶布和卡罗尔·曼作为我的文学顾问，促成了本版的出版。

也衷心感谢文案编辑芭芭拉·贾特科拉（Barbara Jatkola）和出版商迈克尔·皮特什（Michael Pietsch），他们低调但卓有成效地推动了此次出版的进程。同时，感谢凯伦·A. 温斯托克（Karen A. Weinstock）和蒂莫西·J. 奥贝特（Timothy J. Aubert）为我们提供的糖尿病食谱。

最后，我想对我的伴侣——安妮·E. 伯恩斯坦教授（Anne E. Bernstein, MD, FAPA, FABPN），深情地说一声感谢。她为了我放弃了太多本属于她的时间，并在我生命的危难时刻多次守护了我。

作者简介
Author

理查德·伯恩斯坦（Richard K. Bernstein）医生是全球知名的糖尿病治疗和护理领域专家之一。他是首位进行自我监测血糖的糖尿病患者。尽管他的这种做法最初遭到了质疑，但如今已成为广泛接受的常规做法。在过去的50年里，伯恩斯坦博士一直是坚定支持糖尿病患者维持正常血糖水平的先驱。

1946 年，年仅 12 岁的伯恩斯坦被确诊为 1 型糖尿病。到了 20 世纪 60 年代末，他发现自己正因糖尿病的各种并发症而濒临垂危。作为一名工程师，他选择以工程师的方法来应对自己的疾病。1969 年，当时最先进的血糖仪器仅在医院和医生手中使用，他通过他的妻子——一名医生，获得了一台。他发现，通过使用这台仪器结合低碳水化合物饮食，他能够将自己的血糖水平正常化。然而，他在饮食控制和血糖正常化方面的发现当时并未受到糖尿病治疗界的重视。

在 45 岁时，还未成为医生的伯恩斯坦先生，放弃了他的商业生涯，决定攻读医学学位，目的是获得资格来发表他的发现。多年来，他不断完善并改进针对糖尿病的血糖正常化程序，并开发出了治疗 2 型和 1 型糖尿病的新方法。他的《糖尿病饮食》（*Diabetes Diet*）、《伯恩斯坦医生糖尿病解决方案》（*Dr. Bernstine's Diabetes Solution*）等畅销书展示了他在这一领域的成就。伯恩斯坦博士每个月在他的网站 www.askdrbernstein.net 上举办一次免费的电话研讨会，在这期间他会回答医疗专业人员和患者的各种问题。

伯恩斯坦博士生前担任阿尔伯特·爱因斯坦医学院（Albert Einstein College of Medicine）亚瑟·S·亚伯拉罕森（Arthur S. Abramson）物理医学与康复科的顾问。他是雅各比医疗中心（Jacobi Medical Center）外周血管疾病科的荣誉主任和前主任，同时也是美国内分泌学会、美国营养学会和美国伤口护理专家认证学会的会员。

译者简介

Translator

张小刚博士是一位“不拘一格”的学者，拥有丰富多样的学术背景。1994年，他作为访问学者赴美国，在马里兰大学药学院开展分子药理学与癌症分子生物学的研究。

除了在生命科学和医学领域的深厚背景外，张小刚博士还在数据科学与信息工程领域积累了丰富的知识，获得了包括 Oracle 和 Microsoft 等知名企业的多项国际认证。这些 IT 技能使他在医疗数据管理与技术创新的研究中具备了独特的优势，成为该领域的资深专家。

张小刚博士目前的研究方向集中在 AI 驱动的证据化医学，重点探讨低碳水化合物饮食与先进医疗干预（如干细胞与免疫细胞疗法）相结合的临床效果。他的研究旨在深入探索这些干预措施对 2 型糖尿病的影响，力求实现该疾病的逆转。

值得一提的是，张小刚博士也经历了 2 型糖尿病带来的挑战。在阅读并遵循《伯恩斯坦医生糖尿病解决方案》一书中的方法后，张小刚博士成功实现了血糖水平恢复正常。这一亲身经历进一步激发了他将这部医学著作翻译成中文，并与广大中国糖尿病患者分享其宝贵知识的决心。

译　序

Foreword

此中文版出版之际，责任编辑建议我写一个译者序。此前，我觉得作者伯恩斯坦医生和原序已经写得非常清楚明了了，译者的任何话语可能都是多余的。但是责任编辑认为译者序更能让中国读者理解这本书的意义，比如你为什么要翻译这本书；在翻译的过程中，你与伯恩斯坦医生是怎样交流的；你对读者的期望是什么……看来，这是一个必做的功课了。

其实翻译这本书的原始动因来自我自己，确切地说，我是这本书的受益者。这得从我的家族“遗传缺陷”谈起，我的外祖父母、母亲，都在糖尿病并发症中相继离世。我的哥哥和姐姐，也长期被高血糖及其引发的健康问题所困扰。自 2017 年起，我先后被诊断为高血压、高血脂，餐后血糖不断飙升，糖化血红蛋白（HbA1c）超过 6%（属于糖尿病前期）。求医问药，从那时起成了我生活的一部分，各种药物虽然“各显神通”，但是我的身体状况却在不断地滑坡。糖尿病一代代延续的感觉，如同命运的阴影，久久挥之不去。其实，我一直认为自己是很健康的人。在 50 周岁那年，我曾经有过一个梦想——要健康地活到 90 岁。梦想却在现实中一点一点地破灭。

一个偶然的机会，我读到了这本书的英文原著，本已濒于破灭的梦想重新回到期望之中。伯恩斯坦医生的传奇经历深深地吸引了我，针对糖尿病的治疗，无论是 1 型还是 2 型，在许多方面，他既是开创者，又是实践者。他颠覆了医学界许多长期流传的观念。他明确地指出“糖尿病患者有权利享受与健康的非糖尿病个体同样的血糖水平”，他的成千上万的患者和他的亲身经历证明：只要方法得当，正常血糖不仅可达且可持久，并足以让视网膜、肾脏、神经等方面的并发症逐步逆转，重获生命活力。我所说的，你会在这本书中看到，也会在未来的血糖管理中体会到。你会从本书中了解伯恩斯坦医生，也会从心底爱上这位来自西方的悬壶济世的老先生，他的确值得信赖。我把我感触很深的几点罗列在此，也许这些也是你急于知道的：

伯恩斯坦博士（1934—2025）是一位自12岁起就罹患1型糖尿病的医生，凭借低碳饮食与精准控糖，在近90岁高龄时依然精神矍铄，照常行医。他用一生的实践证明：糖尿病患者的血糖完全可以稳定在真正的正常范围——4.2~4.9mmol/L。这一成就，即便在医学界，也仍然令人难以置信。他的方案可以让血糖在餐前、餐中与餐后几乎保持不变。更难得的是，他强调：一个合理的饮食方案，不应剥夺你对生活的满足感——“当你离开餐桌时，应当既满足又满意”。

我抱着“试试看”的心态，开始依循本书的方案。很快，我的血糖回归正常水平；3个月后，血脂各项指标全面达标；6个月后，我停用了6年未敢间断的降压药。那一刻，我如同从深渊被拉回地面——原来，真的可以重新拥有健康，甚至获得“返老还童”的惊喜。

伯恩斯坦医生曾发出深切的叹息：“我仿佛是荒野中的孤独之声，而我已十分年迈；当我离去时，谁能来接替我？（It’s like I am a single voice in the wilderness, and I’m pretty darn old. Who is going to take over when I am gone?）” 这句话，让我感到悲凉不已。我仿佛听到了一个召唤的声音，不断地在说：“我，就是那个‘谁’。”

我想，读到此处，你应当理解了这本中文版的由来。翻译期间，伯恩斯坦医生多次与我视频通话、邮件往来。90岁高龄的他仍坚持与我讨论译稿，亲笔补充最新的流行病学数据、药物使用及医疗实践。他在镜头中总是和蔼可亲，语气坚定却温和，称我为“年轻人”，鼓励我把这份希望传递给中国读者。在持续而真挚的交流中，我们逐渐建立起一种“亦师亦友”的关系——他不仅是我在血糖管理方面的启蒙者，也是我在人生转折处的引路人。他的谦逊与坚持，他对患者的深切关怀，深深感染了我。今天，我郑重把他亲手托付的这本书，交到你们手中。愿你们翻开此书的那一刻，不只是出于好奇，更是在心中燃起坚定的决心——从今天起，拿回对血糖的主权，拒绝并发症！

请你相信，真正正常的血糖并非奢望，而是你与生俱来的权利。

请你相信，当血糖恢复正常，视网膜可以再次澄明，肾功能可以停止恶化，麻木的脚趾可以重新感知温度，疲惫的心脏也能重拾跳动的力量。

请你相信，你并非孤立无援——这本书将为你提供全方位的答案。它是健康之路的明灯，也是破开迷惘的利器。

更重要的是，我坚信，中国将会涌现出更多和我一样的“谁”——成百上千，甚至成千上万，当你们读完本书之后会挺身而出，成为自己和他人的血糖守护者。

张小刚

2025 年 3 月

INTRODUCE SGLT-2 INHIBITORS AS THE FOURTH CLASS OF ORAL HYPOGLYCEMIC AGENTS (OHAS): Jack -- Google History

1. Provide a brief history and mechanism of SGLT-2 inhibitors.

They reduce BG by lowering the renal threshold for glucose so that users urinate glucose at lower BGs (perhaps 130) instead of the usual (perhaps 160).

2. Discuss the known issues and risks associated with these medications, such as

The high urine glucose levels can enhance bacterial growth causing urinary tract infections.

Mild ketonuria, akin to starvation ketosis has led some critics to claim a hazard of "diabetic ketoacidosis". This is very unlikely to happen.

ketoacidosis, urinary tract infections, and potential severe complications. Jack - See if you can find legitimate reports of complications other than UTI's.

3. Reflect your clinical perspective on these drugs, emphasizing that you do not primarily use them for blood sugar control but rather for weight loss and cardiovascular benefits.

I have never prescribed SGL2 inhibitors but have prescribed the combination SGL2 inhibitor/GLP1-Agonist products like Mounjaro---- etc for weight loss or overeating.

伯恩斯坦医生手稿

Frequently but not always very successful at curbing appetite and/or causing weight los. I use it for both obese and non-obese overeators or snackers, and for the occasional obese person who follows my meal and exercise plan but cannot lose wgt.

1. Detail the potential benefits and the necessary precautions when using these medications together.

-7 Do not use these products on woman with PCOS. I perform all the tests listed for GLP-1 agonists and re-check body weight frequently.

2. Highlight the importance of closely monitoring adverse effects and customizing treatment plans to the individual needs of each patient.

I will not prescribe these agents to people under the age of 18 as I fear that they will not be adequately cautious. Because they have potent BG lowering effect upon both Type 1 and Type 2 patients, I lower basal insulin doses by ½ on the day I start the product and rapidly adjust all insulin doses based on BG data. Will discontinue based on same criteria as for GLP-1 agonists.

Will also discontinue if highest dose does not curb overeating or cause sought weight loss

郑重声明

医学是不断更新并拓展的领域，因此相关实践操作、治疗方法及药物都有可能会改变，希望读者审查书中提及的器械制造商所提供的信息资料及相关手术的适应证和禁忌证。作者、编辑、出版者或经销商不对书中的错误或疏漏以及应用其中信息产生的任何后果负责，关于出版物的内容不作任何明确或暗示的保证。作者、编辑、出版者和经销商不就由本出版物所造成的人身或财产损害承担任何责任。

原序
Foreword

自从进入21世纪以来，我们对糖尿病了解得越来越多。这种新知识的积累既令人鼓舞，又非常具有挑战性。挑战性主要体现在以下几个方面：

首先，糖尿病似乎无处不在，并且在持续增加。想想看——在2000年出生的3名婴儿中就有1名会在其一生中的某一阶段患上糖尿病。在美国，每天大约有1400人被诊断为糖尿病。目前，世界上没有哪个国家能够免遭糖尿病及其持续增长的影响。

其次，虽然我们现在确实知道如何预防2型糖尿病，但对于1型糖尿病，我们既不能预防也没有持久的治愈方法。

最后，与过去相比，得益于坚实的科学研究成果，即使患糖尿病，现在也能有效预防由高血糖导致的大部分并发症。但是我们所知道的与我们实际所做的程度和广度之间仍存在很大的差距。换句话说，有关糖尿病的科学发现转化为日常医疗与管理实践还有很长的路要走。

尽管我们面对以上及其他严峻的挑战，但与几年前相比，更不用说几十年前，我们现在能够更好地应对当下的糖尿病。事实上，在很多方面，我们都已经取得了显著的进展。例如，许多有2型糖尿病高风险的人并没有真正罹患糖尿病。经过临床研究和实际验证，通过适当的减重和增加体育锻炼，可以大幅降低或延缓糖尿病的发病风险，降低幅度可高达60%~70%。这一结论适用于所有族群的不同年龄段。

此外，对于1型和2型糖尿病，我们现在有了更多有效的药物。如果能够正确使用并配合适当的营养和活动，就可以有效地控制血糖、血压和血脂，从而显著降低眼、肾、神经和心脏出现问题的风险。尽管糖尿病研究的主要目标仍是寻求预防或治愈，但现在我们已有能力避免此疾病以往所带来的灾难性影响。

现在，我们掌握了更为先进的方法来追踪和深入了解糖尿病——拥有了升级版的医疗体系、优化的教育方案、几乎无痛的血糖自我监测技术、快速且精确的糖化血红蛋白检测，以及早期发现肾脏问题的方法等。这一切使我们能够清晰掌握每一件正在发生和进行的事情！

因此，从实际情况来看，我们确实观察到美国的糖尿病治疗已经有所进步，但这种改善并没有普及所有人，且其提升的幅度和速度仍不尽如人意。

这一切与伯恩斯坦医生和这版《伯恩斯坦医生糖尿病解决方案》有什么关系？如前所述，有关糖尿病新知识的积累速度相当惊人和令人生畏。然而，伯恩斯坦医生对此始终智珠在握。糖尿病的护理模式已变得更加复杂和苛刻，而伯恩斯坦医生及其方法已被证明可以应对这一挑战。

从本质上看，对于患者及其医疗团队而言，与过去对比，如今糖尿病的管理显得更加烦琐和具有挑战性。需要考虑的营养方法繁多，药物的组合方案也变得多样化。在忙碌的医疗实践中，医生常常难以抽出充足的时间使这些先进的治疗方法真正地为糖尿病患者带来实际和深刻的益处。

这个新修订的版本，秉持激情、同情、关心和信念，呈现了对糖尿病的思考，并展示了管理手段的进步。当然，对于一些人来说，坚持伯恩斯坦医生的方法并不容易，但它们确实反映了不断发展的医学科学以及他在管理自己的糖尿病方面的个人经验。他不会要求任何人做他自己不会做的事情，对此我表示尊重和钦佩。伯恩斯坦医生为受到疾病或糖尿病风险挑战的人们提供了一种掌控疾病的方法。他正在为确保糖尿病科学的重要进展立即真正地改变人们的生活而努力。看一看！思考这些建议和想法——它们可以进一步促进我们一起不断地努力，以预防、识别和控制这种被称为糖尿病的疾病。

Frank Vinicor, MD, MPH
美国国家慢性病预防和健康促进中心
美国疾病控制和预防中心
美国糖尿病临床转化部前任主任
于乔治亚州亚特兰大

新修订和更新版的前言

Preface to the Newly Revised and Updated Edition

自2007年第3版《伯恩斯坦医生糖尿病解决方案》出版以来，糖尿病研究领域出现了许多新的发展。每当有重要的新发现，我都会进一步完善我的血糖正常化技术。这个新修订和更新的版本讨论了新的药物、新的胰岛素、新的膳食补品、新的硬件设备（糖尿病患者的工具）以及其他新产品。本书还探讨了我为了更加精准地控制血糖而开发的新方法。

在这里，你还会发现令人兴奋的新的减重方法，包括使用新的、可注射的药物，如肠促胰岛素类似物 （incretin mimetics）。这些药物对于缓解碳水化合物渴望和过度饮食非常有效。

这个新修订的版本是在我之前的三版及另外三本关于糖尿病的书籍的基础上进一步完善、更新而成的。它被设计为一个工具，供患者在其医生或糖尿病教育师的指导下使用。本书循序渐进地详述了为将血糖保持在正常范围内所需采取的几乎所有措施。

在这些章节中，我试图呈现我所知道的关于血糖正常化的几乎所有事情，以及如何实现和维持。通过这本书以及你的医生或糖尿病教育师的帮助，我希望你能够控制你的糖尿病，无论是像我一样的1型（少年发病）糖尿病，还是更为常见的2型（成人发病）糖尿病。据我所知，现在还没有一本专门针对两种类型糖尿病的血糖控制的书。

新版中包含了大量可能对很多治疗糖尿病的医生来说都是全新的内容。我希望医生和医疗保健专家能从这本书中汲取知识，并尽全力帮助他们的患者有效控制这种具有潜在致命风险，但又完全可以管理的疾病。虽然本书中详细探讨了饮食和营养的相关知识，但其核心目的仍是作为一个全面指导，教你如何有效控制血糖，其中包括无痛胰岛素注射技术等方面的详细指导。然而，它不包括其他相关议题（如怀孕）的讨论，这些议题本身需要独立的书籍来详细阐述。在这本书中，我多次提供了我的办公室电话号码。我们总是乐于听取那些希望了解我们对血糖仪、其他设备或新药物最新建议的读者的声音。

我强烈建议你访问这本书的网站：www.diabetes-book.com。该网站收录了我近期的文章、血糖自我监测的历史、与其他相关网站的链接，还有已尝试过伯恩斯坦医生疗法的读者们的反馈与感言，以及一个供糖尿病患者及其家属参与的在线聊天小组，使你能够分享个人经验等。该网站还允许你通过电子邮件将信息转发给你认为可能从这本书中受益的任何人。

近期的新闻发布和广告描述了本书没有提到的“发展”和产品，你可能对它们感到好奇。如果这里没有讨论某种药物，那么很可能是我故意省略了它，因为它要么是无用的，要么可能是有害的，或者在写这本书时它还不可用。用于治疗糖尿病的药物有很多，有新的，也有旧的。有些药物，如二甲双胍（metformin 或 Glucophage）确实很好；但其他药物，如磺脲类（sulfonylureas）药物，存在潜在风险。它们可能会损害你身体剩余的胰岛素产生功能——前提是这个功能还存在。我已经省略了我认为要么太遥远以至于不能近期产生影响，要么根本不会有效地让你回到正轨的任何东西。我既没有时间，也没有空间，试图揭穿每一个出现的“神奇治疗”，而且其中大多数既不是神奇的，也不是真的治疗方法。

如果你在遵循此计划时怀孕了，那么需要注意的是，在本书中提及的所有药物中只有二甲双胍、阿司匹林和胰岛素是在孕妇中进行过测试的。所以，在怀孕之前，你最好咨询妇产科医生和药剂师，审查所有正在使用的药物。

已经有数以千计的糖尿病患者成功使用了本书所描述的治疗计划。与他们一样，如果你在医生的帮助下认真遵循这些建议，你应该能够避免因不适当的血糖波动而带来的不适。你甚至能够预防或逆转与长期高血糖相关的许多严重并发症。

最后，我在这本书中要讲的很多内容可能与美国糖尿病协会（ADA）和其他国家的糖尿病协会的建议完全相反。为什么？因为如果我按照那些建议来做，很早以前我就已经去世了。这些冲突包括我推荐的低碳水化合物饮食；避免使用某些口服药物（如磺脲类药物），这些药物会损害2型糖尿病患者尚存的生产胰岛素的β细胞；我偏好某些胰岛素，而避免一些其他类型的胰岛素；我希望保存剩余的β细胞（这在传统的医疗实践中是一个陌生的概念）；以及我坚持认为糖尿病患者有权享有与非糖尿病者相同的正常血糖水平，而不是ADA目前坚持的更高水平。

最重要的是，与ADA的指南不同，我的方法显然是有效的。

我的糖尿病生活：超过 70 年并仍在继续

My life with Diabetes

我不知道在 1946 年左右像我一样患上糖尿病的人至今还有多少人活着。但我确信，没有人能够完全避免这种疾病带来的长期并发症。事实是，如果我没有掌控我的糖尿病，很可能我不会活到今天，并且还这么健康活跃。关于饮食和糖尿病，有许多“迷思”，而目前普通医生仍认为对糖尿病患者有益的一些营养建议，在长远来看，可能是致命的。

我知道，关于糖尿病的传统“智慧”差点夺走了我的生命。

1946 年，我 12 岁，确诊了糖尿病。在那之后的 20 多年里，我一直是一名“普通”的糖尿病患者，忠实地按照医生的建议行事，尽管疾病给我带来了许多限制，但我还是努力地过着尽可能正常的生活。

随着时间的流逝，我的糖尿病并发症变得越来越严重。像我这样的糖尿病患者往往面临着过早的死亡。那时，我虽然还活着，但我的生活质量并不太好。我患的是 1 型糖尿病，或者叫作胰岛素依赖型糖尿病。这种糖尿病通常在儿童时期开始（所以也叫作青少年发病的糖尿病）。1 型糖尿病患者必须每天注射胰岛素来维持生命。

20 世纪 40 年代，那时糖尿病治疗还处于“黑暗时代”。我每天必须通过煮沸针头和玻璃注射器来消毒，并使用砂石来磨针。我用试管和酒精灯（火焰）来测试尿液中的糖分。许多现在糖尿病患者能够随意使用的工具，在那时几乎是难以想象的——那时我们并没有快速指尖血糖测试工具，也没有一次性胰岛素注射器。然而，即使在今天，1 型糖尿病患者的父母仍然必须面对我父母曾经经历过的同样的恐惧——他们可能会发现某些事情出了大错，在他们尝试唤醒自己的孩子时，却发现孩子已经陷入昏迷，或是遭遇了更严重的情况。对 1 型糖尿病患者的父母而言，这始终是一个潜在且真实的风险。

由于我的血糖水平长时间处于较高状态并且无法控制，我的生长受到了限制。直到今天，许多青少年时期发病的糖尿病患者仍然如此。

那时，医学界刚刚开始猜测高血脂和血管（血管和心脏）疾病之间的关系。当时普遍认为导致高血脂的原因是摄入大量的脂肪。由于许多糖尿病患者（甚至儿童）的胆固醇水平都很高，所以医生开始认为糖尿病的血管并发症——心脏病、肾衰竭、失明等，是由糖尿病患者摄入的脂肪引起的。因此，在美国糖尿病协会或美国心脏协会推荐之前，我就开始实行低饱和脂肪、高碳水化合物饮食（碳水化合物占总热量的45%）。因为碳水化合物会导致血糖上升，我不得不使用10mL的“马用”注射器，注入大量胰岛素进行补偿。这种注射过程缓慢且疼痛，最终破坏了我大腿皮肤下的所有脂肪组织。尽管我遵循了低脂饮食，但我的血清胆固醇和甘油三酯水平却仍然非常高。我出现了一种明显的症状——我的眼皮上长出了脂肪瘤，双眼的虹膜周围都出现了灰色沉积。

二三十岁对大多数人来说都是生命中的黄金时期，而我身体的许多系统却已经开始退化。我整天都能感到胸中部严重的灼烧感（糖尿病性胃轻瘫），双肩“僵硬”，脚部逐渐变形、感觉受损等。我将这些问题告诉了我的糖尿病专家（当时他是美国糖尿病协会的主席），但我总是被告知：“别担心，这与你的糖尿病无关。你做得很好。”但我并没有做得很好。我现在知道，在那些糖尿病控制得不好的人中，这些问题是很常见的，但那时我被迫接受我的状况为“正常”。

那时，我已经结婚了。我上了大学，接受了工程师的培训。我有了孩子，尽管我自己也不过是个孩子，但我感觉自己更像老人。我腿部下方的体毛已经脱落，这是一个迹象，说明我已经发展出外周动脉疾病。这是一种糖尿病并发症，最终可能会导致截肢。在一次常规的运动应激测试中，我被诊断出患有心肌病。这是心脏中肌肉组织被纤维（瘢痕）组织替代——1型糖尿病患者常见的心力衰竭和死亡的原因。

尽管我“做得很好”，但我的确遭受着许多其他的并发症。我的视力恶化：我患有夜盲、微动脉瘤（我眼中的血管扩张）和早期白内障。即使躺在床上，也会让我的大腿疼痛。这是由一个常见但很少被诊断出的糖尿病并发症造成的，这个并发症的名称发音很难，叫作髂胫束/筋膜张肌综合征（iliotibial band/tensor fascialata syndrome）。因为我的双肩僵硬，连穿T恤衫都是令人痛苦的动作。

我开始测试我的尿液中的蛋白质，发现了大量的蛋白质，这是一个不好的迹象。我从文献中了解到这是肾脏疾病的晚期标志。在那些日子里——20世纪60年代中后期——患有严重蛋白尿的1型糖尿病患者的预期寿命是5年。在工程学院，一个同学告诉我，他的姐姐是如何死于肾脏疾病的（他的姐姐是一名非糖尿病患者）。在她死前，她因体内积水而严重水肿，而在我发现自己的蛋白尿后，我就开始做梦，梦到自己像气球一样膨胀起来。

到1967年，我的身体出现了七七八八的糖尿病并发症，并明显地处于慢性疾病状态和早衰。我有3个孩子，其中最大的只有6岁，当时我有足够的理由相信我可能无法活到他们长大成人。

在我父亲的建议下，我开始每天在当地的健身房锻炼。他认为，如果我进行高强度锻炼，我可能会感觉更好。也许锻炼有利于我的身体，能够帮助我自己。我确实对我的状况感到稍微乐观一些——至少我觉得自己正在采取行动，但我仍然无法增加肌肉或变得更加健壮。

虽然进行了两年的健身锻炼，但是不论我如何努力，我仍然只有115磅（约52kg）的体重。大约在1969年，我的妻子（她是一名医生），指出我的生活中的大部分时间都处于低血糖状态，或者正在经历低血糖，或者正在从低血糖中恢复。低血糖通常伴随着疲劳和头痛。这是由于为了抵消我的高碳水化合物饮食而注射的大剂量胰岛素所带来的不可预测的效应所导致的。在这样的情形下，我变得困惑、难以控制自己并且经常对人发火。这些频繁的低血糖发作，在我小的时候已经对我的父母造成了压力，而现在正对我的妻子和孩子造成压力。面对这些压力，我的家庭显然已变得难以承受。

1969年10月，我的生活突然发生了转折。

我曾是一家为医院实验室制造设备的公司的研发总监，但当时我接受了一家家居用品公司的职位。不过，我仍然在接收原来领域的行业期刊。有一天我收到一本叫作《实验室世界》（*Lab World*）的最新期刊，偶然看到了一则关于一个新设备的广告：这个设备能帮助医院的急诊室在夜间分辨失去意识的糖尿病患者和醉酒者，尤其是在实验室不开放的时候。知道一个失去意识的人是糖尿病患者而不是醉酒者，可以很容易地帮助医务人员挽救他的生命。这是一个血糖仪的广告，使用一滴血，1 分钟内就可以给出血糖读数。

因为我多次遭遇了血糖过低的情况，所以我以前的尿液测试已经不再可靠（因为已经进入尿液的糖早已从血液中排出）。我觉得如果我能知道我的血糖值，或许我能在低血糖让我变得迷茫和失去理智前发现并调整它。我对这个仪器感到惊讶。它有一个 4 英寸（约 10cm）的电流计，配有镶着宝石的轴承，重 3 磅（约 1.4kg），售价 650 美元。我试图订购一个，但制造商不卖给患者，只卖给医生和医院。

幸运的是，我在前面已经说过，我的妻子是医生，所以我可以用她的名字订购一个。我开始每天测量大约 5 次血糖，并很快看到血糖水平像过山车一样动荡。工程师习惯于用数学的方式解决问题，但前提是：你必须有信息来处理。为了解决问题，你必须知道问题发生的机制。从那时起，我第一次开始深入地了解我自己的疾病机制和数学方面的问题。从我频繁的测试中，我了解到我的血糖从 40mg/dL（2.2mmol/L）的低点波动到每天大约两次超过 400mg/dL（22.2mmol/L）的高点。要知道，正常的血糖水平大约是 83mg/dL（4.6mmol/L）①。难怪我会有如此巨大的情绪波动。

为了稳定我的血糖，我开始调整我的胰岛素治疗方案：从每天一次注射增加到两次。同时，我也对饮食进行了一些试验性的调整，减少碳水化合物的摄入以便我可以少注射一些胰岛素。至此，非常高和非常低的血糖值变得较少，但也很少是正常的。

在我开始测量血糖后的 3 年里，我的糖尿病并发症仍在进展，我的体重仍然只有 52kg。我觉得自己对糖尿病的长期并发症的了解似乎已经不足，因此我决定查阅科学文献来研究锻炼是否能预防糖尿病并发症。在那时，文献

① 尽管全球大多数医学期刊和教科书采用毫摩尔 / 升（mmol/L）作为血糖的测量单位，但在美国，大部分医生、实验室和血糖监测设备通常使用毫克 / 分升（mg/dL）来测量血糖水平。因此，本书中提及的血糖数值基本上都以 mg/dL 为单位。若您需要将这两种单位互相转换，可参照 1mmol/L 等于 18mg/dL 的换算关系。

检索并不像今天这样简单，现在通过计算机几乎可以瞬间完成检索。在1972年，你需要向当地的医学图书馆提出请求，他们会把它寄到华盛顿特区进行处理。我列出文献名单，花了75美元，文献大约2周后才到达。

我发现了一些有趣的条目，于是我订购了原始文章的副本。这些文章大部分来自小众的学术期刊，并涉及动物实验。然而，我希望找到的信息并不存在。我没有找到任何一篇与通过锻炼预防糖尿病并发症相关的文章。

从这些文献中，我发现在动物研究中，这些并发症已经被多次证实可以预防乃至逆转。然而，这并不是通过锻炼实现的，而是通过使血糖恢复正常来达到的！对我来说，这完全是一个意外发现。所有的糖尿病治疗都在其他方向上进行，例如低脂饮食，预防严重的低血糖，以及预防一种潜在致命的极高血糖状况——酮症酸中毒（ketoacidosis）。我没有想到的是，尽可能将血糖水平保持在接近正常的范围内会有所作为。

我对自己的发现感到兴奋，将这些报告展示给了我的医生，但他并不为所动。他说："动物不是人类，而且使人类的血糖正常化是不可能实现的。"由于我接受的是工程师的训练，而不是医生的训练，我对这种所谓的"不可能"一无所知。不过，由于我处于绝境，我别无选择，只能假装自己是一只动物。

接下来，我花了一年时间，每天检查我的血糖5~8次。每隔几天，我都会在我的饮食或胰岛素治疗方案中做一个小的试验性改变，看看对我的血糖会产生什么影响。如果一个改变带来了改善，我就会保留它；如果它使我的血糖变得更差，我就会放弃它。我发现1g的碳水化合物会使我的血糖升高5mg/dL（0.28mmol/L），而1单位老式的牛/猪胰岛素会降低我的血糖15mg/dL（0.83mmol/L）。

在一年内，我调整了我的胰岛素和饮食方案，使我几乎全天都能保持正常的血糖水平。多年的慢性疲劳和令人衰弱的并发症，几乎在一夜之间消失了。我不再总是感到疲倦或精疲力尽。人们看到我时说，我发灰的脸色消失了。多年的超高读数的血清胆固醇和甘油三酯水平，现在不仅下降了，而且处于正常范围的低值。

我的体重开始增加，我终于能像非糖尿病者那样轻松地增加肌肉。我的胰岛素需求减少到大约一年前的1/3。随着后续人胰岛素的出现，我的胰岛素用量降低到不到原来的1/6。由于大剂量胰岛素注射而造成的皮肤下的疼痛、缓慢愈合的硬块消失了。由高胆固醇引起的眼睑上的脂肪增生也消失了。我的消化问题（胸部持续的灼烧感和饭后打嗝）和曾经让我十分担心的蛋白尿最终也消失了。现在，即使是最敏感的肾功能测试结果也都是正常的。我发现，我的腿部动脉内壁的钙化肌肉（动脉平滑肌）也已经恢复正常。作为一所著名医学院的外周血管疾病科主任，我一直在教导医生，这种Monckeberg动脉硬化是无法治愈的，但我身体的变化却证明我错了。当我73岁时，我的冠状动脉钙化分数只有1，比大多数青少年还要低。不过，我的畸形的脚、下垂的眼睑和腿部下方的脱毛没有逆转。这些问题仍然存在。

我有了一种全新的感觉，好像我是自己代谢状态的主宰。当我成功解决了身体上的一个难题时，我感受到了与我在工程领域取得成果时相同的成就感和满足感。我教会了自己如何让我的血糖达到我想要的水平，并且不再像过山车一样上下波动。事情终于在我的掌控之下。

早在1973年，我就对我的成功感到非常兴奋，我觉得我发现了一些重要的东西。自从我得到文献检索的结果后，我一直在订阅所有与糖尿病相关的英文期刊，但其中没有任何一个文献提及人类血糖正常化的重要性。

实际上，每隔几个月，我都会看到新的文章声称血糖正常化几乎是不可能实现的目标。那么，为什么我，一名工程师，能够弄清楚如何做到医学专家认为不可能的事情？我非常感激那些偶然的事件组合，它们改变了我的生活、我的健康和我的家庭，并让我走上了正确的道路。至少，我认为我有义务与他人分享我新发现的知识。数百万名“普通”糖尿病患者无疑像我一样在遭受无谓的痛苦。我相信，所有治疗糖尿病的医生都会很乐于知道如何如此轻松地预防，并且可能逆转这种疾病的严重并发症。

如果我能告诉全世界我偶然发现的技术，我希望医生会为他们的患者采用这些技术。所以，我写了一篇文章，详细地描述了我的发现。我将一份副本发给了查尔斯·萨瑟（Charles Suther）。当时，他负责迈尔斯实验室（Miles Laboratories）旗下埃姆斯部门（Ames Divsion）的糖尿病产品营销工作。这家公司制造了我所设计的血糖仪。在我的这些尝试中，只有萨瑟给予了我鼓励，并安排了他公司的一位医学作家为我编辑文章。

在几年的时间里，我将撰写的文章和后来的修订版提交给了许多医学期刊。在这期间，我的健康状况不断改善，我不断地向自己和我的家人证明，即使没有其他人认可，我的方法也是正确的。我收到的拒绝信表明：如果人们在早期培训中所接受的正统观念与显而易见的事实发生冲突，他们就会倾向于忽视这些事实。拒绝信部分典型内容为："并没有充分的研究证明有'精细控制'是必要的"（《新英格兰医学杂志》），或者"有多少患者会使用电子设备来测量葡萄糖、胰岛素、尿液等？"（《美国医学会杂志》）。事实上，自1980年这些"电子设备"向患者开放以来，全球血糖自我监测用品的市场规模已经超过每年40亿美元。2023年，这一市场规模约为170亿美元，并预计到2033年将增长至446亿美元。看看任何药店里的血糖仪阵列，你就可以了解到有多少患者正在使用和将会使用这种"电子设备"。

为了同时尝试几种新的途径，我加入了主要的糖尿病组织，这样我可以结识专门研究这种疾病的医生和研究人员，希望能够提升自己。这种尝试取得的成效很一般。我还参加会议、参与委员会工作，并结识了许多著名的糖尿病学家。在这个国家，我只遇到三位医生愿意为他们的患者提供机会来验证我的这些新方法。

与此同时，萨瑟带着我那尚未发表的文章副本几乎走遍了全国的大学研究中心，而就是在此时，我已经自己出钱开始对这篇文章进行排版和印刷了。然而专门研究糖尿病的医生对自我监测血糖的概念（尽管这对于血糖控制至关重要）的排斥如此强烈，以至于萨瑟的公司的管理层不得不推迟多年才考虑将血糖仪提供给患者。他的公司和其他公司明知可以从销售血糖仪和试纸中获利，但是由于医疗机构的强烈反对，在很多方面阻止了这一进程。那时，让患者自己"医治"自己是不可想象的。人们普遍认为，患者对医学一无所知——如果他们能做，医生怎么谋生？在那个时代，患者每月去医生那里"测一次血糖"。如果他们可以在家里用25美分（在那个时代）来自测，为什么还要付钱给医生？但几乎没有人相信正常的血糖水平有任何价值。在某些方面，血糖自我监测仍然对许多专门治疗糖尿病症状而不是疾病本身的医生的收入构成了严重威胁。当进入你附近的眼科医生的诊所时，你会发现等候室里有3/4都是糖尿病患者，其中许多人在等待昂贵的荧光素血管造影、眼部计算机断层扫描或激光治疗。

在萨瑟的支持下，我于1977年在纽约市开始了两项研究工作，并得到了大学的赞助。这两项研究都成功地逆转了糖尿病患者的早期并发症。由于我们的成功，这两所大学分别赞助了世界上头两次关于血糖自我监测的研讨会。那时，我被邀请在国际糖尿病论坛上发表演讲，但在美国的相关会议上，这样的机会却很少。我的第一篇医学出版物出现在其中一个会议的摘要中，题为“蛋白质作为糖尿病治疗中的主要碳水化合物来源”。有趣的是，美国以外的医生似乎对控制血糖更感兴趣。最早转向血糖自我监测的人中有一些来自以色列和英国。

到了1978年，也许是由于查尔斯·萨瑟的努力，有几位美国研究者开始尝试我们的治疗方案或其衍生方案。最终，在1980年，制造商开始为患者推出血糖仪。

这种“进展”对我来说真是太慢了。我知道，当医疗界还在犹豫不决时，有一些糖尿病患者正在失去生命，而这些生命本可以被拯救。我也知道，有数百万名糖尿病患者的生活质量可以得到极大的改善。所以，在1977年，我决定放弃我的工作，成为一名医生——我打败不了他们，所以我必须加入他们。如果我的名字后面加上了“MD”（医学博士）的头衔，我的文章和书籍更有可能被接受并发表，这样我就可以传播我在血糖控制方面的知识。

经过一年的预科和另一年的等待，我终于在1979年进入了阿尔伯特·爱因斯坦医学院（Albert Einstein College of Medicine）。那年，我45岁。在医学院的第一年，我写了我的第一本书——《糖尿病：用Glucograf方法实现血糖正常化》（*Diabetes: The Glucograf Method for Normalizing Blood Sugar*），书中列举了我对1型或依赖胰岛素的糖尿病的全套治疗细节。随后，我成功地出版了另外8本书，并在许多科学和大众杂志发表文章。自2002年以来，我一直为数千名医疗专业人员和患者举办免费的电话研讨会。这些问答环节在每个月的最后一周都可以在 www.askdrbernstein.net 上找到。

1983 年，我终于在纽约 Mamaroneck 附近开始了自己的医疗实践。那时，我已经远远超出了一名“普通”1 型糖尿病患者的预期寿命。现在，通过分享我所观察到的简单事实，我深信自己已经站在了一个能够帮助 1 型和 2 型糖尿病患者继续享受美好人生的位置。我可以帮助其他人像我一样控制他们的糖尿病，过上长寿、健康、丰富多彩的生活。

这本书的目的在于分享我向我的患者传授的技术和治疗方法，我自己也亲身实践过这些方法，其中包括了一些最新的发展成果。如果您或您的亲人正遭受糖尿病的困扰，我希望这本书能成为您转变生活的有力工具，正如它曾帮助我重拾健康与希望一样。

目 录
Contents

治疗前后对比：十四位患者的经验分享

要知道，能够确保你血糖水平正常的人，只有你自己。虽然你的医生可能会指导你，但最终的责任在于你自己。这项任务将要求你对你的生活方式做显著的调整，也可能要放弃某些日常习惯。这自然会引出一个问题：“真的值得这样做吗？”正如你将在本章中看到的，其他人已经为自己回答了这个问题。也许他们的经验会给你动力，去探寻你是否也能有类似的获益。如果这些分享还不足以说服你，请访问亚马逊官方网站（www.amazon.com 或 www.amazon.co.uk），参阅有关本书的“读者评论”。你会发现有上百个与之相似的故事。

J.L.F. 的故事

J.L.F.，71 岁，有 3 个孙子，仍然在担任金融顾问的职务。在二战期间，J.L.F. 曾是一名海军飞行员。他的血糖是通过饮食、锻炼和被称为胰岛素增敏剂的药物来控制的。受益于本书中描述的饮食方案，他的胆固醇 / 高密度脂蛋白（HDL）比值（一个心脏病风险指数，见第 2 章的“心脏风险因子”），已经从非常高的风险水平 7.9，下降到低于平均水平的 3.0；他的糖化血红蛋白（HbA1c）测试（反映前 3 个月的平均血糖水平），已经从 10.1%（非常高）下降到 5.6%（几乎处于非糖尿病范围内）。他的 R-R 间期检测（见第 2 章），一个心率控制神经损伤的指标，已经从最初的 9% 变化率（非常异常）改善到目前的 33%，这对于他的年龄来说是正常的。

“我可能在成年生活的大部分时间里都患有轻微的糖尿病，但我并没有意识到。最初我表现为乏力，后来是晕倒、跌倒或摔倒，但这些都是罕见的情况。我也很难让我的阴茎完全勃起。

“1980 年初，我开始出现头晕、出汗、手臂疼痛、容易晕倒等症状。这些症状通常与心脏问题相关。造影检查显示，为我心脏供血的动脉存在严重问题。因此，为了疏通这些动脉，我进行了手术。在接下来的 7 年里，一切都很好，我再次享受到了健康。

“1985 年底，我注意到我的脚趾失去了知觉，我的内科医生告诉我这可能是由于高血糖引起的神经病变。他为我进行了常规的血液检查，我的血糖值为 400 mg/dL（22.2 mmol/L）。他的建议是注意饮食，特别是避免甜食。30 天后，我再次回去复查，我的血糖是 350 mg/dL（19.4 mmol/L）。与此同时，我的神经病变症状在加重，我也更频繁地去看医生。我的血糖测试结果始终在 350 mg/dL 的水平，我的脚越来越麻木，我开始变得非常担心。

“我感觉身体还不错，每天至少步行 2 英里（约 3 km），每周去健身房锻炼 1~2 次。作为一名金融顾问，我工作安排得非常满，对这个问题也没有太多担心。不过，我确实开始向朋友和熟人咨询他们是否有关于神经病变或糖尿病的相关知识或经验。

“我首次受到的震撼是得知一个朋友的经历。他患有糖尿病、脚部神经病变、脚的深部神经疼痛，并且脚趾上有一个不愈合的溃疡。他告诉我，随着神经病变的进展，很可能需要截肢。他详细描述了在未控制的糖尿病患者中，那种常见的、令人恐惧的‘腊肠手术’。

“那一刻，我情绪崩溃了。面对衰老和疾病，你会深入思考变成残疾人、依赖他人移动的可怕情景。突然间，脚趾麻木不再是件小事，更像是与现实的正面碰撞。

“后来我在高尔夫俱乐部遇到了一名富有的汽车经销商，他的双腿被高位截肢。他解释说当时他并没有太在意他的糖尿病，医生也无法帮助他。现在，除了如厕和睡觉，他永远不能离开他的椅子，他需要有人帮他移动身体。不过，他看上去还是很乐观的。他开玩笑说下次医生会把他从臀部中间截掉，如果他没有先死的话。对其他人来说，这也许是一种勇气的展现，但是对我来说却是一种噩梦般的体验。我变得认真起来，想找某个人、某个地方来告诉我该如何应对我日益加重的麻木，现在麻木已经蔓延到我的生殖器。我的状况成了我心中始终存在的、不断啃噬我的焦虑。这是一种我无法释怀的潜在威胁，因为我根本不知道如何与之抗争。

“1986 年 4 月初，我和我的妻子拜访了伯恩斯坦医生。第一次访问持续了 7 个多小时。他与我们讨论了每一个诊断和治疗的细节；疾病的每一个症状，无论多么微小，都被详细地描述；他阐述了每个症状之间的平衡性的重要性，并提供了用于管理它们的具体补救措施。例如，看似微不足道的鳞状足问题。这是糖尿病的一个常见、危险的症状。伯恩斯坦医生建议使用貂油，早晚涂抹在脚上。按照伯恩斯坦医生的指示去做，你可以拥有如天鹅绒般柔软光滑的脚，而不是皮肤开裂和溃烂的脚。考虑一下另一种选择——脚趾开裂、疼痛、愈合缓慢（如果还能愈合的话），这些可能会改变你的整个生活。穿着特制的鞋子，步履蹒跚，更不用说可怕的渐进式截肢的可能性——如果你的糖尿病没有得到适当的治疗，这些真的可能发生。

“我认为，最重要的是伯恩斯坦医生深入地解释了糖尿病及其诱因、症状和治疗。伯恩斯坦医生为你提供治疗的理由，这样你就能全面了解哪里出了问题以及如何进行纠正。

“正是通过频繁的指尖血液检测，我开始理解如何具体地与我的糖尿病‘战斗’。我从饮食开始改变。这不仅仅是吃这个、不吃那个，而是为了这些原因吃这个，为了其他原因吃那个。这让我了解这些原因和它们之间的区别。了解饮食方式和背后的原因可以使你始终行进在正确的轨道上，而这种知识所带来的自律使控制变得更加容易。因为如果不持续地遵循饮食建议，你的糖尿病肯定会加重。他进一步解释说，未控制的糖尿病对心脏的危害可能超过胆固醇、饮食中的脂肪、压力、紧张等其他众所周知的不良因素。当然，这些不良因素也不能被忽视，但相对于主要的罪魁祸首——糖尿病，它们仅需被正确地放入适当的角度看待。

“好吧，对我来说，结果是我的双脚和阴茎的麻木症状减轻，而我的勃起功能也有所改善。我的脚现在非常柔软健康。饭后严重的打嗝、胀气和烧心感都消失了。糖尿病的并发症显然没有对我产生太大影响。现在我知道控制我的糖尿病是保持心脏健康的关键，我希望大大降低心脏病发作的风险。

“我现在已经具备让我的血糖正常化的能力，这个能力带来的一个伟大结果是，我对这种疾病的情绪已经稳定下来。面对它，我不再感到无助，不再纠结该怎么做，不再无奈地依赖那些无法对我的问题给出答案的人。我可以自由地锻炼，大步行走，毫无负担地享受健康，享受我的宝贵视力，不用担心糖尿病失明。是的，甚至对正常的性生活也有了新的信心。

“过去那些所有被慢慢带走的健康，现在都在我的掌控之中。为此，我感谢我的新知识和新技能。”

托马斯·瓦特金斯（Thomas G.Watkins）的故事

托马斯·瓦特金斯是一名40岁的记者。他在23年前被诊断为糖尿病。在过去的9年里，他一直按照本书中所描述的、那种适用于需要胰岛素的患者的治疗方案（其中的一个方案）进行治疗。

“在过去的多年时间里，按照几位糖尿病专家的指导，我觉得已经将疾病‘控制’住了。至少他们是这么告诉我的。毕竟，我每天打两次针，并根据尿液检测结果来调整我的胰岛素剂量，后来是通过血糖测量。我还遵循了一个常见的建议，即碳水化合物至少要占我热量摄入的60%。

“但某些事情不对劲，我的生活不够‘相对正常’。我避免进行剧烈运动，因为担心我的血糖会降得太低。我的餐饮时间是固定的，即使不饿，我还是得吃早餐、午餐和晚餐。当了解到最近的研究似乎将高血糖与长期并发症的增加风险联系起来后，我开始试图保持正常的血糖水平，但每天都在低血糖和高血糖之间摇摆不定。到1986年底，我的体重飙升到了189磅（约85.7kg），我不知道该如何减重。我的‘良好控制’方式让我感到失控。显然，我必须采取行动。

“那一年，我参加了一个医学作家的会议，伯恩斯坦医生在会议上发言。很明显，他的资历令人印象深刻。那时，他已经与这种疾病共存了40年，几乎没有并发症。他的方法主要是通过自我试验来制定的，他对医学文献的了解是百科全书式的。他的一些建议是异乎寻常的，他抨击常规的饮食建议，并对如何注射胰岛素等基本观念提出了挑战。但似乎他做得很正确。在他的演讲中，我去了两次洗手间，但是他却没有①。

“我决定花一天时间在他的办公室理解发表在《医学论坛》（*Medical*

① 极高的血糖会导致频繁排尿。

Tnbune）上的一篇文章。在那里，他的独自思考能力变得更强。他说，‘脆弱’的糖尿病（意味着无休止的大范围血糖波动）通常是一个误称，这更多地表明了不正确的治疗计划或培训不够，而不是任何固有的生理缺陷。他认为保持24小时的正常血糖并非遥不可及的目标，实际上很多时候都是可实现的，前提是糖尿病患者已经被教授并掌握了正确的技巧。除了治疗目标，他还为患者提供了直接的方法来实现这些目标。他的秘密是：小剂量的药物会导致小错误，这些错误很容易纠正。

“那时，我的兴趣已经从新闻转向了个人。1987年初，我仍然持谨慎态度，但决定尝试一下。我首先注意到的是，这次看医生与以往都不同。大多数的医生问诊都只持续大约15分钟，而这次却花了8个小时。其他人都说我没有并发症，但是伯恩斯坦医生却发现我已经患有几个并发症。大多数人都说我的血糖很好，而伯恩斯坦医生建议我做出改变，使它们稳定下来，并减轻我的体重。这几个小时，他详细地描述了控制血糖的复杂性。他的整个方法反驳了我第一个医生的理论——我应该依赖医生为我提供我所需要的任何信息。伯恩斯坦医生明确表示，为了让糖尿病患者自己控制他们的疾病，他们需要知道关于这种疾病的知识，他们所掌握的知识应当与他们的医生一样多。

“针对严格控制糖尿病的方案通常有两个常见的反对理由：一是它们增加了低血糖反应的发生率，二是会导致患者的体重增加。然而，我发现事实恰恰相反：在我第一次看伯恩斯坦医生后的4个月内，我减掉了大约9磅（约4kg）的体重，而且多年后我一直保持着这个体重。我不再猜测要注射多少胰岛素，而是进行简单的计算，这使我的血糖水平变得更稳定，并且可预测。

“自从我被诊断糖尿病以来，这是我第一次真正感到自己掌控了疾病。我不再受制于那些与血糖大幅波动相伴随的情绪大起大落。尽管我仍然依赖胰岛素和使用相关的设备，但我感到自己比以往任何时候都更加独立。我可以放心地到世界上任何一个偏远的地方旅行，可以潜水一个小时，或者在荒野中徒步，而再也不用担心会被糖尿病所干扰。现在，如果我想要跳过早餐、午餐或晚餐，我会毫不犹豫地这么做。

“我不再有胃排空延迟的问题。胃排空延迟会在饭后导致非常低的血糖，然后在几个小时后血糖飙升。那种与早死风险增加有关的心脏神经病变，已经被逆转了。尽管我比以前摄入更多的脂肪和蛋白质，但我的血脂已经得到了改善，现在处于正常范围内。在过去，为了买生命保险，保险公司曾经检测我的糖化血红蛋白，检测结果显示我的血糖有问题，因此而遭遇保险申请的困难，但现在这个问题已经不存在了。最重要的是，我现在感觉很好。

“许多医生不接受伯恩斯坦医生的方法，原因很简单，因为伯恩斯坦医生不仅要求患者，而且还要求医生投入更多时间、精力和知识。在美国，糖尿病患者是许多诊所的主要收入来源。几十年来，常规的治疗场景一直是血液检测，简短的面谈，开 1 个月的针头处方，握手，然后收费。但这种情况正在改变。在过去的几年里，越来越多的证据支持伯恩斯坦医生的工作方法。过去那种高碳水化合物饮食不再受到毫无置疑的推崇，越来越多的医生支持由患者自己控制的多次注射方案。严格地控制血糖与糖尿病并发症密切相关，这一点非常重要！因为高血糖可以损害体内所有主要的器官系统。伯恩斯坦医生的方案所提供的工具，不仅让我的血糖恢复正常，同时也使我重新找回了以前失去的掌控感。”

弗兰克·珀塞尔（Frank Purcell）的故事

弗兰克·珀塞尔是一名 76 岁的退休老人，与许多已婚的患者一样，他与他的妻子紧密合作以确保他的糖尿病得到控制。他的妻子 Eileen，绰号叫 IKE，讲述了弗兰克的故事的第一部分。

IKE：“弗兰克多年来一直在接受糖尿病治疗。因为他是 2 型糖尿病患者，所以他用的是口服药物。据我们所知，他有一个功能正常的胰腺。问题是，当他年轻的时候，就有人告诉他他的血糖很高，但这一提示被忽视了。这个问题可以追溯到他在军队的日子，那大约是在 1953 年。没有人建议他用药，没有人说那是糖尿病，也没有进一步的治疗，他们只是说他的血糖高。他们称其为‘化学’糖尿病。它在血液测试中显示出来，但在尿液分析中却没有。我猜在那个时代，尿液中的血糖才是决定因素——确定是不是糖尿病。他确实调整了饮食——他不再吃那么多糖果，他也减重了——在那段时间里他减掉了大约 30 磅（约 13.6 kg）。

“大约在 1983 年，弗兰克经历了一次轻微的心脏病发作。从那时起，他开始看心脏病医生，医生非常小心地监控他的健康状况。2~3 年的时间，他服用了 β 受体阻滞剂和一两种心脏病药物。据我们所知，他的心脏问题基本上得到了缓解——我的意思是他心脏病发作后，没有进行任何手术，似乎情况还不错。但当他开始与心脏病医生合作时，医生注意到他的血糖问题仍在进展，开始觉得这是个值得关注的问题。医生给弗兰克开了氯磺丙脲（Diabinese），这是那个时候可选择的口服药物。我估计，他每 4 个月给弗兰克做一次血糖检测。

“可以说我从来不知道什么是正常的血糖水平，没有人和我谈论过这个问题。我根本不知道正常值是 1000 还是 12。我们只被告知血糖是高，还是不高。这种情况持续了七八年。如果当时他遇到了伯恩斯坦医生，谁知道情况会不会有所不同。但最终，心脏病医生认为弗兰克应该去看内分泌医生。他不认为自己能够通过药物很好地控制弗兰克的血糖，所以他认为这个情况需要被更加关注。

“我们去看了纽约州一家大医院的糖尿病科室的主任，这家医疗机构的声誉非常好。医生和我们见面后，他继续让弗兰克服用氯磺丙脲，并每 3 个月检测一次血糖。弗兰克的血糖是 253 mg/dL（14 mmol/L）或 240 mg/dL（13.3 mmol/L），医生会说‘我们试试另一种药’。总是药物治疗！格列本脲（Glyburide）[①]、格华止（Glucophage）……各种各样的药物。不过，试图降低弗兰克的血糖非常困难。没有人真的提到过饮食。而且我们去医院的时候，弗兰克的血糖很少低于 200 mg/dL（11.1 mmol/L）。当我最后知道这些数字的含义时，我对医生说：‘你不觉得我们应该去看营养师吗？我的意思是，我们仍然吃着与以前相同的食物——我们一直保持常规的饮食，我有糖尿病的朋友，他们注意他们所吃的某些东西，所以我认为这一定有它的道理。他说：‘当然，这真的是个好主意。’

① 格列本脲（Glyburide）是一种磺脲类药物，是用于治疗 2 型糖尿病的口服降糖药。其主要作用机制是通过刺激胰岛 β 细胞分泌胰岛素来降低血糖水平。DiaBeta、Micronase、Glynase 等药物均属于格列本脲。然而，在伯恩斯坦医生的治疗方案中，不使用任何磺脲类药物。

“他给了我们一位年轻女士的名字，我们见了她 3 次。她说‘每天吃 11 个碳水化合物[①]’，然后给了我们一串食物的名字——我们不需要她来告诉我们这个。除了弗兰克不再吃甜点，其他什么都没改变。他偶尔会吃一碗冰激凌，或者当他想吃的时候，吃一块蛋糕或者一块饼干。我总是买最新出的食物——低脂、低糖。我记得那段时间我更关注脂肪。

“这种情况一直在持续，直到上帝介入，真的是这样，弗兰克突然发生了严重的低血糖。没有人提醒过我们这种情况可能会发生，也没有人告诉我们低血糖发生时是什么样子。我以为他发生了卒中（俗称“中风”）。他失去了知觉，无法回答问题。唯一让我有一点怀疑的是，他站起来走到浴室并穿上了裤子。我拨打了 911。当医疗人员到达后，他们给弗兰克输注了一些含有葡萄糖的生理盐水，把他放在担架上推了出去，然后前往医疗中心。在路上，弗兰克清醒过来，问：‘我怎么会在这里？’那个年轻人说，他似乎从卒中中恢复得很好。当我们到达医院时，他几乎完全恢复了正常。他们决定做一个手指刺血检查，他的血糖是 26 mg/dL（1.4 mmol/L）。虽然我没有接受过伯恩斯坦医生所提供的糖尿病教育，但我知道这不是好兆头。谁知道在他接受静脉注射之前，他的血糖是多少？

“现在，我们无法知道他前一晚是否不小心服用了两次口服药——这是非常有可能的——但我告诉你，不管这是怎么发生的，是上帝在看着弗兰克，说：‘现在是采取行动的时候了。’尽管这很可怕，但这也是一种祝福。

“我有一个医生朋友，他与伯恩斯坦关系非常密切。我的这位朋友曾经有一个叔叔，他因为糖尿病及其并发症变得非常虚弱，是伯恩斯坦使他的生命不仅得以延长，还让他的日常体验也变得更加舒服。我曾和我的朋友谈论过弗兰克的糖尿病，他对我说：‘情况不会真的改变，你无法使他的血糖降下来，除非你去看伯恩斯坦。’即使我的朋友是医生，我还是忽略了他的建议。弗兰克已经在看医生了，难道某个私人医生会比大型医疗中心的糖尿病科室主任更有能力吗？但是在这次低血糖事件之后，弗兰克和我一起去了我朋友

① 在这段文字中，“每天吃 11 个碳水化合物”中的“11 个”指的是每日摄入的碳水化合物份数，每一份大约含有 15 g 碳水化合物，总共约 165 g 碳水化合物。这种建议的目的是帮助患者管理他们的碳水化合物摄入。然而，作者对这种饮食方法持否定态度，认为碳水化合物的摄入量太高会使控制血糖变得十分困难。

的办公室，我的朋友详细地告诉了我们可以从伯恩斯坦医生那里得到什么；这将是什么样的经历；他希望我们如何与伯恩斯坦相处，因为他是一名颇有争议的医生；这将有多么困难，即需要多大的投入和努力。我们离开的时候心想，我们试试看吧。”

弗兰克：“坦白地说，当我第一次遇见伯恩斯坦医生时，我觉得他有点古怪。在军队时，我曾与医生合作过，我习惯于一种特定类型的人，而伯恩斯坦医生完全是另一种风格。在遇见他之前，我从未遇到过如此专注于一个问题的医生。他如此执着地致力于研究人体的某一缺陷，以至于我开始认为这也许有点过于偏执了。但是，结果相当出色，我对他非常满意。他有明确的计划、方向和目标，他不会被糖尿病之外的任何事物分散注意力。他为我制定了一套方案，由我自己来监控我的血糖。我的血糖已经基本上控制住了。现在不再是是否超过 200mg/dL（11.1mmol/L）的问题，而是控制在了 85mg/dL（4.7mmol/L）~105mg/dL（5.8mmol/L）的范围内，这是他为我设定的目标。我在早餐、午餐和晚餐之前，以及睡觉前注射胰岛素。我不再吃冰激凌，也不再做很多我过去经常做的事情。当我第一次去见伯恩斯坦医生时，我看起来很苍白和憔悴，现在我看起来很健康，脸色红润多了。我有点不喜欢这种不断扎手指的感觉，但现在我已经习惯了，就像第二天性一样。

“当我发现自己必须注射胰岛素时，我就崩溃了，哭了起来。这就像是最后一根稻草，我想‘我的生活结束了’。现在我几乎不再考虑这个问题。我使用伯恩斯坦医生的无痛注射方法，它完全不会让我感到不适，只需要一瞬间。针非常细小，我几乎感觉不到微量胰岛素的注射。我使用注射器，注射在腰部的‘游泳圈’。现在，我是一个相当瘦的家伙，所以在那里注射没什么，我几乎感觉不到。伯恩斯坦医生让我在他的诊所里操作。他给我进行了展示——他自己做，然后再让我自己做。从那以后，我就习惯性地自己做了。如果外出，我会在任何地方做——在餐馆的桌子旁、在男厕所里等，我一点也不觉得不好意思，似乎也没有人特别注意。”

IKE：“关于胰岛素，我感觉这是不可避免的。当弗兰克听到这个消息时，他哭了，感觉这是对他的最后一次伤害。他经历过许多身体问题，而胰岛素似乎是对他的一次沉重打击。但是，他坚持了下来，遵循了方案，在 4~6 周内，我们开始感觉到我们已经掌控了这一切，知道接下来会发生什么。当血糖稍微低一点或稍微高一点时，他都知道该怎么办。与最开始相比，他的整体健康状况都有所改善。伯恩斯坦医生真的给了我们一次良好的教育。”

琼·德莱尼（Joan Delaney）的故事

琼·德莱尼是一名53岁的母亲，职业是金融编辑。她的故事并不罕见。

“我必须承认，遵循这种新的糖尿病控制方案，刚开始时似乎很令人望而却步。我以为我的生活会被针头、测试和困惑所主导。然而，几个星期后，这个方案就变成了我日常生活的一部分，就像化妆一样。

“在成为伯恩斯坦医生的患者之前，我有些认命地认为我很可能会发展出糖尿病并发症。尽管注射了胰岛素，但我并不觉得我能控制这种疾病。晚上我的腿会疼痛；我的手和脚有刺痛的感觉。我之前的医生突然让我接受的“饮食交换方案”（exchange diet）导致我体重增加，我总是感到饥饿，我患上了慢性抑郁症。其实，我对这种方案一无所知。

“现在我遵循一个使血糖正常化的方案，我知道我能控制我的糖尿病，尤其是当我在血糖仪上看到数字大多数时候都是正常的时候。最好的一点是，我感觉很好，无论是身体上，还是心理上。我现在身材苗条。我吃健康、令人满足的餐食，不再觉得饥饿。我的腿疼消失了，手和脚的刺痛感也消失了。现在我能控制这种疾病，我不再觉得有必要向朋友隐瞒我患有糖尿病的事实。”

L.D. 的故事

大约65%的糖尿病男性由于高血糖损害了阴茎勃起功能而无法进行正常的性生活。尽管他们可能仍有部分勃起，但这并不足以维持正常的性功能。在保持血糖正常一段时间之后，这种“边缘”男性就可能有充足的勃起，享受性生活的快乐。在众多患者中，我们的确观察到了这种改善，但这主要出现在那些问题主要由神经病变（神经损伤）引发的人群中，而不是那些阴茎血管供血受到阻塞的人群中。当我最初认识L.D.时，那时还是“前伟哥时代”，他请我评估他的勃起功能障碍。我发现他的阴茎和脚的血压正常，但盆腔区域的神经反射严重受损。下面是 L.D. 对这个问题的描述。

“我是一名 59 岁的男性，已婚，有 3 个孩子。大约 4 年前，也就是在患有 2 型糖尿病大约 10 年之后，我注意到我总是感到很累。此外，我变得易怒、脾气暴躁，而且很难长时间集中注意力。除此之外，我感觉良好，但我开始出现阳痿，性生活时很难保持勃起。当时，我不知道这些症状是否相互关联。

“当伯恩斯坦医生教我测量血糖时，我发现我的血糖平均约为 375 mg/dL（20.8 mmol/L），这是非常高的。自从采用新饮食方案和少量的胰岛素后，现在我的血糖基本上一直是正常的。

“我开始感觉比过去好多了，无论是身体上还是心理上。阳痿的问题也有所改善。我每天都在检查我的血糖，我认为我的整体健康状况的提升帮助我能够在全髋置换后迅速地恢复，并且没有发生任何并发症。”

R.J.N. 的故事

R.J.N. 是一名医生，是在骨科手术方面获得认证的专家。在过去 3 年里，他一直在遵循本书中所描述的一种方案。

“我 54 岁，从 12 岁起就患有糖尿病。39 年来，我一直在接受传统的饮食和胰岛素治疗。我发展出了严重的视网膜病变、青光眼、高血压和神经病变，我需要戴腿托才能行走。我的两个肾都停止了工作，我被迫肾透析了好几个月，直到我接受了肾移植。透析治疗要求我每次去医院大约 5 个小时，每周 3 次。这非常消耗我的体力，让我感到精疲力尽。

“多年来，血糖的大幅波动影响了我的心理和身体稳定，这给我的家庭生活造成了巨大的伤害。由此导致的残疾也迫使我放弃我的外科事业，并几乎完全失去了收入。

“频繁的低血糖会导致我行为古怪，使那些不知道我患有糖尿病的人们以为我在服用毒品或酒精。我会变得敌对、焦虑、烦躁或愤怒，并且极度情绪化。我会体验到包括疲劳、肢体抽搐、视线模糊、头痛和思维迟钝在内的严重身体反应。我因低血糖而遭受多次惊厥，并被安置在医院的重症监护病房里。当我的血糖高时，我没有精力并且总是感到困倦。我的视线变得模糊，我常常感到口渴并且频繁排尿。

“过去3年来，我一直在认真地遵循伯恩斯坦医生教给我的课程。我每天多次测量血糖，并知道如何迅速调整那些稍微偏离我的目标范围的数值。我遵循一个非常低碳水化合物的饮食方案，这使血糖控制变得更加简单。

“作为我认真关注控制血糖的回报，我收获了许多。我的神经病变已经消失，我不再需要腿部支架。3年前我的视网膜病变正在恶化，但现在实际上已经逆转。我不再受青光眼的困扰，过去的10多年里，我要每天两次使用特殊的眼药水。我的严重消化问题有了明显的改善。我的精神错乱、抑郁和疲劳等问题已经解决，所以我现在能够全职并有效地工作。我的血糖控制得非常出色。

“我现在以一种可实现的、有条理的方式管理我的糖尿病，因此我感觉更强壮、更健康、更快乐，对我的生活也更加乐观。”

勒沃恩·沃特金斯（LeVerne Watkins）的故事

勒沃恩·沃特金斯是一名68岁的老人，也是一家社会服务机构的副执行董事。我们第一次见面时，她已经患2型糖尿病13年了，注射胰岛素已有2年。她讲述了在过去遵循传统治疗方案时，由于大量摄入碳水化合物所造成的后果，这些碳水化合物需要大量的胰岛素来覆盖。

“在不到2年的时间里，我的体重从125磅（约57 kg）增加到155磅（约70 kg）；我的食欲总是为下一次点心或下一餐做好了准备，我所有的清醒时间都集中在吃上。我总是带着一包好吃的东西——无盐饼干、普通的可口可乐和葡萄糖片。我总是要‘准时’吃饭。如果我的用餐时间晚了半小时，我的手就会开始出汗，我会变得非常焦虑。在社交聚会或者工作会议上，我不得不强迫自己集中注意力，关注正在发生的事情。有一次，在我主持的一个会议上，我记得的最后一件事就是我说：‘哦，我很抱歉！’，然后我从椅子上跌倒，醒来发现自己躺在当地医院的急诊室里。

“还有一次是乘坐地铁，通常需要大约25分钟，但是这次延误了接近2小时。令我非常恐惧的是，我忘了带我零食袋子。当时我感到自己在‘发疯’，正当我大量出汗并可能表现得有点奇怪时，一名坐在我对面的男士认出了我的MedicAlert（医学警报）手镯，抓住我的胳膊并尖叫道：‘她有糖尿病！’

“食物、果汁、糖果、饼干和水果从各个方向传递过来。尽管那是一个寒冷的冬日，但人们为我扇风，并喂我吃东西。我非常感激，但也感到非常尴尬。下地铁后，我尽量重新安排会议，让会议在午餐后直接进行，这样我在下一次零食或饭点前会有更多的时间。

“我感觉自己对生活没有任何控制权；我不停地吃东西，所有的衣服、鞋子和内衣我都穿不进去了。从大学时代开始，我一直都是一个很有时尚感的穿搭者。现在，可以这么说，我感觉自己看起来相当邋遢。有一次，我试图与我的糖尿病专家讨论我因为体重增加和不断吃东西而感到难以控制情绪，他告诉我‘你就是没有毅力’和‘如果你下定决心，你就不会吃这么多’。我非常生气，生气到再也没有去找他看病。

“我自己试过‘体重观察者饮食法’，但是与糖尿病营养师推荐给我的饮食不匹配。所以事实是，我艰难地过着每一天，试图接受自己每天都在变胖，总是感到饥饿，没有毅力，大部分时间都感到不快乐。

“面对这一切，我的丈夫始终是我的坚强后盾。他会在我让他帮我拉上我试图挤进的某件衣服的拉链时说：‘虽然你体重略有增加，但看起来还不错……去买些新衣服吧。’他总是剪报纸和杂志上关于糖尿病的文章，并提醒我看电视上的特别节目。他鼓励我积极参与当地的糖尿病协会活动，并陪我参加讲座和各种研习会。记得在 1988 年 4 月 3 日，复活节那天，他从《纽约时报》（*New York Times*）上剪下了一篇文章，题目为‘糖尿病医生提供了新的治疗方法’。我没有意识到那篇简短的新闻文章竟会是我与糖尿病生活的新开始。在我最终与伯恩斯坦医生会面之前，我可能读了它几十次。自那次与伯恩斯坦医生会面后，我再也没有出现过一次低血糖的情况，而之前这经常发生。按照他教给我纠正高血糖和低血糖的方法，我开始使用小剂量和不同种类的胰岛素，并吃为我量身定制的特定数量的碳水化合物和蛋白质饭菜，我的前景变得更加明朗，我开始感到更加充满活力，更加能够掌握自己和我的生活。现在，我可以乘坐火车、乘地铁、开车好几个小时，而不再担心低血糖发作。我又开始了每天锻炼。我的耐力似乎增加了。我不需要费力地督促自己完成工作目标和家里的日常事务。在几个月内，我的体重回到了 129 磅（58.5 kg），从 14 码减少到 10 码，10 个月后又减少到 8 码和 120 磅（54.4 kg）。

我右膝的肿胀和疼痛——我被告知是关节炎，也得到了缓解。我感觉很好。我的自尊和自我价值感再次完美无缺。现在，我每天只使用 8 个单位的胰岛素，而之前我每天要使用 31 个单位。

“以前，我对长期患有糖尿病可能带来的后果感到不安和恐惧，我也正在努力克服这种感觉。虽然我曾认为心脏病、肾衰竭、失明、截肢以及其他众多健康问题可能会是我未来不可避免的命运，但现在我深信这些并不是糖尿病患者要面对的必然后果。不过，我的生活也并不尽善尽美。我仍然偶尔放纵自己，吃得太多或吃我明知道是禁忌的食物。坚持不吃面包、意大利面、牛奶和水果在一开始似乎很简单，但其实并不容易，我付出了大量的努力来制作有趣且多样的沙拉、肉、鱼或家禽。我的幻想几乎总是关于一些禁忌的食物，比如一个带有坚果的热巧克力冰激凌，或者我妈妈做的上面放着自制冰激凌的蓝莓馅饼。我把要说的事情都说完了，最后我要说的是，我觉得我真的很幸运，我所有的努力都得到了回报。”

A.D. 的故事

A.D. 是一名 55 岁的前排版工人。他在 14 年前被诊断患有糖尿病。与许多其他使用我们饮食方案的人一样，他的平均血糖测试 [糖化血红蛋白（HbA1c）] 和他的心脏病风险测试（胆固醇 / 高密度脂蛋白比值）二者同时从高水平下降到基本正常值。

“我目睹了我妈妈因糖尿病的并发症逐步走向衰弱，最终不得不接受膝盖以上部分的截肢手术。直到生命的最后一刻，她都饱受病痛之苦。我的大哥也是糖尿病患者，因循环系统并发症痛苦不堪，最后导致双脚都被截去，留下了难看的残肢。糖尿病夺走了他正常的生活。

“当我开始出现那些再熟悉不过的糖尿病症状时，我觉得我的未来会变得暗淡。我害怕会遭受同样的命运，于是立即寻求帮助。尽管两年来我四处寻医问药，但情况并未改善。事实上，我的情况变得更糟了。我的医生说过‘要注意控制体重’，并针对我的 2 型糖尿病开了一天一片的口服降糖药。这听起来很简单，但并没有起作用。我的血糖水平经常在 200 mg/dL（11.1 mmol/L）左右，偶尔达到 400 mg/dL（22.2 mmol/L）。我总是感到精疲力尽。

“我在 1985 年开始接受伯恩斯坦医生的治疗方案。从那时起，我恢复了以前的活力和对生活的热情。在我第一次面诊时，伯恩斯坦医生让我转向另一种方法——每天 3 次在餐前服用快速作用的降糖药，早上和临睡前再服用一种缓慢作用的药。我的饮食习惯被彻底改变，清除了那些提高血糖的食物，并大大减少了对碳水化合物的摄入。自出生以来，通心粉和意大利小方角一直是我的主食，但我不得不放弃它们。我其实并不反感多摄取一些蛋白质。事实上，我已经开始在饮食中增添了新鲜的鱼类。

“我最初的反应是，这些限制付出的代价太高了，我可能无法长时间坚持。而且，在每次去看伯恩斯坦医生之前，他都要求我用血糖仪检查我的血糖一周。这意味着我每天要多次刺破手指。我愿意在短时间内约束自己，以便能够回到一个更加活跃、充满活力的生活，并消除我的不适。在海滩上，每当我看着家人和朋友们无拘无束地吃东西时，我真的很想放弃我的饮食方案。但由于我的身体感觉更健康，所以我还是继续遵循了这个方案。大约 2 个月后，尽管我在饮食上有很多失误，但我还是设法尽量地约束自己，因为这让我感觉更好。我的血糖水平先降到 140 mg/dL（7.8 mmol/L）、130 mg/dL（7.2 mmol/L），然后继续下降，直至稳定在 100 mg/dL（5.6 mmol/L）或更低的水平。

“伯恩斯坦医生还鼓励我购买一个计步器，这是一个夹在腰带上用来测量行走距离的设备。我开始每天走路，手里拿着 3 磅（约 1.4 kg）的哑铃并摆动手臂。这又是另一件让我烦恼的事情，我觉得它会占用我的空闲时间，但结果令我热情高涨。至此，我不再介意每天多次刺破手指，因为它向我展示了如何更好地控制血糖。幸运的是，新罗谢尔市（NewRochelle）有很多美丽的公园。我选择了格兰岛公园，因为它靠近长岛湾并且维护得很好。这意味着我需要早起，从周一到周五都走路，但这对于像我这样本身就喜欢早起的人来说并不是问题。我买了一些铸铁哑铃作为额外的锻炼。我学到了关于卷臂、手臂举过头顶、臂环绕和胸部拉伸的技巧。以前我没意识到在家里竟然会有这么多种不同的锻炼方式可以增益健康。

“现在我的血糖水平始终保持在正常或接近正常范围，而不是那些几乎需要我住院治疗的可怜水平。与以前相反，那种无所不在的疲劳感已经消失，我觉得现在我掌控了我的糖尿病。我知道，只要坚持这个方案，我不必遭受许多其他糖尿病患者所遭受的那些令人衰弱的后果。”

哈维·肯特（Harvey Kent）的故事

哈维·肯特，51岁。他已知自己患有糖尿病大约6年，我们怀疑在确诊之前他可能已经患有糖尿病3~4年了。他有糖尿病家族史，他的故事相当典型。

“我去做了一个常规的体检。我一直有高风险因素——我的父母都患有糖尿病，我的哥哥患有糖尿病，我的姐姐也有糖尿病。我的哥哥于49岁时死于糖尿病并发症。我的姐姐现在59岁，正在接受透析治疗。当我被诊断为糖尿病时，我感觉自己也踏上了那条不幸的道路。我一直在试图减重，但并不太成功。我当时看的医生是一位内分泌科医生，他不断增加我的药物剂量。每次去看他后，我都得服用越来越多的药物，但我的血糖除了升高外，别无变化。

“我总有一种感觉，就是在治疗上没有什么进展。我身体状况还不错，但后来看着我的哥哥去世，我想‘我必须做些什么’。

“我恰好住在纽约的马玛罗内克（Mamaroneck），离伯恩斯坦医生很近。我的妻子建议我找他咨询第二意见。我一直在想‘难道我还有其他方法吗？’，这就是我们开始的原因。标准的方法总是告诉我减重、锻炼和服药。我试图做所有这些事情，但除了服药外，其他的都没有太大的成功。结果伯恩斯坦医生仍然说同样的3件事，但他对每一类的方法都很激进，尤其是饮食。饮食已经成为一个主要因素——我的体重减了很多。

“当我开始理解伯恩斯坦医生所说的内容时，我有点明白了（从第一次就诊开始他就非常详尽地解释）。为了展示饮食的影响，他告诉我保持我原来的饮食并测量我的血糖。我开始减少碳水化合物的摄入，所以当我们坐下来商定饮食计划时，也许是第3或第4次问诊时，他只是确认了我大约1个月前已经开始的事情。

“在遇见伯恩斯坦医生之前，我接受过3位不同医生的治疗，其中一位是内分泌/糖尿病医生，他的诊所规模很大。他从未对我说过‘通过控制你的血糖，大多数的并发症是可以逆转的’。当伯恩斯坦医生告诉我这一点时——对于一个必须终其一生都与这种疾病相伴的糖尿病患者来说，这真的是个好消息。没人告诉过我这一点，至少我不记得有人向我解释过这一点。我已经是美国糖尿病协会（ADA）的成员好几年了，但没有人在任何地方向我说过这样的话。我很幸运，我还没有出现那么多的并发症——不像我的哥哥和姐姐，但我知道这些并发症有多快会侵袭你。

“在我以前的医生那里，我被告知要监测我的血糖，然后每3个月来一次。这到底有什么用途，我并不确定——也许是为了保持诚实？我在早上检查我的空腹血糖，它们平均约为140mg/dL（7.8mmol/L）。当我去看医生时，他会做血液检查，轻轻刮我的脚底，检查我的眼睛，然后说‘3个月后再见’。整个过程也许只需半个小时，然后我在3个月后再次见到他。我不确定整个过程是关于什么。事实是，我从我的姐姐和哥哥那里得知，这是一个‘滑坡’。开始是2型糖尿病，然后你接受的一些治疗会加速摧毁你的胰腺，不久你就依赖胰岛素了。

“当我看伯恩斯坦医生时，他为我做了一个非常详尽的医学检查，并发现了所有可能的问题。他检查了一切。他发现我有贫血，所以我们开始采取措施来处理这个问题。我之前并没有发现视网膜病变或神经病变。我的尿液中有一些蛋白质，这是肾脏疾病的潜在迹象。但他说那可能是由于我以前的肾结石，或者是由于糖尿病。他说我们会等一段时间，直到我的血糖正常，然后再做检查并找出原因，因为如果是由糖尿病引起的，那应该可以清除。

“首先他做的是让我停止使用 Micronase，转而使用格华止。Micronase 是那些口服降糖药之一，它会刺激胰腺。他说：‘你为什么这么做？你正在迅速摧毁你的胰腺。’他仔细分析了我的血糖数据，指出我在一天中的某些时段血糖偏低，并告诉我为了使血糖平稳、避免忽高忽低，我需要做些什么。那就是胰岛素。我从未想过要注射胰岛素。我的父亲这样做了，这个想法只是把我带回到了可怕的回忆中。我的其他医生会说‘所有其他方法都失败了，现在你必须使用胰岛素’，而伯恩斯坦医生说的是‘我希望你使用胰岛素来冲抵你的血糖高峰，以保持你的胰腺不被损伤’。对我来说，这似乎是一个更明智的方法。

“我妻子对整件事都非常敏锐，她说我真正需要的是一位教练，伯恩斯坦就很像一位教练。一旦你了解了他，并知道他是一位工程师后，你就可以理解他的方法的不同。你看到的是较少的医学模型，更多的工程模型：他正在把你重新组装起来，拿你的组件并操作它们，以达到某个目的。他自己就是糖尿病患者，他对此了如指掌，所以你会感觉到他更加主动地参与其中。现在我每天测量我的血糖 5 次，但他不像其他医生，仅仅是让我记录下来，然后说 3 个月后再来；他会调整药物，从而调整血糖水平，以获得最佳效果。现在我具有了出色的控制能力。

“饮食习惯需要一些时间来适应。我猜想，大多数糖尿病患者都喜欢吃东西，尤其是如果你来自一个食物被视为至高无上的文化时。现在人们问我吃什么的时候，我会说：‘我吃火鸡、一些沙拉和一罐无糖可乐。’我过去是个热衷于吃糖浆饼（Pancake）的人。谈谈你的碳水化合物吧！多年来，每个周末的早上，我都为我的妻子做糖浆饼。现在我也为她和我的女儿做，但自己不吃，或者偶尔偷吃一小口——我想念它，但现在我控制得更好了，我感觉也好多了。我看到我的很多家人都走下了那条‘滑坡’，为了健康，这似乎只是一个小小的牺牲。

“自从我开始看伯恩斯坦医生以来，我的血糖降低了大约 35%，我的体重也减掉了近 30 磅（约 13.6kg）。但我并不是靠减重食谱，而只是遵循伯恩斯坦医生的饮食计划。我知道我还有很长的路要走，但这是我第一次感觉自己掌控着一切。”

J.A.K. 的故事

J.A.K. 是一名 67 岁的企业高管。当他开始遵循我们的方案时，已经患有 2 型糖尿病 24 年，并已使用胰岛素 20 年。他写道：

“我在一些好友的推荐下访问了伯恩斯坦医生，因为我刚刚因视网膜下出血失去了右眼的中心视力。

“伯恩斯坦医生花了数小时对我进行指导、询问和解释，让我清晰地理解饮食、血糖控制和身体健康之间的关系。我期待能够改善已经恶化的身体状况。我已经努力地跟进我所学到的知识，结果是显而易见的：

√ 我的小腿和脚趾不再抽筋。

√ 我的脚部神经病变已经恢复正常。

√ 各种皮肤病已经消失。

√ 仅在 2 年内，自主神经病测试（R-R 间期检测）完全正常。

√ 我之前的消化困难症状已完全消失。

√ 在 6 个月内，我的体重从 188 磅（85kg）降至 172 磅（78kg）。

√ 我原来的胆固醇 / 高密度脂蛋白比值为 5.3，这使我面临更高的心脏病发作风险。随着低碳水化合物饮食和血糖的改善，这个值已降至 3.2。这使我面临的心脏病风险比同龄的非糖尿病个体还要低。

√ 我的每日胰岛素剂量从 52 单位降至 31 单位，我不再频繁地出现严重的低血糖症状。我的整体身体状况和体力都有了显著的提高。

“所有这些改善都是因为我学会了如何控制我的血糖。事实上，我的糖化血红蛋白（一个与前 4 个月的平均血糖水平相关的测试）从 7.1% 降至 4.6%。这使我现在的血糖范围与非糖尿病者相同。我对自己管理糖尿病的能力充满了信心。我明白正在发生的事情。根据需要，我可以调整和补充我的药物。

“如果我因为某种原因不得不错过一餐，我可以做相应的调整，而不是像以前那样被时间束缚。

“我想说，不仅我的身体状况得到了改善，而且与 10 年前或 15 年前相比，我的心态现在好了许多。我唯一的遗憾是，我没有早些年学会如何掌控我的糖尿病。”

罗琳·坎迪多（Lorraine Candido）的故事

罗琳患有 1 型糖尿病已经超过 20 年。她来我这就诊已有 10 年。她现在已经 60 多岁，她的丈夫路文（Lou）是她的“副驾驶”，他们共同努力以保持她的血糖正常。像许多幸福的夫妇一样，有时罗琳和路文说话时几乎像一个人。当罗琳来接受治疗时，路文也在她身边。当她打电话时，路文就在另一条线上听着。在此，他们分享了这个治疗计划如何改变他们的生活。

罗琳：“我有很多并发症，膀胱感染、肾脏感染，然后是我的眼睛。我的脚麻到了脚后跟。有一天我赤脚走路，我脚上一整天都插着一个图钉，但是我完全没有意识到。我的迷走神经发生了病变。因为用药，我有了溃疡。我的母亲曾经有过眼睛问题，所以当我去看眼科医生时，他说：‘你有一些类似你母亲的问题，我们会密切关注你，一年后再来。’我心里很不是滋味。当伯恩斯坦医生检查我的眼睛时，他说：‘我为你预约眼科医生。’我立刻接受了激光手术。”

路文：“有一点，我确信不疑，如果她当时没有去看伯恩斯坦医生，她可能已经失明了。她最近两次去看眼科医生，眼科检查报告都非常好。事实上，医生说他不知道一个眼睛里的积液去了哪里，但是它的确已经完全消失了。”

罗琳：“我很高兴。他说我的左眼取得了很大的进展，我做得很好。

“当我第一次遇到伯恩斯坦医生时，我不知道我将面对什么。我只知道我感觉不舒服，而且无所适从。我有点害怕，也不知道我想要什么。我喜欢吃士力架（Snickers）巧克力棒，他说：‘不行。’我不能吃我喜欢吃和想要吃的东西，我们有点冲突，但后来我意识到：‘嘿，真的要为了一根巧克力棒去死吗？’

“他是一个非常和蔼的先生，我认为他非常有爱心。在他面前，你不会被当成牛一样来对待，而是被当作一个人来对待。他会回答你的所有问题。在我与他最开始交流的时候，我们互相有很多问题。真的，我不知道没有他我还能怎么活。

“我们找到了他——这有点尴尬。我们的儿子过去经营一个报摊，每个星期天路文都会去帮忙，然后路文会给我带回来一些报纸看。其中在一个很糟糕的小报上有一篇文章——你知道，当他们缺乏新奇的内容时，他们会转载其他地方不寻常的医学故事——这篇文章的标题是‘糖尿病患者的自我治愈’。我们当时并没有太在意。但我身体感觉不舒服，所以我们打听了一下。由于我们住在另一个州，我认识的人都没有听说过伯恩斯坦，我们打电话到他的办公室时接电话的是他本人，我并没有和护士或其他人通话。他给了我们一些建议。那时，我们就决定了。我是说，你知道没有多少医生会给你提供参考建议。所以路文说：‘打包行李，亲爱的，我们出发。’”

路文：“她一直在看马萨诸塞州斯普林菲尔德的一位医生。我开始很担心。她的脚开始麻木，她还有肾脏问题。我没有糖尿病，但巧的是我和罗琳的内科医生是同一个医生，我对他说：‘你能为我妻子做些什么吗？’他有一个儿子在乔斯林诊所（Joslin Clinic），我们听说那里很好。‘我们可以带她去乔斯林诊所吗？’但他说：‘他在那里能为她做什么，而我们这里又有什么不能为她做？’他们用标准的方式治疗糖尿病——标准并且安全。对他们来说是安全的，但对罗琳来说并没有太多帮助。我们开始有些害怕了。

“在伯恩斯坦医生那里，开始时是10小时的培训——最初是两次，每次5小时。”

罗琳：“只有我丈夫、我和医生。不需要在候诊室等待几小时。说实话，当我们离开那里时——从我们家到那里有2小时的车程——我不想再去了。在第一次就诊后的回家路上，我和我丈夫一直在交谈，我知道虽然我不想这样做，但我会去做，因为常识就是这样指导的。我想活下去，我想要双脚和双眼。这很简单明了。顺便说一下，现在我的脚上的感觉几乎百分百恢复了。”

路文：“我们在第一次就诊访问时，了解了该如何饮食，大约用了1个月的时间，她的血糖才达到目标范围。她的血糖过去经常处在300~400 mg/dL（16.7~22.2 mmol/L）。”

罗琳：“起初，我有点不情愿。很明显，伯恩斯坦医生的方案并不是游乐园里的一次旅行，在某些方面，是一种全新的生活方式。我们必须更改几乎所有的购物清单，但在家里，路文是一位支持我的朋友。当我开始这个饮食方案时，我们基本上吃的是同样的食物。他不必这样做，但他确实这样做了。他偶尔会多吃点，而我则不会。很多年我都不敢去超市，因为我总觉得那里的食物我几乎都不能吃。这很难习惯。我不喜欢被告知该做什么和如何做。”

路文：“这真的很困难。你得明白一些事情。当她开始这个方案时，她快60岁了，我们已经习惯了以特定的方式生活。”

罗琳：“我们有孙子——我们结婚45年了——我们有6个孩子和7个孙子，他们来这里吃巧克力豆曲奇和冰激凌。”

路文：“这个方案是有效的……”

罗琳：“因为我还活着。”

路文：“……但这很难做，因为你真的需要全身心地投入。”

罗琳：“这么说吧，家里不再有热巧克力奶昔，永远没有。无论是感恩节、圣诞节、生日、纪念日，都没有偏离方案。第一个星期，因为饮食的改变，我减轻了15磅（6.8 kg）。你看看你吃了什么，量一量……”

路文："这是很多因素的结合。胰岛素的用量发生了很大的变化。在过去，有时她每天要注射 80~90 单位的胰岛素，而现在她只注射 13.5 单位。胰岛素也是促进脂肪合成的激素，所以减少胰岛素剂量会带来显著的变化。而且她正在降低碳水化合物的摄入量，因此她的体重减轻了如此多。"

罗琳："总的来说，我减了 85 磅（38.6kg）。我可以穿年轻人的衣服。你可以说我固执，但我仍然不喜欢别人告诉我该吃什么。"

路文："这么说吧。你过着高质量的生活，该放弃的，你必须放弃……"

罗琳："就像太妃糖。"

路文："或者土豆。关键是，你必须在某个时候做决定。你是要无忧无虑地过下半辈子，还是要和现实对抗，走向失败？这是一种选择。"

罗琳："这是一种态度，我不喜欢他的方案，但它确实有效。我还是采取了他的方案。我想念我给孙子孙女们的零食，所有的饼干、巧克力棒、冰激凌。所有的东西都有些受限，即使是在假期。"

路文："讽刺的是，自从我妻子减了那么多体重后，她开始穿得很时尚。我现在是一名竞速步行者。她不锻炼，但由于遗传或其他原因，她有漂亮、强壮的双腿，所以她能穿弹性紧身裤之类的衣服，人们会问她：'你每天跑多少？'"

罗琳："他是一个竞速步行者冠军，非常自律，但我不是。我和上帝聊过，他说'不要流汗'。我是路文的啦啦队长。我常待在家里读书。"

路文："她有时候会和我一起走一走，但我总是笑得不行。"

罗琳："和我的孙女们去购物，买青少年尺码的衣服很有趣——但我不让她们借我的衣服。在我开始这个方案之前，我从没想过我看起来怎么样，我感觉怎么样，我只知道我买的衣服都是一个尺寸，适合所有人。"

路文："现在看看她。"

顺便说一下，罗琳的胆固醇 / 高密度脂蛋白比值从高心脏风险的 5.9 下降到了非常低的 3.3。

伊莱恩（Elaine）的故事

对于糖尿病患者，如果他们的血糖在多年的不良控制后重新恢复到了正常水平，他们在生活的其他方面进行重大调整也是很常见的。我们看到的变化包括婚姻、怀孕和重新进入职场。伊莱恩的故事属于最后一个类别。她还指出了在血糖高时所经历的使人失能的疲劳，这种问题导致了那些在绝望中又迫于要保持劳动能力的糖尿病患者滥用安非他命[①]。伊莱恩是一位60岁的母亲，也是一位艺术家。她的故事并不罕见。

“21年前，我被诊断出患有糖尿病。从那时起，我开始了一个‘徒劳的征程’，我竭力尝试去全面了解这种疾病，并试图掌握一切可能得到的工具，来应对我所面临的心理波动和每况愈下的身体。

“最难应对的是我对生活完全失去控制。有人告诉我，我是一个‘脆弱’的糖尿病患者，我只能忍受那些完全让我精疲力尽的非常高和非常低的血糖。我害怕我的眼睛会受到损伤，我是艺术家，这是我最害怕的。我知道这种疾病每天都在摧残我的身体，而我非常无助。

“我不停地去看不同的医生，还去了全国各地的主要糖尿病中心，但我始终无法找到如何让血糖得到‘控制’的方法。一位医生因我的血糖‘良好’，还给了我一枚金星奖章；另外一位医生告诉我，我赋予了150 mg/dL（8.3 mmol/L）这个数值一种几乎神秘的重要性；还有人告诉我，如果我今天午饭后的血糖高，我可以在明天午饭前纠正它。但是我却感觉越来越糟糕，我停止了绘画，我太累了。我很害怕看糖尿病杂志，因为我会不断了解到更多等待我的事情。

“当我患糖尿病大约5年的时候，佛罗里达的一个叔叔建议我读伯恩斯坦医生的第一本书。当我读了这本书后，我觉得他讲得很有道理。我在想，糖尿病已经剥夺了我太多的东西，我没有更多的时间或精力去付出了——谁想成为一个专业的糖尿病患者？当然，我充满了愤怒和否认，甚至试图忘记自己患有糖尿病。也许我可以暂时忘记它，但它永远不会忘记我。

“然而，不论怎样，一颗种子已经种下。我知道，不管未来会发生什么，我都需要感觉到我已经尽力了。这样我就永远不必说‘我希望我能做得更多’。

① 安非他命（Amphetamines）是一类中枢神经系统兴奋剂，常用于治疗注意力缺陷多动障碍（ADHD）和嗜睡症。它们通过增加大脑中神经递质（如多巴胺和去甲肾上腺素）的水平，提升注意力和警觉性。然而，安非他命也具有高度成瘾性，滥用可能导致严重的健康问题，包括心脏病、高血压和精神障碍。在某些情况下，安非他命被非法使用和滥用，因此被视为毒品。其使用需要严格的医疗监管，以防止滥用和成瘾。

“我对于首次访问伯恩斯坦医生的办公室持很谨慎的态度。我真的认为我会讨厌再次改变我的饮食，我也不喜欢让我每天多次注射、频繁地检测血糖和保留记录。事实上，直到我发现我的血糖记录越来越好之前，我一直对这些都感到非常厌恶。其实，这个饮食方案的限制性并不比我之前遵循的美国糖尿病协会的饮食建议更加严格。最重要的是，我感觉好多了，也没那么累了。我再次开始绘画，并且很快就租了一个工作室。现在我全职绘画，但这次我真的出售了我的作品。

“我曾害怕的治疗方案，最终赋予了我梦寐以求的自由。”

尽管伊莱恩在她的故事中没有提及，但是当她的血糖保持长期接近正常水平后，她的胆固醇/高密度脂蛋白比值从较高的心脏风险水平4.7下降到“心脏保护”水平的3.4。此外，她的体重从143磅（约64.9 kg）减少到134磅（约60.8 kg）；她的糖化血红蛋白，从非常高的10.7%降低到几乎正常的6.0%。

卡尔明·德卢卡（Carmine DeLuca）的故事

卡尔明·德卢卡，60出头，大约在45岁时确诊2型糖尿病。与我的许多患者一样，他曾接受过“标准”治疗，但是他发现自己的病情越来越糟。

“我当时正在吃药，也试过改变饮食。但是大约10年后，我的糖尿病病情加重了。多年来，作为一名糖尿病患者，我看过一些关于伯恩斯坦医生的文章，他也曾多次出现在当地报纸上。一个同事向我提到了这位伯恩斯坦医生，就是曾出现在报纸上的那位。她说：‘如果你想找个医生，就去找他。’我还在本社区内的其他人那里听说他很优秀。

“多年来，我的眼睛、脚和手都出现过问题，但那是去伯恩斯坦医生那里之前的事。我曾试图注意饮食，但作为一个意大利人，总是吃意面、面包之类的东西，所以我在节食方面真的做得不好。显然，我当时所服用的那种药物正在逐渐损害我的身体。我只是去看普通医生，一个内科医生又能了解多少？我过去的血糖水平一直保持在140~160 mg/dL（7.8~8.9 mmol/L），然后突然它开始攀升到200 mg/dL（11.1 mmol/L），而且这个数字在持续上升，然后接近300 mg/dL（16.7 mmol/L），然后是超过300 mg/dL。我的脚的神经末梢已经没有感觉，我的手也没有感觉。在50岁那年，我的双眼都患有了白内障。

我不知道你是否想把这归咎于糖尿病，但我想你可以这么认为。最后，当血糖如此之高时，我想‘得做点什么了，我还有什么可失去的？’。

“所以，我想当时机成熟时，我应该去找最好的医生。大家都说伯恩斯坦医生很优秀，所以我约了个时间。我的血糖非常高，一直在300mg/dL以上，如375mg/dL（20.8mmol/L）。当我看到伯恩斯坦医生时，我不知道自己将面对什么。我只是听说他是最好的糖尿病医生之一，所以我对自己说‘让我试试’。他给我留下的印象是他的知识非常非常渊博。我学到了很多——他告诉了我一些关于糖尿病的事情，是以前我从来没有听说过的，甚至从其他糖尿病患者那里也没听说过。他让人感觉很好，因为他从小就与这个病相伴。他非常专业，但你可以和他坐下来聊天。他说他随时都在，一天24小时都可以，不论发生什么，他都会在那里。加入他的团队，你会觉得很舒服。

“从见到他开始，我就开始减重。这里减几磅，那里减几磅。然而事实上我并没有减掉很多体重，但是大家都说：‘嘿，你看起来很好。’你可以看到，在看伯恩斯坦医生之前，疾病正在逐渐消耗我，人们能够注意到我看起来不怎么好。

“开始这个方案的确是很困难的，但是碳水化合物正在“扼杀”我。伯恩斯坦医生让我开始节食。我从来没想过胆固醇的问题，但由于某种原因，周围的人们都在谈论这个人高胆固醇，那个人高胆固醇，所以我也开始考虑胆固醇的事情，但我根本不在乎碳水化合物，没人会同时谈论碳水化合物和胆固醇。至少直到伯恩斯坦医生说‘你不能吃这个，你不能吃那个’，我的回应是‘这些都是碳水化合物’。总之，我开始遵循这种饮食方案，并且体重很快就开始减轻。

“关键是要习惯不摄入碳水化合物，但这没关系，因为我喜欢肉、沙拉和蔬菜。我可以吃我想吃的所有奶酪——我是说，在合理的范围内。现在，我的血糖一直很好，平均在100mg/dL（5.6mmol/L）以下，我感觉自己像百万富翁。

“我严格地使用胰岛素和一粒药，我已经减少了胰岛素的用量。随着我的血糖改善，我想我还会进一步减少它。现在我大约每两个月去伯恩斯坦诊所一次，之前是一个星期一次。我每天测量我的血糖4次，然后带图表给他。

他真的很仔细地分析它：‘好吧，吃这个，不要做这个，我们会减少这个，不要吃那个。’他有一套完全属于自己的系统，它真的很棒，非常有效。怎么描述？这可能会让人感到厌烦，但他告诉我，我是个‘好患者’。我在这里要证明的是：改变并不是不可能的，而且结果显而易见。”

马克·韦德（Mark Wade）的故事

许多医生也患有糖尿病，马克·韦德医生就是其中之一，他获得了儿科医学医师证。不久前，他和他的妻子迎来了他们的第三个孩子。他的故事与我的经历有很多相似之处。

“伯恩斯坦医生的方案彻底改变了我的生活。我是在 34 岁那年遇到迪克·伯恩斯坦的，那时我已经患有 1 型糖尿病 22 年，并且我自认为我是一名控制得非常好的胰岛素依赖性患者。我从未因为酮症酸中毒（由于高血糖与脱水相结合引起的严重状况）或严重的低血糖而住院，我认为我的循环和神经功能都很好，每天都在锻炼，吃的东西基本上都是我想吃的。

“然而，割伤和撕裂需要几个月或几年才能愈合，而不是几天，而且总是留下难看的瘢痕。每年我都会得一两次肺炎，通常持续 4 个月，每次有两个半月都让我无法上学或工作。我的情绪波动从善良和可爱到暴躁、冲动和冷漠，每天要波动四五次，这与我从餐后高血糖（300~500 mg/dL，即 16.7~27.8 mmol/L）到餐前低血糖［低于 50 mg/dL（2.8 mmol/L）］的血糖波动相一致。这种“Dr. Jekyll/Mr.Hyde 性格”（指截然不同的两种性格）让我变得非常难以捉摸，很难相处，几乎让我失去了我的妻子、家人和最亲近的朋友。我被迫每天在完全相同的时间吃饭，以避免低血糖危及生命。即使这样，我还是必须调整我的生活，以适应不可避免的低血糖状况。如果我不吃饭，我的生命就会受到威胁，不幸的是，当我血糖过低时，那些不得不与我接触来帮助我的人也会受到威胁。大多数时候，他们是我最爱的人。

“在规培实践的过程中，作为实习医生和住院医生，我平均每周工作 110 小时，这有时真的像是一场噩梦。我努力地平衡查房、门诊、急诊室和重症监护病房的时间，还要筛查患者，进行长时间的阅读。这些任务不但要求我要有高度的身体耐受力，而且要保持情绪稳定和工作的一致性，我几乎要崩溃了。我的使命是成为一名出色的医生，我确实做到了，表面上我展现出冷静、从容的态度，但我的内心深处却是一团糟；与我所爱的人和亲近的朋友的相处也非常糟糕。我是一名狂热的篮球运动员、慢跑者和举重者，但尽管我每天都进行这些活动，我发现我的表现和耐力通常还是会受到我的血糖的控制——我从来都不知道我的耐力是能够持续 10 分钟还是 2 小时。此外，尽管我每天锻炼 1~1.5 小时，持续了 12 年并为此付出了巨大努力，但我仍未能塑造出肌肉或运动员的体形。

“我总是非常认真地进行测试、锻炼，注意饮食和看医生，以至于我的朋友认为我有些神经质。我一直在遵循为糖尿病患者推荐的传统指南，我认为我是一名‘模范患者’。我被引导相信上面那些我所描述的问题是糖尿病患者生活的自然部分。没有人告诉我，只需通过遵循一些真正基于常识的原则，多几次刺破指尖来检测血糖和多注射几次胰岛素，加上很好地控制我的饮食，我就可以过得更好。我可以主导我的糖尿病，而不是被它牵着鼻子走。我真的可以掌控自己的生活！

“9 年前，我遇到了迪克·伯恩斯坦。伯恩斯坦医生为我提供了我所遇到的关于糖尿病最完整、最有逻辑、最合理和最有信息量的教育。他是一位独具特色的专家，通过他为我进行的全面身体检查和测试，为我绘制了一个关于我的整体健康状况的极为精准的画像，以及之前因糖尿病管理不当所带来的所有不易察觉的损伤。然后，通过一个全面、严格控制、个体化、合理的饮食、锻炼和血糖监测计划，他让我第一次掌控了我的糖尿病。当然，饮食计划、手指刺伤和每天 5~8 次无痛胰岛素注射需要高度的自律和自制力，但这是可行的，关键是它有效！这种相对较小的牺牲，却为我带来了非糖尿病者认为理所当然的生活方式、生活质量和寿命。

“结果如下：我可以随时吃东西或禁食；我可以按照我的活动来规划我的一天，而不是根据我的饮食来规划，这为我的日程和参与活动带来了更大的灵活性。现在我有能力轻松调整我的日常活动以适应‘紧急情况’或突然的日程变化——这些活动和调整对非糖尿病者来说是理所当然的。最好的结果是，那些疯狂的情绪波动已经消失不见了，我生病的次数少得多了，严重程度也降低了。”

作者补充：

我们专门为1型糖尿病患者及其家属和2型糖尿病患者分别设立了脸书群组（Facebook Group），里面有更多的推荐和评价。相应的网络链接，请参考下面的链接注释。

所有这些人都是我的患者，他们的健康状况都有了很大的改善。如果你对使用本书前三版的人们的经历感到好奇，我建议你查看本书的网站上的推荐语（www.diabetes-book.com/-testimonials/testimonials.shtml），以及在亚马逊网站（www.amazon.com）上关于前几版的读者评论。看看那些已经尝试过这个计划的人们都发生了哪些变化。他们并未直接接受我的医疗指导，但他们的效果与本章故事中的非常相似。不知道为什么，英国读者似乎提供了更完整且更充满激情的评论，其中许多评论可以在欧洲的亚马逊网站（www.amazon.co.uk）上看到。访问这个网站真的很值得。尽管他们面临国家卫生服务系统的种种限制，这些人还是成功地克服困难取得了成功。

01 第一部分

治疗前必知

——开始治疗前的准备

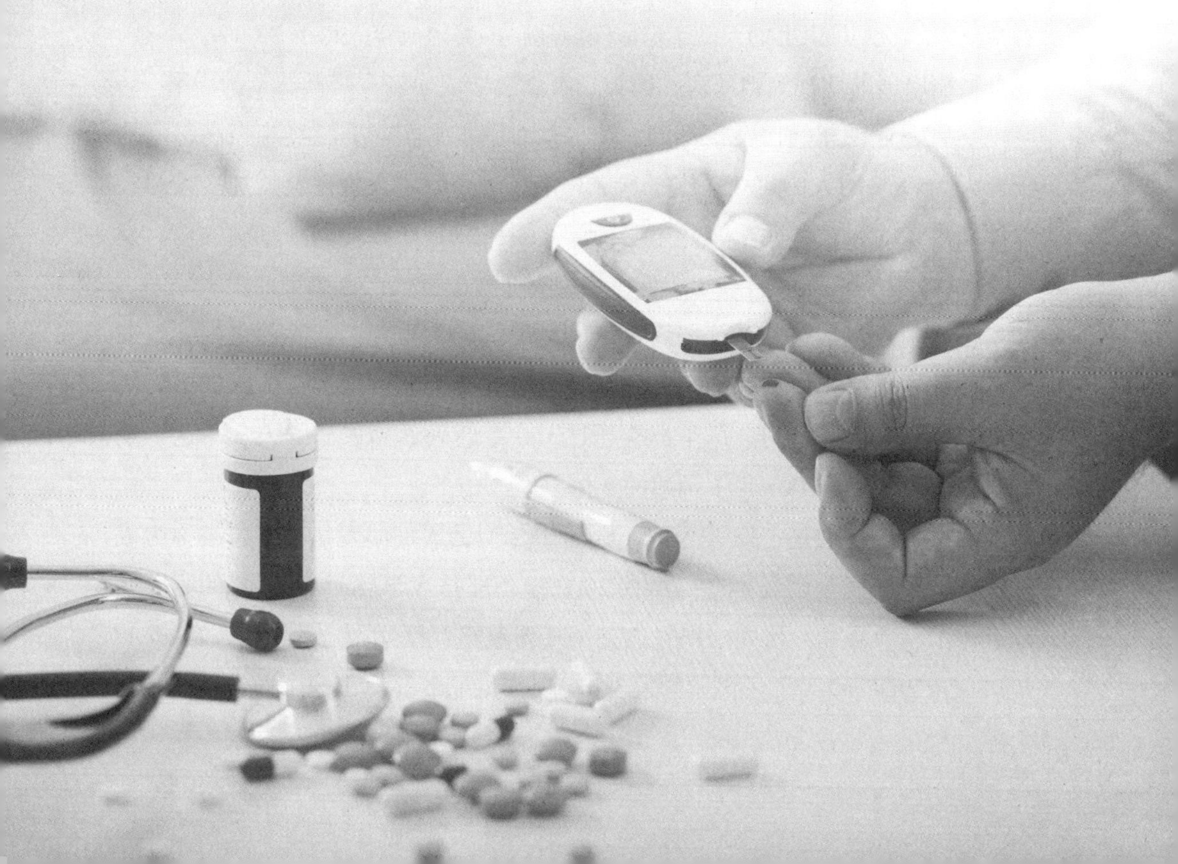

第 1 章
CHAPTER 1

糖尿病基本知识

在你开始全面阅读本书之时，首先让我们了解一下糖尿病的基本知识。糖尿病（diabetes）在美国非常普遍，以至于几乎每个人都已经或最终会受到其影响。关于糖尿病的统计数据十分惊人，而且诊断结果可能会令人恐惧：糖尿病是美国的第三大死因。根据 2020 年美国疾病控制与预防中心（CDC）的统计数据，糖尿病患者占美国人口总数的 11.3%，即 3730 万人患有糖尿病，其中约 23.0% 的人不知道他们患有糖尿病。除了确诊糖尿病的人群外，估计还有 9600 万 18 岁及以上的人处于糖尿病前期，占美国成年人口的 38.0%。不过，我会将糖尿病前期视为糖尿病，因为二者都会造成血糖升高及严重的后果。

尽管专业糖尿病协会推荐的“正常”血糖水平实际上已经相当高，但是仍有大约 88% 的人的血糖超出了这一标准，这个数字无疑还会增加。大部分糖尿病患者的死亡证明上，并未明确标注糖尿病是导致他们心脏病发作、卒中（俗称“中风”）、肾衰竭、低血糖、酮症酸中毒或严重感染的根本原因。如果把这一点包括在内，糖尿病很可能是美国的头号死因。除此之外，越来越多的证据表明，血糖偏高的人，其癌症发病率会显著增加。美国糖尿病协会（ADA）的数据表明，每年都有超过 160 万新确诊糖尿病的人——这一数字是本书第 3 版（2007 年）预测的 2 倍以上。

更令人担忧的是，18 岁及以下儿童中 2 型糖尿病的发病率（曾被称为成人发病型糖尿病）已经飙升。早在 2002 年，耶鲁大学就对 4~18 岁的肥胖儿童进行了一项研究，研究结果发表在了《新英格兰医学杂志》（*New England Journal of Medicine*）上。该研究发现，近 1/4 的肥胖儿童出现了通常被视为糖尿病前兆的症状。当时《今日美国》（*USA Today*）对这个研究也进行了报道："2 型糖尿病通常发生在成人中，但已在年轻人中增加，特别是在西班牙裔、黑种人和美洲原住民中。一些研究表明，在某些地区，儿童 2 型糖尿病的发病率从 1994 年以前的不到 5% 跃升到高达 50%。"越来越多的儿童患有 2 型糖尿病，而这种疾病过去主要出现在 50~60 岁的人群中。这预示着一个新的、令人深感忧虑的公共卫生灾难。

美国糖尿病协会（ADA）在其 2022 年的《美国糖尿病经济成本》（*Economic Costs of Diabetes in the U.S. in* 2022 ）研究报告中指出，美国糖尿病治疗的经济负担在过去几年显著上升。2022 年，确诊的糖尿病患者的总成本达到了 4129 亿美元，相比 2017 年的 3270 亿美元，在 5 年内增加了 34.7%。这个成本包括 3066 亿美元的直接医疗成本和 1063 亿美元的间接成本，如生产力损失、过早死亡以及社会关系和生活质量的降低等无形成本。超过一半的总支出主要花销在长期并发症方面。这一数据反映，糖尿病不仅给患者和家庭带来重大经济负担，同时也对医疗系统和社会经济造成了巨大的压力。

每年，成千上万的美国人因糖尿病失明，这是 20~74 岁人群中新发失明的主要原因。2 型糖尿病占糖尿病总数的 90%~95%，其中 80% 的 2 型糖尿病患者体重超标。许多人不恰当地认为这种疾病是他们自己的过错，是因为某种性格上的缺陷导致他们吃得过多的结果。

既然你正在阅读这本书，你或你所爱的人可能最近被诊断出患有糖尿病；或者也许你已经患有糖尿病相当长的时间，并对治疗不满意。因为你受到并发症的困扰，如脚痛、肩部僵硬、逐渐失明、无法达到或保持阴茎勃起、限制性肺病、髋部和腿疼痛，或者患有心脏或肾脏疾病。

尽管糖尿病目前仍然是一种无法治愈的慢性疾病，但它是可以治疗的，而且长期的并发症是完全可以预防的。到 2024 年，我患有 1 型糖尿病已经 78 年了。1 型糖尿病也被称为儿童发病型或胰岛素依赖型糖尿病（IDDM），这种形式的糖尿病，通常要比 2 型糖尿病或非胰岛素依赖型糖尿病（NIDDM）严重得多，尽管两者都可能危及生命。大多数与我同期被确诊患有 1 型糖尿病的人，已因这种疾病带来的一个或多个严重的并发症而去世。然而，在患糖尿病这么多年后，我没有卧床不起，也没有因病缺勤（或死亡——这是最有可能的情况），我比许多年纪比我小得多的非糖尿病个体还健康。在新冠肺炎大流行之前，我经常每天工作12个小时、旅行、航海，并坚持高强度锻炼。

在这方面，我并不特殊。既然我能控制我的疾病，那么你也同样可以控制你的疾病。

在接下来的章节中，我将为你概括地讲述糖尿病的相关内容。我首先解释非糖尿病个体的身体是如何控制血糖（葡萄糖）的，而这个功能在糖尿病患者身上又是如何工作以及不工作的。在随后的章节中，我们将讨论饮食、运动和药物，以及你如何使用这些手段来控制你的糖尿病。如果你觉得关于饮食和运动的话题听起来都是一些“老生常谈”，我建议你继续阅读。因为你会发现，我所提倡的观点与那些“老生常谈”几乎完全相反，也可能与你之前所接受的教导大相径庭。通过本书，你所学到的技巧可以帮助你应对可能正在遭受的糖尿病并发症，甚至有可能逆转它们，并预防新的并发症的发生。我们还将探讨当前可用的新治疗方法和新药物，帮助你控制血糖、减轻体重，甚至控制过度进食。

身体的平衡与失衡

糖尿病是一种由身体关键自我调节机制失调或部分失调引起的疾病，这种失调会进一步导致多个自我调节系统的失衡。高血糖的影响可能波及全身各个组织。血糖偏高的人常常会出现骨折性疾病，或称为骨质疏松症；他们的皮肤较硬；关节易发炎且僵硬；此外，他们还可能面临许多其他影响全身各部位的并发症，包括大脑功能受损，可能表现为短时记忆力下降，甚至抑郁症。

胰岛素：它是什么？它起什么作用？

糖尿病的关键在于胰腺！这是一个大约和你的手差不多大小的大腺体，位于腹腔的后部，负责生产、储存和释放胰岛素，胰腺还产生其他几种激素和消化酶。即使你对糖尿病不太了解，也很有可能已经听说过胰岛素，并且可能知道我们所有人都必须有胰岛素才能生存。你可能没有意识到的是，许多糖尿病患者可能不需要注射胰岛素。

胰岛素是由胰腺的β细胞产生的一种激素。胰岛素的主要功能是调节血液中的葡萄糖水平。这一点主要是通过促进血液中葡萄糖进入构成身体的数十亿细胞来实现的。胰岛素刺激葡萄糖转运蛋白移至细胞表面，从而促进葡萄糖进入细胞。胰岛素还刺激下丘脑中负责饥饿和饱腹的中心。实际上，即使在开始吃东西之前，甚至在葡萄糖进入血液之前，身体也会产生一些胰岛素。胰岛素还指示脂肪细胞将血液中的葡萄糖和脂肪酸转化为脂肪，然后由脂肪细胞储存这些脂肪，直到需要时再使用。胰岛素是一种合成代谢激素（anabolic hormone），也就是说，它对于许多组织和器官的生长都是必不可少的。但是，如果胰岛素过多，则会导致相关的组织或者器官过度生长——例如，身体脂肪和血管内皮细胞的生长。最后，胰岛素还帮助调节体内其他激素的平衡。稍后我们会讨论这些激素。

胰岛素通过调控肝脏和肌肉将葡萄糖水平保持在一个狭小的正常范围内，并指导它们合成并储存糖原。糖原是一种淀粉样物质，当血糖过低时，身体会使用它。如果血糖稍微过低——如在剧烈运动或禁食后可能发生的情况——胰腺的α细胞会释放胰高血糖素（glucagon）。它是另一种参与调节血糖水平的激素。胰高血糖素向肌肉和肝脏发出信号，将它们储存的糖原转化为葡萄糖（这个过程叫作糖原分解），从而提高血糖水平。当身体的葡萄糖和糖原储备耗尽时，肝脏（以及在较小程度上的肾脏和小肠）可以将身体储备的一些蛋白质（存在于肌肉和某些重要器官之中）转化为葡萄糖。

胰岛素和1型糖尿病

在大约100年前，即在胰岛素可供临床使用之前，1型糖尿病的确诊（其特征是胰岛素生成能力严重减弱或缺失）意味着死亡。大多数患者在被诊断后的几个月内死亡。没有胰岛素，血糖会累积到极高的有毒水平，但由于细胞无法利用它，许多类型的细胞会“饿死”。缺乏或降低的胰岛素也会导致肝脏、肾脏和肠道进行糖异生，将身体的蛋白质储备（即肌肉和重要器官）转化为更多身体无法利用的葡萄糖。此外，肾脏会尝试排除过高的糖分，导致频繁的排尿、难以抑制的口渴和脱水。

古希腊人将糖尿病描述为一种使身体溶解成糖水的疾病。当组织无法利用葡萄糖时，它们会为了获得能量而代谢脂肪，生成一种叫作酮体（ketones）的副产品。如果酮体的水平非常高，就会产生毒害作用（见第 21 章中关于酮症酸中毒和高渗性昏迷的讨论）。

今天，1 型糖尿病仍然是一种非常严重的疾病，如果不使用胰岛素进行适当治疗，最终仍然会危及生命。它可能会迅速杀死你，例如，在驾驶过程中，当血糖水平突然过低时，你可能会因为判断能力降低或失去意识而导致致命事故；或者它可能会缓慢地“杀死你”，如与长期血糖升高相关的心脏或肾脏疾病。

1 型糖尿病的原因尚未完全明了。研究表明，它是一种自身免疫性疾病，身体的免疫系统会攻击生产胰岛素的胰腺 β 细胞。不管 1 型糖尿病的原因是什么，其有害影响都是可以完全预防的。越早诊断，并越早使血糖正常化，情况就会越好。

在最初被确诊时，许多 1 型糖尿病患者仍然可以产生少量的胰岛素。重要的是要认识到，只要他们能足够早地开始治疗，并且是恰当的治疗，他们残余的胰岛素生产能力往往可以得到保留。1 型糖尿病通常发生在 45 岁之前，并且通常是很突然地显现出来，如急剧的体重减轻、频繁的口渴和排尿等症状。然而，我们现在知道，尽管它的出现可能很突然，但它的发作实际上是非常缓慢的。现在通过常规的商业化实验室的检验，可以更早地发现它，这样通过早期的积极治疗，就有可能阻止其进一步发展。我自己的身体现在已经不再产生任何可检测到的胰岛素，我在糖尿病初期经历的高血糖摧毁或耗尽了胰腺产生胰岛素的能力。我必须注射胰岛素，否则我会迅速死亡。我深信，根据我与我的患者的经验，如果在我最初被诊断为糖尿病时就采纳了现在我为患者推荐的那套饮食和治疗方案，我当时残余的胰岛素生成能力可能会得以保留。那么我对胰岛素的需求会减少，保持我的血糖正常也会变得更容易。

血糖正常化：恢复平衡

根据美国糖尿病协会的报道，2021 年约有 399 401 人死于糖尿病，但实际上由糖尿病引发的死亡人数很可能被大大低估了。例如，一名糖尿病患者因心脏病、肾脏病或卒中而死亡，那么是否应当算是因糖尿病死亡？美国国立卫生研究院（NIH）认为："与同龄的非糖尿病个体相比，糖尿病患者的死亡风险大约是其两倍。"

当然，每个人最终都会因为某种原因离世，但你不应该承受因糖尿病并发症引起的慢性且痛苦的死亡。这些并发症通常包括失明和截肢。我和我的患者的经历都证明了这一点。

1983 年，NIH 的国家糖尿病、消化和肾脏疾病研究所（NIDDK）启动了一项为期 10 年的有关糖尿病的研究，项目名称为"糖尿病控制及其并发症试验（DCCT）"。该项目主要针对 1 型糖尿病患者，目的是评价改善血糖水平控制所带来的效果。那些血糖接近"正常化"的患者（由于我们的低碳水化合物饮食方案，我的患者的血糖通常比试验中的密集护理组更接近正常水平）并发症的长期发生率大大降低。在开始 DCCT 时，研究者试图观察是否可以使糖尿病视网膜病变的发生率至少降低 1/3。

研究者原本期待能够将视网膜病变减少 33%，但他们发现早期视网膜病变进展的减少超过了 75%。他们在其他糖尿病并发症中也发现了同样显著的结果，并提前公布了研究结果，以便立即将这一好消息传达给所有人。他们发现肾脏疾病的风险降低了 50%，神经损伤的风险降低了 60%，心血管疾病的风险降低了 35%。在研究终止后的许多年里，这种降低的效果仍然持续。我当时出席了公布结果会议，受到了许多医生的祝贺。这些医生之前一直"忍受着"我长期坚持的观点，即糖尿病患者有权享有与非糖尿病个体相同的血糖水平。

我坚信，只要血糖真正达到正常水平，像我的众多患者所经历的那样，我们就可以百分百避免并发症的发生。

在 DCCT 开始时，参与者的平均年龄只有 27 岁。因此，如果他们的年纪较大或研究持续的时间更长一些，那么心血管疾病发病率的降低可能会更为显著。这意味着完全正常化的血糖可能完全避免这些并发症的发生。无论如何，DCCT 的研究结果为我们提供了一个有力的支撑，驱使人们开始积极地监测血糖，并保持血糖至正常水平。不过，做到这一点所需的努力和资金并不需要像 DCCT 所说的那样高。

胰岛素抵抗型糖尿病：2 型糖尿病

与 1 型糖尿病不同，胰岛素抵抗型糖尿病被正式地称作“2 型糖尿病”。这是迄今为止最常见的糖尿病类型。根据美国糖尿病协会的统计数据，90%~95% 的糖尿病患者属于 2 型糖尿病。此外，高达 1/4 的 65~74 岁的美国人患有 2 型糖尿病。耶鲁大学早在 2002 年的一项研究发现，25% 的肥胖青少年患有 2 型糖尿病。

近年来出现了一个新的“糖尿病前期（pre-diabetes）”分类，被称为潜在的自身免疫性糖尿病（latent autoimmune diabetes，LADA）。这一分类适用于 35 岁后发病的轻度糖尿病。在这种情况下，就像 1 型糖尿病一样，患者自身产生一种抗胰岛 β 细胞蛋白的抗体，即 GADA。最终，这些人可能会发展成明显的糖尿病并需要注射胰岛素。当糖尿病的症状最终出现时，它们通常比 1 型糖尿病的“发病”更为严重。

大约 80% 的 2 型糖尿病患者体重超标，他们多数受到被称为腹部、躯干或腹型肥胖（又称内脏型肥胖）的影响。那些没有腹型肥胖的 2 型糖尿病患者中，实际上大约有 20% 可能是轻度的 1 型糖尿病，其胰岛 β 细胞只是部分地丧失了产生胰岛素的能力。如果的确是这样的话，那么所有真正的 2 型糖尿病患者可能都是超重的（肥胖通常被定义为至少超过理想体重的 20%，考虑到个人的身高、体型和性别）。

虽然 1 型糖尿病的发病原因仍然有些神秘，但是 2 型糖尿病的发病原因则较为明确。如前所述，2 型糖尿病的另一个名称是胰岛素抵抗型糖尿病。胰岛素抵抗是指身体不能充分调动胰岛素对葡萄糖的转运效应。肥胖，特别是内脏型肥胖，与胰岛素抵抗是相互关联的。由于遗传因素（见第 12 章），当身体超重时，很多人可能会出现强烈的胰岛素抵抗，从而迫使胰腺过度工作，造成生产胰岛素的 β 细胞因疲劳而受损。这些人进入了一种恶性循环，如图 1-1 所示。请注意，在疾病的发生和进展中，饮食中的碳水化合物起到了关键作用。有关这一点，会在第 12 章中详细讨论。

胰岛素抵抗似乎至少部分是由遗传造成的，部分则是由高水平的甘油三酯造成的。甘油三酯是脂肪的一种形式，它从腹部脂肪中释放出来，进入供

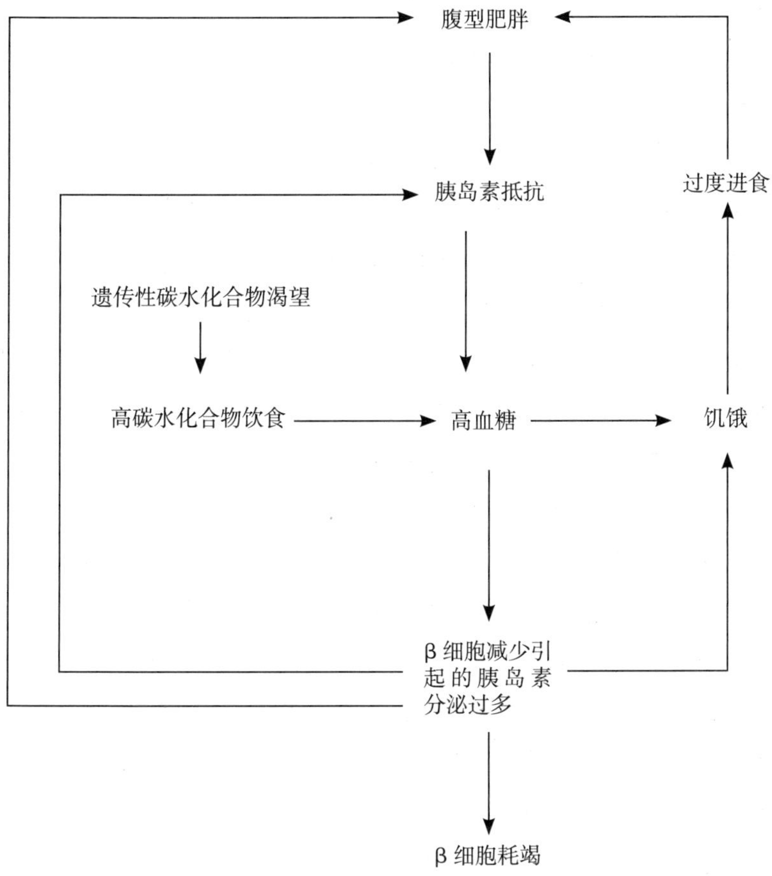

图 1–1 胰岛素抵抗的恶性循环

给肝脏的血流中。在动物实验中，我们可以将甘油三酯（也就是脂肪）直接注入实验动物的肝脏血流中，这会暂时性地导致胰岛素抵抗。腹部脂肪与系统性炎症有关，这也是造成胰岛素抵抗的另一个原因，这就如同感染一样。胰岛素抵抗本质上增加了身体对胰岛素的需求，从而导致胰腺更努力地产生胰岛素（高胰岛素血症），这样可能间接导致高血压和循环系统的损伤。血液中的胰岛素过量减少了全身胰岛素受体对胰岛素的天然亲和力，这种对胰岛素的“耐受”导致了更严重的胰岛素抵抗。

简而言之，遗传因素、炎症以及供应肝脏的血液中的脂肪共同导致了胰岛素抵抗。这使血液中的胰岛素水平上升，促使脂肪细胞加速合成脂肪，进而增加腹部脂肪。随后，肝脏血液中的甘油三酯增加，使炎症进一步恶化，从而加剧了对胰岛素的抵抗，导致胰岛素水平继续升高。

这听起来像是一个循环，事实也的确如此。但请注意，这里的问题不在于你是否摄入了脂肪。

其实，甘油三酯始终在某种程度上处在血液循环中。高甘油三酯水平并不是饮食脂肪的结果，而是碳水化合物摄入和身体现有脂肪的结果。我们将在第 9 章中更深入地讨论碳水化合物、脂肪和胰岛素抵抗。真正的元凶其实是体内一种特殊的脂肪，即内脏脂肪。腹型肥胖指的是脂肪主要堆积在身体中部，尤其是围绕肠道（内脏）的一种特殊肥胖形态。腹型肥胖的男性的腰围比臀围大，腹型肥胖的女性的腰围至少与她的臀围一样大。所有肥胖的个体，特别是那些腹型肥胖的人都有胰岛素抵抗。最终发展为糖尿病的是那些不能产生足够的额外胰岛素来保持正常血糖的人。

尽管 2 型糖尿病与 1 型糖尿病在治疗上有很多相似之处，并且由高血糖造成的许多不良影响也是相同的，但在几个重要方面二者有所不同。

2 型糖尿病的发病较慢且更难以察觉。但是即使在最早期，尽管异常的血糖水平不是非常高，也可以对神经、血管、心脏、眼睛等造成损害。2 型糖尿病常被称为“无声的杀手”，并且经常是通过一些并发症才被发现，如高血压、视觉变化或反复发作的感染。

2 型糖尿病在开始时是一种不太严重的疾病——患者不会迅速减轻体重并在几个月内死亡。然而，2 型糖尿病可能因为长时间的轻度高血糖而更不容易被察觉。因为 2 型糖尿病患者远比 1 型的多，所以与 1 型糖尿病相比，2 型糖尿病可能会导致更多的心脏病发作、卒中和截肢的情况。2 型糖尿病是高血压、心脏病、肾衰竭、失明和勃起功能障碍的主要原因，而这些严重并发症得以进展，在很大程度上是因为其初始症状较为隐蔽，并且通常未受到适当的治疗或足够的重视。

2 型糖尿病患者仍然能够产生胰岛素，许多人永远都不需要通过注射胰岛素来维持生命，但是如果治疗效果不佳，他们最终可能会耗尽其胰岛 β 细胞并需要注射胰岛素。由于他们对胰岛素降低血糖的作用产生了抵抗（然而并未对其储存脂肪的作用产生抵抗），许多超重的 2 型糖尿病患者实际上产生的胰岛素比体型较瘦的非糖尿病个体还要多。

血糖：非糖尿病个体与糖尿病患者

既然高血糖是糖尿病的标志，同时也是这种疾病所有长期并发症的诱因，那么探讨血糖的来源及其如何被利用或未被利用便显得尤为重要。

我们通过饮食获得的血糖主要来源于碳水化合物和蛋白质。糖（一种简单形式的碳水化合物）之所以能让我们感到高兴，是因为它促进大脑神经递质[主要是血清素（serotonin）]的产生。这些神经递质可以缓解焦虑，并可以创造一种幸福感甚至是欣快感，所以那些大脑中神经递质水平不足或其敏感度不足的人，更容易对碳水化合物上瘾。当血糖水平低时，肝脏、肾脏和肠道可以通过一个特殊过程将蛋白质转化为葡萄糖（我们稍后将讨论），但这个过程非常缓慢且效率不高。身体不能将葡萄糖转化回蛋白质，也不能直接将脂肪转化为糖。然而，脂肪细胞在胰岛素的帮助下，确实能将葡萄糖转化为饱和脂肪。

蛋白质不像碳水化合物那样令我们兴奋——很少有孩子会在杂货店里跳上跳下地恳求妈妈给他买牛排或鱼而不是饼干。膳食蛋白质给我们带来的血糖效应要慢得多，也小得多。正如你们将看到的，我们糖尿病患者可以利用这一点来使血糖正常化。

非糖尿病个体

如果禁食，非糖尿病个体，甚至大多数2型糖尿病患者，胰腺会持续释放稳定的低水平胰岛素。这种基线或基础的胰岛素水平防止肝脏、肾脏和肠道不适当地将体内蛋白质（肌肉及重要器官）转化为葡萄糖，从而抑制血糖的升高。蛋白质转化为糖的过程称为糖异生（gluconeogenesis）。非糖尿病个体通常会精确地将血糖维持在一个狭窄的范围内，即在70~95 mg/dL（3.9~5.3 mmol/L），大多数人在83 mg/dL（4.6 mmol/L）左右。有时，该范围可以短暂地向上或向下扩展，高达160 mg/dL（8.9 mmol/L），低至65 mg/dL（3.9 mmol/L），但通常对于非糖尿病个体，这种波动是罕见的。

你会注意到，在关于糖尿病的一些文献中，“正常”可能被定义为60~120 mg/dL（3.3~6.7 mmol/L），甚至高达140 mg/dL（7.8 mmol/L）。这种“正常”

是相对的。除非摄入大量碳水化合物，否则没有非糖尿病个体的血糖水平会高达 140 mg/dL（7.8 mmol/L）。所谓的“正常”，更多的是因为一般医生认为治疗这样的问题“性价比不高”，浪费医疗资源。由于餐后血糖在 140 mg/dL（7.8 mmol/L）以下不被归类为糖尿病，而且经历这样一个值的个体通常仍然有足够的胰岛素产生，最终将其降低到合理水平，所以很多医生可能会觉得没有必要花费大量时间进行治疗。这样的个体可能会被告知注意体重或糖摄入量。血糖长期维持在 140 mg/dL（7.8 mmol/L）的个体，即使被标记为“正常”，可能实际上已经是 2 型糖尿病患者。我见过一些所谓的“非糖尿病”患者，尽管他们的持续血糖平均值只有 120 mg/dL（6.7 mmol/L），但他们仍然出现了糖尿病相关并发症。

让我们看看普通非糖尿病个体的身体是如何制造和使用胰岛素的。假设艾丽斯是一名非糖尿病个体，早上醒来后，吃了一份既含有碳水化合物又含有蛋白质的混合早餐。在碳水化合物方面，她吃了涂有果酱的吐司，喝了一杯橙汁；在蛋白质方面，她吃了一个煮鸡蛋。她的基础（即餐前）胰岛素分泌在夜间使她的血糖保持稳定，抑制了糖异生。果汁或果酱中的糖一旦进入她的口中，或吐司中的淀粉（碳水化合物）接触到她的唾液和肠道中的特定酶时，葡萄糖就开始进入她的血液。食物在她肠道的存在以及血糖的上升促使她的胰腺释放储存的胰岛素，以抵消血糖的突然增加（图 1–2）。这种储存的胰岛素的快速释放被称为第一阶段胰岛素反应，它迅速纠正了初始的血糖增加，并可以防止摄入的碳水化合物进一步提高血糖。当胰腺的储存胰岛素

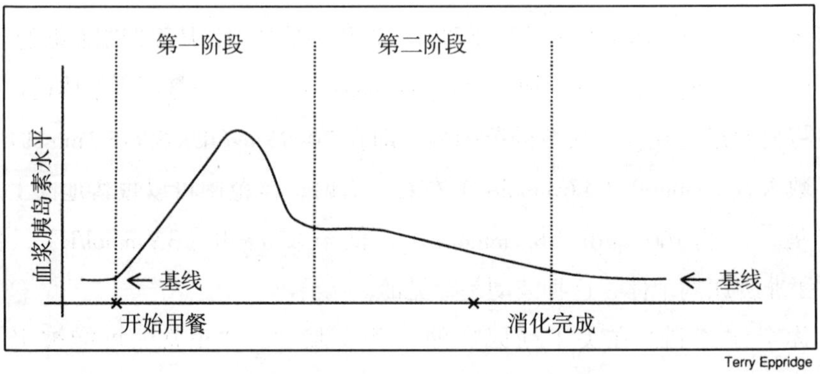

图 1–2 正常非糖尿病个体的第一阶段和第二阶段胰岛素反应

耗尽时，它会生产更多的胰岛素，但需要从头开始。此时的胰岛素释放被称为第二阶段胰岛素反应，它的分泌速度要慢得多。艾丽斯吃的鸡蛋中的蛋白质会在几小时内慢慢转化为葡萄糖，因此，第二阶段的少量胰岛素足以覆盖由此而产生的葡萄糖。

在非糖尿病个体中，胰岛素作为一种手段，允许葡萄糖（即能量）进入细胞。它通过激活细胞内的葡萄糖“转运蛋白”来实现这一点。这些特定的蛋白质分子位于细胞的胞浆和外膜，它们从血液中捕获葡萄糖，并将其传输到细胞内部。一旦进入细胞，葡萄糖可以被利用来提供身体所需的能量。没有胰岛素，细胞只能吸收非常少量的葡萄糖，不足以维持身体的需要。

随着葡萄糖持续地进入艾丽斯的血液，她的胰腺β细胞继续释放胰岛素，部分血糖转化为糖原储存在肝脏和肌肉中。一旦肌肉和肝脏的糖原储存位点被填满，血流中剩余的过量葡萄糖被转化为饱和脂肪储存起来。稍后，当午餐时间临近，但艾丽斯还没有进食时，如果她的血糖略微偏低，她的胰腺α细胞会释放另一种胰腺激素——胰高血糖素。该激素会“指示”她的肝脏和肌肉开始将糖原转化为葡萄糖，以提高血糖。当她再次进食时，她的糖原储备将得到补充。

这种基础模式，即第一阶段接着第二阶段的胰岛素分泌过程，非常有助于将艾丽斯的血糖稳定地控制在安全范围内。她的身体得到了滋养，一切都按“设计”运作。她的混合饮食被完美地处理。然而，对于1型或2型糖尿病患者来说，情况并非如此。

1型糖尿病患者

让我们看看，作为一名1型糖尿病患者，如果我和艾丽斯（这位非糖尿病个体）吃同样的早餐，会发生什么不同的情况。

与艾丽斯不同的是：糖尿病患者有一个特殊状况，即如果我在睡前注射长效胰岛素，醒来时我的血糖可能是正常的。但是，如果我在早餐前醒了一段时间，即使我什么都没吃，我的血糖也可能上升。通常，肝脏会不断地从血液中清除一些胰岛素，但是在从深度睡眠中醒来的最初几个小时内，它会加速从血液中清除胰岛素，这种胰岛素水平的下降被称为“黎明现象”（见

第6章）。因此，即使我没有进食，我的血糖也可能会上升。非糖尿病个体，会产生更多的胰岛素来抵消这种增加的胰岛素清除作用。对于我们这些患有严重糖尿病的人，则需要仔细监测血糖以跟踪“黎明现象”，同时还要学习如何通过胰岛素注射来控制其对血糖的影响。

与艾丽斯一样，食物一进入我的口中，唾液中的酶就开始分解吐司和果汁中的糖，我的血糖几乎立即就开始上升。即使吐司上没有果酱，我的唾液和肠道中的酶以及胃酸都会在摄入后不久迅速地将吐司转化为葡萄糖。

由于我的β细胞不再产生可检测到的胰岛素，我的胰腺没有存储的胰岛素可以释放，因此我没有第一阶段胰岛素反应。在消化我吃的食物时（如果没有注射胰岛素），我的血糖会上升。葡萄糖既不会转化为脂肪，也不会转化为糖原。最终，很多葡萄糖将由我的肾脏过滤掉，并通过尿液排出。尽管高血糖已经开始损害我的身体，但它不会立刻置我于死地。然而若几天内不注射胰岛素，确实可能会危及生命。我们可能会自然地想到一个问题：难道注射的胰岛素不能“覆盖”这样的早餐中的碳水化合物吗？答案是：不够！很多人都误解了这一点，即使是医疗行业的专家也不例外。注射的胰岛素（即使采用胰岛素泵）并不像身体内自然产生的胰岛素那样工作。事实上，那些传统的针对餐后高血糖的胰岛素/饮食疗法，只是“保证”了一个缓慢、逐步、无声的死亡过程——那就是糖尿病并发症的侵袭。

正常的第一阶段胰岛素几乎立即进入血液，它迅速开始努力地将血糖送到所需的地方。另一方面，外源胰岛素是注入脂肪或肌肉的（通常不注入静脉），其吸收缓慢。市面上现有的胰岛素，最快也需要大约20分钟后才能开始发挥作用，其全效作用则需要数小时后才能达到，这远远不够快！假如，摄入快速作用的碳水化合物，如面包，就无法防止血糖的急剧上升。

这是1型糖尿病患者的核心问题——碳水化合物以及其他食物会引起的血糖急剧上升。因为我知道我的身体基本上不产生胰岛素，所以我在每餐之前都要打一针胰岛素。但我不再吃含有快速作用或含大量碳水化合物的食物，因为它们引起的血糖波动是导致我长期并发症的原因。即使采用胰岛素泵注射（见第19章的“胰岛素泵”部分），我也无法像非糖尿病个体那样自然地微调我的血糖水平。现在，如果我只吃餐食中的蛋白质部分，我的血糖就不会因为碳水化合物而引起巨大且有潜在毒性的上升。血糖上升得不那么快，小剂量的胰岛素就可以快速地发挥作用，覆盖由蛋白质缓慢产生的葡萄糖。我的身体不必忍受血糖水平的大幅波动。顺便说一句，进食脂肪对血糖水平没有直接影响，除了它可以稍微减缓碳水化合物的消化速度外。

从某种意义上说，我注射的胰岛素是为了模拟非糖尿病个体在饮食中只摄取蛋白质时的第二阶段反应，这比尝试模仿第一阶段更容易实现。因为我摄入的碳水化合物非常少，并且只是缓慢作用的那种；这样一来，注射的胰岛素的量也少得多。

2型糖尿病患者

假设鲍勃是一名2型糖尿病患者，身高6英尺（约183cm），体重300磅（约136kg），并且大部分脂肪集中在他的腰部。请记住，至少80%的2型糖尿病患者都超重。如果鲍勃只有170磅（约77kg），他可能不会是糖尿病患者。因为鲍勃有胰岛素抵抗，他的身体不再产生足够的胰岛素来保持他的血糖水平正常。

总体上，超重的人群往往有胰岛素抵抗，这种情况不仅与遗传有关，而且直接与内脏和全身脂肪与瘦体重（肌肉）之比有关。这个比例越高，胰岛素抵抗越强。无论一个超重的人是不是糖尿病患者，他的体重、碳水化合物的摄入以及胰岛素抵抗都会迫使他比相同年龄和同等身高的较瘦的个体产生更多的胰岛素（图1–3）。

许多运动员，由于他们的脂肪量低、肌肉比例高，总体上比非运动员需要和制造更少的胰岛素。另一方面，像鲍勃这样的超重2型糖尿病患者，他所产生的胰岛素通常是体型较瘦的非糖尿病个体的2~3倍。对于鲍勃，由于多年的过度补偿，他的胰腺部分地被摧毁了。他存储胰岛素的能力减少或消失，第一阶段胰岛素反应被削弱。尽管他的胰岛素产量巨大，但他再也无法将血糖保持在正常范围内。在我的医疗实践中，许多患者来找我治疗他们的肥胖症，而不是糖尿病。不过，经过检查，这些过度肥胖的“非糖尿病个体”中大多数的糖化血红蛋白（HbA1c）值略有上升，糖化血红蛋白值代表平均血糖水平。

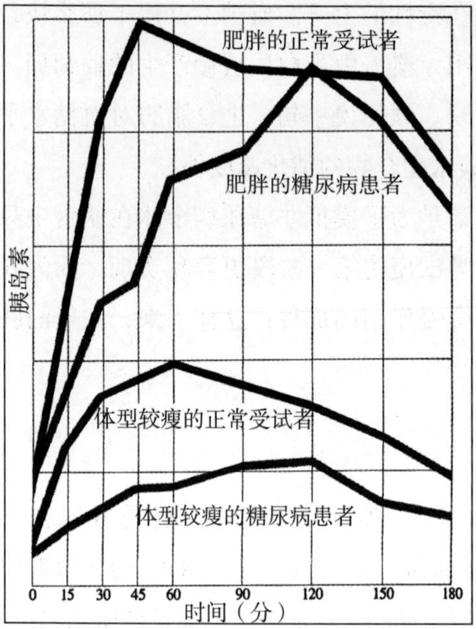

图 1–3 2 型糖尿病患者和非 2 型糖尿病个体摄入葡萄糖后的血清胰岛素反应。引自：Journal of Clinical Investigation, 1967, 46:1549–1557. 经美国临床研究学会许可使用

让我们再次观察那顿混合早餐，看看它对 2 型糖尿病患者有何影响。鲍勃吃了与艾丽斯（非糖尿病个体）和我相同的吐司、果酱、果汁和煮鸡蛋。鲍勃醒来时的血糖水平可能是正常的。由于他比艾丽斯或我有更强的食欲，所以他喝了两杯果汁，吃了四片吐司和两个鸡蛋。几乎在吐司和果汁入口的同时，他的血糖就开始上升。与我不同，鲍勃的胰腺最终会释放胰岛素，但他只有很少的储存胰岛素，或者几乎没有（他的胰腺努力保持基础胰岛素水平），所以他的第一阶段胰岛素分泌受损。然而，他的第二阶段胰岛素反应可能部分保持完好。所以他的胰腺会非常缓慢而努力地产生足够的胰岛素，以使他的血糖降低到正常范围。最终血糖可能会达到正常，但那是在他吃饭几小时后，也就是他的身体暴露于高血糖数小时后。胰岛素不仅是主要的脂肪合成激素，它还刺激大脑中负责进食行为的中枢。因此，很可能鲍勃会变得更加超重，如图 1–1 所示的循环。

由于他存在胰岛素抵抗，他的胰腺必须更加努力地产生胰岛素才能够消化利用所摄入的碳水化合物。因为胰岛素具有促进脂肪合成的特性，他的身体会将部分血糖储存为脂肪和糖原；但他的血糖会继续上升，因为他的细胞无法利用从食物中获得的所有葡萄糖。因此，鲍勃仍然感到饥饿。当他摄入得更多时，他的 β 细胞就会努力产生更多的胰岛素。过多的胰岛素和他大脑中的“饥饿”细胞促使他想要更多的食物。他又吃了一片涂了一点果酱的吐司，希望这足以让他撑到午饭。与此同时，他的血糖水平上升得更高，他的 β 细胞工作得更加努力，也许有些甚至失效了。即使吃了这么多食物，他仍然可能感到饥饿。不过，他的血糖可能不会像我不注射胰岛素时那样高。此外，在不再进食的情况下，他的第二阶段胰岛素反应可能在数小时后将他的血糖降低到正常水平。

餐后（进食后）的血糖水平在我看来是高得不可接受的，例如 140 mg/dL（7.8 mmol/L），甚至 200 mg/dL（11.1 mmol/L）——这可能会被其他医生认为不值得治疗，因为患者仍然可以产生足够的胰岛素，在一定的时间内将血糖降低到正常或“可以接受”的范围。如果 2 型糖尿病患者鲍勃在他的胰腺 β 细胞开始失效之前接受了积极的医学干预，他本可以减轻体重，调整血糖，并减轻胰腺的负担。通过减重，他甚至可能已经“治愈”了他的糖尿病，正如我在几名患者中看到的那样。但许多医生可能会认为这种“轻度”异常的血糖仅仅是葡萄糖耐量受损（IGT），除了“监测”它们之外，几乎没有必要采取其他任何措施。我再次强调，通过早期的积极治疗，可以预防由于血糖失控导致的并发症，这将为大多数患者节省宝贵的时间，并减少他们的痛苦。这样的干预可以使后续的治疗变得简单而高效。

展　望

接下来，我将为大家介绍一些关于未来治疗的乐观展望。如果你正在努力学习控制你的糖尿病，那么这些展望对你而言是一种宝贵的资产，但你的期望应该是现实的，因为控制你的糖尿病的最好的期望是立刻使你的血糖正常化。当然，这并不意味着未来不会有更先进的治疗方法。糖尿病研究每天都在进步，我和你一样希望有一天能找到治愈的方法，但这仍然是一个未来的目标。

研究人员目前正在尝试完善在实验室复制产生胰岛素的胰岛 β 细胞的方法。以相对简单和经济有效的方式做到这一点不应该是一个不可完成的任务，并且初步结果确实令人鼓舞。一旦患者的细胞被复制，它们可以移植回患者体内，从而实际治愈他们的糖尿病。在这样的治疗之后，除非你再次发生破坏这些新β细胞的自身免疫事件，否则至少在理论上，你可以在余生中保持非糖尿病状态。如果再次发生自身免疫攻击，只需要接受更多的复制细胞。另一个非常有前景的研究方向是将β细胞的前体（胰腺导管上的细胞）转化为真正的β细胞，这一过程无需从你的身体中提取这些细胞，只需要简单地肌内注射一种特定的蛋白质即可。目前，多个研究中心正在评估这种方法的效果及其可能的不良反应。

还有一个有前景的策略，是将制造胰岛素的基因植入肝脏或肾脏细胞中。这些方法为治愈糖尿病提供了可能性，并且已在大鼠中取得了成功，但仍然面对一些尚待解决的挑战。

在替代丧失的β细胞的研究领域，有两家竞争激烈的公司使用了一种技术，在动物中成功治愈了糖尿病。这种方法涉及多次注射这种蛋白质以刺激尚存的β细胞进行增殖，直至完全补充已丧失的细胞为止。

所有这些“解决方案”都面临同一个问题，那就是糖尿病患者的免疫系统仍然能够摧毁新的β细胞。下文描述了解决这个问题的方法。

一种非常有前景的新方法基于这样一个事实：大多数糖尿病患者，甚至大多数1型糖尿病患者，仍然有少数β细胞在复制。然而，他们的免疫系统制造出的白细胞会破坏新的β细胞，破坏的速度与它们生成的速度相同或更快。如果能够分离出这些“罪魁祸首”白细胞，就可以在体外复制它们，并用于制造疫苗。这些疫苗可以注射入糖尿病患者体内，刺激他们的免疫系统摧毁所有的罪魁祸首细胞。糖尿病患者剩余的少数β细胞随后将能够复制，最终治愈糖尿病。

前文提到的那种新型的糖尿病前期，即成人晚发自身免疫性糖尿病（LADA），有可能需要每隔几年接种一次抗体，以防止出现更多的罪魁祸首细胞。我已经申请了一种分离这些罪魁祸首细胞的方法的专利。

对于我以及其他已经失去胰岛素产生能力的糖尿病患者，关于β细胞的复制，新生的β细胞理想情况下应该来源于我们自身，这是关键所在。但由于已过去70多年，我担心我体内可能早已没有这些细胞了。如果我的糖尿病被诊断得早一些，例如提前一年，并且在诊断后立即对我的血糖进行完美的控制，注射的胰岛素可能就会减轻我剩余的β细胞的压力，让它们存活下来。

许多人，包括糖尿病儿童的父母，认为只有到迫不得已时才需使用胰岛素，把胰岛素当作“最后一根稻草”，标志着最终承认他们（或他们的孩子）患有糖尿病并且病情严重。因此，他们会尝试其他任何方法——包括可能会破坏他们剩余β细胞的方法——而不使用胰岛素。在我们的文化中，许多人认为如果你在用药，就不可能是健康的。这是荒谬的！但有些患者如此坚信他们必须按“自然”的方式做事，以至于我几乎必须恳求他们使用胰岛素。胰岛素就是最“自然”的方法，实际上，没有什么比这更自然了。那些还有β细胞功能的糖尿病患者，他们用自己的方法治疗也许没有问题——只要他们不因高血糖和拒绝使用胰岛素而导致其功能丧失。

第 2 章
CHAPTER 2

身体检查：你的疾病基线指标和风险谱综合评估

本书所阐述的治疗计划，目的是为你提供所需的工具和知识，帮助你通过实现血糖正常化来控制你的疾病。我不仅关心治疗糖尿病的症状，更关心的是预防或逆转其不良后果，并保护胰岛素分泌细胞的功能。治疗的关键是学会并习惯自我监控血糖。

在你开始监测血糖并使之正常化之前，你必须对你的疾病先做一个基线分析。你需要知道：由于血糖过高，你的胰岛素分泌细胞已经“损失”了多少？你是否已经出现了一些容易检测到的糖尿病长期并发症？你罹患其他糖尿病并发症的风险是多少？

回答这些问题，将有助于你和医生了解疾病的程度和后果。你的检测结果还将为你提供宝贵的基线数据，以便你能够对比血糖正常化所带来的效果。你的血糖恢复正常后，这类检测可以定期重复地进行，以展示你所取得的效果。这种效果不仅为你，也为医生带来了持续的鼓励，从而能够坚持这一治疗方案。

本章描述了医学检验室可以为你进行的各种检测，从而可以帮助你和医生了解你的糖尿病状况。我建议这些检测并不是希望你记住它们和深入地研究每一个细节，而是为了确保你能得到适当的治疗。通过简要介绍这些检测，我为你列出了一个我和我的患者实际采用的“购物清单”（检测清单）。

我通常建议你在自己的经济能力及医疗保险的报销范围内，做尽可能多的检测。这样，你可以从更多的维度深入了解自己的疾病状况。由于其中一些检测费用昂贵，如果你承担不起或者你的医疗保险不支付这些费用，可以跳过任何一个检测，甚至所有检测。

你的医生有义务为你提供所有检测结果的副本，无论是来自医学检验室还是常规体检。这是你的权利，但是你必须自己提出要求。关于医疗记录的法律因地而异，立法机构一直在倾听健康保健消费者的意见并定期进行修订。然而，一般来讲，医疗记录通常是被检测者（患者）的个人财产，所以不要忘记索取任何结果的副本。当你去找其他医生或专家进行任何疾病的治疗时，这些检测结果都可能非常有参考价值。

血液和尿液检测

糖化血红蛋白（HbA1c）

当新的红细胞被制造出来时，葡萄糖会结合到血红蛋白（红细胞色素）上。由于每个红细胞的平均存活时间约为 4 个月，所以与葡萄糖结合的血红蛋白分子的百分比（HbA1c）提供了这段时间内血糖的平均估值。这项检测的优点之一是它为医生提供了一个参考，以验证你的血糖自我监测的准确性。如果你的血糖测量结果总是正常，但你的 HbA1c 偏高，那么这为医生提供了一个可能存在问题的提示。

然而，这项检测也存在一些明显的不足。首先，这个检测获得的只是血糖的平均值。其次，血糖升高可能需要持续 24 小时才会对 HbA1c 产生任何长期影响。如果你的血糖只在每天的部分时间升高，而在其他时间正常或过低，你的 HbA1c 结果可能会低得出奇。因此，如果你的血糖仅在餐后几小时内升高，你的 HbA1c 可能不会受到影响，但你身体内的许多组织和器官都可能会受到损伤。

另一个不足是，大多数实验室报告的“正常”值的范围界值通常分别过高和过低。换句话说，这些范围通常过于宽泛。因此，一个医学检验室的“正常”范围是什么，往往取决于医生的经验和对不同检验室标准的了解。有些医生有自己的计算方式，根据 HbA1c 估计 4 个月的平均血糖水平。HbA1c 的正常值对应的血糖水平为 75~86 mg/dL（4.2~4.8 mmol/L）。我基于我为患者选择的医学实验室（美国最大的）的经验，真正正常的 HbA1c 范围是 4.2%~4.6%，对应的血糖值为 72~86 mg/dL（4.0~4.8 mmol/L）。一项关于“非糖尿病个体”的研究显示，HbA1c 超过 4.9% 时，每增加 1%，死亡率增加 28%。

由于血液中新生成的红细胞相对较多，近期的血糖对 HbA1c 的影响比之前的血糖更为明显。因此，检测值在大约 3 个月后才趋于稳定。但要注意，任何导致红细胞快速减少的疾病都可能使 HbA1c 反映的时期看起来比实际短，从而造成误解。这些疾病包括肝病和肾病、失血、血红蛋白病等。大剂量的维生素 C 和 E 可能导致 HbA1c 指标降低，从而产生误导；而甲状腺激素血清水平低，可能导致 HbA1c 增加，但不增加血糖。

血清 C 肽（C-peptide）（空腹）

C 肽是胰腺 β 细胞在产生胰岛素时生成的一种蛋白质，血液中的 C 肽水平是你生产的胰岛素量的粗略指标。在 1 型糖尿病患者中，C 肽的水平通常为零；在轻度肥胖（胰岛素抵抗）2 型糖尿病患者中，则处在“正常范围”内或高于“正常范围”。如果你的血清 C 肽水平升高，这将提示医生你的血糖可能只要通过饮食、减重和锻炼就可以得到控制；另一方面，如果你的 C 肽低于检测线，你可能需要注射胰岛素来使你的血糖正常化。要获得最有意义的 C 肽测量值，须在血糖正常时经过 8 小时的空腹后进行检查。如果同时进行血糖检测，对该检测的解读会更为准确，因为对于非糖尿病个体来说，高血糖通常会引发更多的胰岛素和 C 肽产生，而低血糖则不会。

尽管这项检测很有趣，但它并不是必要的。

全血细胞计数（CBC）

CBC 是大多数医学检查的一部分，是一项常规的诊断检测，可以揭示除糖尿病之外的其他疾病。CBC 测量血液中各种类型细胞的数量——白细胞、红细胞和血小板。例如，白细胞的水平高可以揭示感染的存在，而红细胞过少则可能表明贫血。许多糖尿病患者有遗传性甲状腺功能障碍，这可能导致正常偏低到低的白细胞计数。如果白细胞计数低于 5.6×10^9/L，那么你应进行完整的甲状腺概况检查，必须包括游离和总的 T3 和 T4。

CBC 还可以提示某些血液系统恶性肿瘤。一般来讲，肿瘤发现得越早，治疗效果通常会越好。

标准血液化学分析

这是一组由 12~20 项检测组成的检查，也是大多数常规医学检查的一部分。它包括有关衡量健康的重要化学指标，如转氨酶、血尿素氮（BUN）、肌酐、碱性磷酸酶、钙等。如果你有高血压病史，医生可能希望在此分析中添加红细胞镁。

血清铁蛋白（serum ferritin）

这是测量全身铁储备的指标。尽管通常用于诊断铁缺乏性贫血，但是如果铁蛋白水平高可能会导致胰岛素抵抗和 2 型糖尿病。有时，这种情况下的糖尿病可以通过饮食、锻炼和定期献血来治疗。

血清白蛋白（serum albumin）

尽管血清白蛋白通常包含在血液化学分析中，但人们普遍不太了解它的重要性。与正常水平相比，当血清白蛋白的水平偏低时，死亡率会增加一倍。因此，对于血清白蛋白低的患者，须进行进一步的检测以确定原因，这是非常重要的。

血清球蛋白（serum globulin）

球蛋白是免疫系统产生的抗体，它们帮助身体抵御感染和恶性肿瘤。如果你频繁地感冒，或持续遭受鼻窦炎、腹泻、癌症或其他类型的慢性感染问题，你可能患有免疫球蛋白缺乏症。如果你的总血清球蛋白低，或者甚至只是正常偏低一些，你都应该接受特定免疫球蛋白的检测，如 IgA、IgG 和 IgM。已发表的临床证据显示，至少 19% 的糖尿病患者患有一种遗传性免疫疾病——常见变异型免疫缺陷病（common variable immunodeficiency，CVID）。这个疾病也许可以得到治疗。

心脏风险因子

这是一组评估你是否容易患有动脉和心脏疾病的血液指标检查。重要提示：有时，即使患者的血糖水平已经恢复到正常或接近正常，并因此在心脏疾病风险上获得了改善，我们仍可能在此之前或之后的数月甚至数年内，观察到低密度脂蛋白（LDL）、高密度脂蛋白（HDL）、同型半胱氨酸、纤维蛋白原和脂蛋白（a）等检测结果出现恶化。患者或其医生往往会因此归罪于我们的饮食。然而，进一步的检测不可避免地发现，患者的甲状腺活性已经下降。甲状腺功能减退是一种自身免疫性疾病，与糖尿病类似，具有遗传性，常被糖尿病患者和他们的近亲所“继承”。它可能在糖尿病发展之前或之后出现，但不是由高血糖引起的。实际上，与血糖升高相比，甲状腺功能减退更有可能导致心脏异常，风险更高。治疗甲状腺功能减退的方法是用口服药替代不足的激素——通常是每天 1~3 粒药。最佳的筛查检测方法是通过示踪透析（tracer dialysis）测量游离 T3。如果游离 T3 偏低，那么应该进行完整的甲状腺检测。纠正甲状腺缺陷自然地会纠正它所引起的心脏风险因子的异常。促甲状腺激素（thyroid stimulating hormone， TSH）是大多数医生进行的廉价甲状腺检测，但与甲状腺功能减退症状的相关性不如游离 T3 好。

对于这些患者，我的治疗方法是通过口服来补充 T3 和 T4[①]，使游离 T3 和游离 T4 达到正常范围的中间值。

脂质谱（lipid profile）：这是测量血液中的脂肪物质（脂质），其中包括总胆固醇、HDL、甘油三酯和“真正的” LDL。其他的心脏风险因子（下文将讨论）包括 C 反应蛋白、纤维蛋白原、脂蛋白（a）和同型半胱氨酸，它们的预测效果可能更好。这些检测所指示的异常通常是可以治疗的，并且在血糖正常化后往往会得到改善。

这些检测应至少在禁食 8 小时后进行，最简单的方法是预约早上检测。

---

① T3（triiodothyronine，三碘甲状腺原氨酸）和 T4（thyroxine，四碘甲状腺原氨酸）是两种主要的甲状腺激素，分别由 3 个和 4 个碘原子组成。T4 是甲状腺分泌的主要激素，在体内较为稳定，能转化为活性更强的 T3。T3 虽然在血液中的浓度较低，但其活性更高，直接影响新陈代谢和能量消耗。

如果你在检测前没有禁食，结果将难以解释。

你也许听说过“好”胆固醇和“坏”胆固醇。

这就是为什么单独测量总胆固醇的数值不一定能反映心脏病的风险。我们体内的大部分胆固醇，无论是好的还是坏的，都是在肝脏中生成的，它并不来源于所谓的引发心脏病的食物。如果你吃的饭菜中胆固醇含量高，你的肝脏会调节以减少制造“坏”胆固醇，即 LDL。血清甘油三酯水平在饭后会发生明显变化。高碳水化合物的饭菜会导致血甘油三酯水平升高。一些人因为肥胖、血糖高或基因上有这个倾向，可能产生过多的 LDL 或无法有效地处理 LDL，这可能会增加他们患心脏病的风险。LDL 的高水平被认为会增加患心脏病的风险，这使 LDL 被认为是“坏”胆固醇。而 HDL，则是一种可以降低心脏病风险的脂质，被认为是“好”胆固醇。因此，总胆固醇与 HDL 的比值（总胆固醇 ÷ HDL）是有意义的。可能你的总胆固醇很高，但由于 LDL 低和 HDL 高，心脏病的风险可能很低。相反，低的总胆固醇配合低的 HDL 表示风险增加。近年来，随着人们对胆固醇的了解越来越深入，研究显示 LDL 至少有两种形式——小而密集的 LDL 颗粒（或称为 B 型，有害形式）和大而漂浮的 LDL 颗粒（A 型，无害形式）。目前，商业检验室已开始测量 LDL 颗粒的大小。其中，被分类为 A 型的较大颗粒的 LDL 被视为相对无害，而较小颗粒的 LDL 则与心脏病风险相关。与颗粒大小相关的检测是载脂蛋白 B（Apo B）。当 Apo B 的检测结果低于 120mg/dL，或当 LDL 颗粒为 A 型时，即使 LDL 水平很高也被认为是良性的，不应该用他汀类（Statins）药物治疗。

LDL 唯一真正准确的测量方法是“真实”LDL 检测。常规的、通过计算得到的 LDL 是数学估算的，这样做有时可能会导致大大偏离真实值。然而，“真实”检测的成本可能比其他脂质谱分析高许多。

一个名为“VAP 胆固醇”的商业化脂质谱分析服务已经上市，它包含了上述所有的脂质检测。大多数商业检验室都可以提供这种检测服务，只是价格昂贵一些。

一些研究对血清脂质在心脏病中的作用提出了质疑。这些研究表明，至少有 50% 的心脏病突发患者的脂质分析结果是正常的。已有的证据指出，那些不易测得的氧化和糖化 LDL 可能是更为准确的心脏风险指标。

请记住，同样重要的是，正如我们将在第 9 章中讨论的那样，饮食中的脂肪和胆固醇对大多数人来说并不会导致高风险的脂质谱。另一方面，如果糖尿病患者的血糖在数周或数月内一直偏高，他们的脂质谱可能会显示出心脏风险增加。

血栓风险谱（thrombotic risk profile）：血栓风险谱包括纤维蛋白原（fibrinogen）、C 反应蛋白和脂蛋白（a）的水平。这些也是“急性反应物”，即反映持续感染或其他炎症的物质。对于血糖持续偏高的人群，这 3 种物质与血液增加的凝固倾向有关，可能增加梗死（动脉阻塞）的风险。

在血纤维蛋白或脂蛋白（a）升高的情况下，往往增加肾功能受损或视网膜疾病的风险。即使没有糖尿病，肥胖也可能导致 C 反应蛋白水平上升。依我的经验，这些检测比脂质谱更能作为“心脏病即将发作”的有力指标。每种指标的升高都有相应的治疗方法。长期来看，血糖正常化往往会逆转这些已经升高的指标。即使在没有血糖升高的情况下，肾病也可能导致纤维蛋白水平上升。如果肾病得到逆转，它将趋于正常。尽管基因构成（以及女性的低雌激素水平）可能比血糖起到更大的作用，但当血糖正常化时，脂蛋白（a）也会趋于正常。甲状腺功能异常低下是 HDL 过低以及 LDL、同型半胱氨酸和脂蛋白（a）升高的常见原因。有关研究发现，尽管血清中的同型半胱氨酸被视为心脏风险因子，但是针对其升高所进行的常规治疗，如使用维生素 B_{12} 和叶酸补充剂，实际上可能增加了死亡率。

转铁蛋白：血清转铁蛋白饱和度、铁蛋白和总铁结合能力（TIBC）都是关于全身铁储备的指标。铁是至关重要的，但也有潜在的危险。过高的铁水平可能表明有心脏风险，可能导致胰岛素抵抗，并且也是肝癌的风险因子。我将在第 6 章“奇特的生物学”中详细讨论胰岛素抵抗。男性的铁水平更有可能比绝经前女性的高，这是因为女性在月经期间有血（铁）的流失。这就是为什么我只推荐那些已经确定需要的人服用增强铁的维生素补充剂。铁水平过低（更常见于绝经前女性的铁缺乏性贫血）可能导致无法控制的进食冲动，从而可能导致无法控制血糖。不过，铁储备过高和过低都可以轻松确定，并可得到有效治疗。

肾脏风险谱（renal risk profile）

多年的慢性血糖升高可能导致肾脏功能逐渐恶化。如果在早期发现，可能通过血糖正常化使其得到逆转，正如我自己的情况一样。除非你认为频繁地去医院透析是一种社交的好方式，否则明智的做法是定期进行能反映早期肾脏变化的检测。同样明智做法是，定期同时进行所有这些检测，因为每项检测的结果都可以帮助更清晰地解读所有结果。一些因素可能导致某些检测结果呈假阳性，所以当医生安排检测时，你应该避免在检测前 48 小时内进行剧烈或长时间的下半身锻炼（这包括骑摩托车或骑马），要牢记这些要求。另外，如果在预约进行检测的那天你处在经期、发烧、有尿路感染或活跃期肾结石，你应该推迟检测，直到这些状况消失。

基本的肾脏风险谱应包括以下检测。

尿 κ 轻链（urinary kappa light chains）：如果存在糖尿病引发的早期肾脏病，此检测报告为“存在多克隆 κ 轻链”。这意味着少量的微小蛋白分子可能进入尿液，因为肾脏的血管发生了泄漏。由于这些分子非常小，它们是第一批从受损的肾脏血管的微小毛细孔中泄漏出来的蛋白质。

此检测只需要少量新鲜尿液。如果检测报告显示“存在单克隆轻链”，则有可能是某些白细胞存在可治疗的恶性病变。

微量蛋白尿（microalbuminuria）：这是一个成本较低的定性检测，现在可以在医生的诊所内（通过试纸条）进行，或在第三方检验室进行定量检测。它与尿 κ 轻链检测一样，也可以反映肾脏中的泄漏血管，但是处在较晚的阶段，因为白蛋白是一个稍大一些的分子。

定量测量需要 24 小时的尿样。这意味着你需要在 24 小时内收集你排放的全部尿液，放到一个大壶中，并交给你的医生或检验室。考虑到在工作时携带装满尿液的大壶可能会感到尴尬，你可能希望在周一预约你的检测，这样就可以周日在家中收集尿液。很多女性患者报告说，用一个干净的纸杯收集每次尿液，然后倒入壶中，这样做会更容易一些。更简单的筛查检测是测量首次晨尿中的白蛋白与肌酐的比值。

24 小时尿蛋白（24-hour urinary protein）：与前两项检测相比，这项检测是检测较晚阶段的肾损伤，也需要 24 小时的尿液收集。如前所述，该项检测与其他检测一样，如果经过剧烈的下半身锻炼后，结果可能会出现假阳性。

肌酐清除率（creatinine clearance）：肌酐是肌肉代谢的化学副产品，一直存在于血液中。测量体内肌酐的清除率是估算肾脏过滤能力的一种方法。当一个人的尿液中有大量糖时，肌酐清除率的检测值通常高于正常值，而当肾脏因多年的血糖升高而受损时，最终会低于正常值。当血糖正常化并且尿糖消失时，肌酐清除率适当下降，这一点并不令人惊讶。

肌酐清除率检测需要 24 小时的尿液收集，而检验室会同时抽取少量血液来测量血清肌酐。如果检测出现了异常低值，那么最常见原因是患者在 24 小时内未能收集所有产生的尿液。因此，如果其他肾脏检测都正常，而肌酐清除率低，那么应该重复这项检测以进行验证。

虽然肌酐清除率低，但是如果没有过多的尿蛋白，表明肾损伤不是因糖尿病造成的。

当进行 24 小时的尿液收集不切实际时，例如对于儿童，可以进行一种新的检测，只需要少量血液，即胱氨酸蛋白酶抑制剂 C（Cystatin-C）检测。人们认为胱氨酸蛋白酶抑制剂 C 是比肌酐清除率更准确的肾功能指标。但遗憾的是，许多保险公司仍然认为这个检测是“实验性的”，因此不予支付。

25-羟基维生素 D_3（25-OH vitamin D_3）：这是测量维生素 D 的标准检测，正常值范围在 50~80 mg/mL。维生素 D 是人体必需的维生素，通常不经常接触阳光的人往往缺乏这种维生素，可以通过保健品来补充。缺乏维生素 D 可以导致胰岛素抵抗。

血清 β2 微球蛋白：这是一个对肾小管损伤非常敏感的检测指标。肾小管从血液中过滤出尿液（见附录 A 的图 A-1）。与纤维蛋白原水平一样，血清 β2 微球蛋白升高也可以由身体任何部位的炎症或感染引起。因此，如果血清 β2 微球蛋白升高而不伴有尿中的 κ 轻链或微量白蛋白，则可能是由于某种类型的感染或炎症引起，而不是糖尿病肾病。这种增高在获得性免疫缺陷综合征（AIDS）、淋巴瘤和免疫缺陷疾病患者中很常见。

24 小时尿糖：这项检测也需要收集 24 小时的尿液，对肌酐清除率的正确理解具有价值。

注意：你在阅读关于这些检测的内容时，可能会想象自己需要带着多个尿液容器，其实我们大多数人只需要一个 3 L 的容器。这应该可以为实验室提供足够的样本来进行肌酐清除率、微量白蛋白、24 小时蛋白质和 24 小时葡萄糖的检测。尽管如此，你最好带两个空容器回家，以防尿液非常多。

如“心脏风险因子”部分所示，显著的肾损伤也可能伴随着血清同型半胱氨酸和纤维蛋白原的升高。

其他检测

胰岛素样生长因子 1（IGF-1）

快速纠正非常高的血糖有时会加重一种常见的糖尿病并发症，即增殖性视网膜病（proliferative retinopathy）。这种情况会导致眼内出血和失明。通常，在症状加重之前，血清中的 IGF-1 水平先增加。在有增殖性视网膜病变的人群中，应测量血中 IGF-1 的基线水平。应当每两三个月重复测定一次。如果血 IGF-1 水平上升，那么应该更缓慢地降低血糖。

R-R 间期测试

此测试的目的是检测迷走神经的功能。它应该是你最初糖尿病体检的一部分。其检测方式与普通的心电图相似，但它只需要较少的电极（即只在四肢上，而不需要放在胸部）。

迷走神经是身体中最大的神经，从大脑延伸到下半身。它是副交感神经系统的主要组成部分，是部分地负责植物性、自主功能的神经系统。这些自主功能大致上是“自动驾驶”的，是那种不需要我们有意识控制或思考的生理过程，例如心率和消化。

与身体的其他神经一样，迷走神经也可能因长时间暴露于高血糖而受损。但由于其在身体中的核心作用，其受损可能导致的问题比大部分其他神经受损时更为严重。

在糖尿病引发的众多自主神经系统并发症中，迷走神经是一个关键角色，如心率过快、男性勃起功能障碍以及消化问题，特别是胃轻瘫（胃排空延迟），我们将在第 22 章详细讨论。好消息是，当你的血糖恢复正常一段时间后，迷走神经可以慢慢恢复正常功能（我的许多男性患者报告说，他们无法达到或维持勃起，但在血糖恢复正常后，这种能力已经恢复）。

迷走神经的独特之处在于，我们可以简单且低成本地探查其功能。如果迷走神经工作正常，那么在吸气和呼气之间应该有明显的心率差异。通过测量你深呼吸时的心率变化，我们可以了解迷走神经功能受损的程度。在非糖尿病个体中，当他们深吸气时，心率会增加；当他们充分呼气时，心率会减慢。因此，一名 21 岁的非糖尿病个体，从吸气到呼气，其心率可能会降低高达 85%；而对于一名 70 岁的非糖尿病个体，这个数字可能会降到大约 30%。患有 10 年 1 型糖尿病并长期高血糖的患者的心率可能不会发生任何变化。这种变化是通过查看心电图上“R 点”之间的间期来测量的。你可能知道，每次心跳时心电图都会描绘出一个类似山的形状，山的顶部是 R 点，所以医生会测量 R 点之间的间期。

我认为这个检测是一个重要的、可重复的、定量的衡量糖尿病并发症的方法。在血糖稳定之前，我会对所有新患者进行这项检测，并且大约每隔 18 个月检测一次。这样做的原因有几个：首先，它是一个很好的指标，显示了通过积极控制血糖，神经并发症是如何逆转的，并且确实得到了逆转；其次，它为患者和医生提供了治疗成功的具体证据，鼓励他们继续努力。此外，如我前文所述的消化障碍——胃轻瘫，经常成为血糖正常化的主要障碍。在一些需要胰岛素的患者中，它甚至可能使血糖控制变得极为困难。在首次检测时，如果发现心率变异性降低，这可能是一个有效的标志，指示患者可能存在胃排空延迟问题。它还可以为医生提供关于患者可能遇到的其他问题的线索，如性功能障碍、从床上起身时的晕厥等。

如果你的医生想要学习如何在他的诊所中进行这项测试，他可以阅读我的文章“R-R 间期研究：诊所内的一个简单程序”（Diabetes Care，1984，7：510–513）。如果他不愿意进行 R-R 间期测试，有几家公司提供这项服务，你只需在互联网上搜索“心脏自主神经病变的检测”。

神经学检查

除了标准的体检外，在血糖得到纠正之前，最好（但不是必须）进行常规的神经学检查，并在之后每隔几年再次进行。这些检测不会引起疼痛。它们应该包括检查脚部的感觉、四肢和眼睛的反射、复视、短时记忆和肌肉力量。我观察到，维持基本正常的血糖一段较长的时间后，多数神经学检测的结果会有所改善。但如果血糖持续偏高，那么这些指标可能会逐渐恶化。

眼科检查

阿姆斯勒（Amsler）方格表检测是最有价值的视网膜检测之一，可以由任何医生或护士在不到 1 分钟的时间内完成，无需扩瞳。由于长时间的高血糖经常引起多种可以损害视力的疾病。如果你的眼睛是正常的，应该由眼科医生或视网膜科医生每 1~2 年仔细检查一次。

眼科医生会检查每只眼睛的视网膜、晶状体和前房。在检查过程中，他们可能会使用特殊的眼药水使你的瞳孔扩大。适当的视网膜检查需要使用直接和间接的眼底镜（ophthalmoscope）和裂隙灯（slit lamp）。如果发现异常，可能需要每隔几个月由视网膜科医生进行某些检查。

脚部检查

首先需要说明的是，即使血糖没有得到很好的控制，糖尿病患者脚部的溃疡也是可以避免的！你也应该要求你的医生在每次常规门诊时，检查你的脚部。如果脚部问题没有得到预防或适当的治疗，可能会导致严重的并发症，甚至截肢。你的医生应该培训你进行脚部自我检查和预防护理。在附录 D 中，你会找到我为我的患者提供的关于脚部护理的详细指南。

下肢振荡测试

这是一种很便宜的检测方法，使用一个简单的血压袖带连接到一个小仪器上。这个小仪器每个诊所都应该有。它为腿部和脚部的脉动循环状况提供了直观的参考指标。长期、控制不良的糖尿病可能严重损害外周循环，所以这个检测相当重要。所有的糖尿病患者都应该特别照顾自己的脚部，但如果你的振荡测试异常，你必须格外小心。那些腿部循环减弱的人通常也会在供应心脏、大脑、肾脏的动脉以及对于阴茎勃起所必需的动脉中有大量的沉积物。因此，如果这项研究显示出循环受损，你的医生可能会建议你接受能够帮助诊断冠状动脉疾病的检查，而且如果你有某些症状，也可以诊断大脑血液循环受损的情况。任何经过培训的医生都可以在几分钟内完成振荡测试。世界各地的许多医学院都有这方面的培训，但在美国却很少，因为手工护理正在减少。如果你的医生希望购买一个仪器，他可以在互联网上搜索“振荡仪（oscillometer）”。大多数保险公司都会支付这项检测的费用。

肌肉骨骼检查

长时间的高血糖可以导致肌腱糖化。糖化是葡萄糖与蛋白质永久性结合的过程，可以将其简单比喻为面包皮的形成。想象面包的内部是柔软的，这正是肌腱原本应有的状态。而当这些肌腱长时间暴露于高血糖环境下，它们就会变得像面包皮一样硬化。糖化肌腱是许多糖尿病并发症的原因。这些并发症包括手指掌腱膜挛缩、冻肩（肩膀僵硬）、扳机指、腕管综合征，以及髋部和大腿上部的髂胫束带 / 筋膜张肌综合征等症状。如果早期发现并控制血糖，所有这些症状都可以轻松治疗。通过肌肉骨骼检查，可以在早期、可治疗的阶段识别这些病状。

检测时机

虽然这些检测对你和医生都很有帮助，但只是要实现血糖正常化，你并不一定需要它们。如果你没有医疗保险，或者你的保险不支付这些检测的费用，并且你首要考虑的是花费，那么所有这些检测都可以推迟。但是，如果你已经出现症状，如视力受损，你应该立即进行检测。此外，经常检查你的脚部并学习如何正确照顾它们是至关重要的，这可以预防或延缓严重的问题。

针对我们的目标，这些检测中最有价值的是 HbA1c，因为它提醒医生你的自我监测血糖数据可能没有反映前 3 个月的平均血糖。这可能是因为你的血糖测量技术或供应品有缺陷。更常见的是，一些患者在预约的医生就诊日期临近时会改善他们的饮食习惯，使他们的血糖记录得到改善。我见过几个青少年，他们对血糖数据造假，被这个检测揭露了。因此，我建议每 2~3 个月定期测量 HbA1c。这项检测在美国的费用约为 65 美元。

理想情况下，在血糖正常化之前，应进行其他的血液和尿液检测，并且之后每年进行一次。如果发现某一指标值异常，你的医生可能会要求你更加频繁地重复检测该指标和其他相关指标。对于空腹 C 肽检测，除非需要评估胰腺功能是否出现恶化或有所改善，否则重复此检测的意义并不大。在血糖或甲状腺检测恢复正常后，我倾向于在大约 4 个月后再次进行血栓形成风险分析和脂质分析，然后间隔 8 个月再重复。我常常观察到的改善趋势会激励患者持续努力维持血糖稳定。R-R 间期检测应该每 18 个月进行一次。我认为它是我对我的患者进行的第二重要的检测，仅次于 HbA1c。

最后提示：口服维生素 C 对健康很重要。然而，剂量超过 500mg/d 的维生素 C 补品可以破坏血糖试纸上的酶，并且也可以升高血糖。如果每天摄入的维生素 C 超过 400mg，那么维生素 C 将变成氧化剂，而不再是抗氧化剂，并且可以引起神经病变。如果你已经在补充维生素 C，我敦促你逐渐减少或将剂量降低到每天不超过 250mg，并且只使用缓释形式的维生素 C。

第 3 章
CHAPTER 3

糖尿病工具包：你需要的用品及如何获得

为了有效监控和管理你的血糖，你需要一些必要的工具。在这一章中，我将介绍这些工具，并在后续章节中深入探讨它们的用途。这里还涉及与脚部护理和与治疗脱水相关的用品。我为大部分物品提供了大概的价格参考，其中，有些费用是一次性的，如血糖测试仪，而有些则是长期的开支。

首先，我会列出所有糖尿病患者常用的工具（表 3–1），专为胰岛素使用者的工具将会单独列出（表 3–2）。其中有些工具是必不可少的，而有些则是按需选择的。你可以将此清单展示给你的医生，让他们为你推荐最适合你需求的物品。

在列出用品清单后，我对每种用品都做了简要的描述，包括其用途、购买地点、是否需要医生处方，以及在本书中哪一部分有关于其使用的详细说明。

如果在你的所在地无法找到这些用品，可访问 Rosedale Pharmacy（https://www.rosedalepharmacy.com/），拨打电话：（888）796–3348 或 718–684–2318；或者访问 www.rx4betterhealth.com。

表 3–1 供所有糖尿病患者使用的物品

所需物品	价格
用于测量和记录血糖	
血糖仪套装（包括刺血器和刺血针）	30 美元[a]
血糖试纸（至少 1 盒——50 条）	70 美元 / 盒，促销期间可能有折扣（低至 50 美元）
GlucograF Ⅳ数据表	13 美元 / 本，每本 26 张双面纸张（可记录一年的数据），可以在 Rosedale Pharmacy 买到
用于去除衣物上的血迹	
过氧化氢	1 美元
用于治疗脱水	
莫顿低钠盐（Morton Lite Salt）、轻盐（Featherweight Salt）、第亚梅尔盐（Diamel Salt-It）、阿道夫盐（Adolf's Salt）、无钠盐（Nu-Salt）等	4.50 美元
用于治疗腹泻	
复方地芬诺酯（Lomotil；苯甲酸二苯胺酯与硫酸阿托品）	25 美元 /60 毫升，滴瓶；4 美元 /100 片（仿制药）
用于严重呕吐	
替甘（Tigan）注射液（盐酸曲美他嗪）	25 美元 /20 毫升，小瓶（仿制药）
用于低血糖（服用降血糖药物时需要）	
Dex4 葡萄糖片（Dex4 tablets）[b]	7.50 美元 /50 片（每片 4g 葡萄糖）
Dex4 葡萄糖小颗粒（Dex4 Bits）	2.99 美元 /60 粒（每粒 1g 葡萄糖）
右旋糖能量（Dextro Energy）、右旋糖急救（Dextro Energen）、SweeTARTS 或 Winkies（符合犹太饮食法）	价格不一
用于身份识别	
医疗警示识别手链[c]	10~139 美元
疾病期间用于尿液测试	
Ketostix 酮体测试条（箔装）	12 美元 / 包

续表

所需物品	价格
用于测试食物中的糖分	
Diastix 糖测试条	15 美元 / 包
用于脚部护理	
橄榄油、维生素 E 乳霜、椰子油、水貂油、鸸鹋油等	5~15 美元
浴缸温度计	20 美元
用于餐食计划的相关书籍	
《食物成分计数大全（第 9 版）》（*The Complete Book of Food Counts*）（Corinne T. Netzer. Dell，2011）	8.99 美元（平装）
《Bowes 和 Church 常用食物的成分指南（第 19 版）》（*Bowes & Church's Food Values of Portions Commonly Used*）（Jean A. T. Pennington，Judith Spungen. Lippincott Williams & Wilkins，2009）	62.16 美元（精装）
《食物基础成分计数大全》（*The NutriBase Complete Book of Food Counts*）（Avery，2001）	5.98 美元（平装）
人造甜味剂	
甜菊提取物（stevia extract）	18.95 美元 /2 盎司，液体；18 美元 / 盎司，粉末
糖精片（saccharin tablets）	6 美元 /1000 片（每片计量是 1/2 粒）
Equal 代糖片（Equal tablets）	2.65 美元 /100 片

a. 关于当前的邮寄折扣或换购优惠，请咨询药剂师。

b. 大多数药店都销售，无需处方，且有各种不同的品牌，名称也各异。

c. 这是一个重要的产品。手链和随附的联系信息（见本章相关部分）可以在患者失去意识的情况下为急救人员或其他医疗专家提供足够的必要信息。

表 3–2 胰岛素使用者专用物品

物品名称		价格
胰岛素及其相关用品*	优泌乐（Humalog；礼来公司）或诺和灵（Novolgo；诺和诺德公司），2 支装	125 美元 / 瓶
	常规胰岛素（Regular）或诺和灵 R（Novolin R；诺和诺德公司），2 支装	55 美元 / 瓶
	NPH 胰岛素，2 瓶（仅用于儿童，用时稀释）	90 美元 / 瓶
	诺和平（Levemir；诺和诺德公司），2 支装	115 美元 / 瓶
	Frio（用于在炎热气候下旅行时存储胰岛素）	29 美元
	带有 1/2 单位刻度的 30 单位短针胰岛素注射器，如 BD Ultrafine Ⅱ（起初至少购买 200 支）	25 美元 / 盒（100 支）
	30 单位标准针头胰岛素注射器，如 BD Ultrafine，在必要时通过肌内注射来纠正升高的血糖（首次建议购买 100 支）	25 美元 / 盒（100 支）
低血糖紧急情况用品	格路糖 15（帕多克实验室出品）	15 美元 /3 支
	Dex4 凝胶（Dex4 gel）	3.99 美元 / 支
	Dex4 液体速达（Dex4 Liquid Blast）	2.99 美元 / 2 盎司瓶
	Dex4 碎片（Dex4 bits）	2.99 美元 /60 粒
	Dex4 片剂（10 片瓶装）（Dex4 tablets）	1.99 美元 / 瓶
	Dex4 片剂（50 片瓶装）（Dex4 tablets）	7.50 美元 / 瓶
	胰高血糖素紧急救援包（Glucagon Emergency Kit）	125 美元
	甲氧氯普胺糖浆（Metoclopramide Syrup）	20 美元 / 4 盎司瓶

*: 不同种类胰岛素的使用会因人而异，第 17~19 章将详细讲述。

关于本书推荐的糖尿病用品的详细说明

针对所有糖尿病患者

血糖仪套装：血糖仪套装应包含一个血糖仪、一个指尖采血设备以及少量的一次性采血针和相应的试纸。现在测量血糖的仪器与我几十年前购买的仪器功能相同，但是我的旧仪器重达 3 磅（约 1.4 kg），而现在一些新型号的尺寸比信用卡还小。它们的工作原理很简单：通过指尖的一滴血，该仪器为你提供血糖读数（见第 4 章“如何以及何时测量血糖”）。这些仪器的电池通常能用一年，因此最好在冰箱中储存额外的电池。配备两台血糖仪也是明智之举，因为当它们遭受高温、低温或高湿度的影响时可能会永久失效。

血糖仪在大多数药店和连锁药店都有销售。有些品牌比其他的更准确和可靠。因为技术的快速进步，所以如果在本书中推荐某款特定的仪器恐怕是适得其反的[①]。如果你想知道我们当前的推荐，请在美国东部标准时间星期一至星期四的上午 9：30 至下午 2：30 致电我们的糖尿病中心，电话是（914）698-7525。

一次性采血针：用于刺破皮肤取血，测试你的血糖。这些针可以与你的指尖采血设备配合使用或单独使用。我会重复使用我的采血针，直到它们变钝不锋利了才会丢掉。通常，随血糖仪套装所提供的采血针足够一年使用。

血糖试纸：当你刺破手指时，你须将血滴滴到这些试纸上或让其吸入试纸之中。它们与你的仪器一起工作，为你提供血糖读数。

GlucograF Ⅳ 数据表：这些数据表是你准确记录血糖和其他关键数据的必要工具（见第 5 章“记录血糖数据”）。它们可以从 Rosedale Pharmacy 和 www.rx4betterhealth.com 买到。这是我唯一推荐的数据表。

过氧化氢：当你刺破手指或注射胰岛素时，偶尔可能会像我一样不小心将血滴到衣服上。过氧化氢能有效地清除这些血渍。你可以为家中、办公室、车里或旅行时准备一些小瓶的过氧化氢。各大药店及多数超市都有销售。有关去除血渍的详细建议，请参考第 16 章的相关部分。

治疗脱水：脱水性疾病，如呕吐、腹泻或发热，对糖尿病患者可能是致命的。如果你发生了脱水，盐替代品可以帮助你补充丢失的电解质，这些替代品在超市或杂货店有售。在购买时，请在成分列表中寻找含有氯化钾的商品。关于如何使用它们，你可以参考第 21 章“如何应对脱水、脱水性疾病和感染”，但是请务必按照医生的建议来使用。

① 目前市面上最准确的个人血糖测量仪是 HemoCue。相比其他血糖仪，HemoCue 的体积更大，使用起来也更加复杂，同时它需要采集更多的血液样本。尽管如此，HemoCue 非常适用于对其他更便携式血糖仪进行校准。

治疗腹泻：腹泻可能导致脱水。复方地芬诺酯（Lomotil，含苯氧酸酯氢氯酸盐的复方阿托品硫酸盐）是一款被认为有效的产品，但这是处方药，也有更经济实惠的仿制药。儿童应当用液体剂型，而成人可以选择液体或片剂。另外，也可以选择服用 30 mg 的可待因片剂。

治疗呕吐：呕吐可能会引起脱水。如上所述，对糖尿病患者来说，这可能有致命的风险。替甘注射液（盐酸曲美他嗪）通常可以有效缓解呕吐症状，但除非有医生的特别指导，通常不建议连续使用超过 1~2 天。该药的销售规格为浓度 110 mg/mL，每瓶 20 mL。请根据第 21 章的建议进行使用。此药需要医生开处方。同时，市场上也有相应的仿制药。

低血糖：当你出现低血糖症状时，葡萄糖片剂是一个很好的选择。它们可以帮助你以精确的剂量逐步提升血糖，从而最大程度地避免因摄取一杯果汁或碳酸饮料而导致的血糖反弹过高。每片 Dex4 片剂会使一个 140 磅（约 63.5 kg）的人的血糖提高大约 20 mg/dL（1.1 mmol/L），半片（有半片刻痕）的效果是一片的一半；每个 Dex4 Bits 含有 1 g 葡萄糖，对于一个 140 磅的人来说，它可以将血糖提高 5 mg/dL（0.28 mmol/L）。若你的 Dex4 片剂已用完，而你又急需葡萄糖片剂，可以考虑以下选择：Dextro Energy 可提升血糖约 15 mg/dL（0.83 mmol/L）；Dextro Energen 能提升 20 mg/dL（1.11 mmol/L）；SweeTARTS 增加 10 mg/dL（0.56 mmol/L）[①]；Winkies 则是 2 mg/dL（0.11 mmol/L）（见第 14 章和第 20 章）。这些产品在许多药店均有销售。Winkies 只在犹太食品店有售。对于患有严重胃轻瘫的人（见第 22 章），葡萄糖片剂不会迅速起效，所以对于这些人，我们推荐使用 Dex4 液体。

医疗警示（MedicAlert）识别手链：你应始终佩戴这类手链。这样，如果你在没有经过相关训练的人陪伴下突然昏迷或出现意识模糊（例如，经过车祸或脑震荡后），医疗保健专业人员会识别出你是糖尿病患者并采取相应措施。你可以选择通过邮购的方式购买警示手链，通常你的医生可以为你提供相应的邮购表格；此外，你还可以通过拨打电话（888-633-4298）或访问 www.medicalert.org 来购买。在写本书时，MedicaAlert 的费用在第一年为 40 美

① SweeTARTS 的大小随包装而异，因此提升血糖的量也会有所不同。

元，包含一枚不锈钢手链[①]。注册 MedicAlert 时，你可以向医疗保健工作者表达你的治疗偏好，这对于保持稳定的血糖非常重要。此外，这也使 EMS 或急诊室的医护人员能够快速了解你的完整医疗历史。在注册的信息中，还包括你可能设定的特定护理指示，比如在你的血糖略低时不使用葡萄糖静脉滴注。致电或访问 MedicAlert 网站以获取更多信息。尽管也有项链可供选择，但在紧急情况下，它们不太可能像手链那样被注意到。因此，我只推荐手链。

Ketostix： 在你有脱水危险时，这些试纸条用于测试尿液中的酮体（见第 21 章）。

Diastix：与 Ketostix 相似，Diastix 是用于尿液中葡萄糖检测的试纸。尽管其设计主要是用于尿液测试，但是我们将其用于食品测试。你可以查阅第 10 章“治疗至关重要的饮食指南”，以便了解如何使用这些试纸来判断包装食品或餐厅食物中是否添加了糖或淀粉。在美国，大部分药店均可购得。

皮肤润滑剂：在附录 D 中，你会找到细致的脚部护理指南，这是糖尿病自我护理的重要部分。如果你的脚部比较干燥，你应该使用动物或植物油润滑剂；不要使用矿物油或基于石油的产品，因为你的皮肤无法吸收它们。这些产品在 Rosedale Pharmacy、药店和健康食品店都有售，橄榄油在大多数食品商场都有售。

浴缸温度计：许多糖尿病患者的脚部感觉受损。如果水温过热，你可能在不自知的情况下烫伤脚部。脚部护理不容忽视。对糖尿病患者而言，不良的脚部保健可能导致截肢，尤其是当你的血流不畅时。此类温度计在大部分药店均有销售。

书籍与资料：关于食品营养价值的手册很多，它们能帮助你更好地制订饮食方案（见第 11 章）。虽然这些手册不是必需的，但我在表 3.1 中推荐了一些我认为特别有用的书籍，你可以在大部分书店找到它们，或在线上购买。

人工甜味剂：如第 10 章所讨论的，你在美国的餐厅经常能见到的那些小包装的人工甜味剂，其实它们的主要成分是葡萄糖、乳糖或其他糖。除了纯甜菊（stevia）提取物，你应避免使用粉状的甜味剂，并始终查看成分列表，

① MedicAlert 还提供纯银和镀金手链及身份识别手表，但价格昂贵。

尤其注意以“-ose”或“-ol”结尾的词汇。麦芽糊精也应避开。在美国，我建议只使用片状甜味剂、甜菊液体或标明不含麦芽糊精的甜菊粉末。糖精或Equal（阿斯巴甜）片状甜味剂可在多数药店和杂货店购得。而甜菊通常在健康食品店有售。如果你偏爱甜味，最好选择这些甜味剂，因为它们不会对你的血糖产生影响。另外，环磺酸盐（cyclamate）在加拿大和美国之外的地方是可以买到的。

对于使用胰岛素的糖尿病患者

胰岛素：我推荐的胰岛素类型是优泌乐（Humalog），其通用名为赖脯胰岛素（lispro）；诺和锐（Novolog），其通用名为门冬胰岛素（aspart）；艾倍得（Apidra），其通用名为谷赖胰岛素（glulisine）；诺和灵 R（Novolin R），其通用名为常规胰岛素；以及诺和平（Levemir），其通常名为地特胰岛素（detemir）。对于儿童，我推荐诺和灵 N，其通用名为中性鱼精蛋白锌胰岛素（NPH），这是目前唯一可以稀释的中长效胰岛素。这里所列出的胰岛素和其他胰岛素在第 17 章中有详细讨论 [译者注：胰岛素的中文名参考了迟家敏老师主编的《实用糖尿病学（第 4 版）》（人民卫生出版社）]。

你应该始终储备至少两瓶由医生推荐的胰岛素。虽然可能需要医生的处方，但你的医生会帮助你选择适合你的胰岛素。第 16~19 章详细讨论了它们的特性、使用方法、储存及管理方法。

Frio：这是一个可重复使用的钱包式冷却器，它的设计非常巧妙，通过将其浸入水中激活冷却功能，当你在炎热天气旅行时，它可以保持胰岛素冷却。Frio 在美国由 Medicool Inc. 经销，电话是（800）433-2469 或网站 www.medicool.com/diabetes；也可以从 Rosedale Pharmacy 和 www.rx4betterhealth.com 购买；在英国，可以从 www.friouk.com 购买。

胰岛素注射器：任何带有 1/2 单位刻度的 25 或 30 单位短针胰岛素注射器都应该是好用的。这些注射器通常装在一个盒子里，每盒 100 个。开始时，你应该至少买 200 个。在大多数药店，凭处方都可以买到。关于如何使用这些注射器，在第 16 章中介绍。在阅读第 16~19 章后，你也会考虑使用更长的针头来更快地纠正升高的血糖。非胰岛素使用者在生病导致血糖升高时，有时也可能需要胰岛素注射器（见第21章）。

Glutose 15 或 Dex4 凝胶：当你因为严重低血糖而意识模糊但尚未失去意识时，你应该告知亲友如何使用这种葡萄糖凝胶。一旦你的血糖恢复到正常水平，意识模糊应迅速消退（见第20章）。

Dex4 液体速达（Liquid Blast）：对于患有严重胃轻瘫的患者（见第22章），可能无法快速消化葡萄糖片，从而不能及时地使低血糖恢复到可接受的安全水平。此时，这种葡萄糖溶液就显得尤为关键。这也适用于正在比赛中的运动员和任何希望迅速提升低血糖的人。对于一个重140磅的糖尿病患者，1茶匙的这种葡萄糖溶液大约可以提高血糖6mg/dL（0.33mmol/L）（每汤匙可提高18mg/dL，即1.0mmol/L）。该产品装在一个2盎司（约56.7g）的瓶子中，含15g葡萄糖。若你所在的国家不销售这个产品，你可以考虑从医疗供应商那里购买10盎司(约283.5g)的口服葡萄糖耐量试验饮料(含有100g葡萄糖)，其浓度比Dex4高1/3。

胰高血糖素紧急救助包：拥有这样的紧急救助包是十分必要的，特别是考虑到由于严重的低血糖导致失去意识的可能性。你应当让你的朋友、同事、配偶或家庭成员，尤其是与你同住的人，学会如何正确使用这个救助包。此紧急救助包可在大多数药店通过处方购得。建议将一小瓶甲氧氯普胺（metoclopramide；胃复安）糖浆用橡皮筋固定在胰高血糖素紧急救助包上，以便随时使用（见第22章）。

甲氧氯普胺糖浆：胰高血糖素可能会引发恶心。当你逐渐恢复意识时，这种糖浆有助于预防呕吐。需要持医生的处方购买。

第 4 章

CHAPTER 4

如何以及何时测量血糖

非糖尿病个体的身体会持续地“监测”血糖水平，并有能力对过高或过低的血糖值进行调整。然而，对于糖尿病患者来说，这种能力要么大大减弱，要么完全丧失。但是，借助现代技术，你可以进行主动干预，并模拟你的身体曾经能够自然做到的事情：将血糖水平保持在正常范围内。

你的血糖谱

无论你是轻度糖尿病患者，还是处于“糖尿病前期”，除非医生清楚地了解你全天的血糖值，否则他很难准确指导你如何维持整天的正常血糖水平。如果有人告诉你并非如此，请对其持怀疑态度。了解你的 24 小时血糖水平的唯一方法是你亲自监测它们。

血糖谱（glucose profile）实际上是一个详细的表格，它记录了与各种活动（如餐饮、运动等）相关的血糖水平，每天至少需要测量 5 次，并持续数天。在下一章中，我会对此进行详细的描述。这个血糖谱为你和你的医疗团队或糖尿病教育师提供了一个清晰的快照，展示了药物、生活习惯和饮食如何相互作用、共同影响你的血糖水平。没有这些关键的数据，就不可能制定出一个确保血糖正常的治疗计划。除非是在紧急情况，我通常在至少收集到一周的血糖谱之后，才会尝试治疗一个人的糖尿病。

血糖数据以及有关餐饮、血糖药物、运动和其他影响血糖的相关信息，最好记录在 GlucograF Ⅳ数据表上（见第 5 章）。

要多频繁地测量血糖?

如果你的治疗方案包括了每餐前注射胰岛素，那么这可能意味着你的糖尿病症状已相当严重，使你的身体无法自动纠正超出目标血糖范围内的变化，即使是小的偏差。在未来的生活中，为了实现血糖正常化，你可能需要每天记录你的血糖谱（血糖的变化情况），这样你就可以对任何超出范围的血糖值进行微调。如果你没有接受胰岛素治疗，或者你只是轻微地依赖胰岛素治疗，那么你可能只在需要调整饮食或药物时才需要做完整血糖变化记录。通常，你可能只有在每次常规随访医生前的 1~2 周内，以及首次对治疗计划进行细微调整的那几周内，进行完整的血糖变化记录。因为没有你的血糖谱，医生或糖尿病教育师无法准确评估新治疗方案的效果。为了确保治疗和预期效果都稳健地按照计划进行，建议你每两周至少记录一天的血糖谱。

选择血糖测量设备

血糖测量设备通常由一个带有小的液晶显示屏的电子仪表组成，尺寸通常小于手掌。这套设备包括一个由独立弹簧驱动的指尖刺破装置和一些采血针。这个仪表是为了与一次性塑料试纸条一起使用而设计的。我们需要将一滴血滴在试纸条上。这些试纸条包含电极，根据血液中的葡萄糖含量，它们会导电产生不同的电流。

在美国市场上，目前大约有 70 种不同的血糖测量设备。其中，只有少数几种在精度上能满足我们的要求。令人惊讶的是，有些设备测出的血糖值误差范围竟然在 20%~100%。这对用户来说是极其危险的。这些设备怎么能够获得美国食品药品监督管理局（FDA）的批准，实在令人费解。问题往往出在塑料试纸条的质量控制不达标，或者设备无法为不同批次的试纸条进行精确校准。

尽管理论上你的供应商应当为你提供有关选择血糖监测系统的专业建议，但实际情况往往并非如此。甚至连专业从事糖尿病治疗和教育的医生及专家，也很少对这些产品进行深入的研究和评估。声称对各种血糖自我监测系统进行评价的医学期刊文章，很多时候实际上是由某个制造商赞助的，这些报告经常带有误导性的结论。所有这些因素共同造成了消费者在选择时所面临的难题。

设计进步得如此迅速，以至于很难预测在你阅读这本书时会有哪些更新的设备出现。我经常将新的设备与主要的临床实验室或我认为的“金标准”仪表 HemoCue 进行精度比较。这个仪表又大又慢，所以它不适合日常使用。我也会检查结果的可重复性。你可以在美国东部标准时间的周一至周四上午 9:30 至下午 2：30 拨打我们的糖尿病中心电话（914）698-7525，了解我们目前为患者推荐的血糖测量设备。

在选择血糖仪时，你应该重点关注的两个特性是：准确性和可重复性（也称为精确度）。其他所谓的“特点”很多时候只是市场营销的噱头。你所需要的仪器是：当你连续几次测量时，它能够始终为你提供相同的结果。我所推荐和挑选的血糖仪都是基于它们的精确度和准确性。要从那些承诺如发现系统不一致或不准确会提供退款的经销商处购买。你可以直接在商店里测试仪器，连续测量 4 次。当血糖处于 70~120 mg/dL 的范围内时，各次读数之间的差异不应超过 5%。目前，我还未遇到任何在 200 mg/dL（11.1 mmol/L）以上能够保持适当精确度或准确度的仪器。但如果你的血糖通常都低于 100 mg/dL（5.6 mmol/L），那么这个 200 mg/dL 的上限就不再那么重要了。咨询你的医生，了解他评估过哪些血糖仪。一般来讲，他可以从制造商那里免费获取任何血糖仪进行评估。

我的一些患者被广告所吸引，购买了那些可以在指尖之外的部位（如手臂、臀部、腹部）刺破皮肤的血糖仪，这些血糖仪制造商声称在这些部位刺破是完全无痛的。我对其中几种产品进行了测试，发现它们的血糖读数并不准确。当血糖快速变化时，这些替代采血点的结果可能会比指尖测试慢 20 分钟。根据我的经验，使用我在下一节中描述的技术，我所进行的指尖刺破在几乎所有人身上都是无痛的。

测量你的血糖：重要技巧

关于如何准备和刺破手指或将血液滴到测试条上，许多说明书的指导是不充分的或者是错误的。如果以下指导与你之前听说的相冲突，请相信我的。

我的技巧不是基于我在医学院或医学杂志上读到的内容，而是我每天在自己身上使用的方法。我已经测量自己的血糖超过60年，并且在我自己和数千名患者身上进行了数十万次的手指刺破取血。

1. 如果在测试血糖之前，你接触过葡萄糖片、护肤霜或任何食物，并且距上次洗手已有一段时间，那么请再次洗手。手指上的微小残留物可能会导致血糖读数偏高。如果你的手很脏，一定要洗手。如果你坐在车里或其他无法洗手的地方，那么就热情地舔一下相应的手指，然后用手帕或衣服擦干。不要用酒精擦手指，这会使皮肤变得干燥，最终可能导致皮肤变硬。我和我的患者都没有因为不使用酒精而发展成手指感染，而我肯定是自己刺破手指次数最多的人。

2. 除非你的手指已经很温暖，否则你可能需要用温水冲洗你的手指。这是因为手指温暖时血液更容易流出。如果你的血糖低于60 mg/dL（3.3 mmol/L），在提高手指温度之前可能不容易出血。在寒冷的天气，如果你在户外，将你的血糖仪存放在贴近你身体的口袋里，并将你的手指放在口中加热。

3. 在你的工作地点准备好所有你需要的用品。这通常包括装有采血针的手指刺破装置、血糖仪、一个血糖测试条，以及用于测试后擦拭你手指的纸巾。如果你没有纸巾，直接用嘴吸掉血渍即可（除非你的宗教禁止摄取人血）。将一次性测试条插入你的血糖仪。

4. 许多由弹簧驱动的指尖刺破设备都配有两个硬塑料盖，这两个盖子是为了覆盖与手指接触的部分。其中一个盖子适用于较薄或柔软的皮肤，如儿童；另一个则适用于较厚或有老茧的皮肤。如果你只需要较浅的刺破，使用带有较小孔的厚的尖端盖；如果需要较深的刺破，使用薄的尖端盖。它们通常是由透明塑料制成的。大多数手指刺破装置都有一个旋转控制，可以调整到你喜欢的刺破深度。通过用力地将手指按向采血针的盖子，你可以刺得更深一些；而轻轻地将指尖接触到盖子，则可以刺得非常浅。手指对盖子的压力决定了刺破的深度，它应该足够深，这样才可以获得足够的血滴，但不应该深到造成淤血或疼痛。与常见的教学相反，刺破手指的最佳部位实际上是在手指的背面（背侧）。在第一个关节和指甲之间，或第一个和第二个关节之间，刺破你的手指（不要在指关节上），如图4–1中的阴影区域所示。在这些部位刺破通常不会太疼，并且比在手掌侧的手指上刺破更容易得到足够的血滴。也不必担心手掌侧因反复刺破而导致皮肤变硬①。要知道，皮肤变硬可能会使针刺变得困难。当我使用这种技术时，我会非常轻柔地将刺破装置的尖端按在手指上，因为那里的皮肤相对于手掌的表面要薄得多。如果你觉得在手指的背侧（指关节侧）刺破很难接受，使用图 4–2 中所示的手掌的部位。实际上，我使用了两个图中显示的所有部位。因为你不会与他人共用你的手指刺破装置，所以不需要在每次刺破后都丢弃一次性塑料采血针。最好用一周后再丢弃，因为它们最终会变钝。

5. 随着时间的推移，你应该使用双手的所有手指。没有理由更偏好某一个手指。一旦你刺破了你的手指，用另一只手的食指挤压它（使用有节奏的动作，而不是持续的压力），直到血滴的直径达到约 1/10 英寸（2 mm）。当

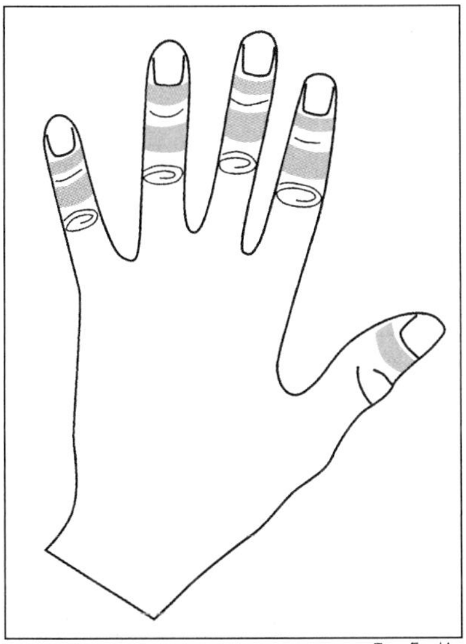

图 4–1 手指背侧的刺破部位

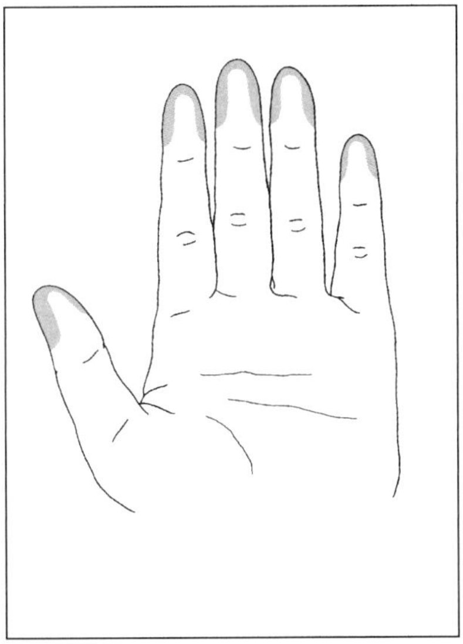

图 4–2 手指掌侧的刺破部位

① 我的患者、我自己以及许多患有糖尿病的小提琴演奏者都深深感激澳大利亚维多利亚州巴拉瑞特市“终身胰岛素”组织总裁罗恩·拉布（Ron Raab）提出的这一独特而不显眼的技巧（网址：www.insulinforlife.org）。拉布先生尝试将这一重要发现发表于医学期刊，但屡遭轻视，最终通过私人信件引起了我的注意。他自 1956 年以来就患有 1 型糖尿病，倾向于采用低碳水化合物饮食。我个人也采用了拉布先生的方法，发现其效果远胜于我多年来使用的掌侧技巧。另外，80 年前，这种技术曾是医生的常用方法。正如医学领域的许多事物一样，它需要被重新发现。

你挤压时，用于挤压的食指应该位于被挤压手指的最接近手指尖的关节的后面。如果血流不足（见第 7 和 8 点），则需要重新做更深的手指刺破。

6. 将血滴接触到测试条的适当位置[①]。

7. 当试纸条吸收了足够的血液后，仪器会自动开始倒计时。你可能会在屏幕上看到正在减少的秒数，直到最终显示你的血糖值。

8. 大多数血糖仪都有一个自动计时器，当试纸条填充满时，它会发出可听到的蜂鸣声并开始倒计时，当计时结束时蜂鸣声会再次响起。

9. 如果你的衣服上不小心沾上了血，可以在手帕上滴一些过氧化氢进行擦拭。等待泡沫消散后，吸干并重复此步骤。持续这样操作直至血迹完全消失。如果手边没有过氧化氢，你也可以尝试使用牛奶或人的唾液。当血渍未完全凝固的时候，这些方法效果最好。

10. 当你的仪器完成倒计时（或正计时——取决于型号）时，显示屏将显示你的血糖值。按照第 5 章的指示，将其填写在你的 GlucograF Ⅳ数据表上。

11. 如果你使用你的个人设备测量其他人的血糖（这不是一个明智的做法），每次都要安装一个新的采血针，并在每次使用后用新鲜的漂白剂擦拭手指刺破装置的端盖。手指刺破后的残留血迹存在将某些严重传染病从一个人传递给另一个人的可能。

12. 从刺破手指到最终读数的整个过程短至 3 秒，很少超过 30 秒。

注意：如果你每天摄取超过 250 mg 的维生素 C 补充剂，不要期望得到准确的血糖（或糖化血红蛋白）读数。读数可能会低于真实值。

就诊前的准备工作

当你首次为了血糖控制而去看医生或糖尿病教育师时，事先的准备工作是必要的。首先是确保你准备好了第 3 章中及医生列出的所有必需品。为了提醒自己，你可以在手指上绑一根线，这样在医生诊室时，你会记得让某个

① 大多数生产商提供的试纸条设计有一个在顶端不易察觉的微小孔洞。血液通过毛细现象被吸入试纸条内。使用时，穿刺部位应朝上，试纸条的顶端须直接接触到血滴。对于这种类型的试纸条，用户不应将血滴滴在试纸条的顶端，这是一种错误的操作方式。

医务人员观察你如何测量血糖，并纠正你可能的操作失误。事实上，大约有20% 的新患者在我首次见到他们时并没有正确地测量他们的血糖。请携带至少 2 周的血糖记录。最好是将这些记录填写在 GlucograF Ⅳ数据表上（见第 5 章），因为这些数据表是为了让医生或其他医疗专家能够快速查阅而设计的。为了整理并深入了解你的血糖变化特点，应该在以下时间点进行血糖测量：

√ 早晨起床时。

√ 早餐前立即。

√ 在每次注射快速作用胰岛素后的 5 小时（如果你在餐前或为了控制升高的血糖而使用这类胰岛素）。

√ 每餐前或吃零食前。

√ 餐后和吃零食后 2 小时。

√ 睡前。

√ 运动、购物或外出办事前后。

√ 无论何时你感到饥饿或怀疑你的血糖可能高于或低于正常值时。

√ 在开车或操作重型机械之前，以及进行这些活动期间，每小时进行一次检查。

当你的血糖已经被微调到最佳状态时，你可能不需要在餐后 2 小时和早餐前立即检查它们。后续章节将专门讲述适当的测量时间。

第 5 章
CHAPTER 5

记录血糖数据：使用 GlucograF Ⅳ 数据表

血糖水平受到多种因素的影响。比如，你正在使用的药物（如胰岛素或口服降糖药或增强胰岛素敏感性的药物），你正在进行的运动，你是否感染或感冒，你吃了什么、什么时候吃的，以及在跟踪血糖时你可能会发现的其他因素。许多人发现，如竞技运动、公开演讲或争论等事情，也可以使血糖升高。所有这些信息（不仅仅是你的血糖水平）都需要记录，并纳入考虑。如果没有这些详尽的信息，也就是你个人的血糖谱，你的医生或糖尿病教育师将很难为你制订一个持续有效的血糖正常化方案。据我了解，目前为这一目的所提供的许多表格或计算机程序都无法以简洁明了的形式展示充足的信息。GlucograF Ⅳ数据表，就像我们的方案一样，是由一个工程师出身的糖尿病患者（我）为糖尿病患者设计的[①]。

GlucograF Ⅳ 数据表有正反两面，其格式和内容是相同的，每一页都提供了两周的数据空间（图 5-1）。如果你的医生想要详细了解你每餐的内容，建议一面列出餐食内容，另一面列出药物、血糖、运动、餐饮时间等。为了方便随身携带，你可以将其折叠起来。我还建议你随身携带一支笔尖较细的笔（0.1 mm）。当空间紧张时，它会很有帮助——尤其是在药物（MEDICATION）、

① GlucograF 是由理查德 · K. 伯恩斯坦医生（MD）注册的商标。该数据表格享有美国版权保护，未经作者授权，禁止用于商业销售。本书的读者如果需要可立即使用的练习副本，可以复制本书中以缩小版呈现的表格。大部分复印机和现代的编辑软件都能放大这些图像，使其达到标准 8.5 英寸 ×11 英寸（21.6 cm × 28 cm）的纸张大小。

锻炼（EXERCISE）、食物（FOOD）等列，有时需要写入大量的信息，但是空间较小。如果你要将你的表格传真、拍照、扫描或电邮给你的医生，不要使用铅笔，因为它不总是能清晰地复制或传输。

本章的后续内容按照 GlucograF Ⅳ表格的各列和数据栏标题的顺序，详细解释你应该记录的内容以及如何以最具信息价值的方式进行记录。

数据项

在数据表的顶部，有几列数据栏用于填写关键信息。

姓名（NAME）：确保在表格上填写你的名字，这样你的医生就能正确地将它归档到你的病历里，避免误放到别人的病历中。

医生的电话（DOCTOR'S PHONE）：这一栏应填写医生的电话号码，以便在需要讨论你的血糖和其他数据时能够联系到他。

医生的传真/电子邮件（DOCTOR'S FAX/E-MAIL）：如果你倾向于通过传真发送你的数据表，请在此填写你医生的传真号码；如果你更习惯于扫描并通过电子邮件发送你的表格，可以在这里填写医生的电子邮件地址，或者将其保存在你的“地址簿”中（译者注：除了传统的传真和电子邮件，现在还有更多便捷的联系方式。在中国，例如，你可以考虑使用微信或 QQ 等社交媒体平台与医生交流。如果你的医生也使用这些平台，可以在此处记录他们的相关联系信息）。

血糖目标（TARGET BG）：这是医生为你制定的血糖目标，你需要努力维持这个目标。尽管正常值是 80~85 mg/dL（4.4~4.7 mmol/L），但在某些情况下，医生可能会选择一个较高的值作为短期目标。如果你长时间忍受非常高的血糖水平，医生不会立即试图使你的血糖完全正常化，因为你一开始可能会对正常值感到不适，表现出类似低血糖的反应。如果你使用胰岛素，医生会为你设定一系列中间目标值，并给出指导建议。在你努力实现血糖正常化的过程中，这些建议会帮助你调整血糖，从而达到这些目标值。如果你最初的血糖处于 300~400 mg/dL（16.7~22.2 mmol/L），医生可能会为你设定一个短时间内的目标，如 175 mg/dL（9.7 mmol/L）。如果你有胃轻瘫（胃排空延迟，见第 22 章）并使用胰岛素，那么你真的会面临严重低血糖的风险。因此医生可能会推荐一个远高于正常值的目标，并不规定时间期限。之所以这样做，是为了提供一个安全因子，以减少发生极低血糖的可能性。

GlucograF IV DATA SHEET

Name:

DOCTOR'S PHONE	USUAL DOSES OF INSULIN OR ORAL AGENT	1 Unit ____ will Lower Blood Sugar ____ mg/dl	BG EFFECTS OF SWEETS (mg/dl)	EXERCISE ADJUSTMENTS	MISC.
DOCTOR'S FAX	Upon Arising ____ Min. Pre / post bkfst. ____ Min. Pre / post lunch ____ Min. Pre / post dinner ____ Min. Pre / post snacks ____ At or Post Bedtime	TARGET BG	1 gm CHO→		
DOCTOR'S E-MAIL					

DATE WEEK BEGINS / /	SUNDAY			MONDAY			TUESDAY			WEDNESDAY			THURSDAY			FRIDAY			SATURDAY		
	TIME	BLOOD SUGAR	MEDICATION EXERCISE, FOOD, etc.	TIME	BLOOD SUGAR	MEDICATION EXERCISE, FOOD, etc.	TIME	BLOOD SUGAR	MEDICATION EXERCISE, FOOD, etc.	TIME	BLOOD SUGAR	MEDICATION EXERCISE, FOOD, etc.	TIME	BLOOD SUGAR	MEDICATION EXERCISE, FOOD, etc.	TIME	BLOOD SUGAR	MEDICATION EXERCISE, FOOD, etc.	TIME	BLOOD SUGAR	MEDICATION EXERCISE, FOOD, etc.
1 AM THRU 6 AM																					
6 AM THRU 9 AM																					
9 AM THRU 12 NOON																					
12 NOON THRU 3 PM																					
3 PM THRU 6 PM																					
6 PM THRU 9 PM																					
9 PM THRU 1 AM																					

图 5-1　GlucograF Ⅳ 数据表

常规胰岛素或口服药物剂量：如果你需要胰岛素或增强胰岛素敏感性或模拟胰岛素的药物[①]来将你的血糖维持在目标范围，你将需要遵循一个精确的治疗方案。因此，明确记录你的血糖药物是很重要的。这样即使你忘记了，你也可以随时参考这个纪录中的剂量和时间。当你需要在餐前服用药物时，划掉“餐后”（如下所示）；当你需要在餐后服用药物时，划掉“餐前”。

如果医生要求你更改某个降血糖药物的剂量，划掉之前的剂量，并在旧剂量的右侧输入新剂量，如下所示：

USUAL DOSES OF INSULIN OR ORAL AGENT
Upon Arising ~~2 Lev~~ 1½ Lev
_____ Min. pre / post bkfst. _____
_____ Min. pre / post lunch _____
90 Min. pre / ~~post~~ dinner 3 X 500 Gluc 2 X 500 Gluc
_____ Min. pre / post snacks _____
At Bedtime

这是一个虚构的例子，患者开始使用这个数据表。患者在起床时注射了2单位的地特胰岛素（Levemir）。除了注射胰岛素外，他在晚餐前90分钟还服用了3片格华止（Glucophage），每片500mg。格华止是一种增强胰岛素敏感性的药物。在这张表格所涵盖的那一周，他起床时的胰岛素剂量减少到1.5单位，晚餐前的格华止剂量减少到2片。在这个栏目中保留旧的剂量可以为你的医生提供一个重要的、一目了然的服药史，显示出所做的更改。

1单位 ____ 将降低血糖：在下划线上填入所注射的速效胰岛素的缩写。这个栏目仅适用于那些正在使用胰岛素并借助速效胰岛素来降低高血糖的人。在第19章中，我们将讨论关于校准1单位速效胰岛素的指导原则，表明1单位胰岛素如何影响你的血糖。同时，在表格上记录医生所建议的每注射1单位胰岛素可降低的血糖量（mg/dL）。

其他事项（MISCELLANEOUS）：此栏目（框）是为了指导你如何记录那些可能难以记忆的相关事项。有些人会填入应该检查血糖的时间。因此，根据你的治疗方案，你可能会写：

① 用于降低血糖的胰岛素增敏剂和胰岛素类似物，是你可能正在使用的药物。这些药物在第15章中有详细讨论。

√ BG（血糖值）：

起床时________

餐前________

餐后 2 小时________

睡前________

感到饿时________

如果这个栏目对于你想填写的所有内容来说太小，请使用表格的上边距。

甜食对血糖的影响：如果你使用胰岛素或口服药物，你需要学会如何使用葡萄糖片剂或葡萄糖液体来快速提高你的血糖。在第 20 章中，我们将讨论如何校准 1 片葡萄糖片对血糖的影响。如果 1 片 Dex4 使你的血糖上升 18 mg/dL（1.0 mmol/L），你可以写：

1 D4 → ↑ 18

或者，如果你的葡萄糖片剂品牌是 Wacky Wafers（可能使你的血糖上升 10 mg/dL），你可以写：

1 WW → ↑ 10

你还将学习校准 1 g 碳水化合物对血糖的影响。如果 1 g 碳水化合物可以使你的血糖上升 5 mg/dL，你会写：

1 gm CHO → ↑ 5

运动调整： 这个栏目也只有在你使用胰岛素或口服药物时使用。它提醒你在进行各种运动时应该吃什么，以防止你的血糖过低。所以，如果你打算在购物中心逛一个下午（这样做有些风险，因为你也许比预期要走的步数多得多），你可能会得到这样的建议：每小时吃半片面包，以确保血糖不会过低。

商场—1/2 面包 / 小时

缩写活动和药物的名称：由于空间有限，需要使用缩写。使用每个活动或药物名称的前 1~3 个字母。使用这些缩写将帮助你和你的医生立即了解影响你的血糖的“事件”的细节。

对日常事件的记录

如你所见，每一天都横向分为 3 列，分别是时间（TIME）、血糖（BLOOD

SUGAR）以及药物、运动、食物等（MEDICATION， EXERCISE， FOOD， ETC）。纵向看来，每行代表 3 小时的时间段，只有下午 9 点至早上 1 点和早上 1 点至早上 6 点两个时间段例外，它们分别是 4 小时和 5 小时。每一天你都会经历与你的血糖有关的各种“事件”。这些事件可能是一餐、一剂药、锻炼，甚至是血糖测量本身。所有这些都应该记录在相应的列和时间段中。请不要记录对你的血糖水平没有影响的药物剂量，如用于降血压的药物。

时间（TIME）：在这一列中写下事件的确切时间。如果你在周二下午 1：30 测量了你的血糖，那么在周二中午 12 点至下午 3 点的时间段内的时间列中写下 1：30。

血糖（BLOOD SUGAR）：在这一列中，写下所有的血糖读数。如果由于某种原因你没有带血糖仪（这是一个小错误）并且你出现了低血糖的症状，那么在对应的时间段的这一列中写下“低？”，并按照第 20 章中纠正低血糖的指示进行操作。

药物、运动、食物等（MEDICATION， EXERCISE， FOOD， ETC）：这一列是一个综合栏目，你应该记录除血糖读数之外的所有事件。表 5–1 中是一些事件的例子，以及你如何用缩写形式在适当的空格中记录它们。

表 5–1　药物、运动、食物等相关事件记录

相关事件	事件缩写
注射了 5 单位的地特胰岛素（Levemir）	5 Lev
吃了早餐	B
晚餐吃的比处方规定的多	↑ DIN
吃了 1/2 Dex4（葡萄糖片剂）	1/2 D4
吃了 2 片 500 mg 的格华止（二甲双胍）药片	2 × 500 GP
走了 2 英里	走步 2 mi
购物 3 小时	购物 3 hr
注射了 1.5 单位赖脯胰岛素（Humalog），肌内注射	1.5H—IM
整天都喉咙痛	喉咙痛（记录在当天列的顶部）
去看了牙医	牙医

异常或意外的血糖值

当你采用本书中的某一方案对血糖进行微调后，我们希望在大部分时间里，它都能稳定在你设定的目标范围内，但是仍有可能出现一些情况导致血糖偏离这个范围。

识别血糖波动的潜在原因

有时即使你严格遵从你的饮食和药物计划，但当你在餐厅时可能仍难以抗拒那些经过的甜点车。一旦你放纵自己品尝了甜点，这会直接导致你的血糖迅速上升。相反，你也可能进行了一些使你的血糖过低的运动。为了让你和你的医生都能轻松理解和评估事件之间的关联，你需要圈出原因，然后圈出结果的血糖值，并用线连接这两个圆圈。例如，早晨的高血糖值可能会被圈起来，并与前一晚的“零食”连接起来。

圈出令人困惑的血糖值

尽管你坚定不移地坚持你的方案，但你的血糖数据有时会显示出意外的高或低值。这时你需要重复测量你的血糖。测量前要洗手，以便去除任何食物或葡萄糖的痕迹，并确保你没有不小心发生测量技术上的失误。如果意外的读数持续存在，圈出这个值，因为可能需要进一步的调查。有几种奇怪的生物现象会影响你的血糖，这些现象将在下一章详细描述。医生或糖尿病教育师应该帮助你找出意外血糖值的原因，这样你就可以在未来预防它们或对它们做出预判。

现在你已经掌握了血糖自我监测和数据记录的方法，你可以开始利用这些知识和方法来使你的血糖逐渐正常化。

第 6 章
CHAPTER 6

奇特的生物学：可能影响血糖的糖尿病特有现象

本章我们将讨论与糖尿病相关的特有现象，它们可能会对血糖产生影响。有时，即使你认为你做的一切都对，你的血糖可能也不会如你所预期的那样。这往往是由一个或多个奇特的生物学现象所导致的。本章的目的是让你了解一些真实的现象，这些现象可能会扰乱你的控糖计划，但如果你意识到了它们，通常可以避免这些现象的发生。

减少的第一阶段胰岛素反应

第 1 章的图 1–2 展示了正常、非糖尿病个体的胰岛素对含有碳水化合物和蛋白质餐食的反应。当来自饮食碳水化合物的葡萄糖进入血液时，胰腺 β 细胞应该立即响应，即释放储存的胰岛素颗粒。这些颗粒可能已经储存了数小时，正期待着葡萄糖的挑战。这种快速释放被称为第一阶段胰岛素反应。

非糖尿病个体的身体会利用这种胰岛素的即时释放来防止血糖的显著增加。正如我们在第 1 章中所讨论的，2 型糖尿病患者的一个特点是这种能力被削弱了。因此，进食后（尤其是碳水化合物）血糖会急剧上升，并且只有通过第二阶段胰岛素反应（新制造的胰岛素释放）才能缓慢地恢复正常。这种血糖上升可以通过调整饮食来控制，但对于某些糖尿病患者，除调整饮食外，可能还需要口服药物或者通过注射胰岛素来进一步稳定血糖。

对于糖尿病患者第一阶段胰岛素反应的削弱或消失，一个可能的解释是β细胞虽然仍能制造胰岛素，但不能储存胰岛素。不过，这一观点尚未得到证实。在这个模型中，胰岛素几乎会在制造出来后立即被释放。这种缺乏储存胰岛素的能力也可能解释了为什么在非常早期的2型糖尿病中，即使血糖已经很低了，还经常会发生不适当的胰岛素释放。这些个体可能会在同一天经历血糖过高和过低——即使没有采取药物治疗。另一种解释是，β细胞对血糖变化的敏感性减弱，因此它们对这种变化的反应不足。

糖异生、黎明现象和胃排空延迟

当你定期监测你的血糖时，你可能会开始注意到，早上醒来时的空腹血糖明显高于你上床睡觉时的血糖，尽管你并没有半夜起来吃夜宵。导致这种现象的常见原因有3个：糖异生、黎明现象和胃轻瘫（胃排空延迟）。

糖异生（gluconeogenesis）

我们在第1章简要地讨论了糖异生，这是肝脏（以及在较小程度上肾脏和肠道）将氨基酸转化为葡萄糖的机制。膳食蛋白质不是氨基酸的唯一来源，肌肉和其他组织的蛋白质不断地从血液中接收氨基酸，又将其释放到血液之中。这种持续的循环确保了氨基酸总是在血液中，随时可供肝脏将其转化为葡萄糖（糖异生），或供肌肉和重要器官转化为蛋白质。一些糖尿病患者仍然能够产生足够的胰岛素来防止糖异生。然而，一旦你产生的胰岛素降低到一定水平，你的肝脏（以及肾脏和肠道）将不适当地产生葡萄糖，即使在你禁食时，也会提高你的血糖。

对于这种现象，如果你单纯地依靠饮食调整，可能难以控制血糖，尤其是如果你是1型糖尿病患者，或者虽然是2型糖尿病，但你体内产生的胰岛素远不足以克服胰岛素抵抗。对于2型糖尿病患者，适当的减重和高强度运动可能是最有助于提高肝脏和肌肉对剩余胰岛素的敏感性。最可靠的治疗方法涉及药物，要么是某些口服药物，要么是胰岛素。然而，如果你已经肥胖，大剂量的胰岛素可能会使你变得更加肥胖，进而加剧胰岛素抵抗。因此，一个主要的目标应该是使你的体重恢复正常。

黎明现象（dawn phenomenon）

我是 1 型糖尿病患者。正如你所知，我可能不再产生任何胰岛素。如果我决定禁食 24 小时（完全不吃任何东西），我将需要在早上注射 4 单位的长效胰岛素，效果持续 18 个小时，以防止糖异生。如果我每隔几小时检查一次我的血糖，结果是恒定的。这证实了胰岛素正在抑制糖异生。

如果在我第一次注射后的 18 小时（并且仍然禁食），我再注射 4 单位的胰岛素，按常识我们会认为第二剂量应该在夜间抑制糖异生。实际上它没有。我必须设定一个闹钟，4 小时后再注射 4 个单位。

如果我不这样做，而是一直睡觉，9~10 小时后起床检查我的血糖，那么与我睡前清醒时的情况不同，现在的血糖比睡前高 20~100 mg/dL（1.1~5.7 mmol/L）。如果我一周后再做一次同样的实验，我会经历大约相同的夜间血糖上升。这是为什么？

尽管黎明现象的机制尚不完全清楚，但研究表明，肝脏在清晨时会降解更多的循环胰岛素，而不是在一天的其他时间。不管是你自身制造的胰岛素，还是注射的胰岛素，肝脏都没有偏好，一样都会被清除。由于没有足够的循环胰岛素来防止糖异生，你早上的血糖可能比睡前高[①]。对于非糖尿病个体来说，这不是一个问题，因为他的胰腺 β 细胞功能是健全的，会制造出更多的胰岛素来。

实际上，有些研究人员测量了整夜的每小时血糖。他们发现，对于大多数受此影响的人来说，血糖的整体增加发生在睡后 8~10 小时。这并不意味着你应该每晚只睡 7 小时来尝试避免它。血糖上升的时间和幅度因人而异。对于一些人来说，这种增加可能是微不足道的，而对于其他人来说，则可能非常严重。

这就是为什么所有真正有效的血糖正常化方案都必须进行个体化调整的原因之一。糖异生就是其中的一个因素。

尽管在 1 型糖尿病患者中更为明显，但许多 2 型糖尿病患者也显示出黎

① 睡前饮用酒精可能会抑制夜间的糖异生，但这并不可预测。

明现象的迹象。正如你将看到的，本书描述的治疗方法使我们能够避免这种血糖上升。

胃轻瘫（gastroparesis）

这个病症在第 22 章中有详细讨论。但在列出可能导致血糖读数产生困惑的各种因素时，我们有必要在此提及这个病症。

大多数长期患有糖尿病的人的胃和肠道肌肉神经都会在一定程度上受到损伤。糖尿病性胃轻瘫（糖尿病患者的虚弱或瘫痪的胃）是由多年的高血糖引起的。如果你是 1 型糖尿病患者，或者是 2 型糖尿病患者且无法产生足够多的胰岛素，胃轻瘫可能会对血糖产生不可预测的影响。

像糖尿病一样，胃轻瘫可以从轻微到严重。在极端情况下，人们可能会因便秘、打嗝或呕吐、烧心和胃胀，而不得不在几天内不停地走动。然而，更常见的是轻度胃轻瘫，虽然身体症状并不明显，但血糖却不稳定。

假如你正在使用胰岛素，胃轻瘫可能会造成大问题。如果你在餐前注射胰岛素以防止随后的血糖上升，但是食物仍然留在你的胃里，葡萄糖并没有像预期的那样进入血液，这样一来，注射的胰岛素可能会使你的血糖大幅度地降低，这很危险！我曾经有 3 例患者，他们在饭后每天都会出现意识丧失的情况，有时还会伴有癫痫发作，直到我遇到他们并诊断出这种病症，这种现象才得到了控制。

然而，尽管这种病症存在不可预测性，我们仍然有办法大大改善血糖水平，这些方法将在第 22 章中讨论。

压力与血糖

持续的情绪压力

多年来，许多医生一直将情绪压力归咎于患者经常经历的无法解释的血糖变化。这是一种回避性的、可能是医生自利的诊断。它将无法解释的血糖变化的责任归咎于患者，医生也就无需检讨治疗方案。毫无疑问，压力可能会对你的健康产生不良影响。我已经审查了来自许多患者（包括我自己）的超过一百万条血糖记录，所有这些数据的一个共同特点是，大多数持续的情绪压力很少直接影响血糖。然而，这种压力可能会通过诱发暴饮暴食或放纵那些会增加血糖的饮食方式产生二次效应。

我了解到很多糖尿病患者都经历了如婚姻动荡、离婚、生意失败、亲人的缓慢死亡等生活中的长期压力。这些压力的特点是，它们不是突发事件，而是可能已经持续了好几天甚至数年。尽管如此，我并没有观察到这些压力直接导致血糖的升高或降低。在生活中感到一切似乎都不受控制的时候，有一点我们需要铭记：你至少可以控制自己的血糖。

肾上腺素（adrenaline）激增

许多患者报告在经历短暂的严重压力后突然出现血糖激升。例如，经历了一场未造成身体伤害的汽车事故；在大庭广众发言；在学校参加非常重要的考试；以及经历接近暴力的争吵。我偶尔会接受电视采访，我总是在这样的场合之前和之后检查我的血糖，并在必要时进行调整。直到我最终习惯这种情况之前，我的血糖总是不可避免地增加 75~100 mg/dL（4.3~5.7 mmol/L），即使从表面上看我可能显得很放松。根据我的个人经验和对患者的观察，我认为，如果一个急性事件足够严重到触发你的肾上腺素反应，如心率加快、颤抖，那么它很可能也会导致你的血糖上升。肾上腺素是导致肝脏将储存的糖原转化为葡萄糖的逆调节激素之一。这是所谓的“战斗或逃跑”反应的一部分，你的身体试图为你提供足够的额外能量——要么攻击敌人，要么快速逃跑。对于 2 型糖尿病患者，如果他们仍能产生大量胰岛素，他们的血糖不太可能受到急性压力的影响。而那些只能产生少量或根本不能产生胰岛素的人则更容易受到这种影响。

在经历了非常大的压力的事件后，偶尔出现的血糖升高很可能是由肾上腺素激增引起的。此外，维持一段长期的正常血糖后，突然出现持续的无法解释的血糖升高，这很少是由压力引起的。我不知道在什么情况下，长时间的情绪压力会导致糖尿病患者或非糖尿病个体的血糖异常。因此，如果你的血糖已经稳定了相当长的一段时间，突然遭遇了一系列难以解释的血糖波动，那么寻找除情绪压力之外的其他原因是明智的。

全身麻醉

如果不用特殊的胰岛素剂量进行干预，1型和大多数2型糖尿病患者在接受全身麻醉手术期间可能会经历血糖升高，前提是他们之前的血糖是正常且稳定的。

由血糖升高引起的胰岛素抵抗

引起胰岛素抵抗的原因至少有5个——遗传、脱水、感染、肥胖和高血糖。随着血糖的升高，胰岛素促进葡萄糖从血液转移到肝脏、肌肉、脂肪和其他细胞的能力受到损害。这种胰岛素效应的降低被称为胰岛素抵抗。这一现象已被认为是由于葡萄糖利用中的受体后缺陷所导致的。例如，注射1单位的胰岛素或自身产生1单位的胰岛素，通常会使血糖从130mg/dL（7.2mmol/L）降至90mg/dL（5.0mmol/L），那么由于血糖升高引起的胰岛素抵抗的人可能需要3单位胰岛素才能使其血糖从430mg/dL（23.9mmol/L）降至390mg/dL（21.7mmol/L）。

思考一下，我是一个1型糖尿病患者，如果正在禁食，并注射足够的长效胰岛素来保持我的血糖在18小时内为90mg/dL（5.0mmol/L）。如果我摄入8g葡萄糖，这足以使我的血糖上升到130mg/dL（7.2mmol/L），但是由于上升的血糖，致使我的血糖不会停留在130mg/dL。实际上，它会在一天内逐渐上升，12小时后我的血糖可能会达到165mg/dL（9.2mmol/L）。至少对于1型糖尿病患者，随着血糖的升高会发生胰岛素抵抗，因此应尽快纠正升高的血糖，延迟只会使其上升得更高。因为2型糖尿病患者仍然能产生一些胰岛素，他们的身体更有可能自动纠正血糖上升。

我们会在第21章探讨脱水作为胰岛素抵抗的原因。此外，感染也将在本章末尾和第21章中进行讨论。

中餐馆效应

多年前，一个患者问我为什么她的血糖在游泳后的每个下午总是从90mg/dL（5.0mmol/L）上升到300mg/dL（16.7mmol/L）。我问她在游泳前吃了什么。她回答："没什么，只是吃了一个免费的东西。"其实，这个所谓的免费的东西是"生菜头"。

一个生菜头包含大约10g的碳水化合物，对于1型糖尿病的成年人来说，最多可以使血糖上升大约50mg/dL（2.8mmol/L），那么她的血糖中额外上升的160mg/dL（8.9mmol/L）是怎么回事?

原因在于我所说的"中餐馆效应"。通常，中餐馆的餐食中含有大量的蛋白质或分解缓慢的低碳水化合物食物，如豆芽、小白菜、蘑菇、竹笋和荸荠。这些食物可以使你有饱腹感。

那么，这些低碳水化合物食物如何如此显著地影响血糖?

位于小肠上部的细胞，当它们被拉伸（如饭后），会释放一种叫作"肠促胰岛素（incretin）"的激素进入血液。这些激素会向胰腺发出信号，产生一些胰岛素，以防止食物消化后可能出现的血糖上升。大餐会导致肠细胞更大程度的拉伸，从而分泌更多的肠促胰岛素。由于胰腺释放少量胰岛素就可以导致血糖大幅下降，胰腺同时产生一种较不活跃的激素，即胰高血糖素（glucagon），来抵消胰岛素的潜在过量效应。如果你是糖尿病患者，并且在产生胰岛素方面有所不足，你可能无法释放胰岛素，但你仍然会释放胰高血糖素，这会导致糖异生和糖原分解，从而导致你的血糖升高。因此，如果你吃得足够多，感到饱胀，即使你吃的是不可消化的东西（如锯末），你的血糖也可能大幅上升。对于1型糖尿病患者，即使是少量的不可消化物质，如果不注射胰岛素，也会导致血糖上升。

更加复杂的是，胰腺β细胞也会产生一种叫作胰岛淀粉素（amylin）的激素。胰岛淀粉素具有抑制胰高血糖素的效果，并作用于大脑产生饱腹感。它还减缓胃的排空速度，以阻止过度进食。由于β细胞数量少或没有，糖尿病患者无法产生足够的胰岛淀粉素，因此他们在进食后往往仍然感到饥饿，并表现出明显的"中餐馆效应"。自本书的第一版以来，已经有了胰岛淀粉素类似物，在防止过度进食中发挥了重要作用（见第13章）。

首先要明白的是：不要过度进食。其次，要记住：没有真正的免费午餐①。你吃的任何固体食物都可能会使你的血糖升高②。如果你无法控制自己的暴饮暴食行为，请参阅第 15 章。

运动对血糖的影响

运动对血糖的影响因多种因素而异，包括运动的类型、强度、时间，以及你是否正在使用任何药物。这些因素的种类和数量太多，所以在这短小的篇幅中难以详细讨论。如果你正打算开始一个运动计划，或者发现你现有的运动计划对你的血糖影响不可预测，请参阅第 14 章。

一种特殊的“蜜月期”

当被确诊 1 型糖尿病时，患者通常已经经历了非常高的血糖，导致了一系列不愉快的症状，如体重减轻、尿频和严重的口渴。这些症状在开始注射胰岛素治疗后会很快消失。经过几周的胰岛素治疗，许多患者的胰岛素需求显著减少，几乎就像糖尿病正在逆转。即使停止胰岛素注射，血糖也可能接近正常水平。这种良性的“蜜月期”可能持续数周、数月，甚至长达一年。但是，如果采用的是常规医疗方法，那么这种蜜月期最终会结束；而众所周知，像过山车一样的血糖波动会随之而来。

为什么蜜月期不会永远持续？我的患者经验表明，如果得到适当的治疗，它是可以持续的。但有几个可能的原因可以解释为什么在常规的治疗中它不会持续。然而，到目前为止，这些原因仍然是推测性的。

正常的人类胰腺所包含的产生胰岛素的 β 细胞的数量远远超过维持正常血糖所需的数量。如果你的血糖异常增加，那么你的 β 细胞至少有 80% 已经被摧毁了！在 1 型糖尿病的早期阶段，常见的情况是剩余 20% 的 β 细胞因持

① 除非你摄入非热量性流体，这些流体可通过肠道流动而不会引起腹胀。

② 有几位来自中国的读者通过电子邮件告诉我，他们所在的餐馆并不使用甜味酱料，因此他们认为这种效应对他们不适用。这实际上是对该效应的一个误解——所谓的“中餐馆效应”是由各种固体食物引起的，当然也包括那些富含碳水化合物、蛋白质或脂肪的营养食品。

续的高血糖导致的葡萄糖毒性和 β 细胞的过度劳累而变得虚弱。有了胰岛素注射的辅助，这些 β 细胞有可能恢复正常。但即便它们恢复了，为了达到正常胰腺的 100% 工作效率，它们仍需付出至少 5 倍的努力。最终，在常规治疗中的这种过度劳累加速了它们的衰竭。

现在人们认为高血糖水平对 β 细胞是有毒性的。即使在高碳水化合物餐后的血糖短暂升高，也可能带来损害，只不过损害较小罢了。随着时间的推移，累积效应可能完全消灭 β 细胞。

有一种假说认为，1 型糖尿病的病因是自身免疫系统对 β 细胞的攻击。这种攻击主要针对几种蛋白质，包括胰岛素和谷氨酸脱羧酶（GAD）。GAD 存在于 β 细胞外膜形成的特殊囊泡上，这些囊泡内含有胰岛素颗粒。在正常情况下，这些囊泡会在细胞表面破裂，将胰岛素颗粒释放到血液中。当制造更多的胰岛素时，会产生更多的囊泡，从而有更多的 GAD，增加了免疫系统对 β 细胞的自身免疫攻击。这种攻击，是由于 1 型糖尿病患者的免疫系统产生一种针对 GAD 的自身抗体谷氨酸脱羧酶抗体（GADA）。这种抗体与 GAD 结合，介导“破坏性”的免疫反应，其严重程度与胰岛素的释放量直接相关；当胰岛素释放减少（也就是囊泡减少），β 细胞受到攻击的程度会相应减小，这有助于减轻对 β 细胞的进一步损害。

基于我大量的临床观察，对于刚确诊的 1 型糖尿病患者，若能立即开始正确的治疗，我坚信这种蜜月期可以无限延长。关键是要帮助胰腺，使其尽可能地保持休息状态。我相信，通过精确地注射小剂量的胰岛素和坚持非常低的碳水化合物饮食方案，可以保留胰腺的剩余功能。

睾酮（testosterone）与胰岛素抵抗

如果男性的血清游离睾酮水平低下，可能会导致胰岛素抵抗；而对于女性，游离睾酮的升高，可能导致胰岛素抵抗。附录 E“多囊卵巢综合征”中讨论了女性的情况，所以这里我们只讨论男性的低睾酮。

提醒我为男性检测低血清游离睾酮的线索有：

·乳腺组织过多。

·腹部肥胖，但不是因为过度进食。

·为了使血糖正常化，需要注射大剂量的胰岛素（通常每天超过 65 单位）。

这3个线索不需要全部出现——任何一个都是进行血液检测的充分理由。

当血清游离睾酮低于正常范围的下 1/5 时，我会开处方让患者自己注射睾酮酯（testosterone cipionate），200 mg/mL，每周一次或两次。然后我们在两次注射之间的某一天定期重新测试，并重复测试，直到水平处于正常范围的中间值。我通常首选使用 0.2 mL 的结核菌素注射器或 20 单位的长针胰岛素注射器来进行注射。

我不推荐使用睾酮凝胶或皮肤贴片，因为许多男性觉得它们刺激皮肤或容易忘记。相比之下，他们更倾向于每周注射一次或两次。

使用睾酮后，我通常看到胰岛素需求量下降约 1/3，并且体重减轻得更快。

感染及其对血糖的影响

另一个可能对身体产生压力的因素是感染。这可能会使血糖控制变得更加困难，有时甚至会带来严重的后果。我把这种压力因素放在最后，并不是因为它的重要性较低，而是因为一旦它发生，其影响可能是最为显著的。

例如，肾脏感染可以在一夜之间使胰岛素需求量增加 3 倍。当血糖在数周之内都一直保持在正常的范围内，突然上升时最好怀疑是感染。我注意到，我的血糖在喉咙痛或感冒开始前 24 小时就会上升。每当我家里的某个成员出现感冒的迹象时，我们都会服用 Sambucus 含片（由黑接骨木树提取物制成），我对此强烈推荐。你可以线上购买，或者在健康食品店购买。

口腔感染

一般来讲，口腔感染可能并不容易察觉，但高血糖可以引发这些感染。在糖尿病的典型恶性循环中，这些感染可能导致血糖非常高。在这种情况下，你很难控制血糖。我发现，40 岁以上的长期糖尿病患者中，如果他们过去一直未能控制好血糖，很少有人能保留所有的牙齿。

口腔的反复感染可能是一个人患有但尚未被发现的糖尿病的标志。我遇到过许多患者，在被确诊为糖尿病之前，他们已经进行了多次根管或牙龈治疗。

如果你的胰岛素或用于控制血糖的口服药物“不起作用”——也就是说，正常剂量并没有按照你认为的方式起作用，并且你已经确定你的胰岛素没有被污染（例如，重复使用注射器，这可能造成污染）或过期，那么首先要检查的地方就是你的口腔。

首先，检查你的牙龈是否有任何感染迹象，例如红肿、肿胀或压痛。将一些带有碎冰的水放入口中 30 秒，如果感觉到牙齿疼痛，你应该怀疑感染。

立即约牙医进行紧急检查。他可以确定你是否有表面感染，并可以对你牙齿敏感的地方进行 X 线检查，但他应该将你转介给牙髓病专家（处理根管和下颌骨的牙医）或牙周病专家（治疗感染的牙龈）。这种感染在糖尿病患者中非常常见，为了让你很好地控制血糖，你应尽快进行治疗。我们将在第 21 章中进一步讨论这个问题。

炎症——可能是胰岛素抵抗的潜在原因

如你现在所知，2 型糖尿病涉及两种代谢缺陷——胰岛素抵抗和胰岛素生产量不足以克服这种抵抗。尽管胰岛素抵抗可以发生在涉及葡萄糖代谢中的许多途径的许多部位，但似乎所有的各种部位的缺陷都有一个共同的原因，那就是炎症。炎症是免疫系统对入侵（如感染）反应的结果。当伤口感染时，疼痛、肿胀、发红、发热以及脓液或其他液体的生成都是身体免疫反应的一部分，目的是消灭侵入的微生物。其他可能引起胰岛素抵抗的炎症因素包括肠系膜脂肪（mesenteric fat）积累（与腹部肥胖相关）、自身免疫性疾病（如系统性红斑狼疮）、幼年型类风湿关节炎和乳糜泻，甚至某些不利的遗传因素也可能导致其他尚未明确的炎症性疾病。

我有几名患有红斑狼疮的糖尿病患者。他们的系统性红斑狼疮在温暖的天气和夜晚往往加重，这些时候他们的血糖也会急剧上升。

有时，但肯定不总是这样，炎症的标志物会在血液检测中出现。这些测试包括血清β2微球蛋白、C反应蛋白、铁蛋白、补体C3、红细胞沉降率、肿瘤坏死因子－α（TNF-α）及血清纤维蛋白酶活性。当这些指标中的一个或多个结果呈阳性时，可能需要由免疫学家做进一步检查。

我已经看到了许多研究报告，其中抗炎抗氧化剂被认为已经成功地用于减轻胰岛素抵抗，但我从未亲眼见过。我不反对试验，但我也不奢望会看到显著的结果。一些讨论的治疗措施包括使用绿茶或其提取物、R-α－硫辛酸（R-ALA）以及富含 ε-3脂肪酸的食物或补品，如鱼油、亚麻籽油和紫苏油。

第 7 章

CHAPTER 7

小剂量法则

“大的摄入会导致大的错误，小的摄入只会导致小的错误（Big inputs make big mistakes；small inputs make small mistakes）”。这是我的朋友 Kanji Ishikawa 每天早上起床时对自己说的第一句话。这是他的口头禅，也是他对糖尿病认识的最重要的一点。直到 2009 年，Kanji 仍被认为是日本最长寿的 1 型糖尿病患者。虽然他的年纪比我小，但在读到我的第一本书之前，由于多年的血糖未得到有效控制，他已经遭受了多种与糖尿病相关的长期并发症的折磨。

许多生物和机械系统在面对小的输入时，反应是稳定且可预测的，但是面对大的输入时，反应则是混乱、难以预测的。以交通为例，当一段公路上的车辆较少时，其行驶模式是可预测的：车辆能够维持恒定速度，轻松地变道、并入交通流，并安全地驶出，存在较大的容错空间；但当车辆增加到原来的两倍时，风险并不只是简单地增加两倍，而是按几何比例增长；如果车辆再增加，达到 3 倍或 4 倍，那么行驶的不确定性和风险将呈指数级上升。

对于糖尿病患者来说，实现血糖正常化的关键是可预测性。除非你能预测某种药物对血糖会产生什么样的效果，否则你很难安全地使用这种药物。同样，除非你能预测你摄入的食物对血糖的影响，否则你也无法使血糖正常化。

如果你不能准确地预测你的血糖水平，那么你就不能准确地预测你对胰岛素或口服降糖药物的需求剂量。如果你摄入的食物类型导致你的血糖始终是不可预测的，那么你也是不可能实现血糖正常化的。

这本书的主要目的之一是为你提供所需的信息，帮助你学会预测自己的血糖水平，并确保你的预测是准确的。请记住：“小剂量法则”是非常重要的。

那么如何做到可预测？

碳水化合物的估算法则

2010年，美国糖尿病协会（ADA）在其官方网站上的“食品金字塔”中推荐，如果每天吃三餐，每餐应至少摄入84g碳水化合物[①]。然而，正如你所了解的，对于那些努力控制血糖的人来说，这样的摄入量过高。以下是其中的一个主要原因。

通常，84g的碳水化合物相当于一大杯[②]煮熟的意大利面。你可能会以为，通过查看包装上的成分标签可以精确地计算出需要多少干意大利面，从而确保摄入的恰好是84g碳水化合物。让我们先看第一个例子，如果你是一名非肥胖的1型糖尿病患者，体重为140磅（63.5kg），自身不能产生胰岛素，1g碳水化合物会使你的血糖升高约5mg/dL（0.28mmol/L）。通过我们稍后将描述的方法，你可以准确地计算出必须注射多少胰岛素，以使餐后的血糖与餐前保持在同一水平。这听起来可能很高级，但对于高碳水化合物的餐食，这种方法很少有效。美国糖尿病协会和包装上都没有告诉你的是：食品生产商在标记成分时被允许有±20%的误差范围。此外，尽管有联邦的标签要求，但像蔬菜汤这样的包装产品的误差往往超出了这个范围。首先，考虑到这个误差，你摄入的碳水化合物可能会有±17g的浮动。这意味着，如果你计划摄入84g碳水化合物，实际上你可能摄入的范围是67~101g。因此，这±17g的碳水化合物误差可能导致你的血糖浮动±85mg/dL（±4.72mmol/L）。如果你的餐前血糖是85mg/dL（4.72mmol/L），那么餐后你的血糖可能在0~170mg/dL（0~9.4mmol/L）。这两种情况显然都是不可接受的。

我们再举一个例子。假设你是一名肥胖的2型糖尿病患者，但自己还能产生一些胰岛素，但也需要注射胰岛素。你发现1g碳水化合物只会使你的血

① 如果将84g碳水化合物换算成小麦面粉、大米、玉米面、意大利面（干面），其分量大约分别为116.7g、105g、115g和112g。

② 在烹饪中，“杯（cup）”是常用的体积测量单位，特别是在美国及其他西方国家。一个标准“杯”通常为240mL，用于测量各种食材的体积。这种单位有助于确保食谱的精确性，尤其在烘焙中，“杯”作为国际通用的标准测量单位，方便食谱的统一和规范化。

糖上升 3 mg/dL（0.17 mmol/L）。那么，你的血糖可能会偏离 ±51 mg/dL（2.83 mmol/L）。如果你的目标血糖值是 90 mg/dL（5.0 mmol/L），那么餐后你的血糖可能在 49~141 mg/dL（2.7~7.8 mmol/L）范围内波动。

这就是美国糖尿病协会指南中的众多问题之一。摄入越多导致不确定性越大。

但是，如果你摄入的碳水化合物量对你的血糖产生的误差较小，那么实现血糖正常化就会变得简单得多。我在第 9~11 章中详细介绍了饮食计划，目标是确保这些误差对 1 型糖尿病患者保持在 ±（10~20）mg/dL（0.56~1.1 mmol/L）的范围内，而对于那些仍能产生胰岛素的人，这个误差会更小。那么，我们如何实现这个目标？那就是少量的摄入。

然而，只吃半杯意大利面并不是答案，即使是少量的某些碳水化合物也可能导致血糖迅速波动。而且，吃如此少的意大利面，谁会感到满足？关键是要吃那些对你的血糖影响非常小、作用缓慢的食物。

小的摄入，小的错误。听起来如此简单明了，可能会让你想问为什么以前没有人告诉过你。

同样是摄取碳水化合物，假设你不吃意大利面，而是吃沙拉。如果你估计 2 杯沙拉总共含有 12 g 的碳水化合物，并且我们假设误差不是 20%，而是 30%，那么这只是 4 g 碳水化合物的不确定性——血糖最大可能上升或下降是 20 mg/dL（1.11 mmol/L）。一大杯意大利面换两杯沙拉？你可能会说，这不是一个很好的交换。好吧，我们并不打算让你挨饿。当你减少摄入的快速作用碳水化合物时，你通常可以同时增加摄入的蛋白质的量。你可能还记得，蛋白质也可以导致血糖上升，但这种上升发生得更慢，程度也小得多，因此更容易用药物来控制。此外，与可能让你在餐后感到饥饿的意大利面不同（我将在后面的章节进一步解释这一点），蛋白质让你感到满足的时间更长。

从理论上讲，你可以称量你吃的每一样食物，并根据制造商提供的信息或我们使用的一些书籍中的信息进行计算。但如上所述，这些信息只是一个估计，有相当大的误差范围。这意味着你对于摄入的食物及其对血糖的具体影响只有一个模糊的认识。

这里的想法是坚持摄入低水平的、缓慢作用的、有丰富营养的碳水化合物。此外，坚持吃那些能让你感到满足而不会导致血糖大幅波动的食物。简单明了。

胰岛素的剂量吸收法则

如果你不使用胰岛素，你可以跳过这一部分。

我们再次以交通为例。例如，你正在驾驶，车稍微偏向中央隔离带，为了使其回到正常轨道，你稍微调整了方向盘，这没有问题。但是如果猛转方向盘，可能会使你进入另一车道，或者失控冲出道路。

当你注射胰岛素时，并不是所有的胰岛素都进入了你的血液。研究已经发现，关于胰岛素的实际吸收量存在一定的不确定性，甚至关于身体从一天到第二天对胰岛素的敏感度也存在不确定性。你使用的胰岛素剂量越大，不确定性就越大。

当你注射胰岛素时，你其实是在皮下注入了一种外部物质。从你的免疫系统的角度看，这种物质并不应该存在于那里。因此，一部分注入的胰岛素会在进入血液之前被免疫系统视为异物并进行处理。身体对外来胰岛素的反应强度取决于几个因素。首先是你注射的剂量。剂量越大，导致的炎症和刺激越明显，给免疫系统发出的“警告”信号也越强烈。其他因素包括注射的深度、速度和位置等。

每次注射时，都可能存在一定的差异。即使是最小心谨慎的人，也可能在日常注射中不经意地改变某些细节。因此，真正进入血液中的胰岛素量总会有所波动。当注射的剂量增大时，这种波动也会相应增大。

明尼苏达大学曾经有一项研究证明，如果你向手臂注射大约 20 单位的胰岛素，即使是两天同样的注射，最后进入血液的胰岛素的量可能也会有所不同，这种差异可以高达 39%。他们发现腹部注射的平均差异只有 29%，因此建议患者只使用腹部注射。这听起来似乎很好，但在实践中对血糖的影响仍然是不可接受的。

假设你确实一次性注射了 20 单位的人胰岛素。每单位胰岛素能够降低一个典型的 140 磅（约 63.5 kg）成人的血糖 40 mg/dL（2.2 mmol/L）， 那么 29%

的差异将产生大约 6 单位胰岛素的差异，这意味着 240 mg/dL（13.3 mmol/L）的血糖不确定性（40 mg/dL × 6 单位）。由于大剂量胰岛素在吸收量上存在大的差异，其结果则是导致你的血糖水平完全是随机的，并且不可预测。

有关研究和我自己的经验都证明，你注入的胰岛素剂量越小，你的血糖的可变性就越小。对于非肥胖的 1 型糖尿病成年患者，我们希望看到的理想剂量在 0.25~6 单位，或最多 7 单位。通常，你可能一次注射 3~5 单位。在这些较低的剂量下，吸收的不确定性几乎接近于零，因此不需要担心你应该在手臂、腹部还是臀部注射。

我有一个非常肥胖的患者，他在睡前需要 27 单位的长效胰岛素。他的胰岛素抵抗太严重了，没有这种大剂量的胰岛素，他的血糖就无法控制。为了减少大剂量的不可预测性，他将睡前的胰岛素分成 4 个小剂量，用相同的一次性注射器分别注射到 4 个不同的部位。作为一个原则，我建议单次胰岛素注射不超过 7 单位，对于儿童则按照他们的体重成比例减少。

胰岛素的时间法则

除非你能预测药物会何时产生效果，否则使用任何药物都是非常困难的。对于胰岛素的使用，注射的时间与剂量同样至关重要。

如果你是新近发病的 1 型糖尿病患者，可以在餐前 40~45 分钟注射快速作用的胰岛素（常规胰岛素），以预防随后的血糖上升。尽管声称是快速的，但是常规的“快速作用”胰岛素实际上并不起作用，也无法接近非糖尿病个体的第一阶段胰岛素反应。这一缺点对于后来出现的、更快作用的胰岛素也同样适用，如赖脯胰岛素（Humalog）优泌乐、谷赖胰岛素（Apidra）艾倍得或门冬胰岛素（Novolog）诺和锐，只是程度较小而已。然而，目前这些胰岛素已经是最快速的了。小剂量的常规胰岛素会在注射后大约 45 分钟后起作用，其功效至少持续 8 小时；赖脯胰岛素大约在 20 分钟后开始起作用，功效持续超过 5 小时。不过，这比快速作用的碳水化合物提高血糖的速度还是要慢得多。

许多年前，礼来公司（Eli Lilly）的医学总监和资深科学家 John Galloway 进行了一项令人大开眼界的试验。他给一名非糖尿病志愿者注射了 70 单位的常规胰岛素（非常大的剂量），同时通过静脉输入葡萄糖。然后，Galloway博士每隔几分钟测量一次血糖，并调整葡萄糖滴注速度，以使这位志愿者的血糖保持在 90 mg/dL（5.0 mmol/L）。你猜，为了防止低血糖和危险的低血糖，葡萄糖输液需要继续多长时间？

这个过程持续了一个星期，尽管包装说明书上写着常规胰岛素只持续 4~12 小时。所以结论是，注射胰岛素的作用所持续的时间，也很大程度上取决于注射的量。在临床实践中，较大注射剂量开始起效的时间更早，持续的时间更长，并且其作用时间的预测性也较差。

如果你吃的食物不是为你量身定制的，而你试图用胰岛素来覆盖碳水化合物，那么你会在餐后（进食后）看到血糖上升；随后，当快速作用胰岛素起效时，血糖会跟随下降。这意味着你每餐后都会面对高血糖，这样你仍然可能会遭受糖尿病的长期并发症的侵袭。如果你试图通过等到胰岛素开始起作用后再吃东西来防止不可避免的餐后血糖激增，很容易发生低血糖。这反过来可能导致你过度进食——假设你不是首先失去意识。

因为 2 型糖尿病患者的第一阶段胰岛素反应减少或消失，所以他们面临与 1 型糖尿病患者相似的问题。如果吃快速作用的碳水化合物或大量缓慢作用的碳水化合物，他们必须等待数小时，第二阶段胰岛素才能起效。

胰岛素注射的关键是要知道碳水化合物和胰岛素是如何影响血糖的，并使用这些知识来保证你的血糖波动最小。由于你无法模拟第一阶段胰岛素反应，你需要选择那些在你自身产生胰岛素或注射胰岛素起效后才分解释放葡萄糖的食物。如果你真的担心会失去美国糖尿病协会大力推荐的高碳水化合物、低脂肪饮食，那么我告诉你，这种“神奇”饮食在统计上只“成功”地提高了肥胖率、甘油三酯和低密度脂蛋白的水平，并导致了糖尿病和早逝的大流行。实际上，有大量的证据表明，限制碳水化合物的摄入不仅会使糖尿病患者变得更加健康，对所有人都是如此。这一观点在 2006 年 11 月 9 日的《新英格兰医学杂志》（*New England Journal of Medicine*）上得到了进一步的支持。该杂志发表了一项为期 20 年、涉及 82 802 名非糖尿病护士的研究。关于这一点的更多细节，请参阅 Michael 和 Mary Dan Eades 医生所著的《蛋白质的力量》（*Protein Power*），该书于 1996 年由 Bantam Books 出版社出版。

如果你只摄入少量的缓慢作用碳水化合物，实际上可以在餐前通过注射快速作用的胰岛素来防止餐后血糖上升。事实上，通过限制碳水化合物的摄入，许多2型糖尿病患者将能够通过第二阶段胰岛素反应来防止血糖的这种上升，并且在餐前不需要注射胰岛素。

遵循小剂量法则

遵循小剂量法则的核心是，当你摄入碳水化合物时，只摄入少量的缓慢作用碳水化合物，避免快速作用的碳水化合物。即使是作用最慢的碳水化合物，如果摄入量超过了本书后续章节（第 9~11 章）所推荐的量，它的作用速度也可能超过注射的胰岛素或第二阶段胰岛素的释放速度。

当你摄入少量的缓慢作用碳水化合物时，你的餐后血糖可能只会略有增加或根本不增加。但如果你摄入的缓慢作用碳水化合物量翻倍，那么你的血糖增加可能会超过两倍（要记住，高血糖会进一步导致更高的血糖水平）。如果你大量摄入缓慢作用的碳水化合物，它作用的速度会和少量的快速作用碳水化合物一样快，如果你感到饱胀，会加重中餐馆效应（见第 6 章）。

所有这些不仅要求你摄入更少的碳水化合物，还意味着你应当每天吃 4 或 5 次较小剂量的餐，而不是 3 次大餐。如果你是 2 型糖尿病患者，不需要药物治疗，这种饮食方法就可能对你很有效。这种计划的困难在于不方便实施，但有些人不介意，实际上他们更喜欢这种饮食方法。

对于不需要注射胰岛素的 2 型糖尿病患者，每天摄入小剂量餐可以非常有效地维持稳定的血糖水平。因为这种饮食是为第二阶段胰岛素反应量身定制的，所以血糖永远不会太高。这涉及每天要做一定准备工作并使之常规化，但可能会被日程的变化所打乱——疾病、旅行、家庭宴请等。然而，那些用注射胰岛素来覆盖餐点，并用非常快速作用的胰岛素纠正血糖小幅升高的人，每天不能吃超过三餐（见第 19 章）。

第 8 章

CHAPTER 8

制订治疗计划：基本治疗计划及如何制订

通过对前几章的阅读，你已经知道了有哪些因素可以影响你的血糖，现在我们可以开始讨论治疗计划了。对于大多数糖尿病患者，可以通过以下 4 种基本计划之一实现血糖正常化。尽管糖尿病只有两种主要类型（1 型和 2 型），但 2 型糖尿病有很多变种，因此对某个糖尿病患者有效的治疗计划不一定适用于另一个患者。每个计划都必须根据个体的具体情况进行定制。基本治疗计划的复杂性随着疾病的严重程度而增加。

对于 2 型糖尿病：

第 1 级：饮食和适当减重①。

第 2 级：饮食和适当减重，加上锻炼。

第 3 级：饮食和适当减重，加上锻炼，再加上口服胰岛素增敏药或者胰岛素类似物。

第 4 级：饮食和适当减重，加上锻炼，再加上注射胰岛素，可以选择是否加口服药物。

对于 1 型糖尿病：

与上面描述的第 4 级情况相似，但不同的是，患者需要每天多次注射胰岛素。针对 1 型糖尿病，通过运动来控制血糖的效果，其益处尚不明确。对于那些胰岛素需求特别大的人，例如肥胖者或患有多囊卵巢综合征（PCOS）

① 由于超过 80% 的 2 型糖尿病患者都超重，因此减重应该是大多数患者治疗方案中的重要部分。

的人，口服胰岛素增敏药可能会有所帮助。有关 PCOS，请参考附录 E。

制订治疗计划

什么是正常的血糖水平？非糖尿病个体的血糖范围是多少？答案取决于你询问的对象。多年来，我在科学文献中看到的数据范围为 60~140 mg/dL（3.3~7.8 mmol/L）。根据我对非肥胖的非糖尿病个体进行的随机血糖检测结果及大型人群研究的数据，我发现对于大多数非糖尿病个体，他们的血糖水平通常维持在一个相对狭窄的范围内——75~90 mg/dL（4.2~5.0 mmol/L）（通过指尖血测试）。但如果在进餐时摄入大量的快速作用碳水化合物，这一数值可能会有所变化。

在初步调整血糖后，我通常为我的大多数患者选择 83 mg/dL（4.6 mmol/L）作为目标。这个目标不是平均值，而是我们试图维持 24 小时的值。即使你的平均值是 83 mg/dL（4.6 mmol/L），但是如果你的血糖在 60~140 mg/dL（3.3~7.8 mmol/L）范围内反复波动，你仍然像在过山车上一样。我们的目标是摸索到一个精准的治疗计划，让你的血糖摆脱像过山车一样的波动，并保持稳定。

对于患有严重胃轻瘫的 1 型糖尿病患者，其胃排空不可预测。他们在餐后发生严重低血糖的风险非常高。因此，我通常会为他们设定一个稍微高一点的血糖目标，以确保他们的安全（见第 22 章）。

在设定初始目标时，最重要的考虑之一是，那些血糖水平升高已经数月或数年的人在血糖接近正常时，通常会出现类似低血糖的不适症状。习惯于血糖持续超过 300 mg/dL（16.7 mmol/L）的人可能在 120 mg/dL（6.7 mmol/L）时感到“颤抖”。在这种情况下，我们可能会以 160 mg/dL（8.9 mmol/L）作为初始目标。随着治疗的进行，我们会在几周或几个月的时间内逐渐降低目标至最终值。

初始的饮食计划和药物剂量即可立即达到期望的血糖水平，这并不常见。一些人在开始他们的治疗方案几天后可能会出现某些不适，例如某一餐吃得不够。因此，经常需要对所制订的计划进行实验，根据个人偏好和血糖水平进行微调。

如果患者因为看不到快速的改善而感到沮丧，那么在有需要的情况下，我会尝试每隔几天调整治疗方案，以展示我们的努力正在取得积极的进展。为此，我要求患者在最后一次培训访问后的大约一周内，通过电子邮件或传真将他们的血糖记录发送到我的办公室，特别是当初始治疗仅限于饮食调整时。如果我开具了胰岛素，我希望在几天内看到血糖谱整体变化的细节。在此期间，我当然会确保没有任何血糖值低于 70 mg/dL（3.9 mmol/L）。我要求所有新患者在血糖低于 70 mg/dL 或对他们的指示感到困惑时给我打电话，无论白天还是夜晚。根据血糖水平达到我们设定目标的速度，可能每隔几天或几周都需要额外的复诊或电话随访。

许多新患者从外地来到我的诊所，有些人甚至跋涉数千英里。显然，在这种情况下频繁的门诊访问是不切实际的。对于这些患者，我经常安排后续的“电话访问”而不是门诊访问。患者将他们的血糖通过 GlucograF 数据表传真或电子邮件发给我。

这些随后的复诊或电话互动使我能够对原始计划进行微调，并通过捕捉患者可能无意中犯的任何错误来加强培训计划。与仅阅读一本书或听几次讲座相比，这种互动式培训对患者来说更为有效①。

开始与你的医生或糖尿病教育师的治疗合作

尽管每个医生的治疗程序可能都会有所不同，但在接下来的章节中，我会尝试为你介绍我们糖尿病中心的工作方式。这样，你可以大致了解一个全面的糖尿病治疗计划是如何运作的。

根据我的经验，当治疗计划能为患者带来明显的效果时，他们通常会更加配合。血糖的显著改善、体重的正常化、糖尿病并发症停止进展或逆转，以及整体健康状况的提升，都能鼓励患者持续地遵循治疗计划。

糖尿病文献中经常提到患者“依从性”的重要性，治疗失败经常被归咎

① 尽管如此，我还是会为我的患者录下我的 4~6 小时训练课程，并把录制的音频发送给他们。本书读者可以在 www.rx4betterhealth.com 付费获得实际训练课程的音频。

于“缺乏依从性”。然而，我认为期望患者遵循一个解释不足的治疗计划是不合理的。尤其是所谓的美国糖尿病协会标准方法，在实践中它可能并不真正有效，由此患者可能缺乏坚持的动力。我们必须制订一个你理解并同意的明智、可行的计划。当我在诊室与我的患者合作时，我不仅只是让我的员工给他们打印一份饮食计划，然后就期望他们自动接受。这份计划需要一起协商制订。比如，你喜欢芜菁吗？很好，我们可能将它纳入你的饮食计划，尽管我认为我自己这辈子都不可能吃芜菁。这可以称为“医生的依从性”。把医生的个人偏好强行推荐给患者是不合理的，理解这一点至关重要。只有当患者理解并同意这个计划时，我们才能期望得到合作。然而，为了继续合作，患者必须看到积极的、迅速的效果。

并不是所有人都能遵循给定的治疗计划。你会发现，一个长期过度摄入碳水化合物的人立即开始遵循一个受限的饮食方案几乎是不可能的，但我们有办法解决这个问题（见第 13 章）。尽管有些人完全抵制锻炼，但对于大多数人，我们仍然能够制订出有效的治疗计划。例如，如果一个人的血糖应该通过饮食和锻炼来控制，但他拒绝锻炼，我可能会给他开降低胰岛素抵抗的药物。

最初的几次就诊

当我看到新患者时，对于那些住在附近的人，我更喜欢的是做一个初步的就诊访问，随后跟进一系列的治疗 / 培训访问，每次持续 2~3 小时。连续的长时间门诊访问对于呈现快速的结果是非常宝贵的。然而，大多数保险公司不愿意支付长时间的门诊访问费用——尤其是糖尿病培训——因此，可能需要将初步的检查和培训分解为多次简短的访问。尽管我不喜欢这样做，但我可能会对当地的患者这样做。但对于住得离我的诊室很远的患者，连续的短时间访问是不可行的。

在首次就诊时，我总是选择取患者的指尖血来测定其基线糖化血红蛋白（HbA1c）值。随着治疗的进行，只要患者遵循治疗建议，他们的血糖水平在接下来的几个月内毫无疑问会有所下降，这对他们来说是一个巨大的鼓励和动力。

我在治疗的前几天首选的程序是将访问分为 3 个阶段。但在见新患者之前，我会给他 / 她发送一个检验清单，列出第 2 章中所列出的血液和尿样检验项目。

初次就诊访问

除了简要地了解患者的糖尿病经历外，我还会与患者一起查看我收到的检测结果。然后，我们商议如何处理所有异常结果。

由于血糖水平对于制订治疗计划至关重要，所以在初次访问之前，我通常会要求新患者购买血糖测试用品、GlucograF 数据表和第 3 章中列出的其他用品。我提供血糖自我监测的指导原则（如你在第 4 章中所看到的），并要求患者学习如何使用这些设备。这样在后续的第一次治疗 / 培训访问中，我可以查看 1~2 周的血糖变化情况。我还可能给患者准备几个大瓶子，以便在随后的访问中收集 24 小时尿液样本。

第一次治疗 / 培训访问

如果在患者初次访问中我没有询问病史， 这次我会进行询问并针对糖尿病长期并发症进行体检。对于患糖尿病超过 5 年的患者，我通常都能发现糖尿病带来的许多长期并发症，而其中一些并发症在血糖正常化后有可能会得到逆转。体检将包括第 2 章中描述的部分检测项目或者所有检测项目。我们还要检查患者是否已经购买了正确的用品。如果没有做到，我们会提供一个用品清单（见第 3 章），并勾选适当的用品。

我们会讨论除了血糖控制以外的其他医疗问题的治疗方案。这不仅包括患者已经了解的疾病，还涵盖了通过血液测试、病史和体检所发现的各种问题。如果患者已经购买了用品并开始测量血糖，我会检查患者的操作技术，并在必要时进行纠正。

第二次治疗 / 培训访问

我有许多患者来自外地，所以第二次访问可能安排在第一次访问的第二天进行。但对于当地的患者，可能是一周后。在这次访问中，我们要做完体检。我们还会重新检查患者的血糖测量技术和是否会正确使用 GlucograF 表格。

如果我认为患者应该注射胰岛素，我会给出在第三次访问的前一晚和当天早上应该注射的胰岛素剂量的指示。对于那些从未注射过的患者，我还提供自我注射的培训（见第 16 章）。对于那些经验丰富的胰岛素使用者，我会评估他们的自我注射技巧，并在必要时进行纠正。根据我的经验，大多数使用胰岛素的患者之前都被教导了不正确的注射方法。因为任何人都有可能受到感染（见第 21 章）或需要接受类固醇治疗，而这两种情况都可能导致血糖显著上升，所以我会教授每一个糖尿病患者胰岛素注射的方法，即使他们现在并不使用胰岛素。

在这次访问中，患者需要带上在之前一周或几周内收集的血糖数据，以及在典型的一天里所吃的食物的单独列表。这些信息使我能够估计患者是否需要用药来控制血糖，并告诉我他所喜欢的食物。这些食物可能会被我们纳入饮食计划中；此外，这些血糖数据为我们提供了患者在开始新治疗方案前血糖状况的直观概览。随后，我们可以回顾这些数据，以便评估治疗的效果和进展。与其他初始访问一样，我们的大部分时间将用于培训①。

最重要的是，在这次访问中，我会与患者一起商议饮食计划（见第 11 章）。

第三次治疗 / 培训访问

这次访问可以在第二次之后的任何时间进行。我继续培训患者，并在 GlucograF 数据表的顶部输入所有“需要记住的数据”（见第 5 章）。利用这次访问，我会针对脚部护理给予口头指导，并提供关于脚部护理的打印材料（见附录 D）。

在这一天，如果患者醒来时的血糖高于我们的目标值，他们会按照指示使用快速作用的胰岛素试验剂量，以降低血糖至目标范围。若醒来时的血糖低于目标值，他们则会用葡萄糖片来提高血糖至目标水平。这样，我们可以验证或调整我对胰岛素或葡萄糖在降低或提高个体血糖方面的估计。

① 我的培训项目在本质上与本书内容一致。我希望医生在没有太多时间教授患者的情况下，可以利用这本书来协助完成这项任务。

设定血糖目标

当我在这本书中谈论血糖时，我指的是对指尖血的血糖测量。当我讨论“正常”的血糖值时，我指的是非肥胖的非糖尿病个体的血糖值，以及那些在摄入高碳水化合物餐 5 小时后测得的血糖值。

根据我的经验，只要使用正确的血糖仪，其测量值与你从医生那里发送到临床实验室的静脉血浆测量值几乎完全一致。我已经观察过许多非糖尿病、非肥胖的成年人的指尖血糖测量。这包括那些进入我的诊所试图向我销售血糖仪的销售人员——我总是要求他们现场测量自己的血糖作为演示①。还有我的患者的非糖尿病家属，如配偶、父母或兄弟姐妹，我也会要求他们进行血糖测试。它通常约为 83 mg/dL（4.6 mmol/L）。因此，我告诉我的患者，无论什么年龄，要追求的正常值都是 83 mg/dL（4.6 mmol/L）。我还没有机会测试大量的非糖尿病儿童，但文献显示，儿童的正常血糖值会更低②。

关于测量 HbA1c，我诊所里有一台精密的仪器，我发现它与主要临床实验室的测量结果几乎完全一致。因此，在每次常规访问时，我都会为每位患者检查 HbA1c 值，并经常为非糖尿病的亲属检查。基本上，那些非肥胖的非糖尿病个体的 HbA1c 水平在 4.2%~4.6% 的范围内。我有一些糖尿病患者，在治疗下，现在的 HbA1c 已低至 4.1%。这与美国糖尿病协会的推荐标准有着显著的差异。美国糖尿病协会认为 HbA1c 的值在 6% 以下就是正常，只有当水平超过 7% 时才进行干预。在我看来，这实际上是“对糖尿病患者的严重伤害”

① 以前当一些非糖尿病销售代表拿着血糖仪来到我的办公室时，我常会和他们开一些小玩笑。当他们展示他们的血糖仪时，我会拿出我的仪器做比较。我总是用他们的血液来测试，因为我自己的手指已经被扎得够多了。我会装模作样地“猜”他们的血糖值，假装认真检查他们的皮肤，然后随机说出一个数值。这个数值总是 83 mg/dL，但他们并不知道。我几乎总能在 ±3 mg/dL 的误差范围内猜中。当然，你也知道我并没有什么特异功能，这只是因为我看过太多非糖尿病个体随机指尖血糖的读数，所以我知道他们的血糖值通常会是多少。

②《新英格兰医学杂志》上发表的一项研究发现，空腹血糖值为 87 mg/dL（4.83 mmol/L）或更高的非糖尿病男性，比血糖值低于 81 mg/dL（4.50 mmol/L）的人更有可能发展成糖尿病。另一项于 1999 年 1 月发表在《糖尿病护理》杂志上的研究显示，大约 2000 名健康男性在 22 年的时间里，空腹血糖高于 85 mg/dL（4.72 mmol/L）的人的心脏病死亡风险增加 40%。令我惊讶的是，一家主要胰岛素制造商的医学总监最近告诉我，他们发现大多数非糖尿病男性的血糖在约 70 mg/dL（3.9~4.4 mmol/L）。墨西哥的糖尿病专家斯坦·德·洛奇博士测试了 300 名非糖尿病儿童，发现所有人的血糖都在约 70 mg/dL（3.9~4.4 mmol/L）。

的另一个例证。

美国糖尿病协会关于血糖的“严格控制”的推荐，如下所示（来自其网站）：

“理想情况下，餐前血糖水平在 90~130 mg/dL（5.0~7.2 mmol/L），餐后 2 小时内低于 180 mg/dL（10 mmol/L），HbA1c 水平低于 7%。”

美国糖尿病协会继续指出，严格控制（我所主张的）“并不适合每个人”。我认为这是“胡说”！美国糖尿病协会定义的严格控制根本就不严格，我会称之为“失控”！

将 HbA1c 转换为血糖值

很多年前，我根据大量的 HbA1c 值和我的患者提交的数据表中的数千个血糖值，提出了一个将 HbA1c 转换为平均血糖值的公式。

我的公式与其他一些公式不太一样，也许是因为其他人没有收集全天的血糖，也没有涵盖数百甚至数千名患者，更没有覆盖 4 个月的时间。我的公式非常简单。5% 的 HbA1c 相当于平均血糖读数为 100 mg/dL（5.6 mmol/L）。在 5% 的基础上，每提高 1% 对应于血糖增加 40 mg/dL（2.2 mmol/L）。因此，7% 的 HbA1c 将对应于平均血糖 180 mg/dL（10.0 mmol/L）。

根据我的经验，这个公式对于低于 5% 的 HbA1c 值是无用的，对于平均血糖大于 200 mg/dL（11.1 mmol/L）的值也可能不适用。对于一个新患者，如果血糖大于 200 mg/dL，我们会迅速将其降至 100 mg/dL（5.6 mmol/L）或更低。这样一来，新患者就不会带着数百个超过 200 mg/dL 的血糖数据来让我进行精确计算，而我也不希望他们这么做。

2002 年 2 月，《糖尿病护理》（*Diabetes Care*）杂志发表的一项研究报告了一个换算公式。该公式对于比我的范围更宽的平均血糖值都有效，包括远高于和低于 100 mg/dL 的值。在 100~200 mg/dL 的范围内，它给出的结果接近于我的。这个公式是：平均血浆葡萄糖 =（35.6 × HbA1c）− 77.3 mg/dL。

那么，考虑到所有这些数字，我们如何设定一个目标正常值？让我们看一例可以通过饮食和锻炼来控制疾病的 2 型糖尿病患者。在这里，我们希望争取在餐前、餐中和餐后的血糖均保持在约 83 mg/dL（4.6 mmol/L）。然而，如果他的血糖在约 90 mg/dL（5.0~5.5 mmol/L），那么是否要引入药物进一步降低血糖将由我和患者共同决定。如今，很多患者都不太愿意接受任何未经过美国食品药品监督管理局（FDA）认证的药物，尽管其中许多药物实际上是相当温和的。如果我们有一名需要像二甲双胍这样的增敏药的 2 型糖尿病患者，我们当然可以争取实现在餐前、餐中和餐后的血糖为 83 mg/dL。实际上，我会与患者合作，调整药物，使用长效或短效片剂来达到这个目标。

2 型糖尿病患者如果需要非常少量的胰岛素（如每次剂量 1~2 单位），他们的低血糖风险非常低。如果血糖过低的话，身体通常会自动“关闭”他们自身产生胰岛素的途径。这类人群也非常适合将血糖控制在 83 mg/dL 的目标值。

对于 1 型糖尿病患者，几乎所有的人都需要注射胰岛素。这样我会暂时将目标提高到 90 mg/dL（5.0 mmol/L）或更高，尽管我们知道，即使在普通的非糖尿病人群中，空腹或餐后血糖为 90 mg/dL（5.0 mmol/L）的人的死亡率也比血糖为 83 mg/dL（4.6 mmol/L）的人略高。如果能够在不经常出现低血糖的情况下实现，我会逐渐将血糖控制目标调整到 83 mg/dL（4.6 mmol/L）。我自己也一直以此为目标。

设定一个目标可能意味着，为了达到这个目标，你可能需要做出一些调整或修正。如果你是 2 型糖尿病，通常你的血糖最终会下降——可能很快，也可能要经过好几个小时。假如你是 1 型糖尿病并注射大量的胰岛素，当你在饮食中犯了一个错误而导致血糖上升时，你必须注射额外的、经过校准的快速作用的胰岛素来降低你的血糖；反之，如果血糖太低，就服用葡萄糖片来提高它。

对于处于 2 型糖尿病非常早期阶段的新患者，我可能会看到低血糖和高血糖两种情况。这可能是因为 2 型糖尿病的早期“病变”之一是难以储存身体制造的胰岛素。所以这样的人，其自身会为一餐制造胰岛素，并且在餐后继续制造，甚至更多。一个非糖尿病个体在制造额外的胰岛素时会储存它，但早期的 2 型糖尿病患者可能会在胰岛素生成时将部分或全部释放到血流中，从而使血糖过低。这种猜测也解释了为什么第一阶段胰岛素反应减弱——只是没有足够的胰岛素储存来充分覆盖一餐。这就是为什么要遵循低碳水化合物饮食的另一个原因。这样患者可能会时不时地经历约 70 mg/dL（3.9~4.4mmol/L）甚至是 60 mg/dL（3.3 mmol/L）的低血糖，这些人必须随身携带葡萄糖片，以将血糖提高到他们的目标水平，通常是 83 mg/dL（4.6 mmol/L）。如果他们因为某些原因（失误）导致血糖升高，不需要注射胰岛素来降低血糖，因为他们的身体会自动补充胰岛素，这可能比注射胰岛素的效果更快。

设定治疗目标

在第三次就诊时，我们通常会列出一个治疗目标清单。我们到底要达到什么目标，如何达到，以及在什么时间范围内能达到？患者和我一起来讨论这个目标清单，以确保患者理解并同意。以下清单是我希望任何一名患者都能达到的典型目标。请记住，这本书的内容正是我为患者所提供的培训的精髓。所以，如果你现在还不能完全理解这些目标，不必感到沮丧。可以为这一章做个标记，等读完整本书后再回头看。到那时，你应该能够完全领会我的方法的整体思想，从而这些目标也会变得更有意义。届时，也许你也已经为自己设定了明确的目标，尤其是如果你之前还没有为自己设定过这样的目标。

√ 血糖谱的正常化。

√ 改善或使对血糖控制有反应的各项指标正常（见第 2 章）：糖化血红蛋白（HbA1c）；红细胞镁；脂质谱；血栓形成风险谱；肾功能谱。

√ 达到理想体重（在适当的情况下）。

√ 完全或部分逆转糖尿病并发症，包括脚部的疼痛或麻木、与糖尿病相关的视网膜或肾脏问题、胃轻瘫、心脏自主神经病变、神经性勃起功能障碍、体位性低血压等。如果血糖保持正常，这些改善将在几周到几年内出现，取决于特定问题及其严重程度。

√ 减少低血糖发作的频率和严重程度（在适当的情况下）。

√ 缓解与高血糖相关的慢性疲劳和短时记忆损害。

√ 改善高血压或使血压恢复正常。

√ 减少对 β 细胞的需求。如果在开始我们的方案之前 C 肽是存在的（也就是说，胰腺正在产生可测量到的胰岛素），那么要是采用一个最大限度地减少对β细胞需求的方案，葡萄糖耐受性应该会改善。这是一个非常重要的目标。请记住，对于2型糖尿病患者，现在所做的一点努力就可以避免将来每天需要注射5次或更高剂量胰岛素。β细胞耗竭（见第6章）通常是可以被预防或部分逆转的。

√ 增加力量、耐力和幸福感。

√ 大约40%的新患者在初次测试时显示甲状腺功能减退。因此，我们尝试通过使用T3和（或）T4药物替代疗法来使T3和T4的血液水平恢复正常。当T3、T4血液水平正常时，我们期望纠正之前的疲劳、寒冷、脱发、记忆力差、血脂异常等。

患者可能希望添加一些个人目标或者要求。如果可能的话，医生应该尊重患者的这些目标和要求。例如，我有几名患者愿意按照我的要求做任何事情，只要我不让他们使用胰岛素。对于某些人来说，我认为在刚开始治疗时，这样的要求也算是合理的，尽管这可能会增加β细胞耗竭的风险。毕竟，如果不能获得患者的合作，我们什么都做不到。

02

第二部分

治疗篇

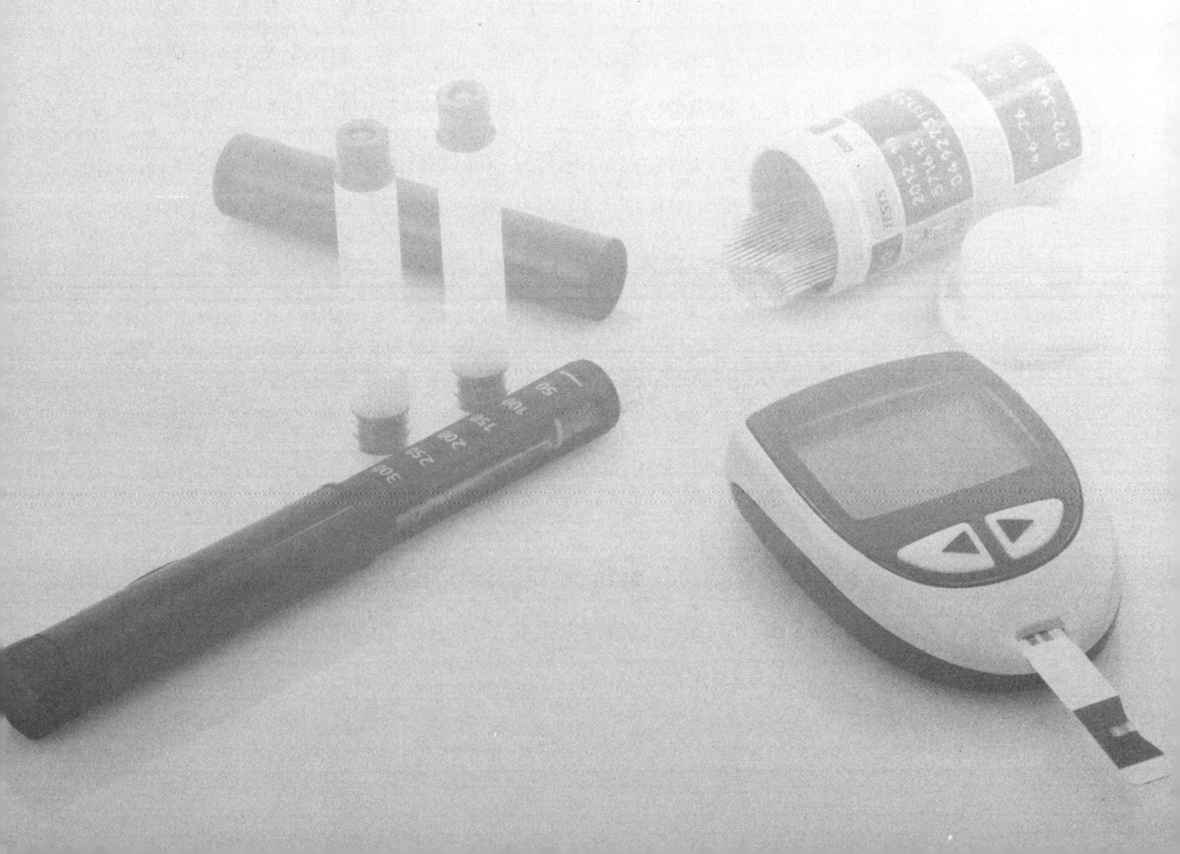

第 9 章

CHAPTER 9

基本食物种类：你所了解的关于饮食的大部分知识可能都是错误的

在第 1 章，我们分别探讨了糖尿病患者与非糖尿病个体对特定餐食的反应。在这里，我们将讨论特定种类的食物是如何影响你的血糖的。

关于饮食、营养和药物的一个有趣事实是：尽管我们可以大致预测大多数人对特定饮食或医疗方案的反应，但每个个体对特定食物或药物的具体反应仍然是难以预测的。不过，我们可以通过实践和不断试错来找到最佳答案。

我们所摄取的食物，去掉水分和不可消化的成分，可以分为 3 个主要类别：蛋白质、脂肪和碳水化合物，它们提供热量（卡路里），也就是能量（酒精也提供热量，将在后文讨论）。很少有食物只含有一种类型的营养成分。蛋白质食物通常含有脂肪；碳水化合物食物也经常含有一些蛋白质和脂肪。常见的含有近乎 100% 脂肪的食物有油、黄油、某些植物性黄油和猪油。

因为我们的主要关注点是血糖控制，所以我们会重点探讨这 3 种主要的热量来源是如何对血糖产生影响的。如果你是一个长期的糖尿病患者，并且多年来一直遵循标准的美国糖尿病协会（ADA）的指导，你会发现你即将阅读的内容与其饮食指南大相径庭。这种差异是有其深层原因的，你很快就会明白其中的缘由。

当我们吃东西时，消化过程会将这 3 种主要的食物分解成它们的基本组成部分。然后这些基本组成部分被吸收到血液中，并重新合成我们所需要的各种物质，从而保证身体的正常运转。

蛋白质

蛋白质是由一种被称为氨基酸的基本组成部分构成的。通过消化，饮食中的蛋白质被消化道中的酶分解成氨基酸。这些氨基酸可以重新组合成新的物质，不仅是肌肉、神经和重要器官，还包括激素、酶和神经化学物质。它们也可以转化为葡萄糖，但非常缓慢且效率低下。

我们可以从众多食物中获取蛋白质，其中蛋清、奶酪和肉类（包括鱼和家禽）是蛋白质含量最高的食物，它们几乎不含有碳水化合物。植物性食物，如豆类、种子和坚果等，其蛋白质的含量相对较低。这些植物性食物除了蛋白质外，还含有脂肪和碳水化合物①。

蛋白质和碳水化合物是我们血糖的两种饮食来源。动物来源的蛋白质食物按重量只含有大约 20% 的蛋白质，每盎司（约为 28.35 g）约含 6 g 蛋白质，其余的是脂肪、水和（或）不可消化的“软骨”。在血糖下降过低、血清胰岛素水平不足或身体的其他氨基酸需求已经得到满足的情况下，我们的肝脏（较小程度的肾脏和肠道）在胰高血糖素的指导下②，可以非常缓慢地将这 6 g 蛋白质中的大约 36% 转化为葡萄糖③。碳水化合物和脂肪都不能转化为蛋白质。

在许多方面，我的观点与医学界关于糖尿病患者和蛋白质的一些公认观念都截然不同。如果你要控制血糖，蛋白质将成为你饮食中最重要的部分，正如狩猎采集时代我们的祖先所做的那样。

如果你是一个长期的糖尿病患者，并对多年来的治疗效果感到沮丧，你可能已经习惯性地认为蛋白质比糖更有害，并且认为蛋白质是导致肾脏疾病的原因。我曾有过相同的误解——正如我之前提到的，多年前我有实验室检验证据显示我患有晚期蛋白尿，这意味着可能是危及生命的肾脏疾病，但在

① 磷酸盐是蛋白质消化的副产品，其排出体外需要钙——每 10 盎司（283.5 g）蛋白质食物大约需要 1 g 钙。如果你不怎么吃奶酪、奶油、牛奶（碳水化合物含量过高）、酸奶或骨头等富含钙的食物，最好服用钙补充剂，可以防止骨骼缓慢流失钙质。我推荐含镁和维生素 D 的柠檬酸钙配方。

② 还包括其他所谓的逆调节激素，如皮质醇（cortisol）和生长激素（growth hormone）。

③ 这大约占蛋白质食物总重量的 7.5%。比如你吃了一个 3 盎司（85 g）的纯肉汉堡包，不含面包，作为午餐，它的蛋白质可以通过肝脏慢慢转化为不超过 6.5 g 的葡萄糖。

这种情况下，传统的智慧只是一个“神话”。

非糖尿病个体即使摄入大量蛋白质也不会得糖尿病肾病；血糖正常的糖尿病患者也不会得糖尿病肾病。高蛋白饮食不会导致糖尿病患者或其他人得肾病。在美国的养牛州，尽管许多人几乎每顿饭都吃牛肉，但那里的肾病发病率并不比牛肉价格更高、消费较少的州高。同样，素食者与非素食者的肾病发病率相同。糖尿病特有的高血糖以及为了覆盖摄入的高碳水化合物而需要的高水平胰岛素（导致高血压），在很大程度上导致了与糖尿病相关的并发症。

脂　肪

关于脂肪的巨大谎言

脂肪，尽管并无真正的过错，却成了美国饮食界的“头号恶魔”。美国有超过一半的人口超重并非虚言，而且肥胖人口的数量还在增长。

目前，美国政府的饮食建议以及几乎所有被视为“有信誉”的组织都推荐，日常摄入的热量中来自脂肪的部分不应超过35%。但实际上，能够真正遵循这一建议的人并不多，而且还有一些组织建议了更低的脂肪摄入比例。我们文化中对低脂的狂热导致了碳水化合物摄入的增加。只要在糖果或饼干上贴上“无脂”标签，其销量就会飙升。其实，认为摄入脂肪会让你变胖的观念，就像说吃西红柿会让你变红一样，从科学上都是不合逻辑的。

这种错误的思维是目前盛行的“智慧”的背后原因。这种“智慧”认为饮食中的脂肪与高血清胆固醇之间存在不可避免的联系。大家似乎一致认为，如果你想减重和降低胆固醇，你只需要大量摄入碳水化合物，限制肉类的摄入，并尽可能地减少脂肪的摄入。然而，现代许多科研人员在研究这一问题时已经发现，那些富含高碳水化合物的水果和谷物的饮食并不像我们所想象的那么“无害”。事实上，已经有研究显示——这也是我在自己和我的患者身上观察到的——这样的饮食会增加体重，提高血液中的胰岛素水平，并导致大多数与心脏病相关的风险因子的水平提高。

2001年3月30日，科学作家Gary Taubes在全球知名的《科学》（*Science*）杂志上发表了一篇冷静且公正的获奖文章，深入地探讨了他所称的“饮食脂肪的软科学”（The Soft Science of Dietary Fat；此文章的全文可在www.diabetes-book.com/articles/ssdf.shtml上查看）。Taubes引用了反对脂肪运动在试图改善美国人健康方面的失败例子：

> “例如，自20世纪70年代初以来，美国人的平均脂肪摄入量已从总热量的40%以上降至34%；平均血清胆固醇水平也有所下降……”
>
> “与此同时，从20世纪60年代初到1980年，美国的肥胖率保持不变，但从那时以后便急剧上升——从人口的14%上升到超过了22%（图9-1）。糖尿病的发病率也同步增加。肥胖和糖尿病都增加了患心脏病的风险，这可能解释了为什么心脏病的发病率没有下降。正当政府大力向美国民众推广低脂饮食的建议时，一场肥胖症的流行却暴发了。这暗示了一种可能性——低脂饮食可能有意想不到的后果，其中之一就是体重增加。我们大多数人都曾预测：由于脂肪的热量高，如果我们能让人们降低其脂肪摄入量，就会看到体重减少。不过，美国国立卫生研究院（NIH）的Bill Harlan承认，‘但实际上，我们看到的恰恰相反’①。”

我强烈建议你阅读Taubes的文章，这将让你了解到在制定“科学”指南时所涉及的个人、经济和政治利益上的各种原因。你也可以把Taubes的《我们为什么会变胖》（Why We Get Fat. Knopf，2010）一书送给你的医生。

根据NIH的数据，2017—2018年美国全国健康和营养检查调查（NHANES）显示，超过73.1%的美国人超重，超过42.4%的人肥胖。NHANES还显示，2~5岁的儿童中有13.4%超重，6~11岁的儿童中有20.3%超重，而12~19岁的青少年中近21.2%超重。

在进化的时间尺度上，农业社会的出现相对较晚，即大约在一万年前才开始。与全年都有的各种水果和蔬菜的现代社会不同，在此之前的数百万年里，由于没有稳定的谷物供应，我们的祖先是猎人，吃的是他们在当地环境中能

① 与传统观念相反，发表在《美国营养学院杂志》（*Journal of the American College of Nutrition*）上的一项研究表明，脂肪中的可代谢热量与碳水化合物中的大致相同。

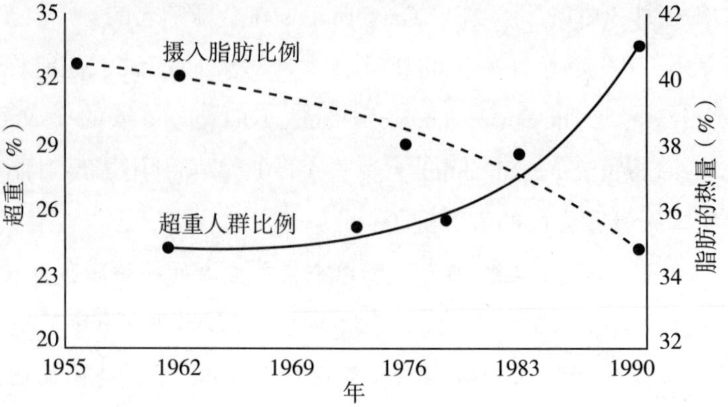

图 9-1 1955—1990 年，尽管摄入的热量中脂肪的比例下降，但美国超重人群的比例增加了近 50%。引自：Journal of the American Dietetic Association, 1995, 45: 417-420. 经美国营养与饮食学会许可使用

找到的食物，主要是肉、鱼、部分禽类、爬行动物和昆虫——这些食物几乎全年都有，主要是蛋白质和脂肪。在温暖的天气里，在某些地区，他们可能会吃到当地的水果、坚果和浆果。这些食物并没有经过特殊培育，如增加甜味（那时还没有农业）。如果在温暖的季节他们的身体储存了脂肪，那么这些脂肪在冬天就会被消耗掉。尽管在过去的两个世纪里，水果、谷物和蔬菜在我们这个国家一直全年都有供应，但在食物供应历史上，经常因为饥荒而中断。这一现象在某些文化中比其他文化更为严重。据我们所知，地球的历史是一个饱和（很少）和饥荒交替的历史，这表明饥荒会像过去几十年在各个地方发生的那样，一次又一次地来袭。

有趣的是，现代社会似乎存在一种向肥胖发展的遗传倾向。但在史前的饥荒中，这种倾向实际上是一种有效的生存方法。具有讽刺意味的是，那些今天最容易患上 2 型糖尿病的人的祖先，在史前时期并不是生病和垂死的那群人，而是生存下来的人。如果今天美国发生饥荒，猜猜谁最容易地生存下来？是那些最容易患上 2 型糖尿病的人。对于那些生活在食物供应不稳定的恶劣环境中的人来说，能够在食物充足时最有效地储存脂肪的人，例如，像大多数 2 型糖尿病患者那样有胰岛素抵抗并渴望碳水化合物的人，会有更大的生存优势，并繁衍后代。

如果你深入思考一下，会发现这是非常有道理的。如果农民想要让他的猪或牛增肥，他不会喂它们肉或黄油和鸡蛋，而是喂它们谷物。如果你想让自己变胖，只需开始大量摄入面包、意大利面、土豆、蛋糕、谷物和饼干——所有这些都是高碳水化合物的食物。如果你想加速增肥过程，那就与碳水化合物一起摄入膳食脂肪。确实，有两项研究显示，作为高碳水化合物饮食的一部分，摄入的膳食脂肪被转化为体脂；而作为低碳水化合物饮食的一部分，摄入的脂肪则被代谢或消耗掉。

胰岛素与脂肪的关联

对于大多数美国人来说，体内脂肪的主要来源不是膳食脂肪，而是碳水化合物。碳水化合物被转化为血糖，然后在胰岛素的帮助下，由脂肪细胞转化为脂肪。请记住，胰岛素是主要的储存脂肪的激素。无论你是 2 型糖尿病患者还是非糖尿病者，吃一盘意大利面后你的血糖都会上升。那么为了覆盖或防止血糖的上升，你的胰岛素水平也会上升。所有那些没有被作为能量消耗掉或储存为糖原的血糖，都会被转化为脂肪。因此，理论上，从吃一个高碳水化合物的“无脂”甜点中，你可能会比吃一个带有脂肪的嫩牛排增加更多的体脂。但是如果伴随着面包、土豆、玉米等一起摄入，牛排中的脂肪也更有可能被储存。

脂肪酸是脂肪的基本组成部分，可以被你的身体代谢（消耗）、储存或转化为其他化合物，具体取决于身体的需求。因此，脂肪在身体中总是处于动态变化，被储存、出现在血液中和转化为能量。血液中的甘油三酯（脂肪的储存形式）的量取决于遗传、运动量、血糖水平、饮食、内脏（腹部）脂肪与瘦体重（肌肉）的比例，尤其是近期的碳水化合物摄入量。瘦且健康的人对胰岛素非常敏感（即有反应），其不仅甘油三酯的血清水平低，胰岛素的水平也低。但即使是他们，在摄入高碳水化合物的餐后，甘油三酯水平也会上升，因为多余的血糖被转化为脂肪。腹部脂肪（以及在较小程度上的总体脂肪）与瘦体重的比例越高，你对胰岛素的敏感性就越低。在肥胖人群中，他们的甘油三酯在血液中总是呈现高水平。减重时，这一数值有时也会升高，这是因为脂肪从储存中释放出，进入血液，用于转化为能量。高甘油三酯水平不仅是胰岛素抵抗的直接原因，而且还会导致血管壁上的脂肪沉积（动脉硬化）。研究表明，如果将高浓度的甘油三酯或脂肪酸注入训练有素的运动员的肝脏的血供中，即使是对胰岛素非常敏感的人，也会暂时变得对胰岛素抵抗。所以，这里最重要的一点是：胰岛素抵抗以及糖尿病并发症的其他风险因素，可以通过摄入较少的碳水化合物、使血糖正常化和减轻体重来逆转，我们稍后会更详细地讨论这一点。

如果你变得肥胖，你会产生更多的胰岛素，变得对胰岛素有抵抗性（这将需要你产生更多的胰岛素），并且会变得更加肥胖，因为你会创造更多的脂肪并储存更多的脂肪。你会进入图 1–1（见第 1 章）所描述的恶性循环。

思考一下，我之前提到的那块牛排。如你所知，身体可以将蛋白质转化为血糖，但这个过程非常缓慢且效率不高。因此，来自第二阶段胰岛素反应的血清胰岛素水平，或者甚至是餐前注射的胰岛素，就可能足以防止单独摄入蛋白质所导致的血糖上升。膳食脂肪不能转化为血糖，因此它不会导致对血清胰岛素或注射胰岛素的需求增加[①]。假设你吃了一块 6 盎司（约 170g）的牛排，没有碳水化合物配菜，这样不需要太多的胰岛素就可以保持你的血糖稳定，而较低的胰岛素水平只会使少量的脂肪被储存。

现在考虑一下，如果你吃的是一个与那块牛排热量完全相同的“无脂”高碳水化合物的甜点，会发生什么？为了应对甜点中的糖和淀粉，你的胰岛素水平会急剧上升。请记住，胰岛素也是合成和储存脂肪的激素。既然是甜点，你可能不会在吃完后立刻去跑马拉松，所以你新产生的大部分血糖也不会被消耗掉。相反，其中的很大一部分会转化为脂肪并被储存。

有趣的是，与碳水化合物一起摄入脂肪实际上可以减缓碳水化合物的消化，从而可能减缓血糖水平的上升。如果你吃的是加了油醋汁的绿色沙拉，这种方法可能相对有效。但如果你吃的是普通的甜点，或者同时吃了牛排和烤土豆，消化的减缓不会阻止糖尿病患者的血糖上升。

尽管主流媒体让我们相信脂肪是“邪恶”的，但事实并非如此。事实上，许多研究者对“脂肪替代品”的潜在危险越来越担忧。脂肪对于生存是绝对必要的。大脑的很大一部分是由脂肪酸构成的，没有必需脂肪酸，你会死亡。这一点就像身体不能制造必需氨基酸一样，必须通过食物摄入。

① 除了中餐馆效应（见第 6 章）。

糖尿病患者受到动脉硬化等疾病的影响较为严重。这导致了长久以来的一个错误观念，即认为糖尿病患者由于摄入的脂肪比非糖尿病个体多，从而导致了异常的脂质谱[①]。人们曾经认为膳食脂肪导致了糖尿病的所有长期并发症。遗憾的是，多年来这始终被医学界的大多数人视为不争的事实。然而，事实上，许多血糖控制不佳的糖尿病患者的高脂质水平与他们摄入的脂肪无关。大多数糖尿病患者摄入的脂肪很少——他们已经被“洗脑”，害怕它。高脂质水平不是过多的膳食脂肪导致的症状，而是血糖过高带来的症状。事实上，大多数非糖尿病个体，其脂肪的摄入与他们的脂质水平几乎没有关系。

另一方面，如我们稍后将讨论的，高碳水化合物的摄入可能导致“非糖尿病个体”出现通常与糖尿病相关的一些并发症。

大约在 55 年前，我采用极低脂肪加高碳水化合物的饮食方案，那时我的空腹甘油三酯水平非常高 [通常超过 250 mg/dL（2.82 mmol/L）]，血清胆固醇水平也高 [通常超过 300 mg/dL（7.76 mmol/L）]，并且出现了许多血管并发症。当我开始采用极低碳水化合物饮食方案，并且没有限制脂肪摄入时，我的脂质迅速下降。现在，我已经快 90 岁了，我有与奥运会运动员一样的脂质水平，显然是得益于为了使我的血糖正常化而吃低碳水化合物的饮食。我经常锻炼可能也对我的脂质水平有所帮助——但是在此之前，也就是我的脂质水平异常的时候，虽然我也锻炼，但脂质水平并没有得到改善。

挑战你的医生。询问他在低脂饮食下的脂质水平是否可以与我在高脂、低碳水化合物饮食下的脂质水平相媲美：

· 低密度脂蛋白（LDL）（“坏”胆固醇）：53 mg/dL（1.37 mmol/L）。低于 100 mg/dL（2.59 mmol/L）被认为是正常的。

· 高密度脂蛋白 HDL（“好”胆固醇）：123 mg/dL（3.18 mmol/L）。高于 39 mg/dL（1.01 mmol/L）被认为是正常的。

· 甘油三酯：45 mg/dL（0.51 mmol/L）。低于 150 mg/dL（1.70 mmol/L）被认为是正常的。

· 脂蛋白（a）：检测不到。低于 10 mg/dL 被认为是正常的。

① 血脂谱是指血液中胆固醇、高密度脂蛋白（好胆固醇）、低密度脂蛋白（坏胆固醇）和甘油三酯水平。现在一些医生认为脂蛋白（a）是血脂谱的一个必要组成部分（见第 2 章）。

与流行的错误观念相反，脂肪并不是“恶魔”。它是身体储存能量的方式，同时也是维持大脑等重要器官正常运作的必需成分。如果没有了必需的脂肪酸，你的身体将停止运作。

碳水化合物

我之所以把碳水化合物放在最后，是因为它是对血糖影响最大的食物种类。如果你和大多数糖尿病患者或者生活在工业化社会的大多数人一样，你的饮食可能主要是碳水化合物，如谷物、水果、面包、蛋糕、豆类、零食、大米、土豆、意大利面、早餐麦片、百吉饼、松饼等。它们看起来不同，但从饮食成分的角度看基本是一样的。

如果你已经肥胖，我们有理由认为你对这些食物有着强烈的渴望并大量摄入，同时可能尽量在避免脂肪。研究表明，你吃脂肪比吃碳水化合物会更好，单独的脂肪会被燃烧掉。不过，请记住：高碳水化合物食物和脂肪的组合会促进脂肪的储存。

因此，美国人因为过度摄入脂肪而超重是一个错误观念。美国人之所以肥胖，主要是因为糖、淀粉和其他高碳水化合物食物。

在一项探讨饮食摄入的糖与心血管健康关系的研究中，美国心脏协会（AHA）发现美国人每年平均摄入的添加糖[①]超过70磅（约32kg）[②]。这一数值在1970—2004年期间增加了近20%。这里的关键词是“添加”，并不包括食物中天然存在的淀粉和糖。根据俄勒冈健康科学大学的一份报告，一杯12盎司（约355mL）的星巴克大杯焦糖摩卡饮料中含有45茶匙的添加糖[③]。

这种糖摄入量的增加与建议摄入较少脂肪的时间相吻合，但这并非巧合。正是在1984年，美国国立卫生研究院（NIH）开始建议所有民众减少脂肪摄入。

① 添加糖：在加工或烹饪过程中人为添加的糖，例如糖果、甜饮料、糕点以及甜点中的蔗糖、玉米糖浆、高果糖玉米糖浆等。

② 你可以在《循环》杂志2009年的文章中阅读关于这项研究的描述（http://circ.ahajournals.org/cgi/content/full/120/11/1011）。

③ 1茶匙（teaspoon，简称tsp）：通常用于测量烹饪和烘焙中的小分量调味料或配料。一个标准的茶匙体积约为5mL，大约可盛装4g糖。因此，45茶匙的添加糖约为180g。

这也与一个全新的、价值数十亿美元的低脂和无脂食品行业的创建非常吻合，其中许多食品的糖分极高。15年以后，美国政府一直计划发表一份报告，要坚定地将脂肪定性为某些科学家所坚信的主要祸因。问题是，研究人员不能对实际的数据做“反向工程”，而使科学适应这种假设。不幸的是，那个指责脂肪的计划被悄无声息地放弃了，甚至没有一份新闻稿出来说：“我们犯了错。”因此，我们中的很多人仍然被蒙在鼓里。事实上，他们真的错了。

毫无疑问，主流媒体已经让你了解到了无数宣扬饮食中高“复杂碳水化合物”价值的书籍、饮食和食品广告。运动员在大型比赛或马拉松赛前“装载碳水化合物”。电视和广播广告赞扬X品牌运动饮料比Y品牌更有价值，因为它含有更多的“碳水化合物”。美国心脏协会的一项研究显示，甘油三酯和“坏胆固醇”之间有足够强的关联，更不用说增加超重和肥胖的可能性。因此美国心脏协会建议大幅度减少添加糖的摄入。这是该组织迄今为止发表的最强烈的声明，但我会说美国心脏协会做得还不够！

有一点要说明的是，你确实可以完全依赖一个不摄入碳水化合物的饮食来生存，考虑到主流媒体对高“复杂碳水化合物”和低脂饮食的热衷，这听起来可能令人震惊并难以置信。有必需氨基酸和必需脂肪酸之说，但没有所谓的必需碳水化合物。此外，通过坚持一个不含碳水化合物但含有高脂肪和蛋白质的饮食，你可以降低心脏病风险指数——血清胆固醇、甘油三酯、低密度脂蛋白等——尽管这会剥夺所有你自己最渴望的所谓“有趣食物”①。长期以来，我们都被灌输“碳水化合物是最好、最良性的食物来源”的观点，那么我的说法怎么可能是真的？

作为医生，如果我建议你这样的糖尿病患者采取一个饮食方案，即其中60%是糖等价物、20%是蛋白质，还有20%是脂肪，你会有何感想？你很可能会认为我疯了。我也会认为我疯了，我永远不会向糖尿病患者（甚至不会向非糖尿病个体）提出这些建议。但这正是美国糖尿病协会几十年来向糖尿病患者推荐的饮食方案。从表面上看，这些建议似乎是有道理的，那是因为肾脏疾病、心脏疾病和我们的异常脂质水平。但这就是所谓的单一途径思考。

① 如果你完全不摄入低碳水化合物的蔬菜，那么你将会失去这些蔬菜中的维生素和其他营养成分，所以零碳水化合物饮食不在我的计划中。

坚持减少蛋白质和脂肪的饮食摄入似乎是合乎逻辑的，因为没有人看到升高的血糖和为了降低它们所需的高水平胰岛素可能是罪魁祸首。

所以，如果你吃的脂肪和蛋白质很少，还剩下什么可以吃？答案自然是碳水化合物。

在我多年的自我试验以及后来的医学培训和医疗实践中，我发现对于糖尿病患者来说，真正的饮食问题不仅是快速作用的碳水化合物，还有大量的其他任何形式的碳水化合物。无论哪种情况，结果都是致使血糖升高，需要大量的胰岛素来试图控制它们。

那么，什么是碳水化合物？

学术答案是，碳水化合物是糖分子的链。我们摄入的碳水化合物主要是葡萄糖分子的链。链越短，味道越甜。有些链更长、更复杂，因此有"简单"碳水化合物和"复杂"碳水化合物的区别。有的有许多环，甚至是分支。但无论是简单还是复杂，碳水化合物都完全由糖组成。

"糖"？你可能会举起一片粗磨的七谷面包，然后问道："这是糖吗？"

简单来讲，是的，至少在你消化它之后。

除了一些特殊的情况外，碳水化合物或者植物来源的淀粉、谷物和水果对血糖水平的最终影响与吃糖是相同的。美国糖尿病协会已经正式承认，吃面包与吃糖一样，二者都是快速作用的碳水化合物，但它并没有建议人们避免吃面包，反而表示吃糖是可以的，并且可以与其他碳水化合物进行"交换"。对我来说，这真是荒唐至极！无论你是吃一片坚果全谷面包，喝一瓶可乐，还是吃土豆泥，对血糖水平的影响基本上是相同的，那就是血糖迅速上升，并与碳水化合物的含量成正比。

正如本章一开始所提到的，消化过程会将每一种主要的食物类别分解成其基本成分，然后身体根据需要利用这些成分。大多数碳水化合物食物的基本成分是葡萄糖。我们通常认为简单碳水化合物是糖，复杂碳水化合物是水果、谷物和蔬菜。实际上，对于大多数水果和谷物产品以及一些蔬菜，我更喜欢称之为"快速作用"的碳水化合物。我们的唾液和消化道含有一些酶可以迅速将这些链分解成游离葡萄糖。我们的唾液可以在接触淀粉时，将其分解成较短的链，然后将其转化为单一的葡萄糖。但是我们没有分解某些碳水化合物的酶，如纤维素或“不可消化的纤维”。

意大利面，通常是由硬质小麦面粉和水制成的（但也可以由普通的白面粉和蛋黄制成，也有其他制法），一直被吹捧为一种“梦幻食物”——尤其是在跑马拉松前参赛者摄入大量的碳水化合物，但是它们很快就变成了葡萄糖。对糖尿病患者来说，意大利面可以迅速提高血糖。

对于 2 型糖尿病患者，其第一阶段胰岛素反应受损，而第二阶段胰岛素需要数小时的时间才能追赶上餐后血液中的葡萄糖水平。日复一日，在“追赶”的这段时间里，高血糖对你的身体可以造成严重的破坏。对于需要注射胰岛素的糖尿病患者，为了覆盖餐食中过多的碳水化合物，要找到正确的胰岛素剂量和注射时机多半只能凭借猜测，但很少成功。其实注射的胰岛素作用不仅不够快，而且在尝试覆盖大量碳水化合物时，大剂量注射也具有高度不可预测性（见第 7 章）。

一些食物，如水果，含有高水平的简单、快速作用的碳水化合物。例如，尽管麦芽糖和果糖比蔗糖（白糖，即所谓的餐桌糖）的作用慢，但它们同样会导致血糖水平上升。这可能是几乎立即上升和 2 小时后上升之间的区别，但上升仍然很高，仍然需要大量的胰岛素来使其恢复正常。而且，如果胰岛素是注射的，进一步还有注射时机和剂量的问题。尽管有句古老的谚语说“每天吃一个苹果可以远离医生”，但自 1970 年以来，我就没有吃过任何水果，我因此变得更加健康。一些整株蔬菜——也就是那些主要来自茎和叶的蔬菜——对糖尿病患者和非糖尿病个体都是有价值的，因为它们含有大量的维生素、矿物质和其他营养物质。本书的食谱部分展示了如何巧妙地将这些蔬菜融入饮食，使其既美味又能满足你的食欲。

如前所述，大多数肥胖的美国人之所以超重，不是因为饮食中的脂肪，而是因为摄入了过多的碳水化合物。这种肥胖在很大程度上是由于“狼吞虎咽”富含碳水化合物的零食或垃圾食品，甚至是所谓的健康食品，如全麦面包和意大利面等。我认为这种“狼吞虎咽”与饥饿关系不大，与“做猪一点关系都没有”。

我确信，渴望摄入碳水化合物具有遗传倾向。在某种程度上，我们都有对碳水化合物的自然渴望——它使我们感觉良好。人们摄入的碳水化合物越多，越容易变得肥胖，即使他们进行了大量锻炼也无济于事。但是，某些人有一种与饥饿无关的、天生的、极度的碳水化合物渴望。这些人很可能具有对碳水化合物渴望的遗传倾向，以及对胰岛素抵抗和糖尿病的遗传倾向（见第 12 章“节俭基因型”部分）。对许多人来说，通过从饮食中去掉这些食物，并采取低碳水化合物饮食，可以降低这种渴望。

鉴于上述情况，你可能会猜测我会主张一个无碳水化合物的饮食。实际上，在下一章中，你会发现在我的饮食计划中包括了少量的慢速作用碳水化合物。回到 1970 年，也就是我还在尝试血糖正常化的时候，我记得在 20 世纪，每隔 15 年左右就会发现一种新的维生素。尽管可能不存在所谓的“必需碳水化合物”，但考虑到我们的史前祖先确实摄入了某些植物，我们有理由认为植物类食品可能含有一些尚未被添加到维生素补充剂中，甚至尚未被发现的必需营养素。因此，我在我的个人饮食计划中增加了少量的低碳水化合物蔬菜（不是含淀粉或甜的那种）。突然之间，我开始吃沙拉和煮熟的蔬菜，而不再是美国糖尿病协会推荐的饮食——面包、水果、谷物制品、脱脂牛奶和意大利面。我花了一段时间才习惯吃沙拉，但现在我很喜欢它们。正是在我生活的时代，植物化学物质（在植物食品中发现的必需营养素）才被发现。植物化学物质现在已经被纳入一些维生素片中，但对提取植物化学物质的研究仍处于不断发展的过程中。你可能听说过叶黄素、番茄红素等植物化学补充剂。似乎许多化学物质——其中很大一部分可能甚至还未被知晓——协同工作以提供有益的效果。所以在这一点上，吃低碳水化合物的沙拉和蔬菜当然是有意义的。尽管水果含有与蔬菜相同的植物化学物质，但它们的快速作用碳水化合物含量过高，不能成为限制碳水化合物饮食的一部分，下一章将解释这一点。

任何对比较低碳水和低脂饮食科学研究感兴趣的人，包括医生，都可以访问美国营养与新陈代谢学会的档案馆，网址为 http://locarbvslofat.org。

关于酒精的一些建议

酒精可以提供热量或能量，而不直接提高血糖，但如果你是依赖胰岛素的糖尿病患者，你需要谨慎饮酒。白酒（即烈酒）、啤酒和葡萄酒中的活性成分对血糖没有直接影响，因为身体不会将其转化为葡萄糖。对于蒸馏酒和非常干的葡萄酒（指含糖量非常低），通常其中的碳水化合物不多，所以不会显著影响你的血糖。例如，50° 的杜松子酒每盎司含有 83 卡路里。如果伴随碳水化合物，这些额外的热量可能会稍微增加你的体重，但不会增加你的血糖。不同的啤酒，如艾尔、烈性啤酒和拉格啤酒，可能含有不同量的碳水化合物，这些碳水化合物的作用足够慢。如果你将其纳入你的饮食计划中，它可能不会提高你的血糖。混合饮料和甜酒可能含有大量的糖，所以最好避免。干马提尼或用无糖调味料制成的混合饮料，如无糖苏打水，可以例外。

然而，如果在用餐时饮酒，乙醇可以间接地降低某些糖尿病患者的血糖。这是因为它部分地抑制了肝脏功能，使肝脏无法将食物中的蛋白质足够量地转化为葡萄糖，从而减少葡萄糖的生成。对于普通成年人来说，摄入 1.5 盎司（44 mL）或者一杯标准酒杯的蒸馏酒，对肝脏功能的影响是显著的。如果你在一顿饭中喝两份 1.5 盎司的杜松子酒（88.7 mL），你的肝脏将蛋白质转化为葡萄糖的能力可能会受到损害。打个比方，如果你依赖注射胰岛素来调节血糖，并且你根据吃了两个热狗来计算所需的胰岛素量，但这两个热狗中有 7.5% 没有被转化为葡萄糖，那么你注射的胰岛素会导致血糖降得过低，从而引起低血糖症状。

酒精导致的低血糖问题本身相对容易纠正——你只需摄入一些葡萄糖，你的血糖就会上升。但这会导致你的血糖上下波动，可能引发其他问题。最好的办法是完全避免血糖忽高忽低。

酒精和低血糖的另一个问题是，如果摄入大量酒精，你会出现酒精中毒和典型的低血糖症状——头晕、意识混乱和言语不清。除非你在整个用餐过程中都在监测你的血糖，否则你只能通过症状来判断原因，但这是不太可能的。所以你可能会认为自己喝酒过量，但实际上你的问题是危险的低血糖。在这种情况下，你甚至不会想到检查你的血糖。请记住，我之前提到的早期血糖测量设备是为了帮助急诊室的医护人员区分昏迷的酒鬼和昏迷的糖尿病患者而开发的。不要让自己成为一个昏迷的糖尿病患者。一个简单的疏忽可能会致命。

许多酒精中毒的症状与酮症酸中毒（ketoacidosis）的症状相似。酮症酸中毒是由于体内血糖过高和酮体大量积累导致的糖尿病昏迷。大量的酮体积累会导致糖尿病患者的呼吸带有一种与饮酒者相似的气味。如果你没有因为严重的低血糖而失去生命，那么当你醒来时，你会知道你的朋友会因为不得不叫急救人员来救你而感到震惊和恐惧。到那时，你可能会感到“无地自容”。少量的酒精相对无害——晚餐时喝一杯干红葡萄酒或“低热量”啤酒，但如果你是那种不太节制的人，最好完全避免饮酒。基于已经讨论过的原因，与美国糖尿病协会的指南相反，两餐之间饮酒比就餐时饮酒更为温和。酒精的一个有益效果是，它可以使一些糖尿病患者在不升高血糖的情况下，摄取一瓶“低热量”啤酒或一小杯血腥玛丽（Bloody Mary，鸡尾酒名；番茄汁与1.5盎司的伏特加混合制成）。

第10章 CHAPTER 10

对治疗至关重要的饮食指南——针对所有糖尿病患者

研究如何替代受损的胰腺β细胞，从而可以重建胰岛素的生成是一个非常有前景的领域。这使我们更倾向于认为“治愈”不再是“是否可能”的问题，而是“何时实现”的问题。然而，现实情况并不那么乐观。未来可能会有治愈的方法，但如果你为了等待这个未来的方法，而不开始为使你的血糖正常化而采取行动，那么实际上你只是在忽视你的现实问题。如果你想控制你的糖尿病并继续正常的生活，你必须改变你的饮食，而现在就是最好的时机。无论你的糖尿病病情有多么轻或多么重，我们所有的治疗计划中，血糖正常化和预防或逆转糖尿病并发症的关键都是饮食。按照“小剂量法则”，你可以控制的最大“输入”就是你吃的食物。

深入探讨低碳水饮食的根本意义

接下来的几页可能是这本书中你最难以接受的内容，同时也是最重要的部分。这些内容详细地描述了为了使你的血糖正常化，你需要限制或从饮食中排除的食物。你可能会在我们的禁食列表上看到一些你喜欢的食物，但在你停止阅读之前，请记住几件重要的事情。首先，在本章的最后，我们会讨论你可以放心食用的食物；其次，虽然你需要排除某些食物，但确实存在一些真正无糖和低碳水化合物的替代品。

血糖自我监测的一个目的是通过你的血糖谱来了解特定食物对你的影响。血糖自我监测是衡量食物对血糖影响的最终标准。如果你不相信你在这里读到的内容，请在食用你认为一定是良性的食物后，每2小时检查一次你的血糖。多年来，通过观察像你即将记录的那种血糖谱，我发现某些人对特定食物的耐受度比其他人要高。例如，面包会使我的血糖迅速上升。然而，我有一两名轻度2型糖尿病患者每天都吃一片薄面包，只有轻微的问题。我发现这无疑与胃排空延迟有关（见第22章）。无论如何，你都应该自由地尝试不同的食物，然后进行血糖测量。很可能对于许多糖尿病患者来说，我们提出的大部分或所有的限制都是必要的。

患者经常问："难道我不能通过吃药，然后吃我想吃的东西吗？"这似乎符合逻辑，如果有效的话，那当然好。还记得小剂量法则吧，但仅仅是因为吃了药就随心所欲地吃东西是行不通的，所以我们必须找到有效的方法。

许多糖尿病患者只需通过饮食来治疗。如果你的病情相对较轻，你很可能就属于这一类。一些使用胰岛素或口服药物的患者发现，一旦采用我们的饮食方案，他们就不再需要降低血糖的药物。但即使你需要胰岛素或其他药物，饮食仍然是你治疗方案中的最关键部分。

考虑小的输入。你可能还记得前面章节所讲的，即使是最轻微的糖尿病患者，由于第一阶段胰岛素反应受损或丧失，也会导致在摄入高碳水化合物的餐食后至少几小时内，血糖都难以恢复正常。如果摄入的是快速作用的碳水化合物，即使量很少，也会使血糖迅速上升，以至于任何剩余的第二阶段胰岛素反应都无法迅速补偿。不论你是依赖注射的胰岛素还是身体仍在自行产生胰岛素，这一点都不会改变。

任何合理的使血糖正常化的饮食计划都会考虑到这一点，并遵循以下基本规则：

首先，消除所有含有简单糖分的食物。如你现在应该知道的——但值得重复的是——"简单糖分"并不仅指白糖（蔗糖）；这就是为什么我更喜欢称它们为快速作用的碳水化合物。面包和其他含淀粉的食物，如土豆和谷物，转化为葡萄糖的速度都非常快，以至于它们会导致餐后血糖严重升高。

其次，限制你的总碳水化合物摄入量，使其与你注射的胰岛素或你身体剩余的第二阶段胰岛素反应相匹配（如果还有的话）。这样，你可以避免餐后血糖上升，并避免过度使用你胰腺中任何剩余的产胰岛素的β细胞（研究已经证明，通过使血糖正常化，可以减缓或停止β细胞的耗竭）。

第三，当你不再感到饿时就停止进食，而不是吃到撑为止。你不应在离开餐桌时还感到饿，但也没有理由暴饮暴食。请记住中餐馆效应（见第6章）。

第四，每餐中的蛋白质和碳水化合物含量应该从一天到下一天保持一致。如果你正在服用降血糖药物，饮食摄入量不足可能会导致严重的低血糖。

最后，为了获得最佳效果，请遵循给定的饮食计划（见第11章）。

检测食物中的淀粉或蔗糖

有时你会发现自己在餐厅、酒店或某一招待场所，无法预测食物中是否含有糖或淀粉。那里的服务员可能对某个食谱中的成分知之甚少，所以不要问他们，他们的回答很可能是错误的。我发现最简单的方法是使用Diastix，这应该已经在你的物品清单上勾选过了（见第3章）。Diastix是为了检测尿液中的葡萄糖而制造的，我们可以用它来检测食物。例如，如果你想确定汤或沙拉酱是否含有食用糖（蔗糖）或酱汁是否含有面粉，只需将少量放入口中并与唾液混合，然后吐一点到试纸上。任何颜色变化都表示糖或淀粉的存在。唾液对这个反应是必不可少的，因为它含有一种酶，该酶通过分解蔗糖或食物中的面粉来释放葡萄糖，使其能够与试纸中的化学物质发生反应。就是利用这种方法，我发现我附近的一家餐厅在其肉汤中加了大量糖，而另一家餐厅则不加①。

固体食物也可以通过这种方式进行测试，但你必须先咀嚼它们。试纸盒子上有颜色标签，最浅的颜色表示葡萄糖的浓度非常低。任何比这颜色更淡的食物，少量摄入都是可以接受的。Diastix方法适用于我们的禁食列表上的几乎所有食物。含有乳糖的奶制品是个例外，因为Diastix检测不出乳糖。所有的水果和蜂蜜都含有果糖，某些蔬菜也含有果糖，Diastix也不会与果糖发

① 我在电视节目中进行了这样一个测试，以此展示即便是所谓的“全谷物”面包也与美国糖尿病协会（ADA）的说法相悖，因为它们一旦接触到唾液，几乎立刻就转化为了葡萄糖。

生反应。如有疑问，假设最坏的情况。

不宜食用的食物（NO-NO 食物）：清除简单糖分

以下列出的是一些常见的含有简单糖分的食物，这些食物会迅速提高血糖或以其他方式妨碍血糖控制，所以应从你的饮食中排除。例如，所有的谷物制品——从“无糖”饼干中的面粉到意大利面条，再到小麦或非小麦谷物制品（纯麸皮除外）——由于唾液中的酶和消化道中的酶能够把它们迅速转化为葡萄糖，因此在血糖方面，它们实际上与食用糖或纯葡萄糖没有什么区别。然而，也有很多食品含的简单糖分非常少，它们对血糖的影响可以忽略不计。1 g 碳水化合物对大多数糖尿病成人的血糖提高不会超过 5 mg/dL（0.28 mmol/L），但对儿童的影响会大得多。只含有 1 g 糖的单根口香糖或一汤匙沙拉酱肯定不会造成问题。在这些方面，你需要根据自己的判断和你的血糖谱来决定。如果你是那种一旦开始嚼口香糖，每 30 分钟就必须换一根的人，那么你可能应该避免嚼口香糖。如果你有胃排空延迟的问题（见第 22 章），少量的“无糖”口香糖可能有助于促进消化。

人工甜味剂

在撰写本文时，有几种人工甜味剂可供选择。它们由不同的制造商生产，并且有各种不同的名称。例如，Equal 和 Sweet’n Low 这两个品牌下可能包含多种形式的甜味剂。为了简化你的选购，以下是目前可接受的产品：

· 糖精（saccharin）片剂或液体（Sweet’n Low）。

· 阿斯巴甜（aspartame）片剂（Equal，NutraSweet）[①]。

· 乙酰磺胺酸钾（acesulfame-K）（Sunett，The Sweet One）。

· 甜菊糖（stevia）（现在大多数甜菊糖粉末都是用麦芽糖糊精制成的，有几个品牌提供纯甜菊糖）。

· 蔗糖醇（sucralose）片剂和液体：Splenda 现在在美国的某些地方、海

① 许多网站错误地传播阿斯巴甜（aspartame）有毒的谣言，因为其代谢产生甲醇。实际上，一罐 12 盎司（约355 mL）的阿斯巴甜甜味软饮料产生的甲醇只有一杯牛奶的 1/25。

外和互联网上都有销售（尽管含有微量的乳糖，但它们是良性的）。

· 新甜（neotame）片剂。

· 环己糖酸盐（cyclamate）片剂和液体（在美国尚未上市）。

这些都是非碳水化合物甜味剂，它们的可用性各不相同，甜味都比蔗糖强得多，可以用来满足对甜味的需求，而不会显著影响血糖。但是如果它们以粉末形式出售，如 Sweet'n Low、Equal、The Sweet One、Sunett、Sugar Twin、Splenda、SweetLeaf 等品牌，这些产品通常用糖来增加体积，这会造成血糖迅速升高。一般来讲，除了少数甜菊糖配方外，小包装的粉末形式通常含有约 96% 的葡萄糖或麦芽糖糊精，以及约 4% 的人工甜味剂。Splenda 的粉末形式（像其他粉末甜味剂一样，除了甜菊糖）主要是混合糖，用于填充体积，应该避免使用。例如，如果你阅读颗粒状 Splenda 的营养成分表，它按照从多到少的顺序列出了成分：葡萄糖（dextrose）、麦芽糖糊精（一种混合糖）和蔗糖醇（sucralose）。大多数粉末甜味剂被标为低热量和（或）无糖甜味剂，因为它们只含有 1g 食用糖，相较于标“含糖”的纸包装中的 3g 蔗糖，这 1g 似乎“较低”。更适合糖尿病患者的应当是糖精、环己糖酸盐和阿斯巴甜这样的片剂甜味剂。如上所述，同一个品牌名称可以有多种产品，如 Equal 品牌既有一个含有 96% 葡萄糖的粉末产品，也有一个含有微量（可以接受的）乳糖的片剂。Sweet'n Low 粉末是含有 96% 葡萄糖的糖精。在健康食品店出售的甜菊糖液体不含任何食用糖，只含有微量的碳水化合物。

一种名为 Tagatose 的“天然人工”甜味剂，甜度为蔗糖的 92%。最初它是从乳制品中提取乳糖转化而来的。现在通过新的技术，可以直接使用植物基淀粉或麦芽糖作为原料来生产 Tagatose，也有一些新的衍生品出现。一些研究声称 Tagatose 对血糖没有影响，并且能够阻止人体从其他食物中吸收碳水化合物，有助于减缓葡萄糖水平的上升，长期使用甚至可以降低糖化血红蛋白的水平。然而，这些结论仍有待观察。在许多情况下，所谓的“无影响”或“微乎其微的影响”通常都有足够的影响，使血糖控制变得困难。

另一种新的人工甜味剂 neotame，由 NutraSweet 的制造商作为添加剂出售。据说它的甜度是食用糖的 8000 倍。作为食品添加剂使用应该不会有问题，但如果它以粉末形式供消费者使用，它可能会像上面提到的情况那样与糖混合。

还有一种粉末甜味剂叫作赤藓糖醇。尽管其宣传的甜度为食用糖的70%，但在我个人的尝试中，它的甜度要低得多，因此需要使用更多的量。由于赤藓糖醇是糖醇的一种，当按汤勺[①]计量摄取时，它会显著提高糖尿病患者的血糖，这也是我实际观察到的。

所谓的减重食品和无糖食品

因为美国的食品标签法允许并因此鼓励产品被称为“无糖”。如果它们不含常见的食用糖（蔗糖），那么仅仅用另一种糖替代蔗糖，就允许经销商合法地“欺骗”消费者。大多数标榜为“无糖”的产品多年来实际上都含有那些可能不会导致蛀牙，但确实会升高血糖的糖分。如果你觉得受到了欺骗——你并不是唯一的一个。我曾在某些医生的诊室里看到，他们为糖尿病患者准备了装满“无糖”硬糖的果盘！有时标签会显示替代糖的名称。

以下是你可能在“无糖”食品中发现的一些糖类成分的列表。这些成分都可能导致血糖上升：

角豆（carob）	蜂蜜（honey）
蔗糖（saccharose）	玉米糖浆（corn syrup）
乳糖（lactose）	山梨醇（sorbitol）
糊精（dextrin）	左旋糖（levulose）
高粱（sorghum）	葡萄糖（dextrose）
麦芽糊精（maltodextrin）	糖浆（treacle）
卫矛醇（dulcitol）	麦芽糖（maltose）
红糖（turbinado）	果糖（fructose）
甘露醇（mannitol）	木糖醇（xylitol）
葡萄糖（glucose）	甘露糖（mannose）
木糖（xylose）	糖蜜（molasses）

其中，如山梨醇和果糖，虽然比葡萄糖提高血糖的速度慢，但仍然过多且过快，以至于无法防止糖尿病患者餐后血糖上升。

---

① 汤勺（tablespoon）：在美国的饮食中是一个常见的体积测量单位。1汤勺等于15mL或3茶匙（teaspoons）。这一单位常用于烹饪和食谱中，以精确测量液体或干燥成分的体积。

其他的“减重”食品要么含有替代蔗糖的糖，要么含有大量的快速作用碳水化合物，或两者兼有。许多这些食品（如无糖饼干）几乎100%是快速作用的碳水化合物，因为它们的原料通常是面粉，所以即使它们不含上述任何添加糖，少量摄入也会很容易导致血糖迅速上升。

但也有例外：

· 虽然大多数减重汽水都不含糖，但也有一些明显的例外。因此，你应该检查产品的营养成分表，并确保在碳水化合物部分看到的是“0”①。

· 至于无糖的Jell-O品牌果冻甜点，我指的是即食品，而不是粉末混合物②。

· DaVinci品牌的无糖糖浆（本章稍后有详细的说明）。

以上列出的这几种产品都不含任何糖，你可以放心食用，无需限制。更多的良性食物，请参阅后文：“那么，还有什么是可以吃的？”部分。

糖果（包括“无糖”产品）

即使是只含有2.5 g山梨醇的小块“无糖”硬糖，也可以使血糖上升近13 mg/dL（0.72 mmol/L）。吃10颗这样的糖果可以使血糖上升125 mg/dL（6.94 mmol/L）。例如，由于山梨醇的甜度只有蔗糖的1/3，制造商为了达到相同的甜度效果会使用3倍的量，这将使血糖上升的幅度几乎是蔗糖的3倍，尽管上升的速度较慢。

蜂蜜和果糖

近年来，许多“权威”声称蜂蜜和果糖（存在于水果、某些蔬菜和蜂蜜中的糖）对糖尿病患者有益，因为它们是“天然糖”。但事实上，葡萄糖是最天然糖，因为它存在于所有植物和除一种已知动物外的所有动物中，我们都知道葡萄糖对血糖的影响。果糖，通常以粉末甜味剂的形式出售，往往来

① 寻找“零碳水化合物”可能无法告诉你想知道的所有信息。在检查产品成分列表时，还应该看产品是否含有所列的任何糖类。如果有的话，那么在饮用后检查你的血糖，并观察它们对你的影响。

② 遗憾的是，无糖果冻品牌Jell-O的生产商在其粉末产品中添加了麦芽糊精。我预计不久他们也会在即食版本中添加这种成分。你可以选择诺克斯无味果冻来替代Jell-O，并加入液体甜菊以及你喜欢的DaVinci无糖糖浆或Crystal Light粉末调味，这将是一个不错的选择。

源于玉米，并且是许多食品中的主要成分（如高果糖玉米糖浆）。不论蜂蜜和果糖是否“天然”，它们都会比第二阶段的胰岛素释放、注射胰岛素或口服降糖药来得更快，从而不可避免地升高血糖。只需摄入少量蜂蜜或果糖，并每 15 分钟检查一次你的血糖，你就会轻易证明“权威”也可能是错的。

甜点和糕点

除了在营养成分表上标明“碳水化合物——0”的产品外，几乎所有常用于甜点的食物都会使血糖上升得过多且过快。这不仅是因为添加了糖，还因为面粉、牛奶和甜点的其他成分都含有大量的快速作用碳水化合物。

面包和饼干

无论是白面包、黑麦面包还是全麦面包，一片普通大小的面包通常含有 12 g 或更多的碳水化合物。所谓的“薄片”或“轻盈”面包，通常是标准面包片的一半厚度，因此含有的碳水化合物也减半。号称高蛋白的面包其实所含蛋白质的百分比很小，除非它们切得很薄，否则其碳水化合物含量并没有明显减少。棕色面包、葡萄干面包和玉米面包都含有与黑麦、白面或全麦面包相同（或更多）的快速作用碳水化合物。对于患有严重胃轻瘫的糖尿病患者（见第 22 章），他们的低碳水化合物饮食中可能可以加入 1 片薄切面包或几片小饼干。不幸的是，几乎所有人在摄入这类产品（如面包、饼干、谷物、糕点皮等）后，即使量很少，血糖也会迅速上升。这包括那些由不太常见的谷物制成的产品，如大麦、荞麦、燕麦、高粱和藜麦等。

米饭和意大利面

有些营养学权威组织声称，意大利面和野生大米（实际上并不是真正的大米品种，而是一种完全不同的谷物）会使血糖缓慢上升。但只要你在食用它们后检查血糖水平，你就会再次证明这些“权威”是错的。或者，你可以尝试采用本章描述的 Diastix 方法来测试。与野生大米和意大利面一样，白米和糙米对我们大多数人来说也会使血糖迅速上升，因此应避免摄入。根据血糖生成指数——一个衡量食物转化为葡萄糖的速度的指标，糙米实际上使血糖上升得比白米还快。米饼也是如此。还有一些互联网网站为糖尿病患者提供低碳水化合物的意大利面。根据我的经验，这些产品使血糖上升的幅度比普通意大利面小，速度也慢，但它们毕竟不是“零食”。

早餐麦片

大多数冷麦片（如零食），几乎完全是碳水化合物，即使有些声称是“高蛋白”。此外，许多产品还含有大量的添加糖。由于它们是由谷物制成的，即使是摄入少量的全谷物麦片，也会导致血糖迅速上升。麸皮片大部分也是面粉。如果你为了改善肠道功能而吃麸皮片，你可以用非常小的量（1 汤匙）的植物麦胶粉（psyllium husks powder）替代，它完全是不可消化的纤维。或者，使用无糖的 Metamucil 或其他类似产品。你可以在健康食品店买到麦胶粉，吃的时候与水混合。如果你不喜欢其质地或味道，可以与无糖汽水混合饮用。你还可以在 www.brancrispbread.com 上购买 GG Scandinavian FiberSprinkle，然后自己来制作“麦片”。

熟麦片通常每半杯含有 10~25 g 的快速作用碳水化合物。我发现，即使只摄入少量，也会使血糖控制变得不可能。

零　食

这些是你在自动售货机和超市中可以找到的塑料袋包装的产品，它们不仅包括糖果、饼干和蛋糕，还有椒盐卷饼、薯片、玉米片、小饼干和爆米花。这些食物几乎完全是碳水化合物，通常还添加了蔗糖、葡萄糖（标签可能写着葡萄糖）、玉米糖浆等。尽管一些坚果（如夏威夷果）的碳水化合物含量相对较低，但谁能坐下来只吃 6 颗夏威夷果（约 1 g 碳水化合物）？简单的方法是避免它们，但也有例外，请参见本章“烤海苔”相关部分。

牛奶和凝乳酪

牛奶中含有大量的乳糖，会迅速提高血糖。脱脂牛奶每盎司实际上含有的乳糖比全脂牛奶还要多。在一杯咖啡中加入 1~2 茶匙的牛奶不会显著影响血糖，但 1/4 杯牛奶对我们大多数人来说会有很大的影响。奶油，虽然你可能被建议避免，但实际上是可以摄入的。一汤匙奶油只含有0.5g的碳水化合物。此外，它的味道比替代品好得多，并且具有更强的“增白能力”。咖啡中的粉末增白剂（咖啡伴侣）含有相对作用较快的糖分。如果你每次加入超过一茶匙，或一餐内饮用超过一杯咖啡，建议避免使用。一些人使用的咖啡增白剂是WestSoy品牌的豆奶，这在美国的健康食品店都有售。尽管市场上有几种不同口味的WestSoy，但只有标有“有机无糖”的才是无糖的。它有原味、香草味、巧克力味和杏仁味，通常8盎司（约237mL）含有5g的碳水化合物。其他无糖品牌，如Vitasoy和Yü，在美国各个地方都有销售。然而，有一个问题是——豆奶在非常热的咖啡或茶中会凝结。

凝乳酪（cottage cheese），与大多数其他奶酪（如硬奶酪、奶油奶酪）不同，它只是部分发酵的，因此含有大量的乳糖。几位患者曾向我展示了摄入一盒凝乳酪后血糖大幅上升的记录，在此之前，我对此并不知情。除非摄入的量非常少，例如约2汤匙，否则应避免食用。

水果和果汁

水果和果汁都含有不同混合比例的单糖和更复杂的碳水化合物，所有这些都会对血糖水平产生显著影响，你可以通过进行几次血糖测量实验来证明这一点。味道苦涩的水果，如葡萄柚和柠檬，含有大量的单糖。它们之所以味道苦涩，是因为含有味苦的化学物质，而不是因为没有糖。橙汁虽然富含维生素C，但其含糖量也与非低热量的软饮料相当。尽管最初从饮食中排除水果和果汁对我的许多患者来说是一个很大的牺牲，但他们通常很快就适应了，并珍视这给血糖控制带来的好处。我已经有50多年没有吃水果了，我在任何方面都没有受到影响。有些人担心排除水果会失去重要的营养素，其实这是不必要的，因为水果中的营养成分也存在于你可以安全食用的蔬菜中。

我们通常把甜味的果实，如苹果、橙子和香蕉，称为“水果”，这些都是你应该避免的。然而，有许多在生物学上被定义为水果的食物（某些植物的部分，含有果肉和种子）对糖尿病患者是良性的，如夏季小角瓜、黄瓜（包括许多种黄瓜泡菜）、茄子、甜椒和辣椒以及鳄梨。这些食物通常含有大量的纤维素，一种不可消化的纤维，而不是快速作用的碳水化合物。值得注意的是，蔬菜和水果中的纤维素在本质上与大街上的榆树的大部分纤维是相同的。它是不可消化的，我们的身体无法代谢，因为我们没有酶能将纤维素链中的糖分解成可消化的形式。

“不良”蔬菜

甜菜根（beets）：与大多数其他甜味蔬菜一样，甜菜根含有大量的糖。糖甜菜是生产蔗糖的原料。

胡萝卜：经过烹饪后，胡萝卜味道会更甜，似乎能比烹饪前更快地提高血糖。这可能与加热将复杂的碳水化合物分解为更简单的糖有关。即便是生胡萝卜也应该避免。但是，如果上一道顶部装饰有几片胡萝卜刨花的沙拉，不要费心去除它们。这个数量是微不足道的，就像一茶匙牛奶一样。

玉米：如上所述，玉米根本不是蔬菜，而是一种谷物。美国种植的几乎所有玉米主要用于两个目的，其中之一是生产糖。例如，百事可乐中的大部分糖来自玉米。另一个主要的目的是动物饲料（即用于猪、牛和鸡的增肥）。供人们食用的玉米，作为“蔬菜”或零食，排在第三位。糖尿病患者应避免食用玉米，无论是爆米花、煮熟的玉米棒，还是薯片。即使吃 1g 玉米（几粒爆米花）也会迅速使我的血糖上升约 5 mg/dL（0.28 mmol/L）。

土豆：对于大多数糖尿病患者，煮熟的土豆几乎和纯葡萄糖一样快地提高血糖，尽管它们可能尝起来不会很甜。放弃土豆对许多人来说是一个很大的牺牲，但它的确会对你的餐后血糖产生很大的影响。

番茄、番茄汁和番茄酱：如你所知，番茄实际上是一种水果，而不是蔬菜，与柑橘类水果一样，它们的酸味可以掩盖它们的甜味。制备番茄酱所需的长时间烹饪会释放大量的葡萄糖，你最好避免它们。如果你在别人家吃晚饭，肉或鱼上涂抹了番茄酱，只需刮掉它。可能会残留的少量番茄，不会显著影响你的血糖。如果你在沙拉中加入生番茄，请限制自己每杯沙拉吃一片或一个樱桃番茄（见第 25 章的意大利风味红酱，不含番茄且碳水化合物含量低，适合与其他食材搭配，比如烤、炒或烤鸡胸肉或小牛肉片）。洋葱也属于这一类别——尽管味道有些辛辣，但它们相当“甜”，有些品种比其他品种更甜。葱科家族中的某些蔬菜可以轻松替代洋葱，尽管数量较少，如青葱和大蒜。

商业制备的汤：信不信由你，美国市场上的大多数商业汤与软饮料一样，都加了大量的糖。糖的味道经常被其他风味所掩盖——香料、草药，特别是盐。即使没有添加糖，长时间烹饪蔬菜也可以破坏纤维素中的特殊葡萄糖键，将其转化为葡萄糖。如上所述，营养成分表上列出的碳水化合物含量可能与罐头中的实际含量相差很大。还有常见的土豆、大麦、玉米、大米和其他不可接受的食物，你应该避免这类产品。不过，仍然有一些商业制备的汤可以纳入我们的方案中。请参见后文“某些商业成品和自制的汤”部分。

健康食品：在普通健康食品店的货架上，你可以看到数百种包装食品，其中低碳水化合物含量的可能只有 1%。许多食品都加了甜味剂，通常是用蜂蜜或其他所谓的“天然糖”。事实上，许多所谓的“天然食品”，其碳水化合物含量都可能非常高。由于健康食品行业避免使用如糖精和阿斯巴甜这样的人工（非糖）甜味剂，所以如果食物尝起来很甜，它可能含有糖。不过，这些商店会有一些不加糖且碳水化合物含量低的食品，你会在本章的后文看到一部分。

绝对禁忌

以下列出的是本章讨论的需要避免的食物。你可以记下或复制这个列表，它确实值得你深入了解。

甜品和甜味剂

· 粉末甜味剂（纯 stevia 除外）。

· 糖果，尤其是所谓的无糖类型。

· 蜂蜜和果糖。

· 大多数“低热量”和“无糖”食品（除了那些标签上未提及麦芽糖糊精的无糖 Jell-O 牌果冻，以及那些不含果汁或其标签上未列出碳水化合物的低热量汽水）。

· 甜点和糕点：蛋糕、饼干、馅饼、甜塔等。但如果甜点是 Jell-O 牌果冻，并且不含麦芽糖糊精，每份不超过半杯还是可以接受的。

· 食品中含有以“醇（-ol）”或“糖（-ose）”结尾的产品作为主要成分的食品（如葡萄糖、果糖、乳糖、甘露醇、甘露糖、山梨醇、蔗糖、木糖醇、木糖等），纤维素除外；还有玉米糖浆、糖蜜、麦芽糖糊精等。

甜的或含淀粉的蔬菜

· 豆类：辣椒豆（chili beans）、鹰嘴豆、蚕豆、扁豆、甜豆等。不过，四季豆、荷兰豆和甜椒、辣椒主要是纤维素，是可以食用的。此外，大豆制品也可以，但摄入的量非常有限。

· 甜菜。

· 胡萝卜。

· 玉米。

· 洋葱，除非是少量。

· 含有面粉的包装奶油菠菜。

· 香菜根。

· 土豆（马铃薯）。

· 地瓜（红薯）。

· 熟番茄、番茄汁、番茄酱和生番茄，除非是少量。

· 冬季南瓜。

水果和果汁

· 所有水果（鳄梨除外）。

· 所有果汁（包括番茄和蔬菜汁。对某些人来说，少量的血腥玛丽除外）。

某些乳制品

· 牛奶。

· 加糖、调味和低脂酸奶。

· 乳酪（除非是非常少量）。

· 奶粉和咖啡增白剂（即咖啡伴侣）。

· 罐装浓缩牛奶。

谷物和谷物制品

·小麦、黑麦、大麦、玉米、燕麦，以及较少为人知的“替代”谷物，如荞麦、藜麦和高粱。

·白米、糙米、野生大米或米饼。

·面食。

·早餐麦片。

·煎饼和华夫饼。

·面包、饼干和其他面粉制品，包括“全麦”面包。

预制食品

·大多数商业制备的汤。

·大多数包装的“健康食品”。

·零食（几乎所有包裹在塑料薄膜中的食品，包括坚果）。

·黑醋（balsamic vinegar；与葡萄酒醋、白醋或苹果醋相比，黑醋含有相当多的糖）。

那么，还有什么是可以吃的？

这个问题非常好，也是50多年前我自己曾经问过的。当时，我发现美国糖尿病协会告诉我可以放心食用的许多食物，实际上使我无法控制血糖。接下来我会做一个关于我的患者和我通常吃的食物种类的概述。请记住，除了无热量饮料（包括无气矿泉水和无添加碳水化合物的矿泉水）和适量的无麦芽糊精的无糖果冻外，没有“无糖食物”。几乎所有我们吃的东西，如果摄入量足够多，都会对血糖产生一定的影响。你也许会发现一些我从未听说过的东西，它们对你的血糖几乎没有任何影响。如果真的如此，你可以随意地将它们纳入你的饮食计划。但在确定它们对你的血糖无害之前，请你在食用后，每半小时测量一次血糖，持续几个小时。

“良性”蔬菜

除了在“绝对禁忌”部分列出的蔬菜外，大多数蔬菜都是可以接受的。

可以食用的蔬菜包括芦笋、西蓝花、芽甘蓝、卷心菜及其泡菜、花椰菜、茄子、洋葱（少量）、辣椒（除了黄色的）、蘑菇、菠菜、四季豆、夏季小角瓜和西葫芦。按照经验法则，2/3 杯煮熟的整个蔬菜、1/2 杯切块或切片的煮熟蔬菜、1/4 杯泥状煮熟蔬菜或 1 杯混合沙拉对血糖的影响大约相当于含有 6g 的碳水化合物[①]。请记住，煮熟的蔬菜往往比生蔬菜更快地提高血糖，因为加热后使它们更易消化，并且加热会将部分纤维素转化为糖。通常，按重量计算的煮熟蔬菜在量杯中的体积会更小，所以一杯煮熟的菠菜的重量会比一杯生的菠菜重得多。在你自己的测量中，注意你最喜欢的蔬菜是如何影响你的血糖的。生的或未捣碎的蔬菜可能会给患有胃轻瘫的人带来消化问题（见第 22 章）。

以下是一些煮熟的蔬菜，每 2/3 杯（除非另有说明，都是指煮熟的）对血糖的影响大约相当于含有 6g 的碳水化合物：

甜椒（绿色和红色的，不包括黄色的；煮熟或生吃均可）

朝鲜蓟心	芦笋
竹笋	甜菜叶
小油菜	西蓝花
芽甘蓝	卷心菜
芹菜	芹菜根
羽衣甘蓝	白萝卜
蒲公英叶	茄子
蓝苋菜	菊苣
棕榈心	大头菜
蘑菇	芥菜叶
秋葵	盘形南瓜
南瓜（1/4 杯）	红叶菊苣
大黄	泡菜

① 在烹饪中，“杯”是常用的体积单位，尤其在美国等西方国家。标准的“杯”约为 240mL，用于测量各种食材，确保食谱的精确性。这种方法在国际上广泛应用，有助于食谱的统一和标准化。

青葱	荷兰豆
菠菜	四季豆
小角瓜	芜菁叶
芜菁（1/4 杯）	马蹄莲
西洋菜	西葫芦
西葫芦花	

这些蔬菜在烹饪后对血糖的影响较小，可以作为糖尿病患者的饮食选择。

除了上述内容，你还应该记住以下几点：

· 洋葱富含碳水化合物，只应少量用于调味——少量的韭菜或葱块可以带来很多风味。

· 半个小牛油果大约含有 6g 的碳水化合物。

· 一杯混合绿色沙拉，不加胡萝卜，加上一片番茄或洋葱，对血糖的影响与 6g 碳水化合物相当。

· 1/4 杯的泥状南瓜含有大约 6g 的碳水化合物。我个人认为，如果不加一些调味品，南瓜的味道就像 Kleenex 一样没有吸引力。因此，我用大量的甜菊糖和香料（肉桂）调味并加热，使其有点像南瓜派馅料。

对于列表中的其他蔬菜，如芜菁，1/4 杯的泥状芜菁会像 6g 碳水化合物那样影响血糖。

肉（猪、牛、羊肉）、鱼、禽、海鲜和鸡蛋

这些通常是我患者的饮食计划中热量的主要来源。目前，主流媒体对肉和鸡蛋持负面态度，但我个人的临床观察和近年来的研究指出，糖尿病患者和非糖尿病个体的心脏病和血脂异常更多是由碳水化合物引起的，而不是膳食脂肪。如果你担心这些食物，你可以限制它们，但是剥夺自己享受这些食物可能并不会为你带来更健康的生活。附录 A 详细介绍了当前存在的争议，以及目前流行的、缺乏可靠科学依据的高碳水化合物饮食建议，同时概述了我的担忧和观点。顺便说一下，蛋黄是营养素叶黄素的主要来源，对视网膜有益。有机鸡蛋含有大量的 ω-3 脂肪酸，对动脉有益。

豆腐以及用大豆替代培根、香肠、汉堡、鱼、鸡和牛排的食品

这些食品中约有一半的热量来自植物脂肪，其余的则来自不同量的蛋白质和缓慢作用的碳水化合物。它们很容易用煎锅或微波炉烹饪。应从产品的标签上读取蛋白质和碳水化合物的含量，并在你的餐饮计划中进行计算。健康食品店备有许多这些产品，主要是为那些素食者或想避免红肉的人准备的。为了配合我们下一章的餐饮计划，请记得将包装上列出的蛋白质克数除以 6，以获得蛋白质的“盎司”数。参见第 11 章的“蛋白质”部分。

某些商业成品和自制的汤

大多数商业成品和自制的汤都含有大量的单糖，所以你要学习如何购买或制备低碳水化合物或零碳水化合物的汤（请参考以下建议）。不过许多包装的肉汤产品中没有添加糖，只含有少量的碳水化合物，尽管并非所有都如此。遵循本章所描述的特殊技术，检查标签或使用 Diastix 测试。一些餐馆的普通清汤或肉汤可能偶尔是不加糖的。同样，也要使用 Diastix 进行检查。

自制的汤，不加蔬菜煮制，如果浓缩可以做得非常美味。你可以在烹饪时让水刚刚淹没肉或鸡肉即可，而不是像通常的做法那样用水填满整个锅；或者煮沸肉汤以使其浓缩，这样你得到的汤会更浓郁、更有风味。你还可以使用草药和香料，以增强风味。所有这些调料都只含有微量的碳水化合物（参见后文“芥末、胡椒、盐、香料和草药”部分）。蛤蜊汤（不是杂烩）通常含有很低的碳水化合物。在美国，你还可以购买蛤蜊汁（不是 Clamato），3 盎司（约 88.7 mL）液体中只含有约 2 g 的碳水化合物。Campbell 罐装牛肉汤和清汤每份只含有 1 g 碳水化合物。College Inn 品牌的罐装鸡肉汤不含碳水化合物。大多数肉汤也含有较低的碳水化合物，请阅读标签。

奶酪、黄油、人造黄油和奶油

大多数奶酪（除了凝乳酪外）含有几乎相等的蛋白质和脂肪，以及少量的碳水化合物。碳水化合物和蛋白质必须纳入饮食计划。对此，我将在第 11 章中进行解释。对于那些（不明智地）想避免动物脂肪的人，有一些特殊的大豆奶酪（味道不是很好）可以选择。奶酪是钙的极好来源。每盎司（约

29.57 mL）全脂奶酪大约含有 1 g 碳水化合物，但是凝乳酪含的碳水化合物更多一些。就乳制品而言，一般来讲，脂肪含量越少，乳糖越多。脱脂牛奶和“无脂”奶酪所含的乳糖最多且脂肪最少，而黄油中含有的乳糖则最少且脂肪最多。

在我的经验中，黄油和人造黄油都不会显著影响血糖；只要你不把它们与大量的碳水化合物一同摄入，它们在体重方面也不应该成为问题。天然黄油是一种“健康”的脂肪，而人造黄油和大多数植物油都含有反式脂肪酸，被认为对心脏不利。有机椰子油可能是烹饪和沙拉中最健康的油。由于它在室温下是固态，所以使用时应该稍微加热。有机椰子油可以在互联网和健康食品店中找到。

一汤匙奶油只含有 0.5 g 碳水化合物，8 汤匙才能使我的血糖上升 20 mg/dL（1.11 mmol/L）。我在第 11 章里所描述的奶酪泡芙碳水化合物含量低，可以代替面包制作三明治。

酸 奶

尽管我个人不喜欢酸奶，但我的许多患者觉得不能没有它。对于我们的目的，纯全脂酸奶——无调味、无糖、无水果——是一种合理的食物。Fage 品牌全脂希腊酸奶是纯的、无调味的。7 盎司（约 207 mL）一盒的 Fage 酸奶含有 2.3 盎司（约 66 g）的蛋白质，碳水化合物只有 6 g。你甚至可以加入一些切碎的蔬菜，只要不超过我们为午餐建议的 12 g 碳水化合物限制。不要选择脱脂酸奶！每 8 盎司（约 237 mL）的脱脂酸奶中，碳水化合物的含量高达 17 g。酸奶可以用肉桂、DaVinci 无糖糖浆、风味提取物、Crystal Light 粉末或无糖 Jell-O 果冻的粉末（包装上没有列出麦芽糊精作为成分的那种）来调味，基本上不会含有额外的碳水化合物。酸奶可以用甜菊糖、液态 sucralose、Equal 片、Splenda 片来增甜。不过，在用 Equal 片或 Splenda 片时，须事先在少量热水中溶解它们。Fage 牌酸奶在美国各地的超市都有销售。如果你阅读标签，你可能会找到其他低碳水化合物的品牌，包括 Erivan、Stonyfield Farm 和 Brown Cow Farm。始终确保只使用全脂产品，而不是低脂产品。

豆 奶

我们的饮食计划中有许多可以使用的大豆产品，其中之一就是豆奶。它是咖啡和茶非常适配的增白剂，我的一个患者在饮料中加入少量的豆奶。也有人将其作为饮料直接饮用，也可以加入像酸奶那样的调味料。就我个人而言，我发现豆奶的味道太淡，不加调味料就不能喝，我更喜欢用水稀释的奶油。当使用少量时（最多 2 汤匙或者 1 盎司），豆奶不需要计入饮食计划中。如果你把它放入非常热的饮料中，它会凝结。

如在禁忌食品部分所述，市场上有许多品牌的豆奶，但 WestSoy 是我找到的唯一一个不加糖的品牌。当然，在美国的其他地方可能还有其他不加糖的品牌。

大豆粉

如果你或你的家人愿意尝试使用大豆粉烘焙，你会发现这是一个很好的解决糕点限制的方法。1 盎司（约 28.35g）的全脂大豆粉（约 1/4 杯）含有大约 7.5g 的慢作用碳水化合物。你可以制作鸡肉派、金枪鱼派，甚至无糖果冻派或南瓜派。如果你用大豆粉，则需要在你的饮食计划中把豆粉中的碳水化合物和蛋白质含量计算在内。

大豆粉通常须与鸡蛋混合，才能形成适合制作面包、蛋糕等的面糊。每个鸡蛋相当于 1 盎司的蛋白质。创建一个有效的混合物需要经验或实验。在本书的第三部分中有一些使用大豆面粉的食谱。

麸皮饼干

我在健康食品店和超市看到了数十种不同的饼干，但是只找到了两个品牌是真正的低碳水化合物。

· GG 斯堪的纳维亚麸皮脆饼：这个产品由位于挪威拉尔维克城（Larvik）的一家公司（G. Gundersen Larvik A/S）生产。每片 9g 的脆饼大约含 3g 的可消化碳水化合物。如果当地没有这个产品，你可以直接从进口商那里订购。一个箱子包含 30 个 4 盎司（约 113.4g）的包装。

· 瓦萨轻脆七谷脆饼（Crackerbread）：这种产品在美国的大多数超市和一些其他国家以及网上都有销售。一个饼干面包含大约 5g 的可消化碳水化合物。我的许多患者认为，与 GG 麸皮脆饼相比，这种产品味道更好一些。不要使用其他 Wasa 产品，因为它们含有更多的碳水化合物。

有些人不涂抹任何东西就吃，但对我来说，它们尝起来就像硬纸板。我更喜欢加上香葱味的奶油奶酪或黄油后来享用它们。将两片 GG 脆饼弄碎，放在碗中，然后加上奶油或用水稀释的奶油，就可以制成一种类似麦片的早餐食品。如果你喜欢甜味，可以加入一些 Equal 或 Splenda 片剂（在少量热水中溶解）或一些甜菊糖或 sucralose 液体；如果还觉得不够，还可以加入风味提取物（如香蕉味、黄油味等）、DaVinci 无糖糖浆或 Crystal Light 粉末。目前，Bran Crispbread 也推出了一种名为 FiberSprinkle 的产品，碎片状，用塑料袋包装，一袋 10.6 盎司（约 300.5 g）。这些饼干中的碳水化合物升高血糖的速度非常慢。对于早餐需要替代吐司的人来说，它们非常好。

需要注意的是，如果摄入过量，麸皮饼干可能会引起腹泻。吃的时候应该搭配水或者汤。不建议患有胃排空延迟的人吃，因为麸皮纤维可能会形成一个“塞子”而堵住胃的出口。

注意：在美国，标签规定要求将纤维列为碳水化合物。有许多不同种类的纤维，可溶性和不溶性的，可消化和不可消化的。因为标签上没有要求区分它们，所以可能会使碳水化合物含量的计算变得复杂。请使用我上面列出的碳水化合物量，而不是包装标签上列出的量。

如果你正在服用甲状腺药，建议在摄入麸皮产品或超过 1 盎司的大豆产品后，至少等待 2 小时再服用药片。因为麸皮和大豆可能会与甲状腺激素结合，影响其吸收。

烤海苔（toasted nori）

当我的朋友 Kanji Ishikawa 从日本寄给我一个装饰精美的罐子时，我感到非常惊喜和好奇。你可以想象到，当我打开盖子发现里面是海草时，我有多么失望。但这种失望很快就被打破了。我不情愿地打开了一个塑料包装，取出了一片像纸一样薄的海草。尝了第一口后，我就被它的美味所吸引了——它真的非常好吃。我还发现，小量食用时，它对我的血糖几乎没有影响。因此，我开始在各地的健康食品商店寻找更多这样的海草。我尝试的大部分海草味道像咸纸。最终，一名患者向我解释说，Kanji 的海草是一种特殊的种类，叫作烤海苔。它包含少量的其他成分，包括大豆、大米、大麦和红辣椒。它在大多数健康食品商店都有售，如果你能找到一个好品牌，它可以是一个非常美味的小吃。一次 5 或 6 片对我的血糖没有任何影响。Diastix 测试咀嚼后没有显示有葡萄糖。一片标准的烤海苔通常尺寸为 1.25×3.5 英寸（大约 3cm×9cm），重约 0.3g。由于该产品含有约 40% 的碳水化合物，每片只有 0.12g 碳水化合物。较大的烤海苔片应该称重以估计其碳水化合物含量。

甜味剂：糖精、阿斯巴甜、甜菊糖、三氯蔗糖和环己糖酸盐

我随身携带一包 Equal（阿斯巴甜）片剂，特别是当我外出就餐时。阿斯巴甜在烹饪过程中会被破坏，但是它适合用来给热咖啡或茶增甜。它比糖精的价格要高得多，糖精有一种稍微苦涩的余味。但我发现，为了消除糖精的余味并降低成本，可以联合使用一片 Equal 和 1/2 粒糖精片，而不是两片糖精或两片 Equal。大多数药店和许多超市都有 Equal 片。尽管 Equal 片含有乳糖，但其量非常小，不会影响血糖。

乙酰磺胺酸钾（安赛蜜）是一种新型人造甜味剂。它是由德国 Hoechst 公司生产的，并在美国以外的地方以片剂形式销售。它不会在烹饪过程中被破坏。在美国，这种甜味剂被用于某些“无糖”食品中，并以 Sunett 的品牌名出售。不过，有一种名为 The Sweet One 的粉末甜味剂，虽然也声称是乙酰磺胺酸钾，但是它实际上是与葡萄糖的混合物，显然，你应该避免使用这类产品。然而，关于它可能致癌的问题仍存在疑问，所以可能有其他更好的选择。

未来，美国的杂货店货架上可能会出现更多无热量的片状甜味剂。甜菊糖作为一种草本甜味剂，多年来一直在保健食品店销售。它在烹饪时不会分解，且有片剂、粉末和液体等不同形式。需要注意的是，液体甜菊糖需冷藏保存以防变质。研究显示，甜菊糖无致癌风险，因而已获得美国（2018 年）和欧盟（2011 年）批准作为甜味剂使用。然而，美国大多数甜菊糖粉的供应商会将其与麦芽糊精混合，目的是增加体积，降低成本。因此，购买甜菊糖粉时，请务必仔细查看标签。

Splenda（三氯蔗糖）片剂和液体现在在美国的某些地方、其他国家和互

联网上都有销售。尽管它们含有微量的乳糖，但它们是良性的。像其他甜味剂（除了甜菊糖）一样，Splenda也会以粉末形式与糖混合，来填充体积，应该避免。

美国食品药品监督管理局（FDA）在1969年禁止了环己糖酸盐的使用，主要是因为当时的动物研究表明它可能致癌。自那以后，尽管有一些尝试重新评估其安全性并寻求FDA重新批准其在食品中的使用，但FDA至今仍维持其禁令。不过，未来美国的杂货店还将出现其他非热量片剂甜味剂。

DaVinci Gourmet 无糖糖浆

DaVinci Gourmet无糖糖浆可以从网上购买。DaVinci目前生产了40多种不同的口味。互联网的价格范围为7.49~8.95美元，每瓶750mL。口味包括香蕉、蓝莓、焦糖、樱桃、巧克力、椰子、曲奇面团、煎饼、花生酱和西瓜等。有时我喜欢在早餐煎蛋里加入烤棉花糖糖浆。要获得分销商名单，请致电DaVinci Gourmet，Ltd.，电话是（800）640-6779。该产品已获得犹太教认证。DaVinci还销售含糖的糖浆，所以在订购时请确保指定为无糖。

Fox's U-bet 无糖巧克力味糖浆

这可能是我遇到的所有无糖巧克力糖浆中味道最好的。它也是真正的糖浆，不是水状的。它用三氯蔗糖来甜化，由位于纽约布鲁克林的H. Fox & Co.，Inc. 制造。它是犹太教食品，一些超市有售。

食品香精

超市的烘焙用品货架上通常可以找到许多用于烘焙的食品香精。从标签上读取碳水化合物的含量，通常是零，因此不会影响血糖。

芥末、胡椒、盐、香料和草药

大多数商业芥末都不加糖，基本上不含碳水化合物。通过阅读标签或使用Diastix测试，可以轻松确定这一点。胡椒和盐对血糖没有影响。当然，有证据表明对盐敏感的高血压患者应该避免额外添加的盐和高盐食品，参见附录 A 相关部分。

大多数草药和香料的碳水化合物含量都很低，使用量很小，摄入的碳水化合物量微不足道。但要小心某些组合，比如砂糖，以及与砂糖混合的肉桂粉。这只需阅读标签便可以确定。顺便提一下，我喜欢把研磨好的肉桂、粉末状的甜菊糖和奶油乳酪混在一起，再与烟熏三文鱼一起搭配，味道真的很棒。

低碳水化合物沙拉酱

大多数沙拉酱都含有大量的糖和其他碳水化合物。因此，对于希望血糖正常的人来说，理想的酱料是油和醋，也许还可以加一些香料或芥末，然后再加上切碎的奶酪或真正的大豆培根碎片。现在有一些商业沙拉酱，每 2 汤匙的分量只含有 1 g 碳水化合物。这个量足够低，可以纳入我们的饮食计划中。使用蛋黄酱时要小心，虽然大多数品牌都标有“碳水化合物—0”，但实际上，每汤匙可能含有高达 0.4 g。这虽然不算多，但如果你吃的量够大，它会累积起来。一些仿制的蛋黄酱产品每 2 汤匙的分量含有 5 g 碳水化合物。我个人在沙拉中加橄榄油和醋，但我喜欢将醋与 DaVinci 无糖覆盆子糖浆混合。

坚　果

尽管所有的坚果都含有碳水化合物（以及蛋白质和脂肪），但是有些通常会缓慢提高血糖，可以纳入饮食计划，但摄入量要少。与大多数其他食物一样，你可以在第 3 章推荐的书籍中查找你最喜欢的坚果，了解它们的碳水化合物含量。例如，10 颗开心果（小的，不是特大的）只含有 1 g 碳水化合物，而 10 颗腰果含有 5 g 碳水化合物。尽管少量的坚果可能含有很少的碳水化合物，但关键在于“少量”这个词。我们中很少有人只吃几颗坚果，就不再吃了。事实上，我只有一例患者是数出预先计划的坚果数量，吃完后就停下来。所以，除非你有非同寻常的意志力，否则要小心，或者完全避免它们。还要小心花生酱，这是另一个欺骗性的上瘾食物。一汤匙天然的、不加糖的花生酱含有 3 g 碳水化合物，会使我的血糖上升 15 mg/dL。想象一下吃下 10 汤匙后会对血糖有怎样的影响！

无糖果冻

这是少数几种良性食物之一，如果你买到的确实是无糖的，那么少量摄入不会影响血糖。我发现在我所在地区销售的“无糖”吉利丁品牌实际上包含了一些麦芽糖淀粉，这是一种糖的混合物，会提高血糖。到目前为止，塑料杯装的即食吉利丁品牌的果冻是不含麦芽糖淀粉的——至少我在超市货架上找到的是这样。关键是要检查标签。真正的无糖吉利丁或其他真正的无糖果冻产品非常适合作为小吃和甜点。在美国，沃尔玛销售一种无麦芽糊精的调味无糖产品。它们不含碳水化合物和脂肪，半杯的分量只含有 1g 蛋白质。只要记住不要吃得太饱（见第 6 章的“中餐馆效应”），你可以通过加一点重奶油[①]（heave cream）来增强味道。我的一例患者发现，在它冷却凝固之前，加入奶油用搅拌机搅拌，这样口感更好。

如果你所能找到的无糖吉利丁含有麦芽糊精，可以尝试用 Knox 无味果冻，并加入一些液体甜菊糖或三氯蔗糖，以及 DaVinci 无糖糖浆或 Crystal Light 粉末，作为一种美味的替代品。

无糖 Jell-O 牌布丁

这种布丁有多种口味，如巧克力、香草、开心果、奶糖、香蕉奶油、芝士蛋糕、柠檬和白巧克力味等，是不错的甜点。与 Jell-O 牌果冻不同，它们含有少量碳水化合物（每份约 6g），应计入你的饮食计划。不要使用牛奶来混合，可以使用水或水加奶油。每 2 汤匙奶油将增加 1g 碳水化合物。

口香糖

嚼口香糖可以替代零食，对患有胃轻瘫的人有益，因为它可以刺激唾液分泌，唾液含有促进胃排空的物质。不同品牌的口香糖的碳水化合物含量不等，如一块无糖的 Trident 或 Orbit（味道更好）约含 1g 碳水化合物，而一些液体填充的口香糖每块约含 7g 碳水化合物。这种口香糖会迅速使我的血糖升

① 重奶油（heave cream）是指一种高脂肪含量的奶制品，通常含有 36%~40% 的乳脂肪。它常用于烹饪和烘焙中，因为其高脂肪含量使其能够在搅拌时形成稳定的泡沫。此外，重奶油也用于制作丰富的酱汁、汤和甜点。

高大约 35 mg/dL（1.94 mmol/L）。口香糖的碳水化合物含量通常可以在包装标签上找到。“无糖”口香糖都含有少量糖醇，通常是木糖醇。Trident“无糖”口香糖的主要成分是山梨醇，一种以玉米为原料的糖醇。此类口香糖还包括甘露醇和阿斯巴甜。

碳水化合物含量非常低的甜点

本书的第三部分包括由厨师准备和测试过的低碳水化合物食谱，其中包括一些真正美味的低碳水化合物甜点的简单食谱。更多的低碳水化合物甜点可以在我的书《糖尿病饮食》（*The Diabetes Diet*）（Little，Brown，2005）中找到。

咖啡、茶、苏打水、矿泉水、汽水和无糖饮料

这些产品都不应对血糖产生显著影响。咖啡和茶可以用纯液体或甜菊粉末或者甜味片剂来增甜，如糖精、环磺酸盐（Cyclamate）、三氯蔗糖（Splenda）、甜菊糖和阿斯巴甜（Equal）。请记住，如果用牛奶来调味，不要使用超过 2 茶匙，尽量使用奶油（它的碳水化合物含量更低，口感更好，用量更少）。阅读“无糖”苏打水的标签，因为一些品牌含有果汁形式的糖。许多口味的矿泉水、瓶装“无糖”茶和苏打水也含有额外的碳水化合物或糖，就像许多粉末饮料一样。请再次阅读标签。你还可以尝试将你选择的口味或 DaVinci 无糖糖浆加入苏打水中，制作自己的无糖饮料。

冷冻无糖苏打冰棒

美国的许多超市和玩具店都销售用于制作自制冰棒的塑料模具。通过这些模具，利用无糖苏打水，你可以制作出一种对血糖没有影响的美味零食。不要吃那些超市冷冻柜中展示的商业制作的“无糖”或“减重”冰棒。它们含有果汁和其他来源的碳水化合物。你也可以尝试用 DaVinci 或 Fox's U-bet 调味的水。

酒（少量）

乙醇（蒸馏酒精），正如我们在第 9 章里所讨论的，对血糖没有直接影

响。然而，一定量的酒精可以迅速影响肝脏，阻止膳食蛋白质转化为葡萄糖。如果你正在遵循一个包括胰岛素、胰岛素促泌剂甚至是胰高血糖素类似物（见第 13 章）的治疗方案，那么你需要依赖于蛋白质转化的葡萄糖，以维持安全血糖水平。通常，少量酒 [例如，对于普通成年人，1.5 盎司（约 44mL）的烈酒] 的效应通常可以忽略不计。大多数传统的美国啤酒（淡啤酒）尽管含有碳水化合物，但当只饮用一听或一瓶时，对血糖的影响可能不大。深色啤酒，如爱尔啤、黑啤和波特啤酒，可能含有更多的碳水化合物，由于啤酒没有营养成分标签，因此很难确定真实的碳水化合物含量。“轻啤酒”通常碳水化合物含量最少。

加强对食物成分的了解

阅读标签

几乎所有包装食品都有揭示食品成分的标签。FDA 现在要求包装食品的标签列出每份食品的碳水化合物、蛋白质、脂肪和纤维含量。但务必注意“一份”的大小。有时分量非常小，以至于你根本不愿意费心去吃它。

要小心标有“轻型（lite）”“轻型（light）”“无糖（sugar-free）”“饮食疗法（dietetic）”“节食（diet）”“减少热量（reduced-calorie）”“低热量（low-calorie）”“净碳水化合物（net carbohydrate）”等字样的标签。卡路里计数只会告诉你一些信息，“低脂”则不会告诉你有关碳水化合物含量的任何信息。“无脂”甜点可能是最危险的。即使你正在减重，碳水化合物的摄入也会比脂肪更多地阻碍你的努力（见第 9 章）。例如，我发现那些正在遵循低碳水化合物饮食的非常瘦的患者，即使每天摄取额外的 900 卡路里的橄榄油，约 4 盎司（118mL），也不会导致他们增重。有两项研究支持这一点，但前提是碳水化合物非常有限。它们表明，当碳水化合物摄入较低时，脂肪会被代谢而不是储存。“低脂”和“无脂”食品，虽然并非总是，但通常比它们所替代的食品含有更多的碳水化合物。唯一能够确定碳水化合物含量的方法是阅读标签上标明的数量，但这也可能是具有误导性的。例如，一种广受欢迎的“无糖”草莓果酱品牌的标签上写着“碳水化合物——0”。然而，任何人都可以看到罐子里的草莓，常识告诉你，草莓含有碳水化合物。因此，具有误导性的标签是存在的。在我看来，这种误导在饮食 / 食品行业中相当普遍。

使用食品营养成分手册

第 3 章中列出了 3 本书，显示了各种食物的碳水化合物含量。我推荐了这些书，在创建你的饮食计划时，它们不是必不可少的工具。本书第 9~11 章中所提出的指导和建议，以及第三部分和《糖尿病饮食》一书中的食谱，可能是你入门所需的全部内容。

如果你希望你的膳食丰富多样，请阅读第 3 章中列出的所有书籍。其中最容易使用的是《食物基础成分计数大全》（*The NutriBase Complete Book of Food Counts*）。《Bowes & Church 常用食物成分指南》（*Bowes & Church's Food Values of Portions Commonly Used*）可以说是营养师的“圣经”，自 1937 年出版以来，每隔几年就会更新一次。务必使用后面的索引来查找感兴趣的食物。请注意，在主要成分的每一页上，碳水化合物和脂肪含量都在同一列中列出。食物的碳水化合物含量总是显示在脂肪含量下方，不要混淆这两者。此外，请务必注意所有这些书中的一份分量大小。

美国农业部（USDA）的营养数据库是一个非常方便的资源，并提供了用于个人电脑和手持 PDA 电脑的软件，使你可以找到几乎任何你选择的食物的营养信息。营养数据实验室的主页：www.ars.usda.gov/main/site_main.htm?modecode=12354500。

维生素和矿物质补充剂

医生给糖尿病患者开处方补充维生素和矿物质是常见的做法。这主要是因为大多数糖尿病患者患有慢性高血糖，因此排尿较多。过多的排尿会导致水溶性维生素和矿物质的丧失。如果你可以将血糖保持在足够低的水平，以避免葡萄糖排入尿液中（你可以使用 Diastix 测试），并且每周至少吃一两次红肉，以及吃各种蔬菜，那么你通常不需要补充剂。不过，维生素 D_3 除外，生活在工业化国家的大多数人都缺乏维生素 D_3（见第 2 章）。但请注意，B 族维生素的主要膳食来源包括美国的“强化”或添加 B 族维生素的面包和谷物。如果你正在遵循低碳水化合物饮食，须将其排除在饮食计划之外。你应该每天食用一些豆芽、菠菜、西蓝花、小圆白菜或花椰菜。如果你不喜欢蔬菜，可以每天服用一个 B 族维生素胶囊或多种维生素 / 矿物质胶囊。有关高纤维或高蛋白饮食或使用二甲双胍的人是否需要钙补充剂的讨论，请参见第 11 章相关部分。但请注意，服用过多的钙补充剂（而不是食物来源的钙）已被证明会增加动脉钙化的发生率。

补充维生素和矿物质通常不应超过 FDA 建议的每日需求量。大剂量可能会抑制身体对某些维生素的合成以及肠道对某些矿物质的吸收，也具有潜在的毒性。维生素 C 的剂量超过 500 mg/d 可能会干扰你血糖试纸上的化学反应，从而导致你的血糖读数显示不准确（偏低）。大剂量的维生素 C 实际上可以提高血糖，甚至损害神经功能（与维生素 B_6 超过 200 mg/d 一样）。已经证明维生素 E 可以以剂量依赖的方式降低高血糖的破坏性效应（即身体蛋白质的糖化），最高剂量可达每日 1200 国际单位（IU）。最近的研究还表明它可以降低胰岛素抵抗。因此，我建议我的一些患者摄入 400~1200 IU/d。请确保使用维生素 E 的形式为 γ – 生育酚或混合生育酚，而不是常见的 α – 生育酚，后者可能会抑制食物中必需的 γ – 生育酚的吸收。实际上，已经证明高剂量的 α – 生育酚会增加心脏病死亡的风险。

这些建议可能不适合进行运动的人。2009 年在德国耶拿和波士顿 Joslin 糖尿病中心进行的一项研究显示，给予 2 型糖尿病患者 1000 mg/d 的维生素 C 和 400 IU/d 的维生素 E 会消除锻炼对降低胰岛素抵抗的益处。此外，这些维生素对抗氧化剂，从而抵消了运动的自然抗氧化效应。

肠道运动的变化

新的饮食往往会引发肠道运动频率和一致性的变化。这是完全正常的，除非你感到不适，否则不必担忧。增加餐食中的纤维含量，如沙拉、麸皮饼干和大豆制品，可能会导致大便更软且更频繁。增加膳食蛋白质可能会导致大便更少且更硬。针对这种现象，有一种可能的治疗方法——一种称为 Phloe 的可溶性纤维产品，不会提高血糖水平。Phloe 可以在互联网上和许多健康食品店购买。钙片可能会导致大便硬和便秘，但如果它们含有镁，这种现象可能会得到缓解。正常的排便频率可以在一天 3 次到一周 3 次之间变化。如果你发现肠道习惯的任何变化超出或低于这些频率，请与医生讨论。

如果你在尝试我们的饮食计划几周后，仍然感到对碳水化合物的渴望，不要感到失落，我们仍然可以治愈它。请阅读第 13 章的“肠促胰岛素类似物”部分。

人们对新饮食方案反应如何?

我的大多数患者最初会有些被“剥夺”的感觉，但同时也心存感激，因为他们感到自己更精神和更加健康。请参阅章节“治疗前后对比”，了解一些患者对新饮食的反应。我自己也是如此，每当我经过面包店并闻到新鲜面包的香气时，口水就会流下来，但我也感激我的坚持，正是因为我还活着，所以还能够闻到这种香气。

第11章
CHAPTER 11

制订个人饮食计划

通过阅读第9章和第10章，你已经基本了解了应该吃什么和应该避免吃什么，那么现在是时候带你逐步创建一个适合你自己的饮食计划了，以便帮助你实现血糖正常化的目标。

开始这个饮食计划之前的一点说明

当你开始探讨使血糖正常化的饮食计划，并且翻阅第10章的“不宜食用的食物”部分时，你可能会发现几乎所有这些信息都与传统观念相悖，你这样想是正常的。经常发生的情形是，当你着手制订饮食和治疗计划以使你的血糖正常化时，善意但知识不足的朋友和亲戚可能会劝你尝试更多“有趣”的食物，或者减少脂肪摄入、增加更多“复杂”碳水化合物。我建议你翻阅附录A，其中解释了传统观念走错路的一些可能原因。

制订个人饮食计划的一般原则

如果你使用降血糖药物，比如胰岛素或口服药物，那么制订饮食计划的第一条规则是：在医生首次审查新的饮食计划并相应减少你的药物之前，不要更改你的饮食。大多数开始采用我们低碳水化合物饮食方案的糖尿病患者，与他们之前高碳水化合物饮食时相比，餐后血糖水平会立即并显著下降。如果在同一时间内，你的药物没有相应地减少，你的血糖可能会降到一个危险的低水平。

最初的饮食计划应该旨在控制血糖，并使你对所吃的食物感到满意。因此，考虑到这些因素，如果我要和你一起“商议”你的饮食计划，我需要看到一份 GlucograF 数据表（见第 5 章），其中包括过去一两周内的血糖谱和服用的降血糖药物（如果有的话）。我还会要求你提供一个典型日常饮食的列表，包括吃什么以及什么时候吃。这些信息将让我了解你喜欢吃什么，以及降低血糖药物的特定剂量对你的血糖有何影响。我还需要知道你目前的体重以及可能影响你的血糖的其他因素，比如胃排空延迟和针对其他疾病的药物治疗。在商议饮食计划时，我会尽量考虑你喜欢的食物。

关于减轻体重的问题将在第 12 章中进行讨论。在实施初始饮食计划的 1 个月后，根据观察到的效果，可以针对与减轻体重相关的因素进行调整。

如果你曾尝试过减重或控制血糖，你可能会发现，仅按照预先印制的表格或按某种固定计算减少热量可能会让你感到沮丧，甚至产生相反的效果。比如，假设你吃了一顿太少而不能满足你的晚餐，过一段时间后，你感到非常饿，觉得必须吃点零食。如果你和大多数人一样，你可能会吃一些零食，也可能吃一碗米饭或一些水果。也就是说，它们是含有大量碳水化合物的食物，因此你的血糖会升高。这就意味着你所摄入的热量，实际上会比从一顿合理的晚餐所摄入的要多得多。根据我的经验，最佳的做法是从一顿让你在离开餐桌时感到舒适但不过于饱胀的餐点开始。如果你曾经遵循过旧的美国糖尿病协会（ADA）“交换”系统①来制订糖尿病饮食计划，你会发现，与之相比，我们所采用的跟踪碳水化合物克数和蛋白质食物盎司数所付出的努力要少得多。我们总是用克数来估算碳水化合物，并用盎司数来估算蛋白质食物。这种方法不仅比交换法更容易，而且更有效，因为它将重点放在了那些实际影响血糖的营养成分上。

---

① 美国糖尿病协会（ADA）的交换系统是一种饮食规划工具，将食物分为 6 类（淀粉类、水果类、乳制品类、蔬菜类、肉类和脂肪类）。每类食物内的不同食物可以互换，每份食物的碳水化合物、蛋白质和脂肪含量相似，帮助患者控制这些营养素的摄入。然而，尽管这种系统化的饮食管理方法听起来很有帮助，但实际效果往往不如预期，在保持血糖稳定和降低血糖方面表现欠佳。主要的问题在于它的高碳水化合物饮食建议：碳水化合物占总能量的 45%~65%，蛋白质占 10%~35%，脂肪占 20%~35%。

多年来，由于我的所有患者都会提供血糖数据，所以为他们制定一个合适的碳水化合物摄入指南并不难。这使血糖控制变得相对简单，即使是那些试图减重的人也不会感到过于受限。

我制订饮食计划的基本方法是首先设定每餐的碳水化合物量。然后我请患者告诉我，要保证他们感到满足应该添加多少蛋白质（我会向他们展示不同大小的蛋白质食物的塑料样本，以帮助他们估算数量）。例如，我通常建议成年患者将早餐的碳水化合物摄入限制在不超过 6 g 缓慢作用的碳水化合物，午餐和晚餐各为 12 g[①]。很少有人愿意摄入少于这些碳水化合物量的食物（儿童的碳水化合物量较低）。尽管大众媒体的宣传可能会让你相信有所谓的"必需碳水化合物"。然而，事实上，正常发育没有所谓的必需碳水化合物，但确实有必需氨基酸（蛋白质）和必需脂肪酸。正如第 9 章中提到的，我之所以不建议完全避免所有的碳水化合物，主要是因为蔬菜中有许多成分，如维生素和矿物质以及许多其他非维生素化学物质（植物化学物质），这些成分只是最近几十年才开始被理解，它们对饮食至关重要，无法通过传统维生素补充剂获得。这对于全植物和叶子类的蔬菜尤其如此。叶酸——因为它来源于叶子而得名——对各种发育都是必需的，但严格来说，它既不是维生素也不是矿物质。

理想情况下，进餐后你的血糖应与进餐前相同。如果餐后血糖升高超过 10 mg/dL（0.56 mmol/L），即使最终回落到目标值，都应考虑更改饮食或在进餐前使用降血糖药物。与美国糖尿病协会的指南相反，有关研究表明餐后血糖（或称进餐后血糖）比空腹血糖更可能对心血管造成损害。

缓慢作用碳水化合物

通常人们会将碳水化合物分为"复杂的"和"简单的"两种。多谷物面包或某些面食产品被宣传为"富含复杂碳水化合物"。这样的区分基本上没有意义，甚至是愚蠢的！有快速作用的碳水化合物，如淀粉和能迅速分解并对

① 早餐完全没有必要摄入任何类型的碳水化合物。如果你确实要摄入，我推荐的唯一类型是上一章提到的麸皮饼干或者可接受的蔬菜，即"良性"蔬菜，它们可以很好地与煎蛋卷搭配。

血糖产生迅速影响的糖分；还有缓慢作用的碳水化合物。通常，缓慢作用的碳水化合物来自全植物蔬菜（以及第10章中其他的“良性”食物）。它们主要由不易消化的纤维组成，伴随着一些少量易消化的碳水化合物、维生素、矿物质和其他化合物，但对血糖的影响相对较小。

以下是缓慢作用碳水化合物食物的列表①。这些食物可以作为每餐碳水化合物的基础。当然，你不必局限于这些食物，还可以寻找许多其他类似的碳水化合物来作为基础。阅读包装食品的标签，查阅你喜欢的食物的碳水化合物含量，检查你的血糖，逐渐了解哪些食物适合你。

以下每份食物的血糖效应大约相当于6g碳水化合物：

· 6片沃辛顿素食培根（Worthington stripples）或晨星农场早餐培根条（Morningstar farms breakfast strips），同时含有1盎司（约28.35g）蛋白质。

· 3根晨星农场早餐香肠（Morningstar farms breakfast links），同时含有2盎司（约56.7g）蛋白质（这3种晨星食品均是素食大豆制品）。

· 2片GG斯堪的纳维亚麸皮脆饼。

· 1.5片瓦萨轻脆七谷脆饼。

· 7盎司（约207mL）Fage全脂酸奶，同时含有2.5盎司（71g）蛋白质。

· 4.5盎司（约133mL）Brown Cow Farm或Stonyfield Farm全脂未调味酸奶[8盎司（约237mL）含11g碳水化合物和2盎司（约56.7g）蛋白质]。

· 1杯混合沙拉，配油醋（非香醋）调味。

· 1.5杯煮熟的整颗含缓慢作用碳水化合物的蔬菜（或1/4杯泥状或1/2杯切片或丁状）（请参考第10章中的“良性”蔬菜）。

· 1份无糖Jell-O牌布丁，用水或水加1汤匙奶油制作。

· 半个小牛油果[3盎司（约85.1g）]。

以下每份食物的血糖效应大约相当于12g碳水化合物：

· 1杯沙拉，用油醋（不是香醋）调味，加上2/3杯熟的整个蔬菜（或1/4杯捣碎或1/2杯切片或切块）（请参考第10章中的“良性”蔬菜）。

· 8盎司（约237mL）Brown Cow Farm或Stonyfield Farm全脂未调味酸奶

① 这些食物之所以被列出，是因为它们含有少量的慢作用碳水化合物，但并没有特别的营养或健康益处。

[含 11 g 碳水化合物和 2 盎司（约 56.7 g）蛋白质]。

以上列表略微夸大了沙拉和熟蔬菜的碳水化合物含量，但由于它们的体积和“中餐馆效应”，对血糖的实际影响大致等同于所示的碳水化合物量。在这些缓慢作用碳水化合物的基础上，我们将添加适量的蛋白质，以使你在离开餐桌时感到舒适满意，但不过饱。

蛋白质

与碳水化合物一样，每餐饭的蛋白质量要保持一致。所以如果你在这一天的午餐吃了 6 盎司（约 170 g）的蛋白质，那么你应该在第二天的午餐也吃 6 盎司。如果你正在服用降血糖药物，这尤其重要！如果你正在使用食物成分数值表，并需要将克数的蛋白质转化为盎司[①]的蛋白质食品，那么请记住：对于这些饮食计划，6 g 蛋白质等于 1 盎司（约 28.35 g）未经烹饪的蛋白质食品。如果要估算，参考一副扑克牌大小的食物大约重 3 盎司 [约 85.1 g；红肉因密度较大而约为 3.7 盎司（约 105 g）]。

为了保持身体的肌肉量，大多数身体活跃的人应该每天至少摄入蛋白质 1~1.2 g/kg（体重）[②]。运动员和正在成长的儿童需要更多蛋白质。根据最新的研究报告，尽管美国成年人通常过着久坐的生活方式，但他们每天大约摄入蛋白质 1.5 g/kg（体重）。

几乎不含碳水化合物的蛋白质食品（除非在加工中添加）：

· 牛肉、羊肉、小牛肉。

· 鸡肉、火鸡肉、鸭肉。

· 鸡蛋。

· 大多数冷切肉类，如博洛尼亚肠（bologna）、萨拉米干肠（salami）等。

· 鱼和贝类（新鲜或罐头）。

· 大多数热狗。

① 在美国，人们习惯用盎司来测量重量和体积。在测量重量时，1 盎司大约等于 28.35 g；在测量液体体积时，大约等于 29.57 mL。

② 对于一个体重为 70 kg 的非运动人士来说，这意味着每天需要摄入 11.7~14.0 盎司（332~396 g）富含蛋白质的食物。

· 猪肉（火腿、猪排、培根等）。

含少量碳水化合物的蛋白质食品（每盎司含 1g 碳水化合物）：

· 奶酪（除了干酪和羊奶酪）：大多数奶酪每盎司会含有 1g 碳水化合物。在计算每餐碳水化合物时，这 1g 碳水化合物应当包括在内。

大豆制品（每盎司最多含 6g 碳水化合物——请查看包装上的营养标签）：

· 素食汉堡。

· 嫩豆腐。

· 无肉培根。

· 无肉香肠。

· 其他大豆类替代品（替代鱼肉、鸡肉等）。

如果你患有一种罕见的遗传性脂质代谢紊乱疾病，称为家族性血脂紊乱（familial dyslipidemia），那么膳食中的脂肪实际上可能会增加低密度脂蛋白（LDL），可能需要对某些蛋白质食品中含有的特定类型脂肪进行限制。

未经发酵的大豆食品含有少量植物雌激素（女性激素）。因此，摄入量应受限制，特别是对于儿童。

正餐和零食的时间安排

餐食不必遵循严格的时间表。但是通常情况下，你不应该在前一餐结束后的 4 小时内再次进食，这有助于确保第一餐对血糖的影响不会与下一餐的影响显著重叠。对于那些在餐前注射胰岛素的人来说，如果希望在进餐前矫正升高的血糖（见第 19 章），那么两餐之间至少要间隔 5 小时，这一点至关重要！对于用胰岛素覆盖的由零食引起的血糖升高来说，这样的时间间隔也是理想的。但实际情况可能并不总是这样。对于一些糖尿病患者来说，零食是允许的，当然不是必需的。零食的碳水化合物含量在某些情况下可能会与午餐或晚餐的含量相当，但不应超过这两餐的含量。因此，如果你在中午 12：00 吃了午餐，那么在下午大约 4 点，你可以吃一点零食，但是不要超过 6g 碳水化合物。然后，晚餐将在晚上 8 点左右进行。零食将在本章后面有更详细的讨论。

如果你不使用胰岛素，你可以根据自己的喜好，选择每天 4 次或更多次的低碳水化合物餐。再次强调，理想情况下，两餐（包括零食）之间应该至少相隔 4 小时。对于大多数 2 型糖尿病患者，无论是否使用药物，每天吃几顿小餐，餐后更容易控制血糖，而不是只吃一两顿大餐。

请记住，咖啡和茶没有与糖尿病相关的禁忌，可以选择纯咖啡或茶，也可以加少量奶油（不是牛奶）和（或）片状（不是粉状，除非是纯甜菊）甜味剂①。

现在，让我们尝试将我们的指导方针转化为一些实际示例。

早 餐

无论是否服用降血糖药物，相对于其他餐食，早餐后防止血糖上升通常更为困难。基于第 6 章“黎明现象”一节所讨论的，我通常建议早餐的碳水化合物摄入量是其他餐食的一半。由于黎明现象的影响，与其他时间相比，早上起床后大约 3 小时内，你的身体可能不会对胰岛素产生同样的良好反应，无论是自身产生的胰岛素或注射的胰岛素。

每天都吃早餐是明智的，尤其是如果你超重的话。根据我的经验，大多数肥胖的人要么经常不吃早餐，要么吃得很少。随后，他们在一天的晚些时候会变得很饿，从而进食过多。然而，对我们大多数人来说，任何一餐都可以不吃而不会产生不良后果。当然，前提是胰岛素或任何其他专门用于这一餐的降糖药物也不能用。

根据我们的饮食计划，早餐通常包括高达 6g 碳水化合物和由你最初确定的蛋白质量。针对早餐的碳水化合物部分，有许多令人愉悦的食材可供选择。最好是从你目前吃的东西开始，只要它不在“不宜食用的食物”列表上就可以。你还可以参考本书第三部分的食谱，或参考我的另一本书《糖尿病饮食》中的食谱。你可以尝试第 10 章的“那么，还有什么是可以吃的？”中所列出的食物，还有在第 10 章中提到的许多大豆制品。尽管有限制，但只要稍加创意，

① 请记住，10 杯咖啡中的碳水化合物，每杯加 2 汤匙奶油，可以使一名体重为 140 磅（63.5kg）的 1 型糖尿病患者的血糖升高 50mg/dL（2.8mmol/L）。

你可以找到很多令你满足的早餐食材。

假设你和我的许多新患者一样，早餐习惯吃一个涂满奶油奶酪的百吉饼，两杯加了脱脂牛奶和 Sweet'n Low 糖粉的咖啡（总共约 40g 快速作用的碳水化合物）。在我们商讨的过程中，我可能会建议你将 Sweet'n Low 换成其他甜味剂，将每杯咖啡中的脱脂奶换成 1 盎司的 WestSoy 豆奶（0.5g 碳水化合物）或使用奶油。然后，我会建议你不再吃百吉饼，而是换成一块瓦萨轻脆七谷脆饼（2g 碳水化合物），搭配 1 盎司奶油奶酪（含 1g 碳水化合物和 1 盎司蛋白质）。这总共约为 4g 碳水化合物。最后，我会建议你添加蛋白质食物到你的餐食中，以弥补因不再吃百吉饼而损失的热量和"饱腹感"。

假设你决定早餐吃鸡蛋，但又担心胆固醇过高，那么可以只吃蛋白或蛋清液，其实对于我们大多数遵循低碳水化合物饮食的人来说，额外的担心和限制可能并不必要。我会询问你放弃百吉饼后需要多少鸡蛋才能让你感到满足。你可能想要制作一个蔬菜煎蛋卷，而不是吃上面提到的任何一种碳水化合物食物。如果你对鸡蛋黄过于担忧，你可以食用有机鸡蛋或蛋白。如果你觉得鸡蛋白味道单调，你可以添加香料、大豆酱或 Tabasco 酱、一些蘑菇、少量洋葱或奶酪、辣椒粉，甚至是肉桂和纯甜菊来增强口味。我目前个人喜欢的调味品之一是由 Better Than Bouillon Chili Base 制成的"辣椒酱"。这个产品含有很少的碳水化合物（根据标签，每 2 茶匙含 1g 碳水化合物），但具有浓郁的辣椒味，可以根据你的口味很好地搭配鸡蛋或其他食物（我喜欢用它来制作辣椒汉堡——你当然也可以把它当作早餐吃）。这种产品是一种浓稠的糊状物，装在小玻璃瓶中，可以在大多数超市或从苏派瑞食品公司（Superior Quality Foods）购买到。

我曾尝试帮助那些觉得早餐必须包括冷麦片的患者，但血糖谱的数据一直显示这种饮食方法导致血糖不能很好地得到控制。谷物制品，除了我提到的麸皮制品之外，含有太多快速作用的碳水化合物，无法使我们保持血糖稳定，因此我们不得不完全放弃早餐麦片。GG 斯堪的纳维亚纤维制品可能是一个替代品。

好消息是，还有很多其他美味且令人饱腹的食物可供选择。

如果你不想吃鸡蛋，可以尝试一些熏鱼、金枪鱼，甚至是汉堡。我有一名患者早餐吃两根热狗——她最喜欢的食物。鱼或汉堡的分量取决于你，但必须保持每天一致。你可以用食品秤来称量蛋白质部分，也可以凭观察来估算。经验法则是，一份家禽或鱼肉的分量（大致等同于一副标准扑克牌的大小）约为 3 盎司（约 85g），红肉则为 3.7 盎司（约 105g）。一颗鸡蛋的蛋白质含量约等于 1 盎司的肉、家禽或鱼肉，另外还有不超过 0.6g 的碳水化合物（通常我们忽略不计）。

你可以从本章的“缓慢作用碳水化合物”食物清单中任意选择一份（6g 碳水化合物）与蛋白质（奶酪、鸡蛋等）结合在一起，制作出令人满足的早餐。你的早餐中的碳水化合物可以少于 6g，甚至不吃碳水化合物，前提是分量要从一天到另一天保持不变。

午 餐

午餐方面，遵循与早餐相同的准则，不过缓慢作用碳水化合物的含量可以增加一倍，最多可达 12g。

举个例子，假设你和同事每天都一同在工作地点附近的一家名为“Greasy Spoon”的小餐馆享用午餐，而这家餐馆的主打食品就是各种三明治。你可以尝试弃掉面包，只吃其中的馅——肉、火鸡肉、奶酪或其他蛋白质食物（如果选择奶酪，请记得算上碳水化合物，每盎司含 1g）。你也可以点一份没有面包的汉堡。不要加番茄酱，可以选择芥末、酱油或其他无碳水化合物的调味品。接着，你可以选择我们在第 10 章中讲到的“良性”蔬菜来丰富你的午餐。如果是煮熟的，那么是 $1\frac{1}{3}$ 杯（12g 碳水化合物）；如果用醋和油调制的沙拉，那么是 2 杯（12g 碳水化合物）。

如果你想从头开始创建自己的午餐菜单，请使用有关食品成分数值的书，查找你感兴趣的食物。如果你喜欢三明治，可以选择本章“零食”部分描述的双倍芝士泡芙，大约相当于一大片面包的大小。芝士泡芙足够“坚固”，你可以用两片做一个三明治。你要确保计算奶酪中的蛋白质和碳水化合物。

以下基本组成元素可能对你有所帮助，让你更容易入手。

关于蛋白质的部分，可以选择以下之一：

金枪鱼：在美国，通常一小罐金枪鱼净重约 3 盎司（约 85g）。如果你自己准备午餐，并且喜欢金枪鱼，这些小罐头相当方便。稍大一点的罐头约含有 5 盎司金枪鱼。我尝过的味道最好的金枪鱼罐头是 Progresso 品牌，是用橄榄油浸泡的。

美国芝士：这是经过巴氏杀菌过程制作的 [在英国叫作加工切达芝士（process chaddar）]，标准包装大约 4 片，重约 $2\frac{2}{3}$ 盎司（约 76g）。它们含有约 3 盎司（约 85g）的蛋白质和 3g 碳水化合物。

至于约 12g 碳水化合物部分，可以选择以下之一：

$1\frac{1}{3}$ 杯熟蔬菜（可从第 10 章中的"良性"蔬菜清单中选择）。

2 杯混合的绿色沙拉，加上 1 片番茄以及用醋和油制作的酱汁（不要用香醋）。撒点培根、弄碎的大豆培根或刨碎的奶酪，这些对血糖的影响几乎可以忽略不计。

$1\frac{1}{2}$ 杯沙拉，即上面提到的绿色沙拉，但用的是 3 汤匙商业沙拉酱来调味。这种沙拉酱不像简单的醋和油，每汤匙含有 1g 碳水化合物。请查看标签。

你可以决定吃 2 杯用醋和油调制的沙拉。这对于午餐的碳水化合物部分是合适的。然后，你应该决定需要添加多少蛋白质才能让你感到满足。有的人可能会满足于一罐 3 盎司（约 85g）的金枪鱼，但也有的人可能需要 2 个大鸡腿或一包重 6 盎司（约 170g）的午餐肉。作为甜点，你可能想要一些奶酪（按照欧洲传统），或者也可以选择一些无糖的 Jell-O 牌果冻（不含麦芽糊精的那种），然后撒上 2 汤匙重奶油。你可以考虑选择一些在本书第三部分或《糖尿病饮食》（*The Diabetes Diet*）中描述的甜点。可能的组合不胜枚举；只需使用有关食品成分数值的书或阅读标签来估算蛋白质和碳水化合物的含量。尽管多年习惯了同样的食物，但一些人通过新的饮食计划发现了以前未曾尝试过并且令其满意的烹饪方式。我们的患者和读者一直在寻找食谱，因此，如果你想到了一个特别好的食谱，请随时在本书的网站上分享，网址是 www.diabetes-book.com。点击"Recipes（食谱）"，然后按照提交的说明进行操作。你提交的食谱必须严格按照第三部分的格式要求来编写才会被采纳。

晚　餐

晚餐的基本方法应与午餐相同。但有一个重要的不同，特别是对于那些受到胃排空延迟（胃轻瘫）影响并使用胰岛素的人。正如我们简要讨论过的，这种情况可能会导致血糖的不可预测的变化。因为，从一餐到另一餐，食物并不总是以相同的速度进入肠道。晚餐的难点在于，当你睡觉时，你可能会出现不可预测的高血糖或低血糖，而你无法监测和纠正它们。在睡眠中持续暴露于高血糖——即使在白天它们是正常的——可能导致长期的糖尿病并发症。对于某些受影响的人来说，解决这个问题的一个方法是改变饮食结构。他们可以选择用本书列出的菜单上的煮熟的蔬菜（不溶性纤维含量低）来代替沙拉，以促进胃排空，并同时减少蛋白质的摄入。对于这些人来说，晚餐的蛋白质量应少于午餐。这一要求与大多数美国人的习惯恰恰相反。关于这个问题，在第 22 章有更完整的分析。

如果你喜欢在晚餐时吃我们列表上的煮熟蔬菜，要知道它们大多数可以与沙拉等量互换。2/3 杯的整个煮熟蔬菜（或 1/4 杯的泥状蔬菜、1/2 杯的切片、切丁蔬菜）和 1 杯的沙拉都能产生等同于约 6 g 碳水化合物的血糖效应。

如果你喜欢晚餐时喝红酒，选择非常干的品种，并限制自己只喝一杯 [3 盎司（89 mL）的杯子]（见第 9 章）。正如第 10 章所阐述的，一瓶“lite”啤酒（即轻型啤酒）实际上可能对你的血糖没有影响。但是，如果你使用胰岛素或使用某种口服药物来刺激胰岛素分泌（如磺脲类；请记住在我们的治疗计划中禁止使用这些药物），那么不要喝超过一瓶。

零　食

对于许多糖尿病患者来说，零食既不是强制的，也不是禁止的。然而，对于餐前使用快速作用胰岛素的人来说，零食确实是一个问题。零食应该是为了方便，如果餐食延迟或间隔太长而感到不舒服时，可以缓解饥饿。如果你的糖尿病严重到需要在餐前使用快速降低血糖的药物，那么在吃零食之前也可能需要这种药物。

醒后最初几个小时内的早餐的6g碳水化合物限制，以及午餐的12g碳水化合物限制，都同样适用于零食。确保在开始吃零食之前，你之前的餐食已经完全消化（这通常意味着等待4~5小时）。这样做是为了确保对血糖的影响不会叠加。然而，如果零食非常少（比如，一点烤海苔），对血糖的影响可以忽略不计，你就不用担心了。无糖的Jell-O牌果冻（不含麦芽糊精）基本上可以随时食用，只要你不吃得过饱。通常，含少量蛋白质的零食对血糖的影响会比含有碳水化合物的零食小。因此，2~3盎司（56.7~85.1g）的奶酪或冷切肉可能是某些人合理的零食选择。

在我的患者中，一个常见的受欢迎的零食是用微波炉自制的奶酪泡芙，简单且方便制作，其碳水化合物含量可以忽略不计。从杂货店买一些冷冻纸（不是蜡纸），有一面是暗的，一面是亮的。将一片美式奶酪（在英国是加工的切达奶酪）放在冷冻纸的亮面上，然后放入微波炉加热1~2分钟，具体时间取决于你的微波炉功率。奶酪会冒泡并蓬松起来，但在试图从纸上取下它之前，让它稍微冷却一下，也可以将其放入冰箱中30秒以加速冷却。

在微波炉中上下放两片奶酪，它们会融合在一起，形成一个双层的奶酪泡芙。两个这样的双层泡芙适合做一个三明治。我在一个上面涂上蛋黄酱，在另一个上面涂上芥末，然后中间夹上火腿或火鸡和奶酪。早餐时，奶酪泡芙也可以替代吐司。

如果你只使用长效降血糖药物进行治疗，那么要回答零食是如何影响血糖的，无论是随机的或甚至预先计划的零食，最好的方式是测量血糖，通过试验来回答。

其他考虑因素

餐饮和药物调整

如果你遵从我提出的对碳水化合物的限制，你的血糖会有最佳反应。你会发现，只要你没有胃排空延迟或其他消化系统疾病，且不注射胰岛素，那么在计划每餐蛋白质摄入量时，你拥有相当大的自由度。在最初与医生或其他医疗专家探讨餐饮计划时，你或许会估算午餐大约需要6盎司（约170g）

的蛋白质来满足你的食欲。然而，在实际尝试这样的午餐量时，你可能会发现这些蛋白质对你来说要么太多，要么太少。这种情况可以轻松地调整，只需首先通知你的主治医生或者其他医护人员，以便他们能相应地调整你正在服用的任何降血糖药物的剂量。一旦确定了一餐合适的蛋白质摄入量，就应该保持稳定，不应该变来变去。就像碳水化合物一样，摄入量需要保持恒定。在这个原则下，血糖水平的可预测性在某种程度上依赖于饮食模式的可预测性。

碳水化合物或蛋白质调整

许多患者问我：只要保持一天的总量不变，是否可以在各餐之间调整碳水化合物或蛋白质的摄入量？这种方法显然是不可行的，尤其是当你正在服用降血糖的药物时，这样做可能极为危险。一些在阅读这本书后首次来我这里就诊的患者完全忽略了这一关键点，并发现他们无法实现血糖的稳定。

钙的问题

那些遵从我的饮食指南的人通常会摄入较多的纤维。含有丰富纤维的缓慢消化的碳水化合物食物包括沙拉、西蓝花、菜花、麸皮和大豆制品等。在肠道中，纤维会与食物中的钙结合，这降低了钙的吸收，并可能导致潜在的骨矿物质流失。骨矿物质占我们体内钙储备的99.5%。同时，蛋白质中的磷也可能与钙产生轻微的结合。牛奶和某些奶制品（除了奶酪、酸奶和奶油）通常被认为是膳食钙的主要来源，由于我不推荐摄入这些食品，这确实存在骨矿物质减少的可能。这对于女性来说是一个特殊的问题，因为她们在更年期后往往以更快的速度失去骨量。

有关研究指出，钙补充剂是动脉疾病的一个风险因素。考虑到这一点，我推荐增加摄入富含钙的食物，比如奶酪、全脂酸奶和奶油。对于女性，在生活的早期阶段储备钙以及用额外的钙来抵消高纤维和高蛋白的饮食也是合理的。钙对正在发育的青少年最为重要。补充维生素D，使其血液水平达到50~80 mg/mL，将使这些策略更有效，因为维生素D有助于钙的吸收。

钙能够轻微地提升新陈代谢率，促进体重减轻，但这并不意味着摄入越多的钙，就能减轻更多的体重。同样，即使你是那些少数试图增加体重的糖尿病患者之一，也不意味着你应该避免对钙的摄入。

久坐不动和瘦弱的人在一生中失去的钙比身体活跃的人要多。锻炼能够增强肌肉，同样也能增强骨骼。

饮食计划原型举例

本章所提的指南，在理论上虽然让你能够制订自己的饮食计划，但我不希望让你在如何实现这一点上有任何不确定性。因此，我在下文列出了 3 天的早餐、午餐和晚餐，展示我是如何做的。这些餐点仅应作为一个起点。你或许想要根据你自己喜爱的食物来彻底修改它们。举个例子，如果你更偏好三文鱼罐头而不是法兰克福香肠，完全可以用一小罐 [3 盎司（约 85g）] 三文鱼来替代第一天午餐中的两个 1.7 盎司（约 96g）的法兰克福香肠。

每顿饭的碳水化合物含量遵循我们的“6–12–12”指南。要维持正常血糖，你所摄入的任何量的碳水化合物都必须保持严格一致。理论上，儿童应该摄入较少，但这可能带来依从性问题。每顿饭为成人增加或减少 1~2g 的碳水化合物不会对血糖产生很大的影响——记住“小剂量法则”。除了这些限制外，你只受到你想象力的限制。另一方面，餐点的蛋白质含量完全取决于你，前提是只要你不注射胰岛素并且没有消化系统疾病。在以下的例子中，我任意设定了一些蛋白质的量，这可能对你来说太多或太少。你可以通过试验来确定自己的偏好。然而，请记住：像碳水化合物一样，蛋白质对于任何给定的餐点，应该保持每日恒定。

设想经过讨论，你已经制订了一个饮食计划，并认为以下指定碳水化合物和蛋白质的量会满足你的需要：

早餐：6g 碳水化合物，3 盎司（约 85g）蛋白质。

午餐：12g 碳水化合物，4 盎司（约 113.4g）蛋白质。

晚餐：12g 碳水化合物，5 盎司（约 141.8g）蛋白质。

请注意，在以下 9 顿餐中，并没有一餐的总碳水化合物和蛋白质精确符合上述指南，但它们均相当接近，因此完全可以接受。另外值得注意的是，我通常不会列出饮料。这主要是因为大多数可接受的饮料既不含碳水化合物也不含蛋白质，因此在我们的计算中可以忽略。不过，请牢记，咖啡或茶中的每一汤匙奶油包含大约0.4g的碳水化合物。

我没有让某一餐的蛋白质和碳水化合物在每一天都完全相等。当你进行你的选择时，这无疑是你的工作任务。

第一天

早餐			
食物	**数量**	**碳水化合物(克)**	**蛋白质(盎司)**
蘑菇煎蛋卷配培根	见第25章	3.1	2.8
黄油脆饼	1片	4	0.1
总计	—	7.1	2.9
午餐			
食物	**数量**	**碳水化合物(克)**	**蛋白质(盎司)**
柠檬香皮绿卷心菜沙拉	1份	5.8	—
GG斯堪的纳维亚麸饼干配芥末或黄油	1片	3	0.2
热狗肠	2根	3	3.4
总计	—	11.8	3.6
晚餐			
食物	**数量**	**碳水化合物(克)**	**蛋白质(盎司)**
混合沙拉(配油、醋和香料)	2/3杯	4	—
蓝奶酪碎渣	2汤匙	0.4	0.7
生姜葱黄油煎剑鱼	见第25章	7.6	4.8
总计	—	12	5.5

1盎司约为28.35g。

第二天

早餐			
食物	**数量**	**碳水化合物(克)**	**蛋白质(盎司)**
煎饼	见第25章	7	1.4
香肠饼	2块，每块1盎司	0.6	2
总计	—	7.6	3.4

续表

午餐			
食物	**数量**	**碳水化合物(克)**	**蛋白质(盎司)**
沙拉配醋油调料，撒上磨碎的奶酪	2 杯	12	—
小罐金枪鱼拌蛋黄酱和切碎的芹菜	3 盎司	0.3	3.1
美式奶酪片，微波炉加热后放在金枪鱼上	1 片	0.67	0.67
“轻型”啤酒[a]	12 盎司（瓶）	0（假设）	0（假设）
总计	—	12.97	3.772
晚餐			
食物	**数量**	**碳水化合物(克)**	**蛋白质(盎司)**
夏洛特蛋奶饼	3/4 份	9.2	2.7
巧克力舒芙蕾（蛋奶酥）	见第 25 章	2.9	1.8
总计	—	12.1	4.5

a：除非你的血糖监测结果表明可以摄入，否则不要饮用啤酒，即使是“轻型”的。

第三天

早餐			
食物	**数量**	**碳水化合物(克)**	**蛋白质(盎司)**
熏诺瓦斯科舍三文鱼	2 盎司	—	2
瓦萨轻脆七谷脆饼	2 片	4	0.1
芝士泡芙	见第 25 章	1.3	1.3
总计	—	5.3	3.4
午餐			
食物	**数量**	**碳水化合物(克)**	**蛋白质(盎司)**
牛油果酱	1 份	6.6	0.4
红 / 绿甜椒条	1/2 个	3.8	—
汉堡肉	3.5 盎司	—	3.5
Bac-Os 大豆培根碎	1 汤匙	2	0.5
总计	—	12.4	4.4

续表

晚餐			
食物	**数量**	**碳水化合物(克)**	**蛋白质(盎司)**
煮熟的中等大小朝鲜蓟配黄油	1个	12.4	0.5
任何肉类(牛、羊、猪肉)、鱼类或家禽，按喜好烹饪	4.5盎司	—	4.5
总计	—	12.4	5

在这些餐点中，你可以随意加入一份无糖 Jell-O 牌果冻作为甜品（特别说明：不含麦芽糊精），这不会显著增加你的碳水化合物摄入量。再次提醒，只要想象力不受限制，你可以创造出多种多样的餐点组合，其碳水化合物含量不要超过 6g 或 12g，而蛋白质含量可以达到 3~5 盎司甚至更多。另外，如果你希望详细了解以上食谱中所用的食材，请参考第 25 章“有关低碳水化合物餐食的各种食谱”。

第12章
CHAPTER 12

减重——如果你超重

减轻体重可以显著降低胰岛素抵抗。你可能还记得从第1章开始，我就明确地指出：肥胖，特别是腹型（躯干或内脏）肥胖，会导致胰岛素抵抗。因此，肥胖在糖耐量受损和2型糖尿病的发展中是一个严重的负面因素。如果你患有2型糖尿病并且超重[①]，确保减重成为你治疗计划中的一个重要目标。减重也可使你的组织对胰岛素更加敏感，从而减缓β细胞的衰竭过程，还可能减少你对胰岛素的需求量，无论是自身产生的，还是注射的胰岛素。

在某些情况下，甚至可能完全逆转你的葡萄糖耐量问题。在我学医学很久之前，我的朋友Howie在几年的时间里增加了大约100磅（约45kg）。他患上了2型糖尿病，并且必须注射大量的胰岛素（每天100单位）来控制血糖。他的医生指出了他的糖尿病和肥胖之间可能存在的联系。令我惊讶的是，在接下来的一年里，他成功减掉了100磅。在那一年结束时，他的葡萄糖耐量恢复正常，不再需要胰岛素，并且衣橱里添加了一套新的服装。这种成功可能只有在糖尿病持续时间较短的情况下才可能实现，但它绝对值得记住——减重有时可以创造奇迹。

在我们讨论减重之前，有必要思考肥胖的机制。因为如果你不理解你为

---

① 超重（overweight）和肥胖（obese）是两个不同的概念，主要通过体重指数（body mass index，BMI）来定义和区分。

・超重：BMI在25~29.9kg/m^2。此范围表示体重超过了健康标准，但还未达到肥胖的程度。

・肥胖：BMI在30kg/m^2及以上。这表示体重明显超过了健康标准，属于更高程度的超重，并伴有较高的健康风险。

简单来说，超重是体重超出健康范围的初级阶段，而肥胖则是更严重的体重超标状态。

什么超重或肥胖，以及你是如何变得超重或肥胖的，那么逆转这种状况将会存在困难。

什么是节俭基因型？

当我看到一个超重的人时，我不会想“他应该控制他的饮食”，我会想“他可能是节俭基因型（thrifty genotype）”。

“节俭基因型假说”最初是由人类学家 James V. Neel 在 1962 年提出的，目的是解释为什么美国西南部的皮马印第安人（Pima Indians）肥胖和 2 型糖尿病的发病率如此之高。在过去十几年中，有关肥胖是由遗传因素决定的证据在不断增加。一个世纪前的皮马人照片展示了一个体型瘦而结实的民族，那时他们并不知道肥胖是什么，实际上在他们的词汇里没有这个词。

在 20 世纪初，他们的食物供应减少了，这在他们的历史中反复发生。然而，现在他们不会再面临饥荒，印第安事务局为他们提供了面粉和玉米。于是，一件令人惊讶的事情发生了：这群曾经瘦削健壮的人开始出现了极高的肥胖率。如今接近 100% 的成年皮马印第安人都极度肥胖，糖尿病的发病率也令人震惊。今天，在美国有超过一半的成年皮马人是 2 型糖尿病患者，其中 95% 的人体重超标。自从这本书的第一版出版以来，许多皮马儿童也已经成了肥胖的 2 型糖尿病患者。一个类似的情景现在正在全国范围的人群中上演。步伐正在加快，而结果也是类似的。

皮马人发生了什么[①]？这些看起来健壮且适应性很强的人是如何变得如此肥胖的？虽然皮马社会也有少部分是农业，但他们生活在沙漠中，那里经常发生干旱，农作物的收成并不好。在饥荒时期，那些身体不“节俭”或无法储存足够能量的祖先们，在无食物的情况下逐渐从群体中消失了，而幸存下来的是那些能在没有食物的情况下也能生存很长时间的人。那么他们是如何做到的？可能的解释是：那些天生渴望碳水化合物，并且只要有碳水化合物的存在就总能消耗的人，即使他们不饿，也会产生更多的胰岛素，从而储存

① 想了解更多关于皮马人的信息，请访问 http://diabetes.niddk.nih.gov/dm/pubs/pima/index.htm。

更多的脂肪；再加上一个额外机制，即可遗传的胰岛素抵抗引起的高胰岛素水平，从而血清胰岛素水平就会变得足够高，以诱导足够多的脂肪储存，使他们能够度过饥荒。虽然这个解释有些过于简化，但机制基本上是这样的（见第 1 章图 1–1）。这就是所谓的适者生存——只要饥荒还在继续。

在 20 世纪 50 年代初期，科研人员研发了一种慢性肥胖的小鼠品系，非常生动地展示了节俭基因在饥荒中的作用。当这些小鼠被允许无限制的食物供应时，它们会变胖，与正常的小鼠相比，体重增加了一半。然而，在被剥夺食物的情况下，这些小鼠可以生存 40 天，而正常的小鼠只能生存 7~10 天。

近年来，对慢性肥胖小鼠的研究为节俭基因型对生理功能的影响提供了直接且引人注目的证据。在正常小鼠中，脂肪细胞能够产生一种激素——瘦素或瘦蛋白（leptin）。人类的脂肪细胞也产生这种激素，具有类似的效果。这种激素倾向于抑制暴饮暴食，加速新陈代谢，同时也是体脂的调节器。一种因基因缺陷（突变）而导致肥胖的小鼠产生一种效果较差的瘦素。实验显示，当这些小鼠被注射正常的瘦素时，它们几乎立即变瘦，它们不仅吃得更少，而且体重减轻了多达 40%，新陈代谢加快，变得更加活跃。许多患有糖尿病的小鼠，当它们的体重下降并且脂肪与瘦体重的比例发生改变时，它们的糖尿病逆转了，甚至被“治愈”了。用瘦素注射的正常小鼠也吃得更少，变得更加活跃，并且体重减轻，尽管不是那么多。现在对人类的研究已经足够深入，证据表明这一机制在肥胖的人群中是相同的。研究者认为它至少是等效的，并且可能与多个基因有关，而且在不同的群体中与不同的基因群有关。

在一场全面的饥荒中，皮马印第安人能够生存足够长的时间，使其能够找到食物，这无疑是一种运气。但是突然间，为了满足对碳水化合物的渴望，只需去杂货店或制作面包时，曾经的资产变成了一个非常严重的负债。

2017—2022 年的数据显示，美国总人口中有超过 73% 的人长期超重，但更让人关注的是，这个比例每年都在上升。一些研究人员认为，美国日益增加的肥胖问题至少部分归因于越来越多的戒烟者。另一些人则将其归因于那些为了避免膳食脂肪而增加碳水化合物摄入的人群。无论原因是什么，超重和肥胖都可能导致糖尿病。

节俭基因型在像皮马人这样的孤立人群中表现得最为显著。这些人群在经历了几千年断断续续的饥荒后，最近才暴露于充足的食物供应之下。例如，斐济群岛的居民（Fiji Islanders）曾是另一个瘦而结实的种群，习惯于划船出海捕鱼的严酷生活。他们的饮食富含蛋白质和低碳水化合物，这非常适合他们。在第二次世界大战后，随着旅游经济的兴起，他们的饮食开始转向与我们相似的高碳水化合物的西方饮食。随之，他们也面临着肥胖和2型糖尿病的高发问题。同样的情况也出现在澳大利亚土著人中，也就是当土著服务部开始为他们提供谷物时。南非黑种人从乡下迁移到大城市也是如此。有趣的是，一项研究招募了肥胖、患有糖尿病的南非黑种人，让他们返回乡下并恢复他们传统的高蛋白、低碳水化合物饮食，结果他们的体重显著减轻了，并且糖尿病也有所好转。

很明显，在孤立的人群中，节俭基因型使新陈代谢在能源利用上变得极其高效。然而，当这些人群可以不受限制地获取高碳水化合物食物时，会发生什么?

节俭基因型可能的作用机制是：如果上一餐给予的身体和情感上的满足度不足，可能会导致大脑中与饱腹感有关的区域内的神经递质的水平偏低。神经递质是大脑产生的一种化学物质。早在20世纪90年代，麻省理工学院的Richard Wurtman博士和Judith Wurtman博士在神经科学和营养学领域进行了广泛的研究。他们发现，当动物摄入碳水化合物，特别是像面包这样的快速消化碳水化合物时，其大脑下丘脑部分的神经递质血清素水平会上升。血清素在提供饱腹感的同时，似乎也能减轻焦虑情绪。抗抑郁药物，如普洛克萨（ProZac）、赛乐他（Celexa）和舍曲林（Zoloft），是通过提高大脑中的血清素水平来发挥效果的。其他神经递质，如淀粉样蛋白、多巴胺、去甲肾上腺素和内啡肽，也对我们的饱腹感和焦虑情绪产生影响。目前已知有超过一百种神经递质，它们可以根据食物的摄入影响情绪。如何具体发挥这种作用，目前还处于初步的研究和理解阶段。在拥有节俭基因型的人中，这些神经递质的缺乏（或大脑对它们的敏感性减弱）既引起饥饿感，也引起轻度的不快感——通常是焦虑感，与愉悦感相反。摄入碳水化合物会暂时让人感觉不仅不那么饿，而且更加自在。

一个常见的电视情景喜剧场景是，一名刚被男朋友“甩掉”的女性坐在沙发上，手里拿着一个苹果派或半加仑冰激凌、一个勺子，打算把它完全吃掉。她其实并不是真的饿，她只是感到沮丧，试图让自己感觉好一些。我们认为，她在纵容自己，以某种方式奖励自己，因为她经受了一次生活创伤。我们笑是因为我们理解这种感觉，但这里确实存在一个非常真实的生化机制。她之所以渴望派或冰激凌中的糖分不是因为她饿，而是因为她知道（无论是有意识还是无意识），这确实会让她感觉好一些。碳水化合物会增加她大脑中某些神经递质的水平，暂时让她感觉更好。碳水化合物的副作用是，它会导致血糖升高，迫使身体制造更多的胰岛素；当她坐在沙发上时，血清胰岛素水平的升高将促进脂肪的储存。

在电视上，这位女演员可能永远不会变胖。但在现实生活中，由食用高碳水化合物食物引起的高血清胰岛素水平会导致人们再次渴望碳水化合物。对于无法自身生成胰岛素的 1 型糖尿病患者，他们需要注射大量的胰岛素以控制血糖。这会产生同样的结果——导致对碳水化合物的强烈渴望和体内脂肪的累积。

摆脱节俭基因的影响并保持良好状态

节俭基因型可能通过多种机制导致肥胖。然而造成肥胖的一个显而易见的原因，通常是多年来过度摄入碳水化合物。不幸的是，这种类型的肥胖可能是非常难以治疗的。

如果你超重，那么你可能对自己的外貌感到不满；同样，也不会满意你的高血糖。也许你之前曾尝试过遵循某种限制性的饮食方案，但没有成功。一般来说，暴饮暴食有两种模式，且这两种模式经常会交叉出现。首先是在正餐时的暴食；第二是正餐时正常吃，但之后会时不时地“吃些零食”。这种对零食的摄入，可以是餐间的小吃，也可以是吃所有容易得到或就放在手边的食物。很多遵循我们的低碳水化合物饮食的人发现，他们对碳水化合物的渴望几乎立刻消失，这可能是因为他们的血清胰岛素水平下降。额外的高强度运动有时会增强这种效果。不幸的是，这些方法并不适用于每个人。

药物治疗

如果你是一个强迫性的暴饮暴食者，你无法阻止自己进食，并且对碳水化合物上瘾，你可能无法在没有某种医疗干预的情况下坚持我们的饮食计划（见第 13 章）。碳水化合物上瘾与药物上瘾一样，对于糖尿病患者，它同样可以带来灾难性的后果。由于肥胖会引起许多相关的并发症，实际上，体重过重每年导致的美国人死亡人数超过所有滥用药物（包括酒精）的总和。

不过，你不应该因为难以减轻体重而感到沮丧。多年以来，我见证了一些原本很难减轻体重的患者成功地降低了体重并控制了他们的血糖。近年来，我们对大脑中的化学物质（神经递质）如何互相影响，以及它们是如何影响我们的饥饿感和情绪等状态有了更深入的了解。现在有很多比较安全的药物被成功地用于治疗强迫性暴食。实践证明，当这些抑制食欲的药物被正确使用时，它们在助人减重方面具有很好的效果。如果你始终难以减轻体重，与医生探讨可能适合你的药物治疗是个好办法。我曾经为我的患者尝试了超过 100 种不同的药物，并发现其中一些在治疗对碳水化合物的渴望方面特别有效。

但是，这种方法存在一个问题。多年来，我发现这些药物的效果往往在几周到几个月之后就逐渐减弱，而这一现象可能连很多（甚至是大多数）医学和饮食领域的专家都尚未意识到。

我开发了一种相当成功的方法，即通过每周轮换这些药物来延长其中一些药物的效果。这样从一周到下一周，会有一个不同的神经递质将被调动起来以提供饱腹感。我发现大约有 8 种不同的药物，每周更换一次，持续 8 周，然后重复这个周期。只要人们继续服用它们，它们就会持续产生效果。在某一点上，这看起来是一种非常有前景的方法，可以帮助减轻体重并维持体重。我甚至还为这种技术申请并获得了一项专利。然而，随着时间的推移，我发现了一些问题，最终放弃了这条路线。其中最难以克服的是：对大多数糖尿病患者来说，在每周改变食欲抑制剂的用药方案的同时，还要遵循针对糖尿病的正常用药方案，这实在太难了。再加上花费几周时间与患者一起工作，只是为了找到适合他们并且可以轮换使用的 8 种药物也很困难。

在所有这些尝试和失败中，我确实发现了几种有效的天然药物可以用于抑制暴饮暴食。我的患者使用它们取得的结果非常显著，所以我在下一章将专门讨论它们。

降低血清胰岛素水平

2 型糖尿病患者中有一个常见的现象：“我从未胖过，直到我的医生开始给我用胰岛素。”通常，这些人一直在遵循高碳水化合物的饮食，因此必须注射大剂量的胰岛素来实现一定程度的血糖控制。

请记住，胰岛素是身体的主要储脂激素。尽管 2 型糖尿病患者可能对胰岛素促进的葡萄糖转运（从血液到细胞）存在抵抗，但这种抵抗不会减少胰岛素的脂肪合成能力。换句话说，对于那些有胰岛素抵抗的人来说，虽然胰岛素在降低血糖方面效率不高，但它仍然擅长让你变胖。过量的胰岛素是造成胰岛素抵抗的一个原因，所以你用得越多，就越需要它，你就会变得越胖。这并不是要反对使用胰岛素；相反，它支持我们的结论，即高水平的膳食碳水化合物——结果需要更大量的胰岛素——通常使血糖控制（和体重减轻）变得无法实现。

我一次又一次地见证了，只要人们减少碳水化合物的摄入就可降低胰岛素的用量，体重和血糖就会显著改善。尽管这与常规的教导相反，但你只需查看本书早期版本的读者评论，便可以发现许多读者有着相似的经验[①]。

有一种口服药物可以增强胰岛素的敏感性，并帮助促进体重减轻，我们将在第 15 章中详细讨论。此药的工作原理是增强身体组织对胰岛素的反应，使其对降低血糖的效果更为敏感。利用我们的方案，实现血糖正常化目标所需的胰岛素较少，所以你体内循环的这种储脂激素就会减少。我以前的一些肥胖患者（非糖尿病个体）用过这些药物。身体对胰岛素的反应变得更加敏感，因此需要较少的胰岛素，从而用于合成脂肪的部分也随之减少。有些人也许会感到轻微的饥饿，以及较小程度地失去自控力。

增加肌肉量

以上建议是我们一直在倡导的，即低碳水化合物饮食。但是，如果采用

① 早期版本可在这些网站上获得：www.amazon.com, www.amazon.co.uk, www.diabetes-book.com。

了低碳水化合物，也服用了上述药物，还是没有实现显著的体重减轻，那么你该怎么办？下一步就是增加肌肉锻炼（见第 14 章）。肌肉锻炼在减重中有价值，原因包括：增加瘦体重（肌肉量）可以提高对胰岛素的敏感性，增强葡萄糖转运效率，并减少为实现血糖正常化所需的胰岛素；较低的胰岛素水平有助于减少储存的脂肪；运动期间产生的化学物质，如内啡肽，倾向于减少食欲，较低的血清胰岛素水平也是如此。当人们看到运动带来的积极效果时，他们往往会更加努力地保持身材，如控制饮食和增加锻炼次数，因为他们认识到这是完全可行的。

如何估算你真实的食物需求？

现在，假设你已经严格遵循我们推荐的低碳水化合物饮食，并且坚持进行了锻炼和力量训练。简而言之，你已经做了一切该做的事情。如果你的体重仍没有下降，那么你还能尝试什么方法？事实上，每个人都有一个特定的热量摄入量，在这个摄入量以下，体重会开始下降。然而不幸的是，营养学家常用的所谓“标准”公式和表格，虽然为特定年龄、身高和性别的人群提供了理论上的热量参考值，却常常不能准确适用于大部分人的实际情况。真正了解你需要摄入多少热量以维持、增加或减少体重的最佳方式是亲自试验。以下是一个方案，你的医生可能会发现它很有帮助。这种方法通常是有效的，并且免去了烦琐的热量计算。

首先，为自己设定一个初始的体重减轻目标，并确定一个合理的期限来达到这个目标。通常所说的“理想体重”标准表格可能不那么实用。原因很简单，这些表格给出的目标范围过于宽泛。这是因为在同样身高的人群中，有些人的肌肉和骨骼重量大，有些人小。例如，大都会人寿保险公司的标准表格为同一身高的人设定的理想体重范围，其上限和下限之间的体重可能会有高达 30% 的差异。

建议你在称重后站在镜子前观察自己的身体，以帮助估算理想的目标体重。最好在医疗保健专家的陪同下进行此操作，因为他们在估计体脂百分比方面更有经验。如果你能在上臂、大腿、腰或腹部轻松捏住“脂肪”，显然你的身体已为潜在的"饥荒"储备了能量。初步的估计无需过于精确，随着体重的减轻，你可以调整目标体重。例如，假设你现在的体重是200磅（91kg）。你和医生可能达成共识，认为150磅（68kg）是一个合理的目标。但当你减轻到160磅（73kg）时，你可能发现自己已经没有太多可见的多余脂肪了，那么可以将目标调整为160磅。反之，如果在你减到150磅时仍然可以看到"腹部脂肪"，那么你可以进一步将目标设为145磅（66kg）或140磅（64kg），并进行进一步的观察。随着你逐步接近最终目标，可以采用更小的调整幅度。

确定了初始目标体重后，接下来应制订一个减重时间规划。虽然这不必过于精确，但关键是避免采取"快速减重"的方法。因为这种方法可能会导致新陈代谢变缓慢，并使维持减轻的体重变得更加困难，从而导致体重反弹。重要的是，如果你在没有足够的蛋白质摄入和恰当的锻炼计划下，让自己在饥饿的情况下减轻了10磅（4.5kg），那你可能会失去5磅（2.3kg）的脂肪和5磅的肌肉。如果你再次摄入大量碳水化合物而体重又增加了10磅，并且没有进行锻炼，那增加的重量很可能全是脂肪。快速减重之后，达到目标后你可能会恢复到之前的不良饮食习惯。我建议我的患者遵循一种渐进式的减重饮食方案，这种饮食方案与他们减重后可能继续遵循的饮食方案很接近。换言之，一旦你的体重稳定在目标值，你可以继续采用减重期间的相同饮食——当然，只要你不打算再继续减轻体重。这样，你会习惯于摄入一定的食物量，并且你也更可能在日常生活中保持这种饮食习惯。

为了达到减重目标，体重的减轻应该是循序渐进的。如果你计划减轻25磅（11.3kg）或更少，建议你每周减轻1磅（0.45kg）。但如果你的体重较重，你可以设定每周减轻2磅（0.9kg）的目标。如果仅通过减少碳水化合物的摄入就能实现更快的体重减少，那你不必担心，可以轻松地享受这一过程——事实上，我有些患者就是这样做的。

每周称重一次，最好选择同一台秤上。早餐前，最好脱掉所有衣物。选择一个你觉得合适的日子，并确保每周在同一天、同一时刻称重。其实，我并不建议过于频繁的称重，因为它并不能提供更多有价值的信息。体重在连续的几天内都会有些许波动，如果你对此过于敏感，可能会感到失落①。实际上，你不太可能在一天内真正增加或减少 1 磅的体脂。坚持低碳水化合物饮食，并确保摄入足够的蛋白质来保持身体状态良好。

假设你的目标是每周减少 1 磅体重。一周后称一次体重。如果你减掉了 1 磅，就不要改变任何事情；如果你没有减掉 1 磅，就在任一餐减少 1/3 的蛋白质。例如，如果你在晚餐时吃了 6 盎司（170g）的鱼或肉，将其减少到 4 盎司（113g）。你可以自由选择减少哪一餐的蛋白质。一周后再次称量你的体重。如果你减掉了 1 磅，就不要改变任何事情；如果没有，就在另一餐再减少 1/3 的蛋白质。如果在接下来的一周你还没有减掉 1 磅，就在剩下的一餐中再减少 1/3 的蛋白质。继续这样做，一周接一周，直到你实现以目标速率减重。即使你在一周内减掉了 2 或 3 磅（0.9kg/1.4kg），也永远不要再增加你已经减少的蛋白质——除非你发现你总体上减掉了太多的体重②。

如果你已经成功实现每周减轻至少 1 磅体重，并且这样持续了数周，但随后体重停止下降，这时可能是向你的医生咨询并考虑使用第 15 章中描述的特定药物来降低胰岛素抵抗的好机会。另一个选择是进一步减少蛋白质的摄入量。持续这种模式，直至达到你初步设定的目标，或你观察到身上不再有明显的多余脂肪为止。一般而言，一个理想体重是 150 磅的、非怀孕的、不经常锻炼的成年人每天需要大约 11.5 盎司的高质量蛋白食物（即 69g 纯蛋白）以避免蛋白质摄入不足。因此，我并不建议将蛋白质摄入量减少到远低于此标准（根据你的理想体重调整）。若你经常进行高强度运动，可能需要比这更多的蛋白质来补充肌肉。正在成长发育的儿童也需要更多的蛋白摄入，根据他们的体重计算。当你达到目标体重后，可能无需再增加其他食物摄入。你大概可能需要坚持这个饮食方案很多年，但你会很快适应它。如果你的体重减轻得过多，可适当增加蛋白质摄入。如果你采纳了任何一种在下一章所描述的食欲控制方法，请确保继续使用。

---

① 这对于许多月经期女性尤其如此，她们在月经前的一周内会保留更多水分。

② 这对于患有多囊卵巢综合征（PCOS）的女性可能不适用，因为即使在几乎饿死的饮食方案下，她们也可能无法减轻体重（见附录 E）。如果你正在服用锂或抗精神病药物等，也可能出现同样的问题，因为这些药物同时会促进脂肪合成。

最后的一些注意事项

在减少蛋白质或减轻体重时减少糖尿病药物

当你正在尝试减轻体重时，建议每天至少测量血糖 4 次，并确保每周至少有 2 天这么做。如果你发现连续几天的血糖都低于你设定的目标值，应立刻通知你的医生。这时可能需要调整你正在服用的降糖药物的剂量。随着你摄入食物的减少和体重的下降，密切监测你的血糖是预防低血糖的关键。

减重期间血栓风险增加

在减重的过程中，很多人可能不知不觉地面临血液中的一种微小颗粒（即血小板）增加聚集，进而形成血栓。这种情况可能会增加患心脏病或发生卒中的风险。鉴于此，你的医生或许会建议你在餐中嚼服一片 80mg 的阿司匹林以降低这一风险。为减少对胃肠的刺激，建议在进餐过程中嚼食阿司匹林，并在嚼完后用水或无糖饮料漱口，预防牙龈炎症。另外，你也可以选择 ω-3 鱼油胶囊作为阿司匹林的替代品。建议的剂量是每天 1~6 个 1000mg 的胶囊，具体数量取决于你的体重。此外，由于鱼油胶囊不会刺激胃肠道，因此不必在餐中服用。

减重期间血清甘油三酯升高

当你在减重时，脂肪会被“动员”进行氧化（即被燃烧），并且会以甘油三酯的形式出现在血液中。如果你在减重过程中发现血清甘油三酯水平升高，不必为此担忧。一旦体重减少量稳定下来，你的甘油三酯水平将下降。

钙也许会有帮助

饮食中的钙以及在较小程度上的钙补充剂（1000~3000mg/d）被证明可以促进体重减轻。这是因为它们可以阻止减重时常见的新陈代谢迅速下降。但如果为了此目的而服用，补充剂中不应包含维生素 D，因为它可能会抵消减重的好处。然而，使用钙补充剂存在一个风险：已有研究表明它可能会增加动脉硬化（即动脉钙化）的可能性。相比之下，通过增加奶酪、酸奶和奶油的摄入来补钙更为简单。

尿酮体在体重减轻过程中的表现

当体脂减少时，会自然产生脂肪氧化的副产品，如二氧化碳、水和酮体。你可以使用一种名为 Ketostix 的塑料试纸条来检测尿中的酮体含量。在饥荒条件下，酮体帮助人类生存，因为它们为大脑提供了能量来源。事实上，即使在没有饥荒的情况下，许多非肥胖的人在一夜之间不进食后，尿液测试也会显示酮体反应阳性。

虽然我们在医学院里学到酮体对生存是有益的，但在实习期间，许多医生看到因高血糖和脱水而陷入生命危险的儿童同时伴有高血酮体水平时，感到非常震撼。这可能导致他们后来错误地告诫患者，即使在正常血糖水平下，尿液中酮体检测呈阳性也可能是危险的。

在我每月的电话会议上，我经常收到听众的问题，他们担心早上醒来或减重时在尿液中发现酮体，因为他们的医生曾这样警示他们。对此，我总是回应："除非你的血糖升高超过 200 mg/ dL（11.1 mmol/L），否则你不需要担心酮体的检测。"更多详情请参阅第 21 章。

关于整个家庭实行低碳水化合物饮食方案的想法

我曾治疗过一名瘦小的青少年，当她初次来找我时，她的血糖极高，并且已经发生严重的糖尿病并发症，患有胃轻瘫和肾脏疾病。她的父母都肥胖，他们喜欢每晚坐在电视机前吃椒盐卷饼、饼干和冰激凌。她的父母不仅使她难以坚持我们的饮食建议，而且也正在损害他们自己的健康。

与此相反，我治疗过一名有 5 个兄弟姐妹的 4 岁小男孩，包括他父母在内的所有家庭成员都严格遵循我的饮食建议。在这种情况下，再给出其他的建议似乎都是多余的。

第13章
CHAPTER 13

如何控制对碳水化合物的渴望或过度进食

如果你被对碳水化合物的渴望所困扰，这一章可能会改变你的生活。

本书所描述的饮食计划应该使几乎所有的糖尿病患者都能够基本达到正常的血糖水平。然而，有4个例外：首先，正如我之前提到的，糖尿病患者可能患有胃轻瘫，即胃部分瘫痪和其他可能损害胃排空或消化系统的疾病，这些疾病可能包括膈疝、胃或十二指肠溃疡、胃痉挛、胃炎、十二指肠炎、腹腔疾病及硬皮病等；其次，感染；第三，无法控制食物摄入，特别是对碳水化合物的摄入，这是由于节俭基因型，我预计在许多2型糖尿病患者中会发现这种情况；第四，有关治疗免疫缺陷疾病，如果在治疗时使用免疫球蛋白（静脉注射），这可能会导致胰岛素β细胞的随机间歇性恢复（见第20章）。

在我的2型糖尿病患者中，大约有一半人非常难以坚持低碳水化合物饮食。实际上，他们对任何类型的结构化饮食都难以坚持。典型的情况有：在感到无聊时吃零食；没有其他理由就在餐馆里吃面包——仅仅是因为摆放在桌子上；无论是否真的感到饿，只要盘子中有食物，即使很多也会吃光，尤其在餐馆里。还有些人可能每晚吃一整品脱甚至一夸脱的冰激凌[①]。之所以这样，通常是因为他们觉得没有别的事情可做。至少有10%的1型糖尿病患者也有这样的问题。当这些问题发生时，对血糖的影响是灾难性的。这些人迅速发展出视网膜病变、腿脚麻木、肾功能不全等症状。

① 品脱（pint，pt）和夸脱（quart，qt）是美国常用的体积单位。1品脱约等于473mL，1夸脱约等于946mL。二者常用于测量牛奶、啤酒、果汁等液体和冰激凌等半流体食物。

我回忆起若干年前在医学院的那段时光。那时我学到了一种自我催眠的技巧，以避免在听到枯燥的演讲并且灯光被关掉时打瞌睡。我不禁想知道，这种技巧是否也能帮助那些似乎无法坚持低碳水化合物饮食或任何其他控糖饮食方案的患者。我决定联系曾教过我自我催眠的医生赫伯特·斯皮格尔（Herbert Spiegel）博士。

令我惊讶的是，他仍然在原来的那个办公室，使用着和20多年前相同的电话号码。更令我吃惊的是，他告诉我他经常使用这种技巧来治疗有饮食问题的人。我将这种事情归类为“我错过的相当重要的发现”。事实上，他和他的儿子大卫·斯皮格尔（David Spiegel）医生还写了一本书，书名是《催眠与治疗：催眠的临床应用》（*Trance and Treatment*：*Clinical Uses of Hypnosis*），其中有一章专门讨论饮食这一主题。后来，我把许多患者推荐给他以学习这种技巧，并成功地帮助人们打破碳水化合物上瘾的循环。斯皮格尔医生使用这种方法改变了许多不同的行为，不仅是减重或阻止年长的医学生在“催眠性的讲座”中打鼾[①]。

整个催眠、自我暗示及退出催眠的过程最初大约需要1分钟，但随着逐渐熟练，整个过程可以缩短到大约20秒。然而，这种技术的效果取决于你是否适合被催眠。经验丰富的医学催眠师可以轻易判断你是否适合这一方法。他们常观察的一个指标是，当你尝试向上看时，你的眼睛能够翻转到何种程度。此外，为了确保这种技术的有效性，你每天需要至少进行10次自我催眠，总共约3分30秒。下面的内容是经过斯皮格尔医生许可，根据他的著作改编的。以下内容可以作为一个手册，用于帮助患者回忆在他的诊所中所学到的内容，尤其是关于饮食问题的知识。

自我催眠的方法[②]

首先，找一个安静的地方坐下或躺下，尤其在初学时，这样更有助于集

① 斯皮格尔医生于2009年去世，但他的遗孀玛西亚·格林里夫医生是他的学生，仍然教授用自我催眠来控制暴饮暴食。她在纽约市执业，你可以通过（212）534-8877与她联系。

② 转载自《催眠与治疗：催眠的临床应用》（*Trance and Treatment*：*Clinical Uses of Hypnosis*），作者赫伯特·斯皮格尔（Herbert Spiegel）博士和大卫·斯皮格尔博士（David Spiegel，MD），美国精神病学出版社（American Psychiatric Press）在1987年出版。内容在本书稍做修改。

中注意力。然后，自己默默地数到三：在“一”的时候，做第一个动作；在“二”的时候，做第二个动作；数到“三”的时候，进行第三个动作。

“一”：不转动头部，仅用眼球尝试向上看，仿佛想要看到自己的眉毛。

“二”：深吸一口气后，闭上眼睛。

“三”：缓缓呼气，放松眼睛，想象整个身体就像充满气的气球，慢慢地向上飘起，或者感觉整个人像在水中漂浮。

此时，慢慢地上举你的一只手（左手或者右手均可），随着手的上升，你的手肘也会自然地弯曲，前臂逐渐升高，直至与地面垂直。你可能会感受到仿佛有一种磁力在吸引你的手向上升起。当前臂完全垂直时，这是你已进入冥想状态的标志，此时你的接受能力也会加强。

在这种冥想状态中，将你的思绪专注于这种虚构的漂浮感，同时默念以下 3 句话（核心信息）：

1. 对我来说，过度饮食是毒药。

2. 我的生命依赖于我的身体。

3. 我应尊重并保护我的身体。

在开始阶段，建议每天进行至少 10 次此类练习，最佳频率是每 1~2 小时一次。有一些患者每天必须这样做 15 次，包括每餐前必做一次。初次尝试时，这个练习可能需要大约 1 分钟，但随着时间的推移和经验的积累，完成时间会逐渐缩短，每次大约只需 20 秒。

冥想时，深入思考这些核心信息的意义。当你准备结束并从这个高度集中的状态中回归时，可以采用以下倒数方式：“三”做好准备；“二”闭上眼睛并向上翻动你的眼珠（现在就试试）；“一”缓缓睁开眼睛。接着，当你的视线重新聚焦时，缓慢地将手握成拳，然后再慢慢地展开。放下你的手，标志着练习的结束，但你仍然保留着那种漂浮的感觉。

通过每天至少进行 10 次这样的练习，你将能够轻松地进入这种轻盈的休息状态，为自己创造一个短暂的宁静时刻。每天 10 次，每次约 20 秒，利用这段时间和这种特殊的意识状态，将这 3 个核心信息刻印在你的心中。深入思考，然后平缓地返回你的正常意识状态，继续你日常的活动。

隐蔽的做法

现在，想象经过一两个小时后，你希望进行这个练习，但你处在公共场合，没有私人空间且不希望引起他人注意。这时，你可以采用一种更为隐蔽的方式。此方法有两处小改动。首先，你闭上眼睛并向上滚动眼球，转动眼球对外部来说是不可见的。接着，以不引人注意的方式抬起你的手，你只需轻触自己的前额。对于旁人来说，这个动作就像你正在沉思一样。在短短的 20 秒内，你可以进入这种深入的状态，增强你的接受能力，并深化对那 3 个核心信息的理解，然后再逐渐回到正常状态。

例如，当你坐在办公桌前或参加一个会议时，可以轻轻地将手肘搁在桌子上，手触碰前额，然后闭上眼睛，转动眼球，进入短暂的冥想状态。

通过每天每隔 1~2 小时进行标准的或隐蔽式的练习，你为自己建立了一个私密的提醒系统，确保你始终对自己和你的健康保持高度警觉和关注。

如何掌握这种技术?

虽然理论上你可以自行学习，但要真正掌握这种技术，最好是在专业的医学催眠医生的指导下进行。通常，在医学催眠医生的指导下，通过一次诊所访问就可以完成必要的培训。我之所以强调寻求医生的帮助，是因为我曾遇到过一些患者，他们寻求的催眠治疗师不是真正的医生，这不仅花费了大量金钱,还被误导认为需要多次访问,最终却没有真正学会这种技术。当然,“催眠术”这个词可能会在许多人的心中引起与江湖骗子和娱乐场所相关的印象，这也是其中的原因。

你可以通过联系附近的医学院或教学医院的精神病学系来找到合格的医学催眠医生。你可以询问系主任或其助手，并进一步了解该系的顶尖医学催眠治疗医生。关于医疗保险是否能支付这次访问，取决于你的医疗保险政策。一般来说，保险可能不会支付非医生催眠治疗师的费用。

当你去见医学催眠医生时，务必带上这本书或者至少带上以上所述的段落，这样医生就可以清楚地了解你想要达到的目标。

在《催眠与治疗：催眠的临床应用》这本书中，斯皮格尔医生特别强调了以下观点①：

> “承认你对自己的饮食行为负有完全的责任。人们经常会寻找种种借口，如归咎于父母、配偶、政府官员、历史事件、天文现象，甚至是自然现象，来为自己的饮食习惯找理由。但是，当你意识到这些理由是多么荒唐时，你就会明白：在你的一生中，几乎没有什么比你的饮食习惯更能体现你个人的责任。考虑到这样一个事实：在生活的其他方面，你可能需要为他人或其他外部因素考虑，但在你的饮食选择上，你完全是为自己而决策的。”

我要强调的是，斯皮格尔医生列出的这三点是为了治疗过度进食导致的肥胖而设计的，并不是专为糖尿病患者设定的，但它们确实很适用于那些更容易发展为 2 型糖尿病的人群。对于我众多的患者来说，这三点都非常贴切。但对于某些人，他们可能需要依据自己的实际情况来定制这些要点。例如，我有一名患者正在面临视力丧失和肾功能退化的威胁。对他来说，最关键的是通过控制过度进食来保护自己的视力和避免接受透析治疗。我还有一名患者会经常提醒自己，她不想变得像她小时候的邻居那样——那位邻居因为糖尿病导致双臂和双腿截肢。还有一名患者是募捐者，他认为人们更倾向于向看起来瘦的而不是肥胖的人捐款。

要记得每隔 1~2 小时对自己进行一次催眠，对有些人来说可能有些困难。对这部分人，我建议使用一款闹钟手表，这种手表价格合理且可以设定每小时提醒一次。如果你不希望手表定时发出声响，可以选择具有振动模式的型号。这样，你可以确保自己定期进行自我催眠练习而不会忘记。或者，你也可以

---

① 译者注：伯恩斯坦医生认为斯皮格尔医生对饮食行为列出了 3 点。

1. 承认个人责任：斯皮格尔医生强调，个人必须承认自己对饮食行为负有完全的责任，不应将责任推卸给外部因素，这意味着在饮食选择上，个人应对自己的决策负责。

2. 识别借口的荒唐性：认识到将饮食习惯归咎于各种外部借口是荒唐的。理解这一点有助于个人更好地控制自己的饮食行为。

3. 强调个人决策的重要性：在饮食选择上，完全是为自己决策的。这表明饮食行为是个人控制的，强调了自主权和自律的重要性。

在手机上设置闹钟。

对于成功掌握自我催眠技巧并每天执行 10~15 次的人，我发现他们控制对碳水化合物的渴求的成功率约为 80%。而对于那些每天执行自我催眠少于 10 次的人，成功率几乎为零。我不能过分强调在你坐下准备用餐之前进行自我催眠的重要性，但它的确非常有效，尤其是在餐馆用餐但尚未点菜时。有些患者能够维持正常的血糖水平，是因为他们成功地应用了这一技巧。其额外的好处是这种方法完全没有任何副作用，并且它还可能被用来改变其他不良习惯，如吸烟、咬指甲等。

但是，自我催眠存在一个主要的问题。我发现很多患者要么不愿意尝试它，要么看到了效果，最终还是选择放弃。下文为这一问题提供了一个解决方案，提出了一个对于控制过度进食更受欢迎并更持久的方法。

如果你不能被催眠或反对自我催眠怎么办？

我为此提供了一个简单的方法，并且已获得了专利，对于那些在控制碳水化合物摄入上遇到困难的患者特别有效。这个技巧与许多人在运动时或之后感受到的“跑者的快感”有关，但使用这个方法无需跑步。

你或许知道，激烈持续的体力活动以及有高潮的性体验会促使大脑产生内啡肽（endorphin）。这些化合物也被称为“体内阿片类物质”，因为它们在体内自然生成（因此在医学领域被称为“内源性阿片类物质”），并且与大脑中的阿片受体结合。这些受体也是与吗啡（morphine）和可待因（codeine）等阿片类药物结合的部位。内啡肽为人带来轻松和愉悦的感觉，这与某些麻醉药产生的效果类似，但强度较低且不会导致人们产生耐受性（tolerance）。在医学术语中，“耐受性”指的是随时间的推移效果递减，因此为了产生相同的结果，需要越来越高的剂量。你可能已经观察到，那些经常跑步的人和许多专业运动员更倾向于摄入蛋白质，不太喜欢碳水化合物，而且只要他们持续锻炼，他们就不容易增加体重。这似乎表明，他们体内的内啡肽有效地减少了对过度进食和碳水化合物的欲望，并且这种效果随着时间的推移并不会减弱，与传统的食欲抑制剂不同。

这种方法涉及一种名为纳曲酮（naltrexone）的药物。它最初被开发用于治疗阿片类药物成瘾，因为在高剂量下，它可以阻断阿片类药物带来的快感。纳曲酮在大剂量时会阻断大脑中的内啡肽受体，使之失效。但在低剂量下，它似乎能增加大脑中的内啡肽水平。

在入睡前服用低剂量的纳曲酮可以阻断内啡肽受体，效果持续大约 8 小时。为了应对这种阻断，大脑可能会生产更多的内啡肽，第二天，当受体不再被阻断时，这些内啡肽继续发挥作用。

我发现，在一些人群中，使用低剂量纳曲酮似乎能有效控制他们对碳水化合物的渴望和普遍的过度进食。此外，与由运动所产生的内啡肽效果相似，纳曲酮似乎能够持续地发挥作用，可能是一个长期甚至无限期的效果。至今，我只有 5 名患者因为不良反应而停止使用纳曲酮，如疲劳、头痛和注意力集中困难。这些问题通常在首次用药后出现，一旦有这些状况，必须停止使用。

有一名患者常在晚餐后至入睡前吃零食，并且面临失眠问题。由于纳曲酮会让他有疲劳的感觉，所以我们在用这药物治疗他的零食习惯的同时，也治疗了他的失眠问题。

纳曲酮的标准形式是 50mg 片剂。但对于我所开出的低剂量，我会要求药剂师将纳曲酮粉末装入小胶囊中，一般剂量约为 4.5mg[①]。

尽管我过去曾在一天内的不同时段服用不同剂量的纳曲酮，但在 Bernard Bihari 博士的建议下，我开始在睡前服用 4.5mg 的纳曲酮，这也是他为其他疾病推荐的剂量。似乎这种给药方法的确更为高效。

正如本书中提到的其他建议，如有需要，请与你的医生探讨试用低剂量纳曲酮的可能性。医生在开药时应特别注意说明书中关于过量的警告部分。关于低剂量纳曲酮的其他潜在用途，你可以访问网站 www.lowdosenaltrexone.org。

① 我的大部分患者所选择的复方药剂师服务是由 Rockwell Compounding Associates 提供的，联系电话为（800）829-1493。复方药剂师是经过特殊培训的精于混合药物和非处方药的专业药剂师。他们能够制作胶囊、粉末、液体乃至软膏，正如我儿时见过的药剂师所做的那样。在美国及其他地区存在众多此类药剂师。他们提供的服务大多数需要医生的处方。

我为纳曲酮的这种使用方式申请过专利，希望鼓励制药公司以低剂量方式生产和销售。但遗憾的是，在一家制药公司推出纳曲酮和 Wellbutrin 的混合剂型不久后，我的专利失效了。

另一种产品已被我推荐给多名患者，并有效地抑制了他们的过度进食行为。这就是 Hoodia，一种南非仙人掌提取物的非处方药。我推荐的品牌是 HoodiaXtra 1000 mg，可以在 www.diabetes911.net 在线购买。健康食品商店和 www.rx4betterhealth.com 等网站上也提供其他品牌的类似产品，但它们的剂量通常较小。由于 Hoodia 在 30~60 分钟内开始发挥作用，所以建议在你预期吃饭前约 1 小时服用。例如，如果你通常晚餐吃得较多或之后还想吃零食，你可以在晚餐前服用 1~3 粒胶囊，晚餐后再服 1~3 粒。有些 Hoodia 品牌还提供了定时释放的剂型，建议在早上醒来时及 6~8 小时后再次服用，以便获得最佳效果。

我并未观察到这个产品引发任何不良反应，但我从未为儿童推荐过这种产品。

由于当前的 Hoodia 需求超过了市场供应，许多假冒产品正在被销售，特别是在互联网上。为了确保你获得的是真实有效的产品，建议选择知名品牌并购买不含添加剂的产品，因为这些添加剂可能会降低其效果。

我坚信碳水化合物的过度摄取确实具有成瘾性。一旦开始食用在第 10 章所列的“不宜食用的食物”，这种成瘾性可能会加剧。因此，一旦你决定停止摄入这些食物，我建议你永远不要回头，否则可能会重新成瘾。即使仅尝试一小口，也可能让你重新陷入其中。这与吸烟、酗酒或其他药物成瘾的情况相似。

肠促胰岛素类似物（IM）：一种令人兴奋的新药物类别，用于抵抗过度进食

可能你还记得在讨论“中餐馆效应”时，我们提到健康的、功能完整的

胰岛β细胞能够产生一种名为胰岛淀粉素（amylin）[①]的激素。吃完饭后，一种名为肠促胰岛素[②]（incretin）的肠道激素，也叫“饱腹素”，会促使胰岛淀粉素释放到血液中。由于糖尿病患者的β细胞功能减弱，他们几乎不会产生胰岛淀粉素。这意味着他们可能无法像非糖尿病个体那样感受到饱腹感。因此，他们在进餐后仍会感到饥饿，于是每次正餐包括两餐之间的零食都会摄取过多。

近年来，市场上推出的一种令人瞩目的新药物类别可能为此提供了解决方案。这些药物被称为肠促胰岛素类似物（incretin mimetic，IM），意味着它们模仿肠促胰岛素或胰岛淀粉素的作用。根据我的观察，这些药物的独特之处在于它们非常有效，并且对大约90%的使用者都有显著效果，这是一个非常高的成功率。目前，这些药物主要被用于餐后降低血糖水平。然而，我们是为了抑制过度进食而使用它们。这种用法被视为“非标签”（off-label）用途，但如果医生开具了处方，美国食品药品监督管理局（FDA）也会批准。在IM上市不久后，制药公司和一些临床研究机构就相继开展了针对一般人群使用IM抵抗过度进食的现场试验。如果有人将IM与低碳水化合物饮食相结合进行测试（尽管可能性不大），某些药品公司的股价无疑会大幅上涨。

当我撰写本段时，最具效果的IM需要每天进行一次或多次的注射。不过你不必为“注射”而苦恼，因为注射使用的针头非常细小，所以如果按照我

---

① 胰岛淀粉素（amylin），也称人胰岛淀粉样多肽（IAPP），是一种与胰岛素一起由胰腺β细胞在餐后对血糖刺激做出反应时共同分泌的激素。它是一种相对较小的肽激素，由37个氨基酸组成。它具有调节血糖水平、抑制食欲两大功能。

·调节血糖：胰岛淀粉素能减缓胃排空的速度，有助于防止餐后血糖水平快速上升。它还能抑制胰高血糖素的分泌，胰高血糖素是一种会提高血糖水平的激素，因此有助于降低餐后血糖水平。

·抑制食欲：胰岛淀粉素具有引起饱腹感的效果，意味着它通过促进饱腹感来帮助减少食物摄入。

② 肠促胰岛素（incretin）是一组代谢激素，它们在餐后降低血糖水平中起着关键作用，是内分泌反馈系统的一部分，帮助身体预测和管理进食后进入血液的营养物，特别是葡萄糖。其中主要的肠促胰岛素包括胰高血糖素样肽-1（GLP-1）和葡萄糖依赖性促胰岛素多肽（GIP）。

·GLP-1：由肠道L细胞分泌，主要位于回肠和结肠，在血糖水平升高时可以提高胰岛素的分泌。此外，它还抑制胰高血糖素的分泌，减缓胃排空并促进饱腹感，从而可能减少食物摄入。

·GIP：GIP由小肠上部的K细胞产生，特别是十二指肠和空肠。与GLP-1类似，GIP也能增强胰岛素的分泌，并且这种作用也依赖于血糖水平。然而，与GLP-1相比，GIP在抑制胰高血糖素分泌方面的作用不那么显著。GIP还参与脂肪代谢，促进脂肪储存到脂肪组织中，这可能是一个优化能量储存的进化机制。

们在第 16 章中推荐的注射技巧，这种注射几乎不会引起疼痛。目前已经有几款每周只需注射一次的剂型[①]。虽然也有口服剂型的 IM，如“格列汀”类的药物（DPP-4 抑制剂），但我仍建议从注射剂型开始，因为它更可能产生显著效果。

例如，有一名初次到访的新患者，她的体重为 286 磅（约 130kg），糖化血红蛋白（HbA1c）为 6.9%。我建议她使用 IM 治疗。在不到一个半月的时间，即 44 天内，她的体重降到了 258 磅（约 117.3kg），且她的 HbA1c 水平降到了 5.2%。这意味着她平均每天减重近 3/4 磅，她的 3 个月平均血糖从 176mg/dL（9.8mmol/L）下降到 108mg/dL（6.0mmol/L）。在这期间的最后一周，她的最高血糖记录为 95mg/dL（5.3mmol/L）。自从开始使用这种新药后，她一直成功地遵循了我们推荐的低碳水化合物饮食，且没有感到饥饿和对食物的强烈渴望，也没有摄入任何零食。

肠促胰岛素类似物可分为以下 3 类：

胰岛淀粉素类似物：目前市场上唯一的一款是 Symlin[也叫作普兰林肽（pramlintide）]，于 2011 年上市。由 Amylin Pharmaceuticals，Inc. 负责销售。它的化学结构与胰岛淀粉素十分相似，并在体内执行与胰岛淀粉素相同的功

---

① Byetta [艾塞那肽（Exenatide）]，注射剂型，起始剂量为每日两次 5μg，可以增加至每日两次 10μg。英国阿斯利康（AstraZeneca）出品，于 2005 年批准上市。

Bydureon（艾塞那肽延时释放型），注射剂型，每周一次 2mg。英国阿斯利康（AstraZeneca）出品，于 2012 年批准上市。

Victoza [利拉鲁肽（Liraglutide）]，注射剂型，每日注射，起始剂量每日 0.6mg/d，维护剂量为 1.2~1.8mg/d。丹麦诺和诺德（Novo Nordisk）出品，于 2010 年批准上市。目前 FDA 已经批准用于成人和 10 岁以上的儿童的体重管理，其商品名为 Saxenda。

Adlyxin[利司那肽（Lixisenatide）]，注射剂型，每日注射，起始剂量 10μg/d，14 天后增加至 20μg/d。法国赛诺菲（Sanofi）出品，于 2016 年批准上市。

Trulicity[杜拉糖肽（Dulaglutide）]，注射剂型，每周注射，可用剂量为每周一次 0.75mg 或 1.5mg，根据需要调整剂量。美国礼来（Eli Lilly and Company）出品，于 2014 年批准上市。

Ozempic [司美格鲁肽（Semaglutide）]，注射剂型，每周注射一次。起始剂量为每周一次 0.25mg，可增加至每周一次 0.5mg 或 1mg。丹麦诺和诺德（Novo Nordisk）出品，于 2017 年批准上市。目前 FDA 已经批准用于体重管理，其商品名是 Wegovy，是 Ozempic 更高剂量的版本。

Rybelsus[司美格鲁肽（Semaglutide）]，首个口服形式，每日服用。起始剂量为每日一次 3mg，逐渐增加至每日一次 7mg 或 14mg。丹麦诺和诺德（Novo Nordisk）出品，于 2019 年批准上市。

Mounjaro[替瑞鲁肽（Tirzepatide）]，首个同时激活 GLP-1 和 GIP 受体的注射剂，每周一次注射。起始剂量为每周一次 2.5mg，可逐渐增加至每周一次 5mg、7.5mg、10mg、12.5mg 或 15mg。由礼来公司（Eli Lilly and Company）出品，于 2022 年批准上市。

能。该药物只能通过注射途径使用。

GLP-1 模拟物： 也称为 GLP-1 受体激动剂。它模拟体内自然产生的 GLP-1 的作用。GLP-1 由肠道的 L 细胞在进食后分泌，对调节食欲起着重要作用。它通过延缓胃排空并增强饱腹感，有助于控制过度进食，并支持体重管理和减重。

自从我开始开 GLP-1 受体激动剂处方以来，这类药物的种类显著增加。目前共有 8 种 GLP-1 激动剂可供使用，其中 7 种为注射剂型，1 种为口服剂型 。人体内 GLP-1 在血液中的半衰期不到 2 分钟，在非糖尿病个体的体内，GLP-1 会根据需求持续分泌。因为 GLP-1 激动剂经过了化学修饰，所以其作用时间显著延长。例如，Byetta（艾塞那肽）的作用时间可达 10 小时，而 Victoza（利拉鲁肽）的有效时间可持续一整天。Bydureon（艾塞那肽的缓释剂型）、Trulicity（杜拉糖肽）和 Ozempic（塞马鲁肽）则只需每周注射一次，效果更加持久，使用起来也更加便捷。

GLP-1 激动剂的制造商承认偶尔会引发胰腺炎，这是一种可能危及生命的病症。我在早期病例中发现了足够的例子，虽然胰腺炎并不常见，但也并非罕见。

我不会为已有消化问题的患者开具 GLP-1 激动剂。在使用前，医生应检测患者血液中的血清脂肪酶、胰蛋白酶原和胰腺淀粉酶。治疗开始后，应定期重新检测这些指标。如果这些指标水平显著升高，应立即停用该药物。若出现新的消化问题或腹痛，应尽快检查。此外，GLP-1 激动剂还可能引发胆囊相关问题。

此外，我不为患有多囊卵巢综合征（PCOS）的女性或 18 岁以下的患者开具这些药物，因为对他们需要更加谨慎。

该类别中最新的进展是诺和诺德于 2019 年推出的 Rybelsus，属于司美格鲁肽（Semaglutide）的一种，这是首个口服 GLP-1 受体激动剂。虽然它提供了简便的服药方式，但其长期效果和安全性仍须在临床实践中不断检验。

DPP-4 抑制剂（DPP-4）： 全称为“二肽基肽酶Ⅳ”，是一种在体内破坏 GLP-1 的酶。其抑制剂通过抑制 DPP-4 的活性，延长了体内产生的 GLP-1 的作用时间。这在理论上也减少了注射 GLP-1 类似物的必要性。截至 2024 年，这类药物在世界范围内有 8 种，均是口服剂型[①]。除了 Anagliptin（阿娜格列汀）每天服用两次，其他都是每天服用一次。其中在美国上市的有 4 种，分别为：Januvia[西格列汀（sitagliptin）]、Onglyza[沙格列汀（saxagliptin）]、Tradjenta[利格列汀（linagliptin）] 和 Nesina[阿格列汀（Alogliptin）]。Galvus[维格列汀（vildagliptin）] 虽然未获得 FDA 的批准，但在欧洲和亚洲等地区已广泛获批使用。

这些药物通过抑制 DPP–4 酶的活性来提高体内的 GLP–1 水平，从而增加胰岛素分泌，减少胰高血糖素释放，有助于控制血糖水平。不同药物的适用剂量和方式根据患者的具体情况有所不同，特别是对于肾功能受损的患者需进行剂量调整。

对于肠促胰岛素类似物（IM）的奇怪误用

临床试验表明肠促胰岛素类似物可降低 HbA1c 0.5%~1%，但是剂量效益

① Januvia[西格列汀（Sitagliptin）]，口服剂型，每日服用。起始剂量为每日一次 100mg，对于肾功能受损的患者可能需要调整剂量。美国默克公司（Merck & Co.）出品，于 2006 年批准上市。

Onglyza [沙格列汀（Saxagliptin）]，口服剂型，每日服用，通常剂量为每日一次 2.5mg 或 5mg，可于饭前或饭后服用。由百时美施贵宝（Bristol-Myers Squibb）和阿斯利康（AstraZeneca）共同开发，美国生产，于 2009 年批准上市。

Tradjenta [利格列汀（Linagliptin）]，口服剂型，每日服用。标准剂量为每日一次 5mg。德国勃林格殷格翰（Boehringer Ingelheim）与美国礼来公司（Eli Lilly and Company）合作开发，于 2011 年批准上市。

Galvus [维格列汀（Vildagliptin）]，口服剂型，通常剂量为每日两次 50mg 或每日一次 100mg，具体取决于患者的情况。由瑞士诺华（Novartis）出品，虽未获得 FDA 批准，但在欧洲和亚洲等地区广泛获批。

Gemigliptin（捷格列汀），口服片剂，每日服用，起始剂量为每日一次 50mg。韩国 LG 生命科学公司（LG Life Sciences）出品，于 2012 年批准上市（未在美国上市）。

Anagliptin（阿娜格列汀），口服片剂，每日两次服用，起始剂量为每次 100mg。由日本三和化学研究所（Sanwa Kagaku Kenkyusho Co., Ltd.），于 2012 年批准上市（未在美国上市）。

Teneligliptin（德格列汀），口服片剂，每日服用，起始剂量为每日一次 20mg。由日本田边三菱制药（Mitsubishi Tanabe Pharma）出品，于 2012 年批准上市（未在美国上市）。

Nesina[阿格列汀（Alogliptin）]，口服片剂，每日服用，起始剂量为每日一次 25mg，肾功能受损的患者需调整剂量。由日本武田药品工业株式会社（Takeda Pharmaceutical Company）出品，于 2013 年批准上市。

是递减（marginal effect）的。同时，它们也导致了部分服用者的轻微体重下降。在临床试验中，如果能够指导患者避免那种常为糖尿病患者推荐的高碳水化合物食品，那么IM的饱腹效应可能会使肥胖的过度进食者的血糖和体重都明显地降低。这就是我在开具这类药物时所追求的效果。

GLP-1类似物的常规用法是促使2型糖尿病患者产生胰岛素。这种轻微效果很少能证明它们的使用价值。因为1型糖尿病患者不产生胰岛素，理论上即使他们对GLP-1有反应，也不会产生胰岛淀粉素，所以主流观点不支持用GLP-1类似物来治疗这些患者。然而，我发现很多1型糖尿病患者与2型糖尿病患者一样，能够从这些药物的饱腹效果中获益。我无法解释为什么对于理论上不应该对GLP-1产生胰岛淀粉素反应的1型糖尿病患者，它们却仍然有效。

之所以主流医学确实允许1型糖尿病患者使用胰岛淀粉素类似物Symlin，是因为它通过在进食时抑制胰高血糖素的释放来降低血糖，然而我选择使用它主要是因为其经常被忽略的饱腹效果。

如何利用肠促胰岛素类似物（IM）？

当为1型糖尿病患者使用IM时，我们面临一个问题。那些血糖长时间（通常超过5年）偏高的1型糖尿病患者，很可能至少在某种程度上存在胃轻瘫或胃排空延迟的情况。考虑到胰岛淀粉素（以及其他IM）的一个主要功能是减慢胃的排空速度，这可能会加剧胃轻瘫的症状。如第22章所述，严重的胃轻瘫可能会使血糖控制变得极其困难。面对一个轻到中度胃轻瘫的1型糖尿病患者，如果他还有吃零食或过度进食的行为，我需要权衡哪种情况更可能干扰他的血糖控制，是他的饮食习惯还是胃轻瘫。这可能是一个棘手的问题，但第22章中描述的R-R间期检测可以为此提供指导，所有考虑这一问题的医生都应该仔细阅读第22章。

由于这些激素会减缓胃排空，它们可能会引发恶心。这种情况甚至也可能出现在没有胃轻瘫的患者中。因此，我们常常从可接受的最低剂量开始，随着时间的推移（可能是几天到几周）逐步增加剂量，直至达到理想的饱腹效果。幸好，过去几年中，我的患者只有在胃轻瘫的情况下出现恶心，并且这是唯一的不良反应。这种恶心通常在较低剂量下减轻，并在身体适应后消失。

我有一名非常肥胖的患者，他只在餐馆和聚会时过度进食。他存在中度胃轻瘫的问题，因此我建议他只在外出就餐前使用 Symlin。很幸运，这种方法取得了良好效果。

几乎所有的处方药都可能带来某些不良反应，IM 同样也不能例外。由于它们会减慢胃的排空速度，最常见的不良效应包括胃肠道问题，如恶心、便秘、胃痛，有时甚至腹泻。因此，最佳方法是从较低的剂量开始，并在需要时逐渐增加剂量。

Symlin 和 Byetta 的生产商建议，这些药物应分别在早餐、晚餐前约 1 小时进行注射。但根据我的临床实践，我更倾向于在患者常过度进食或吃零食前约 1 小时进行注射。对于那些只在下午吃零食的人，我通常建议他们在预期的零食时间前 1 小时注射。有趣的是，有些人发现，为了获得最佳效果，Symlin 必须在预期的进餐时间前 2~3 小时注射。因此，确定注射的最佳时间往往需要一些尝试。

值得注意的是，胰岛淀粉素还能降低身体对胰高血糖素的生成或其敏感性。要知道，胰高血糖素是致使“中餐馆效应”的元凶。由于过度进食的减少和胰高血糖素效应的降低，餐后血糖可能会进一步下降，如果同时服用其他降糖药物，血糖可能会降到危险的低点。因此，在计划开始服用任何 IM 时，医生都应调整其他降糖药物的剂量。

剂量应该降低多少？在某种程度上，这取决于实验结果。我通常首先将患者的餐前药物剂量降低大约 20%。然后，我可能会在第二天查看血糖，以确定这些药物的剂量是否应该增加或减少。

注射式肠促胰岛素类似物（IM）

Byetta、Symlin 及 Victoza 都采用预装的笔式注射器。每支笔都附带详细的使用说明，使用时应严格按照指引操作。预计未来上市的注射式 IM 产品也将使用这种笔式注射器。这些笔专用的细小针头通常是每盒 100 个，并需额外开具处方购买。这些针头可以多次使用，直到它们不再锋利或发生弯曲。

每支笔在首次使用前都需要进行预充填。随便找一个容器（盆或者碗），把第一剂药物喷射到这个容器中。这样做的目的是填充针筒，之后的注射不再需要此步骤。一旦按下注射按钮，整个剂量大约需要 5 秒来完全释放。因此，注射时至少要默数到 5，确保药物完全进入体内后再拔出针头。关于如何无痛注射的技巧，你可以查阅第 16 章“自我注射胰岛素的基本要点”。

一般来说，这些笔的外壳可以被轻轻撬开，露出其中的药物瓶，这样就可以使用普通的胰岛素注射器抽取低于制造商推荐剂量的药物。以下列出了这些笔的具体规格，以及使用胰岛素注射器进行半单位注射时的对应剂量（详细信息请参阅第 16 章）。

Byetta 提供了两种可供选择的笔：

5 μg（mcg[①]）的笔（橙色标签），能够提供 60 次 5 μg 的剂量。总容量为 1.2 mL，每次注射的体积为 0.02 mL。

10 μg 的笔（蓝色标签），每次分配的液体体积是前者的两倍，为 0.04 mL。

虽然每个注射器中的 IM 浓度相同，但每支笔注射的体积不同。使用标准胰岛素注射器时，每半单位仅含 1.25 μg。

Symlin 提供了一支可调剂量的笔：

剂量可以设置为 60 μg 或 120 μg。总容量为 2.7 mL，可以提供 45 次 60 μg 的剂量或 22 次 120 μg 的剂量。

在我看来，Symlin 活性似乎比 Byetta 要好。如果注射更小的剂量，可能使用胰岛素注射器更有优势。利用胰岛素注射器，每半单位只含 5 μg 的 Symlin。

Victoza 提供了一支带有编号设置的笔：

其刻度为 0.6 mg、1.2 mg 和 1.8 mg。每对数字之间可以使用 10 次可听的点击声来设置中间剂量。这支 3 mL 的笔可以分配 30 次 0.6 mg 的剂量，15 次 1.2 mg 的剂量，或 10 次 1.8 mg 的剂量。如果注射的剂量非常小，那么使用胰岛素注射器，每半单位只有 0.03 mg。

① “mcg”是“microgram”的缩写，代表微克（单位：μg）。微克是一个非常小的质量单位，等于百万分之一克，千分之一毫克，即 1 mg = 1000 μg。

调整 Symlin 的剂量

针对体重小于 150 磅（68 kg）的患者，在最初开始用药时，我通常建议他们使用胰岛素注射器注射 2~4 单位（见第 16 章图 16–4）。通常情况下，在过度进食或吃零食之前 30~60 分钟使用。

例如，如果患者仅在晚餐时吃得过多，那么可以在晚餐前约 1 小时注射。如果患者在晚上 9~12 点吃零食，则建议在晚上 8 点注射，必要时在晚上 10 点再注射一次。如果患者仅在外出就餐时吃得过多，那么可以在预计到达餐厅前约 1 小时注射，而在其他时间则不需要注射。如果患者整天都在吃零食，建议在起床后立即注射，之后每 3~4 小时注射一次。

如果有人出现不良反应（我只看到过恶心现象），我们会减少剂量直到不良反应减轻，然后每周调整一次，每次剂量增加 1/2 单位，直到饥饿感消失或不良反应再次出现。如果最初没有出现不良反应，每次剂量可能增加 2 或 4 单位，直到饥饿感消失。体重较重的人可能需要从更高的剂量开始，每次增加的剂量也会更多，此时使用注射笔而不是注射器。

如果一天的剂量总计达到 600 μg，但对食欲控制还没有明显效果，我会认为这种药物无效。

调整 Byetta 的剂量

Byetta 也是每日剂型，每天注射一次，我们有必要将剂量集中在过度进食或吃零食的时间。我们从 5 μg 的预装注射器（橙色标签）开始，在零食或过度进食之前 1~2 小时注射。

如果你只在某一餐时吃得过多，请在那餐前 1~2 小时注射。如果 5 μg 只有部分效果，剂量可以增加到 10 μg。方法是注射两次 5 μg 的剂量或用 10 μg 笔（蓝色标签）注射 1 次。如果吃东西的问题每天发生几次，应在通常发生问题的前 1 小时注射 5~10 μg。Byetta 的理论最大日剂量是 20 μg，但非常肥胖的人可能需要更高的剂量。对于 1 型糖尿病患者，Symlin 可能比 Byetta 更有效。

口服肠促胰岛素类似物（IM）

Januvia、Onglyza、Tradjenta、Nesina 和 Galvus 是每日一次的口服 DPP-4 抑制剂。根据我的经验，它们对饱腹感没有影响，对血糖的效果微弱。它们的不良反应都相对温和。我已为那些使用最大剂量的格华止（见第 15 章）和 Actos 仍无法达到正常血糖水平的患者推荐使用它们。通常，这些患者需要添加另一种药物，但他们又不想使用胰岛素。这些产品可能会使平均血糖从 95 mg/dL（5.3 mmol/L）降至我们通常的目标 83 mg/dL（4.6 mmol/L）。对于它们对 1 型糖尿病患者的效果，我保持怀疑。

DPP-4 类似物的另一个潜在应用是延长 GLP-1 受体激动剂（注射剂型）的效果。我已尝试过这种方法，但效果有限。

我更倾向于选择 Victoza

很抱歉我将最好的放在了最后，以适当强调这种注射药物在控制过度进食、吃零食和渴望碳水化合物方面的价值。Victoza 是一种每日一次（中长效）的 GLP-1 激动剂，最初在 2010 年上市。它非常有效，持续时间达到了制造商声称的 24 小时，这意味着它通常可以在一天中的任何时候使用。然而，如果有人只在晚餐后有问题，我会建议他在晚餐前 1 或 2 小时注射。关于如何使用 Victoza 注射笔的简短指南已经在上文叙述了。我只看到了一例出现恶心的情况，患者在首次使用时错误地注射了两次 1.2 mg 的剂量。我相信，迟早我会看到更多这种不良反应，但这些恶心的情况都是可逆的。

尽管制造商建议的最大剂量是每日一支完整的笔（1.8 mg），但有的患者每天使用了多达两次 1.8 mg 的剂量，没有出现任何问题。

这些治疗方法中的任何一种都能永久性地停止过度进食吗？

我见过一些使用自我催眠、低剂量纳曲酮，甚至只是低碳水化合物饮食的患者，一年后，他们发现即使停止了催眠或纳曲酮，他们也不再渴望碳水化合物或过量的食物。这可能与某些使用特定抗抑郁药的抑郁症患者的情形类似：经过一段时间后，可能不再需要抗抑郁药。代谢性大脑扫描有时显示大脑功能在特定区域出现了明显的永久正常化。据我们所知，这也可能适用于IM。

我的一名使用Symlin的患者发现，在使用2个月后失效了。她停用了一周，然后以较低的剂量重新开始，这个较低的剂量在两个半月后仍然有效。

我的一些患者还发现，他们的注射型IM在几个月后失效，但他们能够通过每隔几个月更换药物来延长饱腹感。

无论如何，血糖的改善和伴随的体重减轻都是尝试这些方法的主要动机。

肠促胰岛素类似物（IM）的潜在不良反应和有益效果

这些产品的制造商在其报告中声称：动物研究显示制造胰岛素和淀粉酶的胰岛β细胞得到了再生。但这是否在人体中发生，目前在科学文献中尚未证实。多年的动物研究表明，罕见的甲状腺C细胞癌的发生率或进展速度有小幅度增加。这个问题在人类中很少被报告。另一方面，在这些产品出现之前，对于血糖控制不良的糖尿病患者，已经观察到了有24种不同癌症的风险显著增加。据报道，对于高风险人群（如酗酒者），IM可能会轻微增加可逆性胰腺炎的发病率。胰腺炎的症状是突然、严重、无法解释的腹痛，从背部延伸到正面。尽管胰腺炎非常罕见，但你应该认真对待任何腹痛。如果出现腹痛，立即停用IM并告知你的医生。他可以通过检测你血液中的胰淀粉酶（pancreatic amylase）和脂肪酶（lipase）来确认是否患胰腺炎。

另一个罕见的不良反应是，在那些已经患有肾功能恶化的人群中，可能出现的肾衰竭。然而，在另一方面，还发现IM可以逆转早期的糖尿病肾病。我建议那些血清肌酐升高或尿液中有大量蛋白的患者不要使用IM。

胃部手术

这是防止过度进食，甚至部分逆转糖尿病的“最新时尚”。从“可调节胃束带（Lap-Band[①]）”到胃全切除术，许多不同手术操作都在使用。虽然这

① Lap-Band是一种可调节胃束带手术（laparoscopic adjustable gastric banding），是一种试图用于治疗肥胖症的减重手术。在手术过程中，医生通过腹腔镜将一个可调节的硅胶带环绕在胃的上部，形成一个小胃囊。

种手术的死亡率在许多医疗中心低于1%，但胃部手术的后续并发症大量存在。作为手术前的最后手段，一些严重肥胖的人来我的诊所就医。其中有一名患者是在“可调节胃束带”手术失败后来的。在所有这些病例中，通过使用IM，无一例外都终止了过度饮食。可笑的是，美国糖尿病协会建议将胃部手术作为肥胖的治疗方法，但并未接受低碳水化合物饮食和IM的联合治疗。

即将问世的食欲抑制剂的最新进展

任何人都可以通过www.obesity-news.com或传真（703）960-7462来订阅《肥胖新闻》（*Obesity-news*）。这是我所知道的关于即将上市和新批准药物的最好、最新消息来源。请关注另一种名为PYY① 的天然食欲抑制剂的报道。

① 酪酪肽（PYY，Peptide YY）是一种由36个氨基酸组成的天然肠道激素。它在消化道远端分布的特化肠内分泌细胞（L细胞）中合成，并在进食后由这些细胞释放。PYY的主要功能是抑制食欲和减少食物摄入，通过与大脑中的受体结合发挥作用，从而产生饱腹感，帮助控制体重。

第14章
CHAPTER 14

通过锻炼提高胰岛素敏感度和延缓衰老

在我们的治疗方案中，剧烈的、持久的运动是继饮食管理后的另一个重要层面。理论上，运动锻炼应当伴随着任何减重计划或针对胰岛素抵抗（如2型糖尿病）的治疗。在深入讨论具体的运动建议之前，非常重要的一点是，所有这些建议中的任何一项在实施前均应得到你的医生的认可；同时，理解运动所能带来的益处也至关重要。

为什么要锻炼？

虽然很多人最初选择锻炼可能是出于一种责任感，就像孩子被要求吃他们不喜欢的蔬菜一样，但是他们持续锻炼的真正主要动力是它让人感觉良好。无论是参与快节奏、竞争激烈的篮球比赛，还是独自在乡间骑自行车，锻炼都能带来诸多益处——不仅仅是身体上的，还有心理和社交层面的。

人体细胞中的染色体末端有一段叫作端粒（telomere）的结构，它由重复的核苷酸序列组成，保护基因（DNA）不受损伤。每次细胞分裂时，端粒会缩短一些。当端粒缩短到一定程度时，细胞会进入衰老状态或者死亡。因此，在某种程度上，每个细胞的寿命乃至个体的寿命都取决于端粒的长度。剧烈的运动可以延长端粒，从而延长生命。这一发现非常新颖，显然也非常重要。

没有患糖尿病的人若进行高强度且规律的运动，通常能够享有更长的寿命，体验更健康的身体状态，看起来更年轻活力，并且他们患上导致虚弱和丧失工作能力的疾病的风险也相对较低，例如骨质疏松、心脏病、高血压，以及因年龄增长而导致的记忆力减退——这仅仅是其中一些例子。总的来说，定期进行运动的人在年龄增长的过程中，能够更好地应对日常活动。

许多1型糖尿病患者，因为血糖像过山车似的波动而病情持续已久，常对自身的健康状况感到沮丧。众多研究已经明确指出，良好的健康状况与积极的心态之间有紧密联系。如果你是1型糖尿病患者，就像我一样，剧烈的锻炼不会像对2型患者那样明显地改善你的血糖控制（我们将在稍后讨论这点），但它可以深刻地改善你的自我形象。如果你能保持血糖在正常水平，并且经常进行剧烈的锻炼，与你的非糖尿病朋友相比，你很可能会拥有更好的健康状况。而且，根据我的经验，参与有规律的锻炼计划的1型糖尿病患者通常会更加关注他们的血糖和饮食管理。

不妨将锻炼视为银行存款——你今天为保持身体健康而投入的每30分钟锻炼，不仅会让你立刻受益，而且会在未来持续地产生回报。如果昨天上楼梯让你喘不上气，过一段时间你会轻松跳上台阶。你的力量很可能会让你感觉年轻，甚至可能更有信心。有证据表明锻炼实际上会让你看起来更年轻，甚至经常锻炼的人的皮肤都不容易快速老化。

经过几个月的锻炼，你会看起来更好，人们会向你提到这一点。有了这种鼓励，你可能更愿意坚持我们的其他方案。

尽管我们中的大多数人通过健身锻炼都能体验到肌肉质量和力量的增加，但这种反应的强弱在一定程度上由个人的遗传因素决定。即使是非常相似的锻炼方案，有些人会显示出肌肉质量和力量的显著增加，而有些人则收效甚微。我们大多数人都处于这两个极端之间，甚至有人会增加力量但不会增加太多肌肉，也有人会增长肌肉却不会变得更强壮。不同于男性，从事力量训练的女性更有可能发展出肌肉线条而不是肌肉块，她们不会变得“肌肉过度发达”。即使你没有明显增加肌肉和力量，你仍然会享受到这里描述的力量训练的其他好处。

长期以来，人们都知道剧烈运动会提高血清高密度脂蛋白（好胆固醇）

的水平，并降低血液中的甘油三酯水平。最近的研究表明，健身运动（无氧运动而非有氧运动）也会降低血清低密度脂蛋白（坏胆固醇）的水平。甚至有证据表明，一些人的动脉硬化（动脉硬化）可能是可逆的。到 2024 年我患有 1 型糖尿病已经 79 年了，新型冠状病毒肺炎流行之前，我每天都进行剧烈的运动，不吃水果，并且每天早餐都吃鸡蛋。那么我的胆固醇水平如何？它处于一个非常健康的范围，即使是非糖尿病个体也很少能达到（请参阅第 9 章，我展示过我的血脂情况）。其中一部分是由于我的低碳水化合物饮食，另一部分是由于我所坚持的每天的运动计划。

频繁的剧烈运动已被证明能够降低血清纤维蛋白原（fibrinogen）水平，从而显著降低心脏病发作、卒中和血管堵塞的可能性。长期的剧烈运动降低静息心率和血压，进一步降低心脏病发作和卒中的风险。

负重、阻力和冲击运动减缓了与衰老相关的骨质矿物质流失。你是否听过“用进废退”的说法？说真的，如果我们不使用我们的骨头，我们就会失去它们。

虽然运动确实使体重控制变得更容易，但它并不直接，至少不像我们希望的那样“燃烧脂肪”。除非你每天进行几小时的剧烈锻炼，否则运动不会对你的体脂产生显著的直接影响。运动的效果更为广泛和间接。其中一个重大好处是，许多人发现当他们运动时，他们没有过多的食欲，而且更倾向于渴望蛋白质而不是碳水化合物。这可能与大脑中释放的神经递质有关，如内啡肽（如前一章所述，内啡肽是大脑中产生的“内源性阿片类物质”）。它们可以提升情绪，减轻疼痛，并减少对碳水化合物的渴望。在控制不良的糖尿病中，大脑中的内啡肽水平会降低。可以说，与肥胖导致进一步的肥胖一样，健康会带来进一步的健康。

尽管你的脂肪不会“消融”，但是运动仍然在减重计划中具有价值，特别是如果你是 2 型糖尿病患者，因为增加肌肉会降低胰岛素抵抗。记住，胰岛素抵抗与你的腹部脂肪与瘦体重的比例有关。你的腹部脂肪与肌肉质量的比例越高，你就越可能产生胰岛素抵抗。随着肌肉质量的增加，你对胰岛素的需求量将减少，而血液中胰岛素水平的下降会减少对脂肪的储存量。你可能还记得我在第 12 章中提到的老朋友 Howie，当他减掉 100 磅（约

45 kg）并彻底改变了他的腹部脂肪与瘦体重的比例时，他的胰岛素抵抗显著下降。

长期、有规律且剧烈的运动能够降低胰岛素抵抗。这种效果与其对肌肉质量的影响是独立的。剧烈运动本身会使你对胰岛素更为敏感，无论是自身产生，还是注射的。因此，在降低血糖方面，你对胰岛素的反应会逐渐变得更为有效。如果你需要注射胰岛素，你的剂量需求将会减少。同时，因胰岛素过量（大量）而带来的脂肪合成效应也会相应降低。根据我的经验，随着时间的推移，每天的剧烈运动会使胰岛素敏感度持续增加。这种效果在停止运动计划后会持续大约两周。所以对于我们这些需要注射胰岛素的人来说，如果停止常规运动超过两周的话，需要增加胰岛素的剂量。意识到这一点尤为重要。如果你只是短暂外出一周而无法运动，那么你增加的胰岛素敏感度可能不会受到影响。

虽然增加的肌肉质量也会独立于上述效果而提高胰岛素敏感度，但这是一个非常缓慢的过程，并且可能需要进行数月的健身运动，才能让其对血糖的独立效果变得明显。

运动如何直接影响血糖？

运动的确能对血糖产生影响。因此，如果你正在接受胰岛素或磺脲类药物的治疗，这可能会增加你对血糖控制的难度[①]。然而，运动带来的益处更是显而易见的；如果你是 2 型糖尿病患者，选择不参与运动计划将是不明智的。

多年来，糖尿病治疗指南不断重复着“半真半假”的观点，即运动总能降低血糖水平。实际上，体力劳动确实能通过增加和活化肌肉细胞中的葡萄糖转运蛋白来降低血糖。然而，必须满足一些条件：劳动的持续时间要适中，血清胰岛素水平要适当，血糖不可过高，而且对我们大多数人来说，应避免在早晨醒来后的 3 小时内进行运动（见下文“黎明现象与运动”一节）。

中度到剧烈的运动，如游泳、跑步、举重或网球，与更为随意的运动（如走路）相比会立即释放出“压力”激素，即释放反调节激素（如肾上腺

① 正如我将在第 15 章中所解释的，我不建议使用磺脲类药物和类似的药物。

素、皮质醇等），它们会向肝脏和肌肉发出信号，将储存的糖原转化为葡萄糖，将葡萄糖释放到血液中。非糖尿病个体对额外葡萄糖的反应是释放少量储存的胰岛素以防止血糖升高。因此，他们的血糖不会增加。如果一名没有第一阶段胰岛素反应的 2 型糖尿病患者进行了几分钟的运动，他的血糖可能会暂时升高，但最终会恢复正常，这要归功于第二阶段胰岛素反应。因此，短暂的剧烈运动可能会升高血糖，而长时间的运动可能会降低它。正因如此，Elliott P. Joslin 博士在 1947 年告诉我们："不要像为了赶公交车一样只跑一个街区，而是应该跑一英里。"

当血液中的胰岛素几乎缺失时，应对压力激素所释放的葡萄糖不能顺利地进入肌肉和肝细胞，结果是血糖继续升高，而肌肉必须依赖储存的脂肪来获得能量。另一方面，假设你在过去的 12 小时内注射了足够的长效胰岛素使你的血糖在无运动情况下维持在目标水平，然后你跑了几英里，由于运动增强了已有胰岛素的作用，你的血清胰岛素水平会比所需要的高，因此血糖可能会降得过低。如果你正在使用磺脲类药物（一类口服降糖药），可能会出现同样的结果。此外，如果你将胰岛素注射到正在运动的肌肉组织中，或者直接注射到肌肉中，胰岛素释放到血液中的速率可能会非常快，从而导致严重的低血糖。非糖尿病个体和未使用胰岛素或磺脲类药物的 2 型糖尿病患者，身体会自动减少胰岛素的产生以应对运动。

如果你的血糖超过 170 mg/dL（9.4 mmol/L），进行运动可能不是明智之举。这是因为高血糖在运动时可能会进一步升高，但具体数值会因个人和所服用的药物而有所不同。如果你能产生大量的胰岛素，这种血糖升高效应可能不会那么明显。对于 1 型糖尿病患者，没有额外的补充胰岛素以对抗血糖升高，因此这种血糖上升的效应在他们身上尤为明显。血糖水平是否过高是一个关键因素。我有一名 1 型糖尿病患者，她仍然能产生少量的胰岛素，基本上能保持正常的血糖水平。由于她极度不喜欢注射胰岛素，所以她会在每天午餐后进行锻炼以避免为应对午餐而注射胰岛素。对于她来说，运动与她体内仍然存在的少量胰岛素相配合，共同作用，效果就非常好！

如前所述，对于 2 型糖尿病患者来说，有规律、剧烈的运动的一个重大好处是，它可以通过增加肌肉质量长期地降低胰岛素抵抗。因此，长期的肌肉增加可以促进血糖控制和体重减轻。它还能降低β细胞疲劳的速率，因为肌肉质量与腹部脂肪的比例的增加会降低胰岛素抵抗，从而降低对胰岛素产生的需求。

黎明现象与运动

我有几名1型糖尿病患者在早晨运动时需额外注射速效胰岛素，但在下午运动时则无需如此。这生动地展示了黎明现象如何降低胰岛素水平，甚至是注射后的血清胰岛素水平。到了下午，这些患者的血糖会随着运动而降低，但在早晨，如果他们不先注射一些速效胰岛素，血糖实际上会升高。

运动的限制

尽管运动可能带来诸多好处，但是如果运动计划没有合理的设计，可能会产生灾难性的后果。即便你认为自己完全健康，也应在开始运动前咨询医生的意见。请记住，某些身体条件可能会限制你应尝试的运动类型和强度。年龄、心脏和肌肉健康状况、糖尿病的病程、血糖的平均水平、是否超重、超重的程度以及有什么样的糖尿病并发症，所有这些因素都必须考虑到，以确定你应该进行何种运动，以及应该以何种强度进行。

开始前的准备

以下是在开始运动计划前，你应考虑并与医生讨论的几项与健康相关的问题。

心脏健康检查：所有40岁以上的个体及30岁以上的糖尿病患者，在开始新的运动计划前，均应检查是否具有严重的冠状动脉疾病。通常会建议至少进行运动心电图（exercising electrocardiogram）、负荷超声心动图（stress echocardiogram）或负荷铊扫描（stress thallium scan）。研究表明，冠状动脉钙化得分（CAC评分）是一种重要的临床评估工具，特别是在心脏病风险预测方面。这一点在《美国医学会杂志》（*JAMA*）上发表的众多报告中得到了证实。越来越多的临床证据表明通过高速电子束断层扫描（high-speed electron beam tomography）测量的CAC评分在预测心脏病发作风险方面的价值，目前被认为是预测心脏病发作的最佳测试之一。我要求所有1型糖尿病的成年患者以及所有40岁以上的糖尿病患者，在我开具心血管运动的处方前进行这个测试（见本章开篇时所提出的要求）。该测试实际上是在计算冠状动脉中钙化斑块的数量和体积。如果测试结果异常，我会推荐患者去见心脏病专家，心脏病专家会推荐运动时的最大心率。如果专家允许，我们将在未来的几个月或几年内逐渐提高目标运动心率。异常的测试结果并不一定会排除运动的可能，但医生可能会建议在运动时保持节制或进行密切监控。再次强调，在开始任何新的运动计划前，应寻求医生的建议。

高血压：虽然长期的运动有助于降低静息血压，但在运动时，你的血压可能会升高。如果你的血压波动较大，那么在剧烈运动时可能存在卒中和视网膜出血的风险。再次强调，首先联系你的医生。

眼睛：在开始任何运动计划之前，都应该由你的主治医生、眼科医生或理想情况下由具有评估糖尿病视网膜病变（retinopathy）经验的视网膜病专家检查你的眼睛。某些类型的视网膜病变存在新生血管，即非常脆弱的新血管从视网膜生长入覆盖其上的玻璃体凝胶内。如果你过度用力、头向下倾斜或双脚用力着地，这些血管可能会破裂并出血，导致失明。如果你的医生或眼科医生发现了这样的血管，你可能会被警告避免需要施加强力的运动（例如，举重、引体向上、俯卧撑或仰卧起坐），也要避免那些突然变化的运动，如跑步、跳跃、摔倒或跳水。通常来说，骑自行车和水面游泳是可以接受的替代活动，但首先要与你的医生确认。

晕厥：血管自主神经病变（vascular autonomic neuropathy）是一种由长期高血糖引起的神经损伤，可能导致在做某些类型的运动（见第22章）时出现头晕甚至晕厥的现象，如举重和仰卧起坐。因此，应在医生的指导下逐渐进行此类运动。

正在服用降血糖药物：如果你正在使用胰岛素或口服降血糖药，在开始一项剧烈的运动计划前，确保血糖稳定是至关重要的。正如前文所提及的，运动能够对血糖造成显著影响，这带来了一个变量，可能让任何查看你血糖数据的人感到困惑。一旦血糖得到适当的控制，你就可以更轻松地调整饮食和（或）药物来适应体力活动的需求。

交感自主神经病变：如果你的腰部以下无法出汗，那么长时间的运动有可能会导致你的体温过度升高。

蛋白尿症：通常，剧烈运动可能会导致尿液中的蛋白质增加。这有可能进一步加重已有的肾脏问题。需要注意的是，在剧烈运动后的 2~3 天内，针对肾功能的血液和尿液测试可能会显示错误的异常结果。

坚持运动的糖尿病患者须持续关注的几个方面

以下是一个与健康相关的清单，你在执行运动计划时应持续关注。如果你计划进行肾脏、血液或尿液测试，也应该推迟相关的运动。

近期手术史：通常情况下，如果你有近期手术史，应保持节制或者完全避免运动，直至你的外科医生给予明确的许可。

血糖波动：即使在血糖得到较好控制的情况下，疾病、脱水或暂时血糖值超过 170 mg/dL（9.4 mmol/L）都应视为避免剧烈运动的理由。对许多人来说，当血糖值超过 170 mg/dL 时进行剧烈运动会导致血糖进一步升高。这主要是由于我们之前讨论过的压力激素的产生。

血糖低于目标值：如果你服用降血糖药物，当血糖低于你的目标值时不要运动。首先应通过摄取葡萄糖将其提升至目标值（见下一节及第 20 章“如何预防和纠正低血糖”）。

可能的脚部损伤：如果你患有糖尿病已有多年，那么在运动时你的双足很可能特别容易受伤。造成这种情况的原因有几个：

· 你的脚部血液循环可能已经受损。当血液供应不足时，皮肤容易受损且愈合较慢，同时也更容易受到低温的影响。

· 由于长期高血糖导致的脚部神经损伤可能会引发感觉神经病变，降低了感知疼痛、压力、热、冷等的能力。这使水泡、烧伤、擦伤等容易发生，并且由于缺乏疼痛感而容易被忽视。

· 另一种神经病变可能导致脚部皮肤变得干燥和开裂，这种神经病变会影响出汗。脚跟的裂缝可能成为溃疡的潜在区域。

· 还有一种被称为运动神经病变的神经疾病，会导致脚部某些肌肉的消耗。强壮肌肉和较弱肌肉之间的失衡会导致糖尿病患者常见的脚部畸形，包括弯曲或爪形的脚趾、高拱足和足底的长跖骨头突出。在某些负重运动中，这些突出的跖骨头会受到较大压力。这可能会导致足底产生老茧，甚至可能会导致皮肤破裂或溃疡。爪形脚趾的关节受到普通鞋或运动鞋顶部的压力，脚趾上的皮肤因此可能会产生水泡和溃疡。

· 还有一种神经病变使人难以感知脚部的关节位置。反过来，这可能在跑步、慢跑或跳跃时导致骨损伤（如骨折）。

这些情况都意味着在运动期间必须小心保护双脚。在开始任何新的运动计划之前，应咨询你的医生或足科医生，因为可能需要做一些限制。即使是游泳，时间过长也可能导致皮肤浸渍。你还应该接受全面的脚部护理培训（见附录 D）。

你或你的家庭成员应该每天检查你的双脚，寻找任何变化、擦伤、压力点、粉红色斑点、水泡等。务必检查你的足底，必要时使用手镜。如果你发现有任何变化，立即就医。带上你目前所穿的鞋和运动鞋，以便让医生能够找出问题的原因。他可能会至少推荐你在运动时使用灵活的矫形垫片和带有宽而深的鞋头的运动鞋。任何人（包括足科医生）都不应尝试去除你脚上的老茧，因为这可能是导致脚部溃疡和截肢的常见原因。

对于使用降血糖药物的糖尿病患者：通过碳水化合物覆盖运动

通常情况下，不服用降血糖药物的个体能够在运动导致血糖下降时“关闭”他们的胰岛素分泌。但是，一旦你服用了磺脲类降血糖药物或注射了胰岛素，就无法关闭它们。这也是我基本上不开磺脲类药物和类似药物的原因之一。为了防止危险的低血糖发生，明智的做法是在血糖下降之前服用葡萄糖片，如 Dex4 片（见第 20 章的“如何使用葡萄糖片”部分），来覆盖运动对血糖的影响。

有些 1 型糖尿病患者尝试使用“零食”，如水果或糖果，来覆盖预期的血糖下降。我通常不推荐这种方法，因为它不如使用葡萄糖片精确，而且它们的效果可能反应过慢。从我的经验中，我发现那些尝试用葡萄干、葡萄或糖果来覆盖运动影响的患者，往往会随后遭受血糖上升的问题。例如，你吃了一个苹果，它包含一些快速作用的糖，几乎立即进入血液；它还会包含其他较慢作用的糖，可能需要几个小时才能结束对血糖产生的整体影响。另一方面，如我们下面将讨论的，某些持续的活动（如越野滑雪或数小时的体力劳动）可能会让你的血糖整天都在下降。对于这些情况，你将需要一些长效的食物来防止你出现低血糖。

确定在特定运动时段中应摄取多少碳水化合物需要一些试验，同时需要借助你的血糖仪来判断。一个实用的参考规则是，对于体重约 140 磅（63.5 kg）的人来说，1 g 碳水化合物将使血糖提高大约 5 mg/dL（0.28 mmol/L）；对于体重 70 磅（32 kg）的儿童，这个提升量会翻倍，达到 10 mg/dL（0.56mmol/L）；而体重 280 磅（127kg）的成人，血糖可能只会增加一半，即 2.5mg/dL（0.14mmol/L）。

我个人更倾向于使用 Dex4 片剂，每片含有 4 g 葡萄糖。如果你的体重是 150 磅，半片 Dex4 将使你的血糖提高大约 10 mg/dL。或者你可能更喜欢小粒的 Dex4，每粒只含有 1 g 葡萄糖。由于这些葡萄糖片能在大约 3 分钟内开始提高血糖，并在大约 40 分钟内结束，所以它们非常适用于相对较短的运动时段。

让我们通过一个例子来演示如何确定你应该服用多少片。假设你的体重是 170 磅（77 kg），半片 Dex4 可能会使你的血糖提高大约 8 mg/dL（0.44 mmol/L）。现在你决定游泳（或打网球）1 小时。

· 首先，在开始前检查你的血糖（你应该始终在开始运动前检查血糖）。如果它低于你的目标值，服用足够的 Dex4 片剂将其提高到目标值，并等待 40 分钟让它们完全起作用。因为如果你的血糖没有达到目标值，你可能会感觉体力不支，从而无法有效地进行运动。

· 开始时记录你的血糖水平。我强烈建议使用 GlucograF 数据表记录所有与运动相关的血糖。

· 当你开始这样的活动时——在开始我们的方案后第一次运动——服用半片 Dex4，然后每隔 15 分钟再服用半片。

· 在活动进行到一半时，再次检查你的血糖，以确保它不太低。如果低的话，服用足够的片剂将其提高，并继续运动。如果血糖水平太高，你可能需要跳过接下来的几片，具体取决于血糖数值。

·继续运动和服用 Dex4（取决于血糖水平）。

·在运动结束时，再次测量血糖。如有必要，用葡萄糖片进行修正。记得要记录所有血糖值和每次服药的时间。

·运动结束后大约 1 小时，再次检查血糖。这是必要的，因为它可能会在运动结束后至少 1 小时内继续下降。如有必要，用葡萄糖片将其提升。非常激烈或长时间的运动可能会导致血糖在长达 6 小时内持续下降。

·例如，你总共需要 8 片葡萄糖片，这意味着在未来的运动过程中，你应该按时间来分摊这 8 片葡萄糖片。如果你只需要 4 片葡萄糖片，那么下次你就可以分摊服用 4 片葡萄糖片。依此类推。对于某些运动方案，你可能不需要任何葡萄糖片。

·应时不时重复这个试验，因为你的活动水平在每个运动时段中很少完全相同。如果你第一次需要 3 片葡萄糖片，第二次需要 5 片葡萄糖片，那么下次可以服用平均值，即 4 片葡萄糖片。如果你的活动水平增加了，例如你原来是与一个动作较慢的网球搭档一起打球，然后你换了一个让你大汗淋漓的搭档，你可能会发现有必要增加葡萄糖片的数量。

有些活动可能需要利用作用较慢的碳水化合物来应对由于运动导致的低血糖。在这种情况下，你或许可以采用我通常不建议的“小零食”。例如，我有两名患者都在使用胰岛素，他们是房屋油漆工。他们的工作并不是每天都有，而且每天的工作时间也不固定，他们很少有一次工作少于 4 小时的情况。位于马萨诸塞州的油漆工发现，每小时吃半个蓝莓松饼能保持他的血糖稳定，而位于纽约的油漆工则每小时吃一块巧克力饼干。

一些患者发现，在购物中心逛几个小时后，他们的血糖会下降。我建议他们在下车前吃一片面包（含有 12g 碳水化合物），面包大约会在 10 分钟后开始使血糖升高，并能维持大约 3 小时的效果。饼干和蓝莓松饼含有简单和复杂糖类的混合物，因此它们的作用很快，但也能持续提升血糖大约 3 小时。我不建议吃水果，因为它们可能会使血糖不稳定地升高。如果你的运动不会持续太久，最好使用葡萄糖来提供能量，而不是那些美味的食物——如果你想获得可预测的结果。

然而，如果你有对碳水化合物渴望的历史，那么请你注意：吸引人的食物可能会加剧问题，使控制这个“瘾”更加困难。

无论你计划如何利用碳水化合物来应对运动，始终随身携带葡萄糖片！如果你患有胃轻瘫，你可能会发现液体葡萄糖更适合你（见第 22 章的“治疗胃排空缓慢时的低血糖”部分）。

对你来说，哪种运动形式最好？

如你现在所知，胰岛素抵抗是 2 型糖尿病的标志，它会随着腹部脂肪与瘦体重比例的增加而加剧。那么增加你的瘦体重（肌肉）是降低胰岛素抵抗的最佳方法之一。因此，对于大多数 2 型糖尿病患者来说，最有价值的运动类型是肌肉增强运动。其实，它对 1 型糖尿病患者也有益，因为它能让你感觉更好，看起来更好，并可以改善形象。除此之外，还有一些有益于心脏和循环系统的心血管运动。这一点将在后文讨论。

首先，什么是肌肉增强运动？阻力训练、举重训练或体操训练都能满足这一要求。如果做得正确，举重训练有许多优点，使其优于所谓的有氧运动。有氧运动是温和到足以使你的肌肉不缺氧的运动。当肌肉进行有氧运动时，它们的质量不会增加太多，也不需要太多的葡萄糖来提供能量。无氧运动使肌肉缺氧，它会迅速使肌肉疲劳，并需要 19 倍于有氧运动的葡萄糖来完成相同量的工作。当你进行无氧运动时，你的肌肉在最初的 24 小时内会分解，但在接下来的 24 小时内会重建。我有一些年纪较大的女性患者，她们也进行举重锻炼。她们永远不会看起来像阿诺德·施瓦辛格——因为女性缺乏进行这种变化的激素，所以这在生理上是不可能的——但她们确实感觉好多了，而且由于这种运动，她们确实变得更强壮且看起来更年轻。她们也锻炼出了足够的肌肉来降低她们的胰岛素抵抗。

然而，有氧运动怎么样，如慢跑或户外骑自行车？我认为对于糖尿病患者或实际上对于任何人来说，它并非唯一有价值的运动形式，我们将讨论其中的原因。尽管如此，我通常建议我的患者参与他们会享受并愿意持续进行的活动。渐进式运动是指随着时间（几周、几个月或几年）的推移而增加强度的运动。以下列出了一个合适的运动计划应有的特点：

· 它应符合你的医生规定的任何限制。

· 费用不应超过你的财务承受能力。

· 它应让你感兴趣，以便你可以长久坚持下去。

· 位置应便利，你应有时间至少每隔一天锻炼一次。当然，每天都能锻炼是最理想的。它应具有渐进式的性质。

· 理想情况下，它应能增加肌肉质量、力量和耐力。

· 不应在连续两天对同一肌肉群进行无氧运动。

有氧和无氧运动（aerobic and anaerobic exercise）

我想，你一定经常听说有氧运动。不过，你也已经看到我多次提到无氧运动。是什么使这两种类型的运动中的一种比另一种更适合糖尿病患者？

我们的肌肉由长纤维组成，当它们执行工作时，如举起负载或移动身体，这些纤维会缩短或收缩。所有的肌肉纤维都需要来自葡萄糖或脂肪酸的高能量化合物才能收缩。一些肌肉纤维利用一种称为有氧代谢的过程，从少量的葡萄糖和大量的氧中得到高能量化合物。这些纤维可以在长时间内移动轻负载，并且最适用于有氧活动，例如慢跑、竞走、有氧舞蹈、网球、非短距离游泳、中速骑自行车和类似活动。其他肌肉纤维可以移动重负载，但只能持续很短的时间。这些肌肉纤维需求能量的速度非常快，因此它们产生高能量化合物的速度必须超过心脏泵血传递氧气的速度。这一点是通过一种叫作无氧代谢的过程实现的。该过程几乎不需要氧气，但是需要大量的葡萄糖。

对于糖尿病患者来说，这具有两个重要的意义。首先，由于无氧运动需要大量的葡萄糖，因此在几乎连续的无氧运动期间及其后，血糖的降低会比进行相同时间的有氧运动更为显著。其次，随着身体逐渐适应这种需求，它会适应你施加的压力，并更有效地将葡萄糖运输到你的肌肉细胞中。随着肌肉力量和体积的增加，这些细胞中的葡萄糖转运蛋白数量将大大增加。葡萄糖转运蛋白也会在肌肉以外的其他组织中增加，包括肝脏。因此，当开展无氧运动计划时，胰岛素在运输葡萄糖和抑制肝脏产生葡萄糖方面的效率会得到提高，无论是你自身产生的，还是注射的。

在较短的时间内，你的胰岛素敏感度，即降低血糖的能力，会得到增强。同时，你对胰岛素（无论是自身产生还是注射的）的需求会减少。你血液中胰岛素的总量减少将降低你身体对脂肪储存的能力，从而进一步降低胰岛素抵抗。

再来思考一下皮马人（Pimas）的情况。他们不仅得到了几乎无限的碳水化合物食物供应，还从本来包含有氧和无氧活动的艰难生活转变为几乎完全久坐的生活。因此，他们的环境发生了彻底的变化，与他们身体的生物学期望完全不符。当然，现在不仅是皮马人过着久坐的生活。当你真正理解了如何满足你身体的进化期望时，你就可以开始使它恢复平衡。

无氧代谢会产生一些代谢副产品，这些副产品会在活跃的肌肉中积累，导致疼痛和短暂的麻痹，也就是几秒的时间，你可能无法再次收缩那个肌肉。由于这些副产品在肌肉放松时几乎立即被清除，因此疼痛也会随着放松而消失，麻痹现象也会随之消失。你可以通过局部的疼痛和伴随的乏力来识别无氧运动。这种疼痛仅限于正在锻炼的肌肉，并会在活动停止后很快消失，它不会导致剧烈的肌肉痉挛或心痛。无氧活动可以包括举重、仰卧起坐、引体向上、俯卧撑、跑上陡坡、上坡骑车、体操、使用楼梯攀登器等，只要这些活动以足够的负荷和速度执行，可能会引起非心脏性疼痛或短暂的不适。这种疼痛不是心脏病发作，而是“无痛无收获（no pain， no gain）”的疼痛。

肌肉锻炼：几乎持续的无氧运动

持续的无氧运动，正如你所想象的，实际上是不可能的。随着运动的持续，涉及的肌肉疼痛会变得无法忍受，同时过度运动会导致力量的丧失，使你无法继续运动。

肌肉锻炼（或阻力训练），包括举重、仰卧起坐、引体向上和俯卧撑等，通常会在一次训练中专注于一个肌肉群，然后转移到另一个肌肉群。例如，当你通过做仰卧起坐完成某些腹部肌肉的训练后，你可以转而进行俯卧撑，主要针对手臂和肩部的各种肌肉。然后，你可以进阶到做引体向上。同样，不同的举重练习也针对不同的肌肉群。无氧运动还能通过刺激心率进而锻炼心脏，增加运动的效益。为了保持较高的心率，你可以在一项无氧运动结束后立即切换到另一项，中间无需休息①。

我个人更倾向于推荐2型或肥胖的糖尿病患者进行无氧训练，因为正如我之前所述并将再次强调的，增加肌肉量有助于降低胰岛素抵抗，从而有助于对血糖的控制和减轻体重。我的许多患者都参与了健身运动，包括那些70岁以上的患者（男女皆有），他们对训练结果都非常满意②。

自从本书的第一版出版以来，社会对于这种运动的认知已有所变化。其中一个显著的好处是它还能帮助提升骨密度。就像肌肉一样，骨骼通常也只有在需要时才会变得更为强壮。当你锻炼肌肉时，你同时也在锻炼你的骨骼。毕竟你的肌肉是连接在你的骨头上的，当它们收缩时，你的骨头会在关节处进行移动。如果你的骨头不像附着的肌肉那样强壮，它们就有可能会发生断裂。

关于肌肉锻炼的一些建议

请参照前文“运动的限制”部分，这些限制和注意事项对肌肉锻炼尤为重要。

即便你家里有足够的空间，且有经济能力配置私人健身房，我通常还是建议大家先到外面的健身房或健康俱乐部学习不同的运动，然后再开始自己的无氧运动计划。因为首先学习正确的技术和形式是非常重要的。其次，如果你想购买哑铃或举重机在家中使用，那也没问题。虽然你可以参考这个主题的相关书籍，但最好至少在经验丰富的健身教练的监督下参加几次课程。

器材：对于上半身的训练，你会需要用到重物。我不推荐使用杠铃，它

---

① 就提升心率而言，这类锻炼对心脏的效果远不及“心血管运动”部分所描述的方法（详见本章相关部分）。

② 塔夫茨大学（Tufts University）人体生理学实验室发布的一份研究报告显示，仅12周的重量训练就能使年龄在60~96岁的男性受试者的力量提高3倍。这一成果被视为显著改善了他们的生活质量。随后的研究也证实，在类似训练下女性也获得了相似效果。

们可能会很危险，因此如果你选择使用它们，务必有人协助。不过，我确实推荐哑铃和举重机，它们大多数时候都是相对安全的①。不管你是在家里还是在健身房使用哑铃，它们都应该是由实心的铸铁制成，通常涂有黑色或灰色搪瓷。它们的价格很便宜——通常每磅（约 0.45 kg）价格为 50~75 美分，所以一个 10 磅（约 4.5 kg）的哑铃只需 5~7.5 美元。不要使用由一根杆和两端可以添加或移除的重片组成的哑铃，它们可能会很危险——重片经常会滑落。

运动计划：如果你计划前往健康俱乐部或健身房学习基本技能，我推荐你掌握 15 种上半身运动和尽可能多的下半身运动。上半身运动主要针对的是手臂、手、肩膀、侧腹、胸部、腹部和背部。如果你每天都去健身房，我建议你一天专注于上半身运动，然后在第二天切换到下半身运动。为什么要隔天交替进行？这是因为运动后的第一个 24 小时内，肌肉会有所损耗，需要时间来恢复。所以在第二天，当你进行下半身运动时，你的上半身肌肉可以休息和恢复。

你可能已经注意到，上半身有更多的肌肉群，并且运动方式也更为多样，然而适合下半身的运动相对较少。如果你在同一天使用跑步机、楼梯机、自行车和越野滑雪机，你基本上在每种设备上都在锻炼相同的下半身肌肉，这样做并不理想。其他涉及举重的下半身运动种类也相对较少：腿部推举、膝关节弯曲、趾部推压和膝关节伸展。总的来说，常见的腿部运动最多只有 6 种②。

因此，我总是在做下半身运动的日子里增加一些其他运动：握力增强、侧身弯曲（锻炼侧面肌肉）、仰卧起坐或收腹，以及所谓的心血管运动（见后文“心血管运动”部分）。健康俱乐部的教练会帮助你完成所有这些运动。

动作要领：为了从举重锻炼中获得最大的效益，尽可能掌握标准的动作要领至关重要。这意味着特定的锻炼针对特定的单独的肌肉群。举例来说，在进行手臂练习时，你不应该使用你的背部肌肉。你还应该慢慢地举起重物，

① 市面上有不少价格实惠的多功能健身器械，它们采用粗橡胶带来代替传统的负重。需要提醒的是，由于需要暂停运动去更换橡胶带以调整阻力，这类设备不适合进行真正的无氧训练。那些通过旋钮来调节设置的液压或气动健身器械通常性能卓越，但价格往往较高。

② 一些健身房有专门锻炼腿部内收肌的器械，通过让使用者对抗阻力来挤压双腿以增强肌肉力量。我曾因为不正确使用这种器械而患上了双侧疝气，因此我建议避免使用这种设备。

比如在10~15秒的时间内逐渐举起，然后在15~20秒的时间内非常慢地放下，使整个单次重复动作耗时25~35秒，或者尽你所能坚持的时间。这种方法对关节通常更为友好，并且已经被证明是更高质量的运动方式。它也使重量更容易控制。在举重时，既不需要完全弯曲，也不要完全伸展你的肌肉，而是在达到极限之前动作就应该停止。在这方面，得到良好的指导是非常必要的。你的教练可以评估你的动作要领，并帮助你为每个练习选择正确的器械。我通常使用的重量刚好足够让我在大约2分钟的时间内（使用RadioShack或West Bend计时器）感到肌肉疲惫。通常情况下，在接近疲惫点时，我的整个身体会颤抖。我会记录每个练习的重量和时间，并尝试从每节课开始时逐渐增加重量和时间。

许多举重爱好者遵循一种常见的做法，即完成10次重复举重，然后休息一下，再完成10次，再休息，再完成10次。但每组重复举重之间的休息会使心率放缓，为肌肉补充氧气，这与我们的核心目标背道而驰。在无氧状态下，你必须持续使你的肌肉处于缺氧状态，并促使它们开发利用氧气需求较少的新的代谢途径。这个概念是追求质量而非数量。我相信你可以在30分钟内完成一次更全面且合理的锻炼，比通常一个半小时但不够剧烈的有氧活动效果更好。

一旦你完成了特定肌肉群的重复次数，你就不需要在第二天再做同样的练习。你应立即切换到下一个练习。通过这种方法，你可以在较短的时间内完成更多的锻炼内容。

这种同样的系统也适用于仰卧起坐，无论你是保持两腿伸直还是弯曲，还是使用仰卧起坐板。最初，你可能会发现慢慢做仰卧起坐很困难，所以尽快完成并记录下你的总时间。随着时间的推移，你将能够慢慢地完成它。当你发现自己能做很多个慢速的仰卧起坐时，你可以购买一个倾斜板或罗马椅（Roman Chair），它们类似于仰卧起坐板，但升高约4英尺（122cm），使你能从头部低于腰部的位置开始。再次强调，你应该遵循相同的策略。你还可以购买一台具有可变阻力的腹部收缩机（不是那些需要花时间更换可拆卸重物的机器），使用与其他举重机相同的技巧。它们很好用，只是价格相对较高。

平板支撑

有一种令人惊叹的瑜伽练习叫作“平板支撑”，也叫作“右侧平板支撑”和“左侧平板支撑”。你将前臂放在垫子上，然后将上半身举起离地，使其只由你的前臂和双脚支撑。右侧或左侧的平板支撑只使用右侧或左侧的前臂，难度更大。如果你在互联网上搜索“瑜伽练习，平板支撑”，你可以看到这种练习的示意图。

心血管运动

在公众的认知中，心血管运动通常与主流媒体所描述的有氧运动紧密相关。然而，许多人所实践的有氧运动——如轻松的慢跑、舒适的自行车骑行、轻度的健身操，甚至轻快的步行——实际上对心血管系统的益处相当有限，不会增加肌肉质量，对你的耐力和能力提升也不大。我向患者推荐的（同时也是我自己遵循的）心血管运动类型是非常剧烈的，时而进入无氧阶段，能够获得显著效果。例如，许多年前，那时我还不是一名医生，我经常参加糖尿病研讨会。总有一群医生会在早晨起床，换上他们的跑步装备后出去跑步，他们几乎每天都在跑步。我不是跑步爱好者，我每天都在健身房锻炼，但是我会进行一种特定的在卧式运动自行车上的心血管运动，稍后我会详细说明。我会和这些大多数都比我年轻的医生一起出去跑步，几英里后人们会逐渐退出。最终，只剩下我一个人——然后我会再跑 5 英里然后返回。显然，尽管我比这些人中的大多数人年长，而且并不是跑步者，但我的耐力却更为出众。这种耐力正是通过这种无氧心血管运动积累的。

更加努力地锻炼，更好地锻炼

心血管运动可以在跑步机、楼梯机或自行车上完成。如果你是女士，我会推荐使用跑步机，因为跑步会对你的双脚产生影响，从而有助于提高你腿部的骨密度。然而，如果过度锻炼或缺乏适当的拱形支撑，冲击可能会对你的膝盖造成伤害。如果你是男士，我推荐使用卧式自行车而非标准的立式自行车，对男士来说它更为舒适，因为座椅的设计类似于普通的椅子。

理想情况下，你的设备应该配备一个仪表，能够显示你每分钟的工作量（以卡路里或焦耳为单位）及总卡路里（或焦耳），但即便只有里程计，你也能得到良好的锻炼效果。佩戴心率计是很重要的。我最喜欢的是Timex个人教练心率计，它的价格约为50美元，你可以将传感器固定在胸部，而腕表式的显示屏则会显示读数。现在的智能手表也可以用来测量心率，功能类似且更加便捷。如果你是健身俱乐部的成员，且该俱乐部的跑步机手柄上配有心率计，那么你就无需在胸部另外再佩戴一个。无论是哪种类型，心率计是必需的。通过心率，你可以衡量你的锻炼程度。如果在开始你的锻炼计划之前，你已经接受了心脏病学家的评估，你应该问他/她你的初始目标心率应该是多少。随着时间的推移，你可以逐渐增加它。

我们通常利用一个公式来确定理论上的最大心率，即用220减去你的年龄。举例来说，如果你60岁，你的理论最大心率就是160次/分——换句话说，理论上你在锻炼时的心率不应超过这个数值。你的医生会根据你的整体健康状况和健身水平来决定，对你来说心率的百分之多少是一个良好的初始目标心率——比如，最大心率的75%~80%。如果你的身体状况不佳，医生通常不会建议你从最大心率的85%或更高开始锻炼。我坚持让我的大部分患者在开始进行心血管锻炼之前做冠状动脉钙化测试（我们在本章前面已经讨论过这个话题）。这样他们的医生就能了解他们是否患有冠状动脉疾病，以及病情的严重程度。最终，你可能会发现，即便你的理论最大心率是143次/分，你也能达到甚至超过这个心率——我能以155次/分的心率进行锻炼。我之所以能做到这一点而不会引发心脏病发作，部分原因是我已经进行了50多年的高强度锻炼。即使经过多年这样的锻炼，也不要期望在一开始锻炼就能立即让你的心率达到甚至接近你的理论最大值，或达到你的目标。这是个过程，需要时间。另外，每次锻炼我都是在热身大约10分钟后，才让我的心率达到既定的目标。

要进行一项几乎是无氧/心血管的高效运动，首先选择一个相对较慢的速度，并将你的机器的阻力设置至在大约2分钟后你的肌肉感觉非常疲惫且无法继续的水平。一旦到达这个点，你可以选择略微降低速度或稍微降低阻力设置以继续前进。对于跑步机来说，阻力即是向上的角度。因此，如果你使用的是跑步机，你需要能够直接从手柄上设置或调整跑步机的倾斜度。你不要下来重新设置角度，然后再上去。这样做会打破你的节奏，让你的肌肉和心脏重新获得一些氧气，从而失去锻炼的效果。

只有在绝对必要时，才稍微降低速度或阻力，并且每次只降低一点。每次降低后，继续锻炼直至你无法再继续为止。尽管在一开始你就几乎感到精疲力尽，但你仍然要继续以较低的速度和一定强度的阻力进行。这才是真正的锻炼。

你的目标是使你的心率达到（但不超过）你的医生推荐的训练水平。如果在你将机器的阻力降低到几乎感觉不到时，你的心率仍然超过推荐的心率，那么应增加阻力并降低速度，直至你的心率达到目标。努力保持这个心率长达 5 分钟，或直至你感觉你已经达到极限为止。虽然当我的心率达到 155 次 / 分时我感觉相当疲惫，但我有一个患者能在他的目标心率下继续锻炼 45 分钟。

心血管运动的一个主要目标是提高你的心率恢复速度，换言之，使其缩短。现在心脏病学家认为，心率从运动时的高点降至静息状态的速度越快，说明心脏健康状况越好。一个基本的恢复测试是，在停止运动后的 2 分钟内，让你的心率从最高点降低 42 次。

我建议，不要去计时你的锻炼，而是看一下设备上的卡路里计数器（如果有的话），并决定你想达到的特定卡路里数。卡路里是完成工作的度量标准，所以它是衡量锻炼效果的合理标准。单纯的分钟数甚至英里数都没有考虑到实际的努力程度。在我 70 岁时，我的目标是燃烧大约 200 卡路里；80 岁时的目标是 100 卡路里。当数值达到这个范围时，我就停下来。但这种运动的目的不是减重，如果你认为燃烧了 200 卡路里，你就会减轻 1 磅，那就错了，事实并非如此。顺便提一下，我有一名退休的患者，他实际上有充裕的时间和精力，可以进行一个小时的间歇性冲刺训练。

有一个小技巧可以帮助你更容易达到目标心率。我的目标是让心率超过 150 次 / 分。第一次尝试时，我在心率达到大约 130 次 / 分时就感觉疲惫，所以我停了 2 分钟；然后我再次尝试，这次在感觉到疲惫之前轻松地达到了 147 次 / 分，我再次停止了 2 分钟；第三次尝试时，我轻松超过了 150 次 / 分，并继续进行，直到我觉得我无法继续为止。

重要提醒

如果你正在进行此类心血管运动，必须非常小心，特别是如果你是长期糖尿病患者或者是40岁以上的新发糖尿病患者，或者你有冠心病家族史。有一条规则是，如果你使用普通自行车或跑步机，你永远不应该在进行心血管运动后突然停止。我有一个超重的非糖尿病的表亲，他在大约50岁时开始慢跑。他在进行第2个月的锻炼时，只是和朋友们一起慢跑，没有做其他运动。有一天，在他们停止慢跑后，他突然死于心脏病发作。他和他的慢跑伙伴有在跑步后立刻停下来聊天的习惯。突然停止运动是一个极其糟糕的行为——如果有人因跑步或骑自行车而突然死于心脏病发作，最有可能是在运动结束后发生。这是为什么？

在锻炼过程中，你的心脏会跳动得非常快，因为你的心脏和腿需要大量的血液。通过上下移动你的腿，你正在将血从你的腿泵回你的心脏。需求大量血液的肌肉不仅在你的腿中，也在你的心脏中，但是通过跑步，血液被泵回你的心脏。如果你突然停下来，你的肌肉仍然会需求大量的血液——它们已经消耗了氧气和葡萄糖——而重力会帮助腿部获得血液。问题是，它们不再将血泵回心脏。突然之间，你的心脏供血被剥夺。如果你的冠状动脉由于动脉硬化而变窄，你就更容易诱发心脏病发作。

无论你使用的是跑步机、标准自行车还是楼梯爬升机，都应该在锻炼结束后将阻力设置降至零，并以非常缓慢的速度继续运动，让心率渐渐回落，直到仅比静息心率最多高出30%。如果你的静息心率是78次/分，那么在你的心率降至101次/分或以下之前，你不应该停止骑车、走路或爬楼梯。如果你使用的是卧式自行车，就像我一样，可以安全地避免这个程序。在这里，你的腿与你的心脏保持在同一水平线上，血液不会从你的心脏流向你的腿。

渐进性锻炼

随着你的力量和耐力逐渐增强，任何锻炼都会变得相对容易完成。然而，如果锻炼变得太容易，你的体能就不会得到进一步的提升。持续增强力量和耐力的关键在于逐步提高锻炼的难度，几乎所有的锻炼活动都可以做到这一点。

举例来说，如果你正在进行举重训练，每隔几周（或几个月）你可以在任何练习中增加一点额外的重量[比如加一个单独的2.5磅（1.13kg）的重片]。你也可以延长某一特定组合锻炼的时间。在进行有氧运动时，你或许可以尝试每2个月将最高心率提高2次，最好通过增加你的阻力设置来实现。对于游泳者来说，可以设定一个固定的时间长度，比如30分钟。目标是逐步增加游泳的圈数。因此，1个月后，你可能会提高速度，以便在30分钟内完成15.5圈而不是15圈，依此类推。当然，拥有一块防水手表会大有帮助。

走路也能成为增进耐力和健身的活动。你只需准备一个手表、几个轻质哑铃和一个计步器。计步器是一种小型装置，可在体育用品店购买，并可夹在腰带上，通过记录步数来测量行走的距离。现在的智能手机和智能手表几乎都有计步器这样的功能，这使计量工作变得更加简单。假设你打算为走路安排每次30分钟的时间。你可以先以轻松的速度走15分钟，然后以同样的速度返回。记录下计步器显示的距离，然后尝试在相同的时间里走至少同样的距离。在进行5~10次练习后，你可能会尝试在相同的时间内将距离增加5%。如果你在每5或10次练习后都以这种方式增加距离，你最终可能会发现自己可以开始跑步。然后，你可以以类似的方式逐步提高跑步速度。

假如因为膝盖问题或视网膜血管脆弱，你的医生可能会建议你不要跑步。那么，你可以限制自己的速度改为快走，但是开始尝试轻轻地摆动手臂。随着时间的推移，尝试将手臂摆动得越来越高。当你感觉手臂摆动得很高，且看起来有些不自在时，可以开始使用哑铃。从一对1磅（0.45kg）的哑铃和较小幅度的手臂摆动开始。如果觉得哑铃冰冷，可以戴上手套。再次，逐步增加摆动的幅度。当你觉得摆动幅度已经大到看起来有些不得体时，尝试2磅的哑铃。一年或两年后，你可能会发现自己能以非常快的速度行走，同时挥动5磅（甚至更重）的哑铃。想象一下，你的体型会有怎样的变化，你可能也会感觉更年轻和健康。

上文所述的锻炼方法仅是众多锻炼方式中的一种。实际上，有无数种不同的锻炼方式等着你去尝试——排球、滑雪板、冲浪皮划艇、越野滑雪，种类繁多，总有一种适合你。最重要的一点是，要确保你的活动保持在医生为你设定的安全范围内，并寻找你最喜欢的运动方式，然后坚持下去。在此基础上，你只需监测和调整你的血糖水平，在 GlucograF 数据表上记录你的运动数据，并继续以渐进的方式锻炼身体。所能获得的回报则是寿命更长、压力减轻、体重减少（如果体重超标），以及整体上更好的健康状况。这的确是值得投入时间和精力的，每项努力都将在未来以丰富的回报呈现。

第15章

CHAPTER 15

口服胰岛素增敏剂、胰岛素类似物和其他选择

如果饮食和运动不足以控制你的血糖，下一步要考虑的治疗方法是口服降血糖药物，通常被称为口服降糖药（oral hypoglycemic agents，OHA）。

口服降糖药可以分为4类：

（1）增加胰岛素敏感性的药物，称为胰岛素增敏剂（insulin sensitizing agents, ISA）。

（2）作用类似胰岛素的药物，称为胰岛素类似物（insulin memetics，IM），它们模仿胰岛素的作用，但不会引发脂肪堆积。

（3）促进肾脏排泄葡萄糖的药物，是钠–葡萄糖协同转运蛋白–2（SGLT–2）抑制剂。这类药物通过降低肾脏对葡萄糖的重吸收阈值，在血糖水平相对较低时将葡萄糖通过尿液排出。

（4）通过刺激胰腺β细胞产生更多胰岛素来降低血糖的药物，其中包括磺脲类及一些新型药物。

我只推荐胰岛素增敏剂和胰岛素类似物，其原因很快就会被揭晓。一些制药公司已将刺激胰腺的口服降糖药与胰岛素增敏剂结合在一起。我强烈反对这种做法。请告诉你的医生，你不想使用任何通过刺激胰腺产生更多胰岛素来发挥作用的药品。这包括旧的磺脲类药物（sulfonylureas）和后来的苯甲酸或苯丙氨酸的衍生物，即“格列奈”（meglitinides）类的药物[①]。

① 磺脲类药物，其不良反应除了最终会损伤β细胞生产胰岛素的能力外，还致使ATP敏感的钾通道关闭，从而损害心脏和其他部位的血液循环。这些钾通道有助于松弛血管。研究显示，磺脲类药物会增加所有死因的风险，包括由心脏病和癌症引起的死亡。

对那些仍有能力产生足够的胰岛素的人来说，仅使用胰岛素增敏剂就能够实现所期望的血糖目标，并不需要其他额外的药物来帮助。对于那些胰岛素抵抗的个体，他们自身产生的胰岛素可能非常少，甚至根本不产生。他们可能会发现，胰岛素增敏剂和胰岛素类似物的联合使用能够有效地减少注射胰岛素的需求剂量。

目前市场上有 4 种胰岛素增敏剂——二甲双胍（如格华止）、罗格列酮（rosiglitazone，如 Avandia）、吡格列酮（piolitazone，如 Actos）和溴隐亭甲磺酸盐（bromocriptine mesylate，如 Cycloset）。然而，在撰写本文时，我只为患者开其中的两种药物的处方，即格华止和 Actos。由于 Avandia 和 Actos 对血糖的效果相似，因此一个人同时使用这两种药物并没有额外益处。另外，美国食品药品监督管理局（FDA）对 Avandia 的使用实施了严格的限制，因此现在使用它已经不太可能。

二甲双胍具有额外的两个优点，一是它能降低癌症的发生率，二是它能抑制饥饿激素——胃饥饿素（ghrelin）的产生，从而减少暴饮暴食的倾向。然而，在我的经验中，并非所有的通用二甲双胍都能达到格华止的效果，因此即便它比其他品牌的价格更高一些，我也只为患者开格华止处方。

市面上还有一些口服降糖药，既不属于胰岛素增敏剂，也不属于胰岛素类似物。它们的作用机制是刺激胰腺产生更多的胰岛素。然而，这种类型的药物与胰岛素增敏剂相比，具有较多的不利之处。首先，如果使用不当，或者跳过或延迟进餐，这些刺激胰腺的口服降糖药可能导致危险的低血糖症（hypoglycemia）。此外，迫使已经负荷过重的胰腺产生更多的胰岛素，可能会损害剩余的 β 细胞功能。这些药物还会提高一种有毒的、名为淀粉样物质（amyloid）的水平，加速对 β 细胞的破坏。最后，多次实验显示——我在我的患者中也有所观察——通过血糖正常化来控制糖尿病，能有助于恢复虚弱或受损的 β 细胞。因此，开具或推荐可能会对 β 细胞造成新伤害的药物是完全不可取的。简单地讲，刺激胰腺的药物效果适得其反，并不再适合作为糖尿病的一种合理治疗方案。

与其花费笔墨讨论刺激胰腺的口服降糖药，不如讨论良好的医疗方案更为重要，所以我决定不再讨论刺激胰腺的口服降糖药，无论是旧的还是新的，而是从现在开始专注于讨论胰岛素增敏剂和胰岛素类似物。然后，在本章末尾，我会探讨 3 种特殊情境下可能采取的新治疗选择。

胰岛素增敏剂

胰岛素增敏剂的主要优势在于它们能通过提高身体组织对胰岛素的敏感度（无论是体内自产的还是注射的胰岛素）来帮助降低血糖水平，这一点不容忽视。它不仅对于正在努力控制血糖的患者来说是个福音，对于那些同时寻求减轻体重的肥胖个体也是非常有益的。这些药物通过在特定时间内帮助减少血流中的额外胰岛素，从而缓解胰岛素对于脂肪储存的强烈影响。我遇到了一些非糖尿病个体找我治疗肥胖，对其中一些人而言，由于胰岛素增敏剂能够帮助减轻胰岛素抵抗，这类药物对他们的减重努力确实是一个真正的加分项。它们的主要缺点是作用相对较慢，例如，如果在用餐前 1 小时服用，它们不能阻止餐后血糖的升高，这与一些能刺激 β 细胞的药物的效果不同。然而，你会发现，这种情况是可以避免的。

一些前来求诊的肥胖糖尿病患者（包括许多 1 型糖尿病患者）需注射非常大剂量的胰岛素，因为他们的肥胖状况导致了极高的胰岛素抵抗。这些高剂量的胰岛素促进了脂肪的储存，从而使减重更为困难。胰岛素增敏剂能使这些患者对他们注射的胰岛素更为敏感。举一个典型的例子，我有一名患者，尽管他严格遵循我们推荐的低碳水化合物饮食，但在睡前仍需注射 27 单位的胰岛素。当他开始服用格华止后，他成功将胰岛素剂量减少到约 20 单位。虽然这仍是较高的剂量，但正是得益于格华止的辅助，他的胰岛素剂量才得以降低。

胰岛素增敏剂被证实能够改善多项可测的心脏风险因素，包括血凝倾向、脂质谱（lipid profile）、脂蛋白（a）、血清纤维蛋白原、血压、C 反应蛋白，甚至是心肌异常肥厚。此外，格华止还能抑制身体各处蛋白质与葡萄糖的有害结合，这一作用与其对血糖的调节无关。已证实它能减少膳食葡萄糖的吸收，改善血液循环，降低氧化应激，减少眼睛和肾脏的血管泄漏，以及降低眼睛中脆弱新血管的生长；它还能改善接近更年期女性的饱腹感，并且正如前一节所示，它还能降低癌症的发生率。噻唑烷二酮类（Thiazolidinediones）药物，如罗格列酮（Avandia）和吡格列酮（Actos），能够减缓糖尿病肾病的进展，这一效果与它们对血糖的调节无关。这些药物还能降低导致脂肪储存的基因表达，并且还被发现能延缓或预防一些高风险个体患糖尿病。不过，另一方面，已证实 Actos 和 Avandia 会增加绝经后女性骨折的风险；这两种药物都可能引发液体潴留，而充血性心力衰竭患者本身就存在液体超负荷的问题。研究显示，服用 Avandia 的患者比服用 Actos 的患者更容易发生心脏病发作。因此，我已不再为患者开具 Avandia 的处方。

Cycloset 通过某种未知的机制来降低胰岛素抵抗，它的活性成分是溴隐亭（bromocriptine），主要用于治疗帕金森病，因此可能对大脑有影响。溴隐亭的一些已知不良反应包括头晕、疲劳、恶心和头痛。少数情况下，可能出现更严重的不良反应，如低血压或心脏问题。除非它在市场上能安全无害地存在 5 年，否则我不会为患者开具此药的处方。

因此，我将格华止视为我的首选胰岛素增敏剂，而将 Actos 作为次选药物。

胰岛素类似物

除了胰岛素增敏剂外，美国市场上也有一些作为膳食补充剂销售的产品，它们在某些情况下能有效帮助控制血糖。很多来自德国的研究已经证明了 R-α-硫辛酸（R-alpha lipoic acid，R-ALA）的这种效用。一项发布于 2001 年的研究显示，R-ALA 能通过激活并动员肌肉和脂肪细胞中的葡萄糖转运蛋白来发挥作用——换言之，它的功能类似于胰岛素，或者说是一种胰岛素类似物。德国的研究还表明，当与同等数量的月见草油（primrose oil；另一种膳食补充剂）一起使用时，它模拟胰岛素的效果会得到显著增强。R-ALA 可能会降低体内生物素（biotin）的自然水平，因此建议将其与含有生物素的制剂一起服用[①]。然而需要注意的是，R-ALA 和月见草油不能替代注射胰岛素，它们的效

① 需注意的是，硫辛酸（ALA）存在两种分子形式——右旋（R）对映体和左旋（L）对映体。多年以来，商业上销售的 ALA 是这两种对映体的混合体，被称为硫辛酸（ALA）。随后，人们发现活性形式是 R 对映体，R-ALA 的效力是 R-L 混合体（ALA）的 2 倍。R-ALA 也是如今常见的销售形式。尽管常规的 ALA 很容易获取，但 R-ALA 的效果更为显著。截至本文撰写时，美国的主要制造商是位于佛罗里达州奥兰多市的 Glucorell 公司，电话为（866）467-8569，网址为 www.insulow.com。他们的产品 Insulow，每粒胶囊含有 100 mg 的 R-ALA，外加 750 μg（0.75 mg）生物素。

力有限。尽管如此，对于某些人来说，它们的联合使用效果还是相当显著的，虽然并非对所有人都是如此。

另外，R-ALA（右旋硫辛酸）可能是市场上最强效的抗氧化剂之一，并且具备与鱼油所宣称的一些类似的心血管益处。许多早在 15 年前便开始服用维生素 E 以获取其抗氧化效果的心脏病学家，现在转而服用 R-ALA。我自己大约在 12 年前就开始服用它。当我开始服用时，我立刻发现我需要将我的胰岛素剂量减少大约 1/3。R-ALA 和月见草油似乎并不模拟胰岛素的储存脂肪功能，所以它们不会促进脂肪储存。这两种产品都可以在一些健康食品店和药房购买，无需处方。需注意的是，对于那些注射胰岛素的糖尿病患者，在服用这些产品时，如果不相应调整他们的胰岛素剂量，可能会引起低血糖。然而，当这些产品在没有与注射胰岛素一起使用时，我从未见过它们会引起低血糖。

另一方面，来自德国的一些研究还显示，当硫辛酸以大剂量通过静脉注射使用数周时，糖尿病神经病变（神经损伤）有显著改善。考虑到其抗氧化和可能的抗炎属性，这并不令人意外。但这属于“不建议在家尝试”的类别。

与高剂量的维生素 E（以 γ-生育酚的形式）和格华止（二甲双胍）一样，R-ALA 能够阻止蛋白质的糖化和糖基化。当血糖升高时，蛋白质的糖化和糖基化都会导致许多糖尿病并发症的发生。

在我为患者开具 R-ALA 时，我推荐每 8 小时左右服用两片 100mg 的片剂，同时服用一粒 500mg 的月见草油胶囊。我会开出 Insulow 处方，因为它含有生物素。如果一名有胰岛素抵抗的患者已经在接受胰岛素治疗，我会先让他每天服用半剂量，然后观察血糖谱。随着 R-ALA 和月见草油剂量的逐渐增加，我会适当降低胰岛素的剂量。再次强调，一切都是试验和探索的过程。对于 R-ALA 的有效性也是如此。它似乎能降低一些人的血糖，但并非对所有人都有效。

警告：癌细胞可能会在抗氧化剂的滋养下增殖。如果你的家人或个人有任何形式的癌症病史，避免使用 R-ALA 和其他抗氧化剂将是一个明智的选择。

胰岛素增敏剂或胰岛素类似物可能适用于哪些人群?

通常来说，对于那些即便在采用低碳水化合物饮食的情况下仍无法减轻体重或将血糖控制在正常范围内的2型糖尿病患者，这些药物是理想的选择。血糖升高可能仅在一天中的某个特定时间发生，可能是在夜间，或者可能是全天轻微升高。我们会根据个人的血糖谱来开处方。如果在我们推荐的饮食方案下，任何时候的血糖超过160 mg/dL（8.9 mmol/L），我都会立即开出胰岛素处方，甚至不会尝试使用这些药物，除非它们能够最终减少注射胰岛素的剂量。如果你在早晨起床时的血糖比临睡时高，我们会在临睡时给你缓释型的格华止（Glucophage XR）。如果你在特定餐后血糖升高，我们会在那餐前大约2小时给你速效格华止。如果格华止会引起腹泻，我们可能会在用餐时给药，因为食物可以降低腹泻的程度和概率。如果血糖全天轻微升高，我们可能会在起床时、午餐后和晚餐后使用ALA和月见草油。然而，应该注意的是，胰岛素增敏剂在降低血糖方面明显比胰岛素类似物更有效。

开始治疗：一些典型方案（表15-1）

假设你是2型糖尿病患者，通过减重、锻炼和饮食，你基本上已经将血糖控制在了目标范围内。但是，你的血糖谱在低碳水化合物早餐后的上午仍然显示出定期的升高，这可能部分由“黎明现象”（见第6章）所导致。

我首次尝试解决“黎明现象”的方法是，在你临睡前试用一小剂量（500 mg）的格华止缓释片（Glucophage XR）。这将在大约7小时后达到其血浆峰值。如果这仍然不能将你的血糖控制在目标范围内，那么你可以逐渐增加剂量，在临睡前多吃一片药，即两片，持续一周。依此类推，直到你达到每晚4片的最大剂量或你达到了目标。我总是建议尽量使用最小的剂量——这一方面是由于“小剂量法则”，另一方面是因为这样可以减少潜在不良反应的可能性。与早期的、快速作用的二甲双胍相比，服用格华止缓释片并缓慢增加剂量，会减少胃肠不适的概率，不适的人群会减少1/3。

另一个选择是在临睡前使用 Actos，要么是代替格华止 XR，要么在必要时与其一起使用。我们可以从 15 mg 开始，然后逐渐增加剂量至 45 mg（最高剂量）。

在某些情况下，血糖水平可能会在夜间上升，或者在你起床后的前 2 小时内上升。后者的情况很可能是由于黎明现象导致的。上述治疗方案可能对这两种情况都有响应。

另一个可能需要口服药物的情况是，如果你的血糖水平在午餐或晚餐后上升。一些可能的解决方案包括在吃饭前 1~2 小时服用快速作用的格华止；如果格华止效果不佳，则在吃饭前 0~30 分钟注射快速作用的胰岛素。

第 13 章中描述的所有肠促胰岛素模拟剂都可以用于控制餐后预防血糖上升。我更倾向于使用它们来控制食欲。

表 15–1　推荐的血糖控制口服药物

药物	药物类型	美国品牌名称	可用剂量	最大（有效）每日剂量
二甲双胍（Metfromin）	胰岛素增敏剂	Glucophage（非仿制药）	500 mg 850 mg 1000 mg	2500 mg
缓释二甲双胍	胰岛素增敏剂	Glucophage XR（非仿制药）	500 mg	2000 mg
吡格列酮（piolitazone）	胰岛素增敏剂	Actos	15 mg 30 mg 45 mg	45 mg
R-α–硫辛酸（R-ALA）与生物素（biotin）	胰岛素类似物	Insulow	100 mg	1800 mg
月见草油（EPO）	胰岛素类似物增强剂（每 300 mg 的 R-ALA）	品牌众多	500 mg（推荐剂量）	3000 mg

由于不明原因，制造商对缓释版 Glucophage XR 所推荐的最大每日剂量少于标准剂量。

这些药物会引发低血糖症吗?

确实，磺脲类和格列奈类的口服降糖药可能会导致危险的低血糖水平，这也是我不选择这类药物的原因之一。然而，之前提到的胰岛素增敏剂和胰岛素类似物导致这种情况发生的可能性极小。它们不会干扰仍能生产胰岛素的胰腺的自我调节机制。如果你的血糖降得太低，你的身体很可能会自动减少胰岛素的产生。而对于磺脲类和相似药物，无论身体是否需要，由于它们都会刺激胰岛素的生产，因此可能会导致低血糖症发生。

尽管制药商和科学文献声称格华止不会导致低血糖症，但我确实遇到过一名患者出现低血糖症。她只是轻度糖尿病，但超重，我给她使用格华止是为了减少胰岛素抵抗，从而促进体重减轻。当我让她开始使用格华止时，她的血糖过低（但并不是危险的低）—— 降到了 60 mg/dL 内（大约是 3.6 mmol/L）。

因此，使用胰岛素增敏剂或胰岛素类似物可能会存在低血糖风险，但非常轻微。这与磺脲类及类似药物的高风险是完全不同的。然而，需要注意的是：身体无法消除注射进来的胰岛素，所以如果你正在同时使用胰岛素和胰岛素增敏剂，很可能会出现低血糖（见第 20 章）。

如果服用了这些药物仍未能使血糖正常化，该怎么办？

如果口服药物不能完全使血糖正常化，那么可能是你的治疗计划中的饮食或运动部分存在一些问题。持续的高血糖很可能是因为你的饮食中的碳水化合物摄入没有得到适当控制。因此，第一步是重新审视你的饮食，查看问题是否出在此处。对于许多患者来说，这与碳水化合物渴望或过度食用坚果有关。如果是这种情况，并且你发现难以控制对碳水化合物的渴望，我建议你重新阅读第 13 章，并考虑尝试其中描述的一些技巧。如果饮食不是问题的根源，那么下一步——无论你的体重如何，或者不愿意运动锻炼——你都要尝试开启一个剧烈的锻炼计划。如果即便如此仍未见效，你可能已经失去了足够的 β 细胞功能，需要注射胰岛素。

同时，需记住的是，感染或某些疾病可能会严重影响你正常化血糖的努力。如果在使用胰岛素的情况下，你的血糖水平仍然严重超标，那么你可以考虑与医生讨论可能存在的潜在基础感染，尤其是口腔感染（见第 6 章“口腔感染”部分）。

胰岛素增敏剂与胰岛素类似物的缺点

虽然胰岛素类似物和胰岛素增敏剂是我们控制血糖的优秀工具之一，但它们也有一些缺点。比如，R-ALA 和月见草油在大多数国家（德国是一个显著的例外）都不属于处方药，因此它们通常不被大多数健康保险所覆盖。R-ALA 的价格也不低，在美国沃尔玛超市，180 片 Insulow 100mg 片剂的零售价格约为 45 美元。

R-ALA 会减少体内的生物素储备，而生物素是一种有助于蛋白质及其他多种营养物质代谢与合成的重要物质，所以当你服用 R-ALA 时，最好同时服用生物素补充剂——除非你正在服用 Insulow，因为它已经含有生物素。理论上，生物素摄入量应该等于 R-ALA 摄入量的 1%，所以如果你每天摄入 1800mg 的 R-ALA，理论上你应该摄入约 18mg 的生物素。我大多数使用 R-ALA 的患者每天的生物素摄入量不超过 15mg，并且他们没有明显的不良反应。大多数生物素制剂的剂量只有 1mg。

格华止的不良反应通常很轻微，但需要注意的是，有高达 1/3 的患者在初次服用速效剂型时可能会遇到一些胃肠不适，如恶心、呕吐、腹泻或轻微的腹痛。幸运的是，大多数人随着时间的推移和对药物的适应，这些不适会逐渐减轻。实际上，只有极少数患者会发现他们无法容忍这种药物的不良反应。有些患者，特别是那些希望通过格华止减轻体重的肥胖患者，会忽略任何初期的胃肠不适，并采用如 Pepcid 或 Tagamet 这类的抗酸药来缓解不适。另外一些只感受到相对轻微不适的人，为了开启有效的治疗，愿意忍受几周的不适。在使用缓释格华止（XR）时，这些不良反应较少见。还有报道显示，有少数病例在服用格华止治疗后很长时间才出现腹泻。一旦停药，这些症状便能得到缓解。我没有观察到服用噻唑烷二酮类药物（thiazolidinediones）时出现与胃肠相关的不良反应。

少数人发现，即便在低剂量下，格华止 XR 仍会引起持续的胃肠不适（如腹泻）。这些人可以考虑尝试使用 Actos 或二甲双胍凝胶。该凝胶直接应用于皮肤，因此不会产生胃肠效应。虽然我还没开过此药的处方，但它值得一试。

格华止的前身，即20世纪50年代的phenformin，与一种潜在的危及生命的状况有关——乳酸酸中毒。这主要发生在一小部分已经患有心力衰竭或者严重的肝脏或肾脏疾病的人群中。尽管我只读过少数几例与格华止相关的乳酸酸中毒病例，但美国食品药品监督管理局（FDA）仍建议那些患有这些疾病的人避免使用它。一项回顾性研究发现，使用格华止的患者中乳酸酸中毒的发生率实际上低于非使用者。另外，也有报道指出格华止可能会妨碍大约1/3的患者对维生素B_{12}的吸收。通过增加饮食中的钙摄入量可以预防这种影响（见第11章有关“钙的问题”的论述）①。

Actos可能存在轻微的问题。Actos（通用名：皮格列酮）是一种通过肝脏代谢来从血液中排除的药物。它依赖于一种特定的肝脏酶，而这种酶也负责清除许多其他常见药物。由于这种酶的存在，当Actos和其他一些药物同时使用时，可能会出现药物间的竞争，从而影响药物的清除速度。这种竞争可能导致某些药物在血液中的浓度增高到危险的水平。因此，如果你正在服用可能与Actos产生交互作用的药物，例如某些抗抑郁药、抗真菌药或某些抗生素，那么选择使用Actos可能不是明智之举。你应该查看药物说明书以了解药物间可能的相互作用，并向你的医生和药剂师进行咨询。

Actos可能会在某些个体中导致轻微的液体潴留，从而导致红细胞计数减少和腿部肿胀。我已经见过好几例这样的情况。由于液体潴留，还可造成轻微的体重增加，而非脂肪增加。服用Actos并注射胰岛素的患者中，少数出现心力衰竭的病例与这种液体潴留有关。因此，FDA推荐注射胰岛素的人每天的Actos剂量不超过30mg。在治疗许多使用胰岛素的患者的过程中，我在某些情况下注意到了腿部的轻微肿胀。当出现这种情况时，我会立即停止使用Actos。还有一些与Actos相关的非常罕见的可逆性肝损伤病例②。另一方面，已经显示Actos能够改善脂质指标（如低密度脂蛋白、高密度脂蛋白和甘油三酯）。

① 维生素B_{12}的缺乏可能会导致肾脏疾病风险因子同型半胱氨酸（homocysteine）的血清水平升高。因此，在服用二甲双胍时，建议请医生每6个月为你检查一次血清同型半胱氨酸水平。

② 虽然Actos的肝脏毒性报告远低于一些常用药物，如烟酸和所谓的他汀类药物，但建议服用Actos的患者每年进行一次肝脏功能的血液检测，这是非常明智的做法。

由于可能会出现液体潴留，那些患有严重心脏疾病、肺病或肾病，或任何程度的心力衰竭的患者均不应使用 Actos①。

SGLT-2 抑制剂

自 2012 年以来，一类新型口服降糖药物——钠－葡萄糖协同转运蛋白 -2（SGLT-2）抑制剂，也称为肾脏葡萄糖排泄剂——被用于糖尿病的治疗。SGLT-2 抑制剂通过降低肾脏对葡萄糖重吸收的阈值来帮助降低血糖。通常情况下，当血糖水平达到约 160 mg/dL（8.9 mmol/L）时，肾脏开始将葡萄糖排泄到尿液中；而在使用 SGLT-2 抑制剂后，这一阈值降低至约 130 mg/dL（7.2 mmol/L），使葡萄糖在更低的血糖水平下通过尿液排出，从而降低血糖。临床研究表明，SGLT-2 抑制剂可以使糖化血红蛋白（HbA1c）降低 0.7%~1.0%，具体效果取决于基线 HbA1c 水平和肾功能（Cardiovascular Diabetology, 2014, 13: 102）。

除了降低糖化血红蛋白水平外，SGLT-2 抑制剂在减缓糖尿病患者肾病进展和减少心血管事件方面也显示出显著的益处。发表在《新英格兰医学杂志》（*The New England Journal of Medicine*）上的 EMPA-REG OUTCOME 试验表明，恩格列净（Empagliflozin）将血清肌酐水平翻倍的风险降低了 44%，并将需要肾脏替代治疗的风险降低了 55%。同一研究还发现，恩格列净使心血管死亡风险降低了 38%，因心力衰竭住院的风险降低了 35%，全因死亡率降低了 32%（The New England Journal of Medicine, 2015, 373: 2117–2128; 2016, 375: 323–334）。

目前获得 FDA 批准并常用的 SGLT-2 抑制剂包括：

· 卡格列净（Canagliflozin，商品名 Invokana）：起始剂量通常为每日一次，每次 100 mg，必要时可增加至每日最高 300 mg。

· 达格列净（Dapagliflozin，商品名 Farxiga）：标准剂量为每日一次，每次 10 mg。

· 恩格列净（Empagliflozin，商品名 Jardiance）：初始剂量为每日一次，

① 美国食品药品监督管理局（FDA）可能会限制 Actos 的使用，因为它与膀胱癌之间存在较弱的关联。

每次 10mg，可根据需要调整至每日最高 25mg。

· 依格列净（Ertugliflozin，商品名 Steglatro）：常规剂量为每日一次，每次 5mg，最高可增加至每日 15mg。

需要注意的是，SGLT–2 抑制剂引起的高尿糖水平可能会促进细菌在尿液中的生长，从而导致尿路感染（UTI）和生殖器真菌感染。此外，偶尔还可能出现轻度的酮尿，类似于饥饿性酮症酸中毒。一些批评者认为 SGLT–2 抑制剂有引发糖尿病酮症的风险。不过，这种情况极不常见，并且可能只是推测。

在我的临床实践中，我从不使用 SGLT–2 抑制剂来控制血糖。不过，我允许心脏病学家或肾脏病学家开具这些药物。我会提醒 2 型糖尿病患者，在开始使用 SGLT–2 抑制剂时，从低剂量开始，并相应地减少正在使用的某些降低血糖的药物剂量，包括胰岛素的剂量。

联合使用多种药物

格华止主要通过减少肝脏的胰岛素抵抗来发挥作用，并在一定程度上影响肠道对碳水化合物的吸收。而 Actos 主要针对肌肉和脂肪的影响，对肝脏的作用相对较小。因此，如果格华止未能完全使血糖正常化，加入 Actos 是有道理的——反之亦然。FDA 建议，在与格华止联合用药时，Actos 的剂量不应超过 30mg/d。

由于 R-ALA 和月见草油的胰岛素模拟作用，将它们加入其他药物的组合中也是适当的。它们的效果是否会有所不同，取决于个体的反应。

其他注意事项

Actos 并不会在服用的当天就立即降低血糖，它需要几周时间才能达到最大效力。

当血糖水平远高于我设定的目标时，格华止和 Actos 可能会刺激胰腺增加胰岛素的产生以应对高血糖。然而，由于我们观察到的血糖水平较低，这种效应变得并不十分明显。

已有研究显示，维生素 A 补充剂能降低胰岛素抵抗（维生素 D 和 E 也有此效果），推荐的每日剂量约为 25 000 IU[①]。但由于维生素 A 剂量即使稍高也可能毒性较大，而低至 5000 IU 的剂量可能会导致骨流失钙质，所以我只会考虑使用其非毒性前体（即中等剂量的 β- 胡萝卜素）来达到这个目的。

研究表明，镁的缺乏可能会导致胰岛素抵抗。因此，对 2 型糖尿病患者进行红细胞镁（而非血清镁）水平的检测是明智的选择。若发现镁水平偏低，补充镁是有益的。我推荐使用小剂量的乌若酸镁（magnesium orotate），如果 3 个月后的测试显示镁水平仍然偏低，可以适当增加剂量。尽管红细胞镁不是体内镁储备的完美指标,但对于肾功能正常的个体来说,镁补充剂是安全的(虽然可能会导致腹泻）。因此，使用镁补充剂来观察是否能降低血糖是合理的。对于成年人来说，每天高达 700 mg 的剂量是很常见的。但需要注意的是，由于患有肾病的人在清除过量镁方面的能力较差，所以在肾功能受损的情况下应避免使用镁补充剂。

另外，锌的缺乏可能会降低瘦素（leptin）的产量，瘦素是一种能够抑制过度进食和体重增加的激素。锌的缺乏还可能影响甲状腺的功能。因此，所有 2 型糖尿病患者都应该要求医生检查他们的血清锌水平,并在必要时补充锌。应定期进行血清锌水平的测定，以确保不超过正常范围，因为高血锌水平可能会带来不良影响，例如增加患前列腺癌的风险。

重金属钒（vanadium）的化合物已显示出具有降低胰岛素抵抗、减轻食欲的能力，可能还具备胰岛素类似物的效果。它们在降低血糖方面表现得很出色，但存在一个问题。钒化合物的作用机制是通过抑制一种名为酪氨酸磷酸酶（tyrosine phosphatase）的酶，而这种酶对于体内许多重要的生化过程是必不可少的。这种抑制可能实际上是有害的。由于钒的临床试验在人体上的持续时间未超过 3 周，因此其长期使用会不会产生不良反应尚未得到证实。有些服用钒化合物的人存在胃肠刺激的反应。虽然健康食

① 维生素 E 最好选用 γ- 生育酚或混合生育酚的形式。然而，需要注意的是，高剂量的 α- 生育酚（一种常见形式）可能会干扰身体从食物中吸收必需 γ- 生育酚，研究显示这可能会增加心脏病死亡的风险。

品店广泛销售硫酸偏钒（vanadyl sulfate）作为膳食补充剂，并且多年来医学期刊上没有报道过其不良反应，但我初步建议在更多了解之前避免使用它。这个建议也许不适用于商业飞行员，因为商业飞行员需要避免使用胰岛素。这样一来，一些膳食补充剂就显得尤为重要。有关商业飞行员的特殊要求，本章稍后有论述。

阿卡波糖（acarbose①）：为难以抑制对碳水化合物渴望的人群提供帮助

理论上，对于一些人来说，第 13 章中所推荐的控制碳水化合物渴望和过度进食的措施可能不太奏效。对于这些人来说，阿卡波糖可能会提供一些帮助。阿卡波糖能够抑制 α-葡萄糖苷酶和胰淀粉酶活性，从而延缓或减轻这些富含淀粉和蔗糖的食物对血糖的影响。美国上市的一种阿卡波糖叫作 Precose，有 25mg、50mg 和 100mg 的片剂可供选择。

Precose 的最大推荐剂量是 300mg/d，通常建议在摄入碳水化合物时服用。它的主要不良反应是大约 75% 的服用者会感到胀气（这是可以预见的），因此逐渐增加剂量可能是更好的选择。

患有任何肠道疾病的人（如胃轻瘫）都不应使用阿卡波糖。自从 Victoza 上市以来，我只为一名患者开过 Precose 的处方。具有讽刺意味的是，美国糖尿病协会一方面推荐摄入淀粉和蔗糖，另一方面同时建议使用阿卡波糖来防止它们的消化。

硒摄入过量可能增加患 2 型糖尿病的风险

英国的一项研究表明，过量补充硒可能使 2 型糖尿病的风险增加近

① 阿卡波糖类药物在国际市场上有多个产品，其中包括：Precose——美国百时美施贵宝公司（Bristol-Myers Squibb），拜糖平（Glucobay）——德国拜耳公司（Bayer AG），Glucor——多个欧盟国家使用的品牌（Various manufacturers，EU）。
目前，中国也有多种仿制药上市，如卡博平（北京万生药业）和阿卡波糖片（由多家国内制药公司生产，如四川绿叶制药和浙江京新药业）。

50%。另一方面，血清中硒的水平低，可能会增加患有甲状腺功能减退的风险。如果你正在补充硒，建议检查你的血清硒水平。如有必要，调整你的硒补充剂剂量，以保持你的血液硒水平在正常范围的中间值。

放血疗法（phlebotomy）：对一些人来说可能是最后的选择，但可能会有效果

在美国，患有糖尿病并需要注射胰岛素的商业航空飞行员面临一个困境。根据当前的规定，如果他们注射胰岛素，可能会导致他们失去飞行员执照，进而影响他们的生计。这些飞行员当然应当尝试上述推荐的所有口服药物、低碳水化合物饮食和剧烈的运动锻炼。他们还应该考虑尝试硫酸偏钒、镁和本章“其他注意事项”所列出的其他补充剂。

还有一种可能非常有效的方法，能帮助面临这个问题的人降低胰岛素抵抗。研究显示，对于那些体内铁储存量较高，位于非贫血人群铁含量前 20% 的男性，他们的胰岛素抵抗明显高于那些铁含量处于底部 20% 的人。更进一步的发现是，当这些铁含量较高的男性每两个月通过献血来降低他们的铁水平，使其保持在非贫血人群的底部 20% 范围内时，他们的胰岛素抵抗显著减少。我实际上在我的患者中观察到了这种效果。血清铁蛋白检测是一个很好的衡量全身铁水平的方法。由于某些血库不接受糖尿病患者的血液捐献，所以可能需要每两个月访问一次血液科医生进行放血术（即从静脉中抽血）。大多数保险计划都会支付血液科的费用。

相比男性，女性的铁蛋白水平通常不会高太多。

更多选择

DPP-4 抑制剂，如 Januvia、Onglyza、Tradjenta 和 Galvus（见第 13 章），为那些不愿接受注射的人提供了另一种选择。尽管它们对于过度进食的影响相对较小，但它们能显著降低餐时和餐后胰高血糖素对血糖的影响（即中餐馆效应）。它们可以与格华止和 Actos 联合，形成三药组合疗法。

避免使用预制的混合药物

当某种受欢迎的药物的专利期满时，制药公司可能会尝试通过为该药与另一种药的组合申请新的专利，以保持其竞争优势。然而，这种做法对患者的益处很少，可能会增加药物成本，并可能导致不良反应的出现。这种申请新专利的做法不仅存在于口服药物，也发生在注射类药物中。

第16章
CHAPTER 16

自我注射胰岛素的基本要点

你可能已经从前一章中了解到，某些口服药物，如胰岛素增敏剂（insulin sensitizing agent，ISA）和胰岛素类似物（insulin mimetics，IM），对于控制血糖非常有价值，但是它们的效果有限。如果你正在以最高有效剂量服用口服药物，但你的血糖仍然偏高——尽管你已经注意饮食、进行了锻炼（在可行的情况下）并且减轻了体重——注射胰岛素将是降低血糖至目标范围的必要手段[①]。

尽管许多患者最初都对“注射胰岛素”这一想法有反感，但你应该将其视为一个机会，而不是一个“诅咒”。因为注射胰岛素有可能帮助你恢复胰腺β细胞的部分功能，尤其对于体重正常的2型糖尿病患者或新确诊的1型糖尿病患者，这一点尤为正确。

如果你害怕使用胰岛素，因为你想象一旦开始使用，就永远无法停止，那么你已经成为一个常见误区的受害者。实际上，到目前为止，注射胰岛素是我们预防β细胞耗竭的最佳手段。

Biostator GCIIS，被称为“人工胰腺”，是20世纪70年代研制出的一款设备。当时，使用胰岛素的糖尿病患者往往每天都会接受一次工业剂量（即大剂量）

① 纽约布法罗的研究人员发现，注射胰岛素能够降低肥胖个体体内的炎症物质产生，并提高抗炎因子水平。鉴于炎症增加了动脉粥样硬化的风险，因此长期注射胰岛素有助于降低心脏疾病、外周血管疾病和卒中的风险。这种效果与其对血糖的调节作用是独立的。此外，注射胰岛素还能帮助多数糖尿病患者乃至非糖尿病者扩张其可能收缩的冠状动脉和其他动脉。研究结果还显示，注射胰岛素能提高血液通过肺部时的氧气吸收能力。然而，用来应对高碳水化合物饮食的高剂量胰岛素使用，其效果几乎与此相反。

的胰岛素注射。这种设备如今也许还能买到。GCIIS 是它的缩写，其全名是“由血糖控制的胰岛素输注系统”（glucose-controlled insulin infusion system），其核心功能是模拟胰腺的工作方式，依据血糖水平来输送胰岛素。它连接患者的两个静脉，其中一个实时监测血糖，而另一个能快速输送葡萄糖或胰岛素，确保血糖始终维持在 90mg/dL（5.0mmol/L）的水平。尽管这套设备在家庭中的使用并不现实（它需要两名工作人员，一个操作，另一个维护，并且每月租金高达数万美元），但医务人员用它进行了有益的研究。其最关键的发现是，即使患者在相对短时间内处于正常化的血糖中，β细胞的消耗也可以被逆转或暂停。那么这是如何实现的？

许多年前，杰罗德·里文（Gerald Reaven）医生，即《综合征 X》（*Syndrome X*）的作者，对 32 例糖尿病患者（其中一半是女性，一半是男性）进行了一项研究。他逐一让患者住院，并让他们连续使用 Biostator 两周。参与这项临床研究的患者，在入院时、出院时以及此后的每 3 个月检查 HbA1c（糖化血红蛋白）。他们发现，在两周的治疗期间，HbA1c 值急剧下降。他们发现的最重要的事情是，当受试者回到他们正常的生活和不良的饮食习惯时，他们的 HbA1c 平均值需要两年时间才能回到治疗前的高水平。

仅仅两周的正常血糖，就有大量的 β 细胞明显地得到了恢复。事实上，这两周的恢复所带来的效益，需要两年的时间才被消耗殆尽。我并不是在建议你只需将血糖正常化两周，然后回到原来的饮食方式。我想强调的是胰岛素治疗和维持正常血糖的重要性。我们可以推测，轻度的糖尿病患者，其实还拥有 3 种状态的 β 细胞：有活力的、濒临死亡的和已经死亡的。我的 β 细胞可能已经全部失效了。但是我认为，如果我在得病初期就能够得到我现在所提倡的治疗，我至今可能仍然有大量功能正常的 β 细胞。如果你的 β 细胞还保留部分功能，那么通过使血糖正常化，或许可以进一步提升它们的功能。

我想告诉你的是，对自我注射胰岛素感到畏惧是没有必要的。许多人担心注射会带来痛苦，然而，事实并非如此。如果你已经使用胰岛素多年，但仍感到注射过程带来痛苦，这很可能是因为你当初学习的注射方式不正确。

如何进行无痛注射?

如果你是 2 型糖尿病患者，可能迟早会需要注射胰岛素，不管是暂时性的原因（比如感染期间），还是长期治疗的需要。尽管很多长期患病的人对此担忧已久，但实际上并无需过度恐慌。我通常会在初次或第二次见面时，就教患者如何自我注射胰岛素。这样一来，当真正需要注射时，他们就能够从容应对。他们在尝试给自己注射无菌生理盐水后，通常会发现，这个过程既简单又不痛苦，从而避免了他们多年的不必要的忧虑。如果你对自我注射感到紧张，可以在读完这部分内容后，向你的医生或糖尿病教育专家表达想要尝试无药物自我注射的愿望。

胰岛素通常是通过皮下注射给药的。确切地说，它被注入皮肤下方的脂肪层。图 16–1 展示了身体脂肪较多的区域，这些区域适合胰岛素注射。你可以检查一下自己，看看这些区域的脂肪是否足够，以便你能够轻松地用拇指和食指夹起一大块脂肪进行注射。

然而，很多糖尿病患者被错误地指导，把胰岛素注射到大腿上。这样做忽略了一个事实：大腿上的脂肪往往不足以保证一次满足要求的注射。这样一来，注射就可能意外地进入肌肉而非脂肪层，这会使胰岛素的作用时间异常加快。另外，这类的肌内注射往往会引起疼痛。

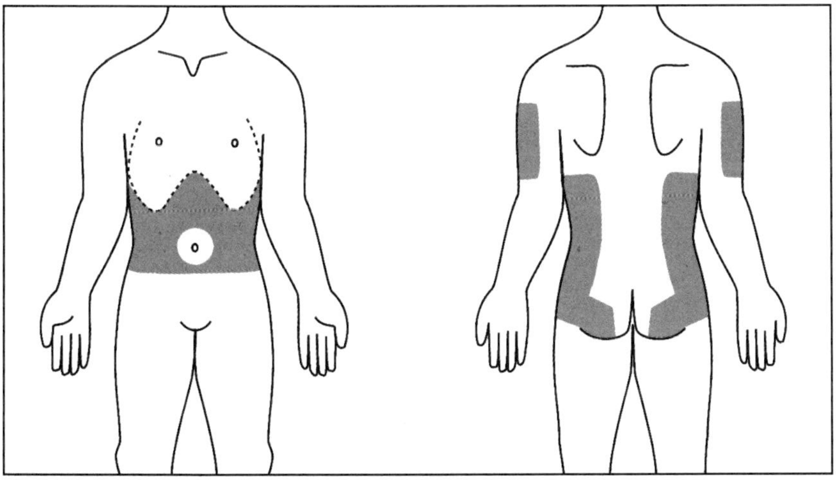

图 16–1 适合皮下注射的潜在部位

为了向你展示注射是多么地无痛，教你注射技巧的医护人员会先给自己注射一次，亲身证明注射过程确实不会带来疼痛。接下来，他们可能会给你注射一些生理盐水，或者地将空针头“投入”你的皮肤，以此来进一步证明这一点。然后，轮到你自己尝试了，要么使用一个空针管，或者用已经为你准备好了的装有约 5 单位生理盐水的针管。

1. 首先，用你的非打针的手轻松地捏起一大块皮肤及其下的脂肪层。如果你的腰部周围有较厚的脂肪，就选用这个部位。如果没有，你可以参照图 16–1 挑选其他适合注射的部位。几乎每个人的臀部下方都有充足的皮下脂肪，可以在那里进行注射而不必特意捏起皮肤和脂肪。仅通过触摸，就能找到一个脂肪较多的合适部位。如果你需要在手臂上进行注射，可以利用椅子背、墙角或门框来帮助将手臂后侧的松弛皮肤推向前方，以便将其置于易于看见和方便注射的位置。

2. 把注射器稳稳地握在手中，就像拿飞镖一样，用拇指和前两个或三个手指支持。

3. 接下来是最关键的步骤。针头穿透皮肤时应迅速而果断。切记，不要将针头放在皮肤上然后慢慢推入，这是许多医院教授的方法，但通常会造成疼痛。如果你只能捏起一小块皮肤，那么针头应该以 45 度角快速穿透皮肤，正如图 16–2 所展示的那样。或者，更好的选择是使用配备短针头的现代胰岛素注射器（5/16 英寸，即 0.8 cm）。如果你能够捏起一大块皮肤，针头就应该垂直于皮肤表面直接插入，或者在 45~90 度的角度范围内插入，具体方式请参考图 16–3。

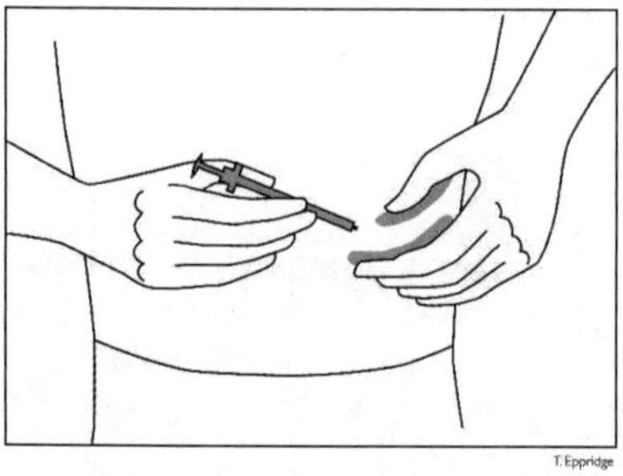

图 16–2 如果你比较瘦，应该以 45 度角穿透皮肤，或使用短针（5/16 英寸，0.8 cm）

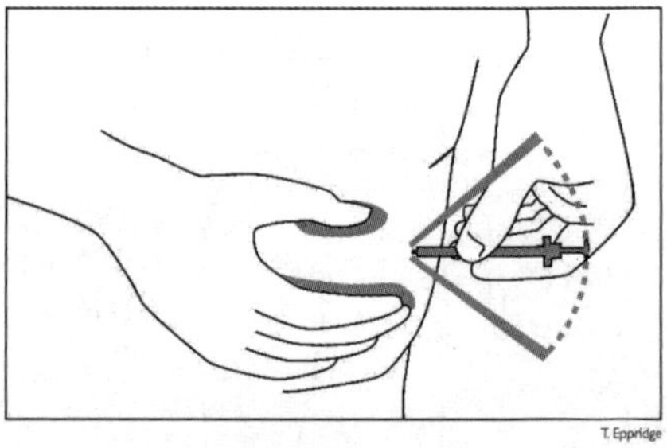

图 16–3 如果你的皮下脂肪较厚，可以在 45~90 度的任何角度穿透皮肤

4. 开始注射时，应从距离目标注射部位大约 4 英寸（大概 10cm）的地方，这样可以确保针头在接触皮肤时有足够的加速度。想象你正在投掷飞镖——但记得手中要握紧注射器。要用整个前臂来驱动动作，并在动作的最后阶段给予手腕一个迅速的甩动。正确操作时，你应该几乎感觉不到疼痛，针头会迅速穿透皮肤。

5. 针头插入后，快速地按压注射器的推杆，把液体推入体内。如果你正在使用的是空注射器进行练习，那么就不必真的去按压推杆。注射完成后，迅速而平稳地把针头从皮肤中拔出。

曾经有人建议通过向橙子注射来练习，其实完全没有这个必要。如果你确实想要练习，可以试着将带有针帽的注射器轻轻“投掷”到自己的皮肤上。

重要的是体验一次迅速的穿刺动作，你会发现动作越快，注射就越无痛。在我的经验中，教患者自我注射从来不是一件耗时的工作。我的确见过成年男子在面对注射胰岛素时泪流满面，但他们很快就会发现，注射其实既简单又不痛苦，并且对于治疗来说至关重要。这个过程不需要太多的技巧，更不需要什么勇气。

如何选择胰岛素注射器?

近年来，美国市场上涌现了各种新型胰岛素注射器。虽然这些注射器均为无菌、塑料制造且一次性使用的，但某些注射器在性能上优于其他。以下是一些需要考虑的关键特点。请参照图 16–4，这幅图展示了你可能在当地药店见到的标准胰岛素注射器的各个部位。

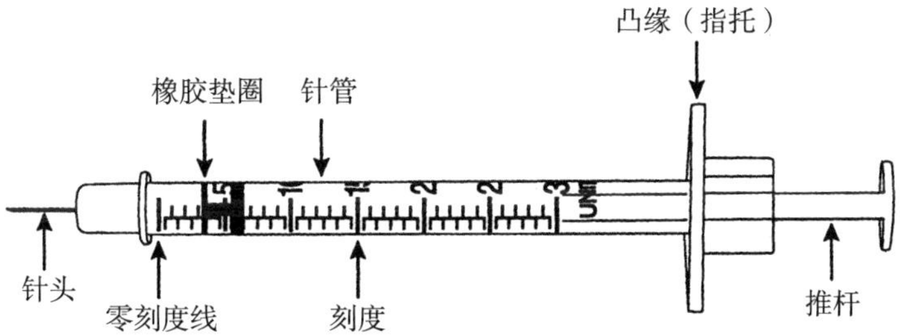

图 16–4 首选的胰岛素注射器，以 1/2 单位增量校准（放大图像）

在选择注射器时，刻度的清晰度是最关键的因素。因为刻度线的间隔决定了你能够多么精确地测量药物剂量。鉴于我们所强调的“小剂量法则”，精确度就显得格外重要：剂量的精确性和一致性对于治疗效果有着重大影响。

胰岛素的剂量通常以“单位”计量。在我个人使用的快速作用胰岛素中，每单位能使我的血糖降低 100 mg/dL（5.6 mmol/L）。对于一个 45 磅（20.4 kg）重的孩子来说，每单位胰岛素可能会使血糖降低大约 255 mg/dL（14.2 mmol/L）。而对于那些体型较瘦、轻度 2 型糖尿病的成年患者，每单位胰岛素可以使他们的血糖降低 150 mg/dL（8.33 mmol/L）。很明显，即便是仅仅 1/4 单位的计量误差，也足以导致正常血糖和低血糖的区别。我所指导的使用胰岛素的患者，他们通常每次注射不会超过 8 单位的剂量。因此，一个理想的注射器应该是总容量 10 单位的细长型，且每 1/4 单位的标记间隔宽度足以让肉眼可以准确估计至 1/8 单位。刻度上的数字应清晰易读，线条应为深色，并且其宽度（粗细）不应该超过 1/12 单位。不幸的是，目前市面上还没有完全符合这些条件的注射器。正因如此，包括我自己在内的许多患者必须使用稀释后的胰岛素，以便进行精确测量剂量（见第 17 章“稀释胰岛素”一节）。

目前首选注射器如图 16–4 中所示。请注意，最接近针头的刻度线比其他刻度线要长。这不是 1 单位的刻度线，而是零刻度线。当推杆完全推入时，它与垫圈的末端对齐。图中的上方刻度显示整单位，下方刻度显示 1/2 单位。

橡胶垫圈（rubber gasket）

橡胶垫圈是位于注射器推杆末端、靠近针头一侧的深色合成橡胶部件。它的位置对应于刻度线，用于指示设定的胰岛素剂量。最理想的垫圈表面是平坦的而不是锥形的，因为锥形垫圈可能会干扰准确读取剂量。请特别注意，为了确保准确，垫圈最接近针头的端部应对准你所需的剂量标记。

针头（needle）

针头的理想长度应该在 1/4 ~5/8 英寸（0.6~1.6 cm）。对于体型较瘦的人来说，较长的针头可能穿得太深。直到 1996 年，美国市场上销售的所有一次性胰岛素注射器都配备了 1/2 英寸（约 1.2cm）长的针头。现在，市面上已经有配备更短针头（5/16 英寸，0.8cm）的注射器。使用这些更短的针头，除非你的注射部位像我一样几乎无脂肪，否则通常无需“捏起一块肉”或以 45 度角进行注射，直接垂直进入皮下即可。但请注意，短针头并不适合进行肌内注射。有关肌内注射，请参阅第 19 章“肌内注射胰岛素”一节。

针头的粗细由规格号决定，这个标准类似于钉子和电线的规格。规格号越大，针头就越细。如果使用非常细的针头，即使注射动作缓慢，也不太可能感到疼痛。但如果针头太细，穿透较硬的皮肤时可能会弯曲或折断。可能实现细度与强度完美平衡的是 31 号规格的针头。目前这种规格针头的应用已经变得较为普遍。

针尖部分（point）

如今在美国市场上销售的一次性胰岛素注射器普遍配备有非常锐利的针尖。市场上有关某些品牌拥有特别锋利的针尖的宣传往往是夸大其词。

注射器的装填方法

我装填胰岛素的方法与通常教授的方法有所不同，但这种方式可以有效地避免在注射器内产生气泡。尽管在皮下注射时，空气气泡并不会引起伤害，但它们如果存在于注射器内，就会影响小剂量胰岛素的精确性。

注射器的通用装填技巧

以下步骤适用于所有类型的清澈胰岛素。在出现预混胰岛素之前，美国市场上只有 NPH 胰岛素（neutral protamine hagedorn，中性鱼精蛋白锌胰岛素 / 低精蛋白锌胰岛素）呈现混浊状。它在美国被称作 NPH，在其他国家则称为 isophane（异戊型胰岛素）。如果你使用的是混浊胰岛素，参阅下文“填充混浊胰岛素”部分。

1. 取下针头保护帽和推杆末端的保护帽。

2. 通过向后拉动推杆，吸入等同于计划注射剂量的室温空气到注射器中。

如果橡胶垫圈顶端是圆顶或锥形，应该以垫圈的最宽处而非顶端来对齐剂量刻度。

3. 将针头插入胰岛素瓶塞的中心，注入空气。这个步骤虽然看似多余，却有其必要性。如果不先注入空气，多次抽取胰岛素后瓶内会形成负压，这会使之后的抽取变得很困难。

4. 翻转瓶子和注射器，保持垂直，如图 16–5 所示。用手指握紧瓶子的同时，确保针头稳固于瓶塞中心，然后快速拉动推杆，抽取足量的胰岛素，量要多于所需剂量（例如，如果需要 5 单位，可以抽取到 15 单位）。

5. 缓慢地推动推杆，同时保持注射器和瓶子的垂直，直到橡胶垫圈的正确部分对准了所需剂量标记。

6. 保持垂直的姿势，轻轻地将装有所需剂量的注射器和针头从瓶子中抽出。

填充混浊胰岛素

当向注射器里填充混浊胰岛素时，确保混合物均匀是非常重要的。市面上的中长效胰岛素 NPH，在瓶内是由清澈液体和灰色沉淀物组成的。当瓶子

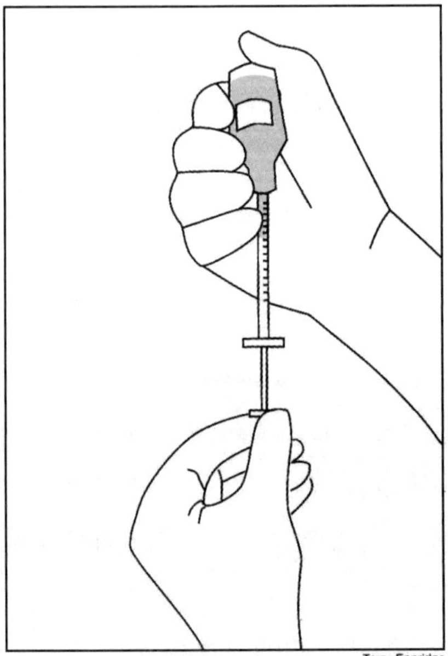

图 16–5 装填注射器，保持瓶子和注射器垂直

静置时，灰色的沉淀物容易沉底。因此，在每次使用前，必须将其重新均匀地悬浮在液体中，并立即抽取使用，否则会导致每次注射的血糖控制效果不一致。要确保均匀悬浮，正确地摇晃瓶子很重要。多年前基于蛋清的疫苗，质地像糖浆一样，在摇晃时容易形成泡沫，但如今的水基胰岛素并非如此。遗憾的是，许多教科书甚至包括美国糖尿病协会仍然指导医护人员在手中轻轻滚动瓶子以避免摇晃。这是一种误导，因为仅仅滚动瓶子往往不能达到均匀混合的效果。

要正确使用混浊胰岛素并确保悬浮液均匀，请按照以下步骤操作：

1~3. 按照上文所述步骤 1~3 的指示操作：移除注射器的保护帽，向注射器内抽入与计划注射剂量相当的空气量，然后将空气注入胰岛素瓶中。

4. 在尝试抽取任何胰岛素之前，用一只手握住瓶子和注射器，如图 16–6 所展示的那样，猛烈地上下摇晃 6~10 次。摇动之后，应立即迅速地拉动推杆，一边保持瓶子和注射器的垂直状态，一边填充胰岛素，数量应超过需要的剂量。不要犹豫，因为一旦停止摇晃，灰色的颗粒会迅速沉底。

5~6. 仍然保持垂直，慢慢推动推杆直到达到所需剂量，然后从瓶子中抽出针头和装有所需剂量的注射器（参见上文步骤 5~6）。

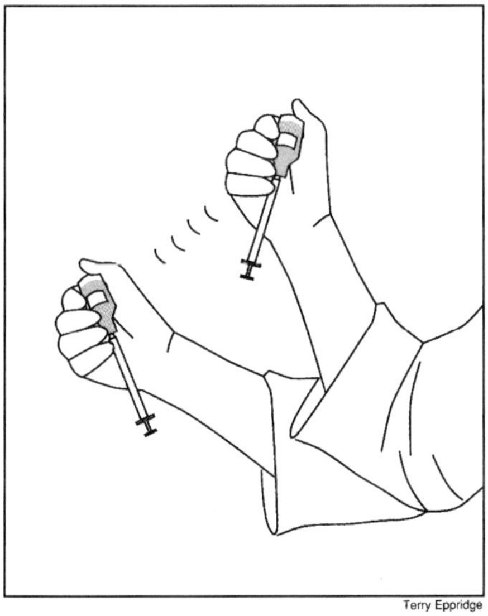

图 16–6 在抽取剂量前摇晃混浊胰岛素的瓶子

关于重复使用一次性胰岛素注射器的问题

一次性无菌胰岛素注射器的年度开销可能相当高，特别是对于那些每天需要多次注射的人来说。如果你的健康保险并没有完全覆盖这些费用，你可能会考虑重复使用注射器来节省开支。（在美国，很多医疗保险计划至少部分地包括了这项费用。）尽管我还没有遇到因为患者重复使用他们自己的注射器而引发感染的情况，但我确实遇到了胰岛素聚合（polymerization）的问题[①]。

我接诊过许多患者，他们在某个阶段会反复使用他们的注射器，无论是为了省钱，还是为了出行时携带更少的用品。不过，这些患者从来不会用同一支注射器注射不同类型的胰岛素，因此我们可以排除一种胰岛素污染了另一种的可能性。然而我总会接到这样的电话："医生，我的血糖控制得很糟糕，怎么也降不下来。"我会问："你能不能把你的胰岛素瓶拿到电话边上来看一下？它是否还像水一样清澈？"他们通常的回答是："不，它变得有点浑浊了。"胰岛素液变浑浊通常意味着部分胰岛素因聚合而失活，不再能有效地控制血糖[②]。这个问题通常不会出现在那些不重复使用注射器的人身上。我总是建议这些患者立刻更换掉所有已经重复使用注射器的胰岛素瓶，无论是长效型还是短效型。更换新瓶总能解决问题。当然，之后就不应该再重复使用注射器了。

如果你处于只能使用同一支注射器，并且一周内无法获得新注射器的情况下，应该在每次使用后用空气多次冲洗注射器，以去除任何残留的胰岛素。在装填注射器时，避免向胰岛素瓶中注入空气（即跳过前面提到的步骤 3）。同样，也不要将多余的胰岛素回注到瓶中（即跳过步骤 5）。只需将针头从瓶中拔出，将多余的胰岛素直接排放到空气中。这一做法可防止旧胰岛素残留在针头或注射器中，从而避免污染整瓶胰岛素。如果你手头有另一支未使用的注射器，你可以专用它来向胰岛素瓶中注入空气，但要确保针头不会接触到瓶内的胰岛素。

① 所谓聚合物就是由相同的小分子结合在一起形成的大分子。

② 这是因为使用过的针头中剩余的少量胰岛素会在几小时内聚合（失活）。如果它被注回瓶中，最终会作为瓶中胰岛素聚合的种子，引发聚合。

如果由于经济原因你确实需要重复使用注射器，以下的步骤应该有助于降低胰岛素聚合造成污染的风险。至少准备三支注射器，如果可能的话，四支会更加理想。

· 如果你一周内要多次使用同一瓶胰岛素，请避免向瓶中注入空气。每次装填注射器后，应将剩余的胰岛素排放到水槽或废物篓里，而不是再注回瓶中。

· 当这周使用完毕后，取一支新的未使用的注射器，专门用于注入空气，拔掉其推杆。将胰岛素瓶垂直放置在一个平面上，然后将新注射器的针头插入瓶塞中。在几秒钟内，瓶内的负压将通过针头吸入足够的空气，以消除瓶内的真空状态。

· 之后，将针头从瓶塞中拔出，重新放回推杆，重新盖上保护帽，这个“空气”注射器下周再用。

由于我的医疗保险并不完全覆盖胰岛素注射器的费用，这就是我采用的方法。

何时丢弃重复使用的注射器?

针头不会永远锋利，所以当以下情况发生时，应该丢弃注射器：

· 当针头不能像穿过黄油一样轻松地穿透你的皮肤时。

· 当你在拔出针头时感觉到有短暂的抵抗或像是钩到了什么。

如果你同时注射几种不同的胰岛素会怎样?

如第 19 章“密集的胰岛素疗法”所述，你可能需要同时注射多种不同类型的胰岛素。比如，早晨醒来时，你可能需要先注射起效最快的胰岛素，如赖脯胰岛素（Humalog），以降低稍微升高的血糖；随后注射速效胰岛素（常规胰岛素）来应对早餐的需求；最后注射长效胰岛素，如地特胰岛素（Levemir）作为基础胰岛素。按照这样的顺序——先是最快起效的胰岛素，接着是速效胰岛素，最后是长效胰岛素——使用同一支注射器，每次注射选用不同的部位，这样做是安全的，因为胰岛素在针头内并没有足够的时间发生聚合，这一过程通常需要几个小时。然而，如果你使用的长效胰岛素是甘精胰岛素（Lantus）①，则应避免使用同一支注射器，因为即便是微量的 Humalog 或常规胰岛素残留也有可能导致一部分甘精胰岛素失效，这是非常关键的。

切记不要把不同类型的胰岛素混合在一起，无论是在同一支注射器内还是在同一瓶胰岛素中，因为这可能会产生作用时间不当的新型胰岛素。唯一的例外是在治疗胃轻瘫时，可以使用 NPH 胰岛素与餐前常规胰岛素（Regular）混合，以减缓后者的作用速度。

必须用酒精擦拭皮肤吗？

许多关于胰岛素注射或指尖采血的教科书和指南都建议在针头穿刺之前使用酒精对皮肤进行清洁。然而，酒精实际上并不具备消毒皮肤的功能，最多只能清除表面的污垢。我自己和我的患者已经进行了无数次的注射和指尖采血，都没有使用酒精，也没有发生过任何感染。当然，如果皮肤上有明显的污迹，首先进行清洁是必要的。在这种情况下，通常用简单的肥皂和水就足够了。我个人经常直接透过衬衫进行注射，这样做并未带来任何问题。

如何判断是否有胰岛素渗出？

我在注射后会用手轻抹注射部位，然后嗅一下手。如果有胰岛素从注射部位渗出，我的手上会有一种名为间甲酚（metacresol）的防腐剂的气味。每当这种情况发生时，我都会在我的血糖监测表（GlucograF）上标注“有渗出”。这能帮助我之后解释血糖升高的原因。

处理使用过的注射器具

我建议采取以下免费且安全的方法处理使用过的注射器，这也与美国糖

① 其实，对于大多数患者，我都不建议使用甘精胰岛素（Lantus）。

尿病协会（ADA）的建议不同。

1. 为针头重新戴上保护帽。

2. 将带保护帽的注射器放入任何一个大号塑料瓶中，例如漂白剂瓶、矿泉水瓶、苏打水瓶或软饮料瓶，或者大号咖啡罐也可以。

3. 当这个容器装满后，把盖子旋紧，使用胶带确保其密封，防止后续被重新打开。

4. 把这个容器放入家庭垃圾桶中，或者带到你的医生的诊所、医院或药房，由他们的特殊废物处理服务来处理①。

5. 如果你在酒店或餐馆，切勿直接将用过的注射器扔进垃圾桶，除非你已将带保护帽的针头放入不透光的塑料袋中，并用胶带密封或打结。清洁人员绝不希望遇到随处可见的散落针头②。如果你在飞机上，应为针头戴上保护帽，然后将注射器放入洗手间的垃圾箱中。

6. 请记住，不要剪断用过的注射器的针头。这样做会给其他人带来严重风险，这种行为应该被明令禁止，尽管 ADA 曾推荐过这种方法。

利用高科技方法处理

现代技术已经能够通过熔化来处理胰岛素注射器的针头。如果你特别关心我们的环境，或者喜欢使用高科技设备，那么你或许会对 Disintegrator Plus 感兴趣。这是一种小巧的装置，体积仅有 6 英寸 × 3.5 英寸 × 2.5 英寸（大约 15 cm × 9 cm × 6 cm），并且配备了内置的可充电电池。它在 Amazon.com 上的售价大约为 99 美元。

使用这个装置非常简单：将针头插入一个专门的孔中，按下激活按钮并保持 3 秒。针头便会被熔化掉，转变成一小块金属，安全地存储在装置内部。之后，你就可以把剩余的塑料部分当作普通垃圾安全地丢弃。

大约每个月，通过旋开装置底部的一个小孔上的螺丝，来清空收集的金属团。这大概需要花费 30 秒的时间。

---

① 在美国，某些社区明令禁止将此类容器扔进本地垃圾箱。一个明智的选择是联系当地的垃圾处理部门征询处理建议。你还可以浏览网站 www.safeneedledisposal.org。这里有一个全美范围内的有关各地处理规定的国家数据库信息，可供你参考。

② 我保存用过的塑料购物袋就是为了这个目的，每次旅行时我总会带上一些空的购物袋。

Disintegrator Plus由位于俄亥俄州北利马市的Perfecta Products，Inc.销售。你可以通过拨打他们的免费电话（800）319-2225或访问网站www.perfectaproducts.com来了解更多信息。这个装置使用起来不仅有趣，还能有效防止针头流入我们的沙滩和海洋。

去除衣物上的血渍

在不方便脱衣的情况下，我们多数人倾向于直接通过薄衬衫注射胰岛素。这通常不会有问题，但偶尔针头可能会触到一个小血管，血就可能溅到衣服上。指尖穿刺有时会比预期中出血更多，所以如果不小心的话，在挤压时血可能会喷到眼睛里，或者弄到领带上。

利用过氧化氢溶液去除衣物上的血渍，是个简单而经济的解决方案。这种溶液可以从药店购得，价格也十分便宜。你可以买几小瓶，把它们放在测试血糖的地方，以便随时使用。在旅行时，你也可以将2盎司（约为59.14mL）的过氧化氢装入一个小的棕色药瓶中携带。只要瓶子被密封保管，即便开封过，过氧化氢溶液在6个月内仍然是有效的，因此备用一瓶也是个不错的选择。

如果处理得当，过氧化氢可以轻松去除血渍而不损坏衣物上的颜色。最理想的是当血迹尚未干透时立即处理，因为干血渍会更难清除。如果血渍已经干了，可能需要反复搓揉20分钟才能清洁干净。把过氧化氢倒在一块手帕上，然后搓入血迹处。当过氧化氢接触血液时，会产生泡沫。持续涂抹并搓揉，直至血迹消失不见。但请注意，不要将过氧化氢直接涂抹在伤口上，因为它可能会破坏促进愈合的成纤维细胞。

如果你手边暂时没有过氧化氢，你也可以尝试使用牛奶或唾液来清洁——它们的效果几乎和过氧化氢相当。

“无痛”注射的特殊设备

许多设备声称能“无痛”胰岛素注射，并因此被广而推之。由于大多数糖尿病患者没有被教授本章所述的快速无痛注射技巧，因此这些特殊的、由弹簧驱动的设备每年都会有很多销量。然而，我发现它们减慢了胰岛素的注射速度，增加了“痛感”。如果你的注射已经是无痛的，使用它们似乎没有多大意义。

还有一类称为喷射式注射器（jet injector）的“无痛”设备，使用非常精确的结构来喷射出胰岛素高压射流，无需针头即可穿透皮肤。这些注射器不需要单独的注射器，因为它们必须直接装载胰岛素，使用特殊的适配器插入胰岛素瓶中。尽管这个概念非常吸引人，但喷射式注射器存在一些问题。首先，它们非常昂贵，在美国的价格从 300 美元到 600 美元不等。虽然这是一笔可观的初期投资，但如果与丢弃大量一次性注射器相比，这笔费用可以在一年或两年内收回。它们不像一次性注射器那样方便，因为它们必须每一到两周拆开并在沸腾的去离子水（纯净水）中进行消毒。此外，在胰岛素瓶子放在手提包或背包中时，适配器有时会发生泄漏。

为了正确使用喷射式注射器，你将需要经过大量的训练和调试压力设置。这可能会延迟你控制血糖的过程。与快速使用的常规针管注射器相比，你可能会感受到疼痛略微有所增加，而且皮肤上可能会出现淤青、轻微出血，甚至在穿刺点丢失少量胰岛素的情况也较为常见。尽管有这些不利因素，喷射式注射器确实有其独特的优点。除了减少你必须处理的注射器数量外，它的一个优点是注射的吸收率更高，你需要的胰岛素量可以减少大约 1/3。另一个优点是，如果你使用速效胰岛素来降低高血糖，其作用会更迅速。但是，这种速度并不会超过肌内注射（见第 19 章“肌内注射胰岛素”一节）。最后，要注意，喷射式注射器不适合长效胰岛素的注射。因此，我的结论是：不要使用喷射式注射器。

胰岛素笔

目前市场上有几家制造商推广他们的“胰岛素笔”，这些注射器能够装载小型胰岛素药盒（Cartridge），目的是为了减轻在外携带胰岛素瓶的负担。胰岛素笔使用的药盒体积仅为标准胰岛素瓶的 1/3，所以携带起来很方便，无论是放进口袋还是手提包中。

截至目前，市场上还没有任何一款胰岛素笔能够设定为1/4单位的增量，而在美国销售的胰岛素笔中，只有一款能够设定1/2单位增量。因此，多数胰岛素笔无法为我们的血糖调节方案提供所需的精确调整。除非你非常肥胖并且需要较大剂量的胰岛素，否则建议避免使用这些胰岛素笔。对于需要大剂量胰岛素的肥胖患者，1/2单位或1/4单位的误差可以忽略不计。

除了剂量问题，胰岛素笔还有一个常被忽视的严重问题。胰岛素的输送机制依赖于内部的一个小型弹簧，按下注射按钮时，弹簧推动胰岛素流出。然而，这个弹簧的力量往往不足以快速完成胰岛素的输送。许多患者并不清楚这一延迟，可能在整个剂量还未完全注入前就拔出了针头，导致部分胰岛素残留在笔中。这种情况会造成剂量不足，从而引发血糖水平波动。尽管说明书建议按住注射按钮后等待20秒，但实际上，完全输送完剂量可能需要更长的时间，有时甚至超过1分钟。很多患者未能等足够长的时间，导致胰岛素输送不稳定。因此，我建议所有使用胰岛素的患者尽量使用玻璃瓶装胰岛素，通过注射器而非胰岛素笔来注射。

如果在特殊情况下无法使用胰岛素笔，而保险又仅覆盖胰岛素笔的费用，我会建议患者从笔中取出胰岛素筒，用注射器抽取并按常规方式注射。这样不仅能确保完整剂量的注射，还可以避免浪费。要从笔中取出胰岛素筒，先移开塑料盖，从笔中取出药盒，然后用标准的胰岛素注射器的针头穿透盖子，缓慢抽取胰岛素。请注意，不要向胰岛素筒内注射空气，也不要将抽出的胰岛素重新注入胰岛素筒中。

专为胰岛素类似物Byetta和Victoza（见第13章）设计的注射笔，并不会遇到胰岛素笔常见的问题。

第17章

CHAPTER 17

关于各种胰岛素的重要信息

当你计划开始使用胰岛素时，了解如何控制它的效果是非常重要的。胰岛素能够帮助我们实现一些显著的治疗效果，但是在使用时，你必须谨慎小心并且具备相应的知识。本章中的很多信息都来自我个人对胰岛素需求的经验，以及我与我的患者共同的体验。正如本书其他章节所示，你可能会注意到这里的观点与传统的指导意见或药品说明书上的建议有所不同。

在常规使用时，应避免含有鱼精蛋白的胰岛素

如今市面上销售的胰岛素，有许多品牌和不同的类型，利润不同，令人眼花缭乱，而且还会不断地有更多新产品上市。胰岛素可按照它们在注射后影响血糖的持续时间来分类，有最快起效的、速效的、中长效的和长效的。到目前为止，速效胰岛素看起来都是清澈的，像水一样；而长效胰岛素看起来是混浊的。混浊是由一种添加剂造成的，这种添加剂与胰岛素结合形成颗粒，在皮下缓慢溶解。再有就是中长效胰岛素，叫作NPH，是用一种鱼精蛋白（protamine）的动物蛋白质改良的。含有鱼精蛋白的胰岛素可能会刺激免疫系统产生抗胰岛素的抗体。这些抗体可以暂时结合到一部分胰岛素上，使其失活。然后，这些抗体可能会随机不可预测地释放胰岛素。尽管这种效应很小，但它会破坏我们对血糖精确控制的努力。鱼精蛋白可能引起的另一个更为严重的问题，特别是如果你需要接受冠状动脉造影——这是一项用来检查给心脏供血的动脉的常见手段。在这项检查前，你将接受

肝素注射以预防血栓形成。检查完成后，为了中和肝素的效果，会向血管内注入鱼精蛋白。对于那些曾使用含有鱼精蛋白的胰岛素的人来说，这可能触发严重的过敏反应，甚至导致死亡。因此，即便是被宣传为“人胰岛素”的产品，只要它含有鱼精蛋白或这类的动物蛋白质，其引发抗体产生的风险也是不容忽视的。

你可能已经意识到，我坚决反对非必要地使用含鱼精蛋白的胰岛素，除非这种使用是必要的。在美国，唯一含鱼精蛋白的胰岛素是 NPH 胰岛素（在国外也被称作 isophane）。无论是 NPH 单独使用，还是与其他类型胰岛素的混合，我建议尽可能避免这种随手可得的产品。对于那些需要极小剂量胰岛素的人群，如儿童，使用稀释胰岛素可能是最佳选择，这样可以对剂量进行更精确地调整。遗憾的是，市面上的两种长效胰岛素都没有与之配套的稀释剂[①]。因此，目前我不得不为一些儿童患者开具一天三次或更多次的稀释的 NPH 胰岛素（见本章“稀释胰岛素”一节）。对于一些患有胃轻瘫的患者（见第 22 章），我也会推荐在餐前将少量 NPH 与常规胰岛素混合在一起使用。

下文中将列出我认为可能合适的胰岛素（表 17-1）。

胰岛素活性强度

胰岛素的生物活性是按单位（unit）计量的。理论上，2 单位胰岛素下降的血糖量应该是 1 单位的两倍。因此，胰岛素注射器的刻度标记也是以单位为标准的。正如图 16-4 所展示的，这种注射器的设计考虑了精确度，刻度上包括 1/2 单位的刻度线。它的刻度线之间的间隔足够宽，对于一个视力良好的人，或者借助放大镜，能够准确测量 1/4 单位的剂量。我们推荐的注射器是按每毫升 100 单位的浓度设计的，最大容量为 0.3 mL，即 30 单位。胰岛素的标准浓度是 U-100，即“每毫升 100 单位”。在美国和加拿大，这是市面上唯一的胰岛素浓度。因此购买时无需特别指明。U-40 和 U-80 浓度的胰岛素在

① 我最喜欢的长效和中长效胰岛素是 ultralente 和 lente。但是因为对制造商来说利润较低，于 2006 年被迫下市。这两种胰岛素是有对应的稀释剂的。美国糖尿病协会在获知停产消息时，并没有提出抗议；但是在英国，这种对患者护理的漠视引起了强烈反响。

其他国家有售，其对应的注射器是根据这些特定浓度设计的，而 U-40 和 U-80 浓度的注射器在美国是不可获得的。在美国，根据医生的建议，制药商可以提供一种特殊浓度 U-500 的常规胰岛素（Regular），用于特定情况。

如果你在海外旅行期间不幸丢失了胰岛素，你可能会发现当地没有销售 U-100 浓度的胰岛素。在这种紧急情况下，你可以购买 U-40 或 U-80 浓度的胰岛素及与之对应的注射器，作为临时的替代。你需要使用新的注射器，按照单位计量，从新的胰岛素瓶中抽取你平常所需的剂量。

胰岛素的管理

在冷藏的条件下，在标签上标明的有效期之前，胰岛素的活性是稳定的。如果胰岛素在室温下存放超过 30~60 天，可能会有轻微的效力损失。这一点对 Lantus（glargine，甘精胰岛素）胰岛素尤其如此，即使存放在冰箱中，从你开封取出第一剂后，30 天可能会失去大部分效力[①]。Levemir（诺和平）属于地特胰岛素（detemir），保质期也是有限的，大约是 Lantus 的两倍。通常，常规胰岛素（Regular）、NPH 胰岛素、Humalog（lispro，赖脯胰岛素）和 Novolog（aspart，门冬胰岛素）等，在室温下可以安全存放长达 1 年之久。至于 Apidra（glulisine，谷赖胰岛素）胰岛素的保质期，目前尚不确定。

不过，不要仅仅根据制造商的建议，在刺穿瓶盖后 28 天就丢弃胰岛素，胰岛素实际上是可以继续使用的。许多制造商发布这一建议，实际上是为了促销更多的胰岛素。事实上，只要储存得当，胰岛素通常可以保持更长时间的有效性。

我有一名患者使用的是速效胰岛素，她告诉我胰岛素快用完了，需要新处方。当我问她还剩下多少瓶时，她说还有 4 瓶。她每次只使用约 1/4 单位的胰岛素，这意味着每瓶可以供她使用 4000 次注射。然而，由于制造商误导性的建议，她在刺穿瓶盖后 28 天就丢弃这些胰岛素。这样，她实际上丢弃了足够用 4 年的胰岛素。

只要胰岛素储存得当，且没有出现失效迹象（如变得浑浊或凝结），就

① 由于这个原因，以及研究还发现 Lantus 与癌症发病率增加有关，我不推荐使用 Lantus。

不需要遵循这个人为设定的 28 天限期。不使用时，尤其是在温度超过 85 ℉（29℃）的温暖天气里，一定要将胰岛素放在冰箱里储存。我每次使用后都会将胰岛素放回冰箱。对于那些经常外出的人，我建议使用 Frio 袋。这是一种小型便携式冷却包，可以让胰岛素保持安全温度长达 48 小时。随身携带装有注射器和胰岛素的 Frio 袋，这样可以确保在无法使用冰箱的情况下，你仍然做好了充分准备。

需要注意的是，即使在外观没有变化的情况下，胰岛素的活性可能会有所减弱，从而意外地导致血糖升高。当患者紧急联系我，报告血糖连续几日都异常升高时，我会通过一系列问题来追查血糖上升的原因。比如，他们是否有饮食上的失误？有没有可能感染了什么？或者可能是由于重复使用了注射器，导致胰岛素失去了部分活性（见第 16 章的“关于重复使用一次性胰岛素注射器的问题”）？即便看起来基本上还是透明的胰岛素，只要稍微出现浑浊，就是失活的明确迹象。对于 NPH 胰岛素——它通常是浑浊的——如果瓶内出现明显的固体块状物，或瓶壁上有灰色沉积物，在摇动后也不消散，同样说明胰岛素可能已经失活。然而，有时仅仅通过外观是无法判断胰岛素是否失活的。如果排除了是由饮食或感染引起的血糖升高，那么我会建议患者废弃他们目前正在使用的所有胰岛素，并开始使用新瓶胰岛素，哪怕旧的胰岛素看起来似乎没有问题。

一些简明的胰岛素日常保管准则：

· 将未开封的胰岛素储存在冰箱里，直到开始首次使用。目前正在使用的小瓶胰岛素，为了便利可以放置在室温下，但是 Lantus、Levemir 和 Apidra 最好存放在冰箱中。

· 绝对不能让胰岛素冷冻。一旦冻结，即使解冻，它的活性也可能已经受损，不再具有完整的效力。如果你怀疑胰岛素曾经冻结过，应立即丢弃。当室内温度超过 85℉（29℃）时，不使用时，胰岛素应保持冷藏。如果胰岛素在超过 99℉（37℃）的温度下暴露超过 1 天，那么应立即丢弃。

· 请勿重复使用胰岛素注射器，除非你按照第 16 章所描述的步骤进行。

· 避免将胰岛素暴露在直射的阳光下，或存放在关闭且无人照看的汽车内、手套箱或后备箱里。即便是在冬季，这些地方在阳光直射的情况下，也可能变得异常炎热。如果胰岛素不慎被留在了炎热的车内，请立刻将其丢弃。这一规则同样适用于血糖测试条和血糖测量仪（如果它的屏幕显示变暗了）。

· 不建议将胰岛素长时间贴身携带，例如放在衬衫口袋中。

· 在从倒置的胰岛素瓶中抽取液体至注射器时，留意瓶内液位。如果液位降至瓶身上标签的下缘或更低，应当丢弃该瓶胰岛素。这对于通常呈混浊状态的 NPH 胰岛素尤为重要，因为随着液体量的减少，活性颗粒的浓度可能会发生变化。

· 如果你计划去一个温暖的地方旅行，在那里可能无法为胰岛素提供冷藏条件，你可以考虑使用名为 Frio 的冷却产品。Frio 是一个内衬有特殊颗粒的小型布质包，这个产品在英国有五种不同的尺寸，美国有两种尺寸可供你选择。用时，将其浸泡在水中 20 分钟，包内的颗粒就会吸水膨胀成凝胶状。随着凝胶中的水分通过包上的空隙慢慢地蒸发，即使周围空气温度是 100 ℉（38℃），也至少在 48 小时内保持胰岛素在安全温度范围内，不需重新冷却。有关 Frio 的信息，请参阅第 3 章关于 Frio 的描述。

胰岛素如何随时间影响你的血糖？

理解胰岛素如何随时间推移而改变血糖水平是非常关键的。你需要知道胰岛素影响血糖的起始时间以及它何时停止起作用。这些信息一般都包含在胰岛素包装内的说明书中。但是，这些官方信息，对于正在采用我们的治疗方案的患者而言，可能并不太适用，因为我们采用的剂量非常小，而大部分官方数据都是基于较大剂量得出的。一般来说，较大的剂量胰岛素往往会比小剂量更早开始起效，并更晚停止作用。此外，胰岛素的作用时间也会因人而异，也受到剂量大小的影响。尽管如此，表 17–1 提供了一个合理的参考，大致显示了在我们推荐的生理剂量下（相对于通常的工业剂量，也就是大剂量），各种胰岛素的起效和停止作用的时间。你的个体反应可能与典型模式不同，但该表格至少可以为你提供一个初始参考。

还有一点需要注意的是，如果你在注射胰岛素的部位进行活动，胰岛素的吸收可能会加快。因此，如果你在手臂注射长效胰岛素的那天去举重，或者在你做腹部锻炼的日子向腹部注射胰岛素，可能并不是明智之举。

关于混合胰岛素的说明

两种不同的胰岛素绝不应混合使用——唯一的例外是针对胃轻瘫的特定情况（见第22章“调整餐前胰岛素以应对胃轻瘫”一节）。除此之外，混合两种不同的胰岛素并无实质性益处，尽管美国糖尿病协会（ADA）支持这一做法，而且药品公司也在市场上销售混合胰岛素。混合长效胰岛素和快速作用胰岛素，最终得到的产品，既不具备原来的长效属性，也不具备速效的属性。

表17–1 优选的胰岛素在注射后的大致作用时间[a]

美国品牌名称	缩写	胰岛素通用名称	起效速度	作用开始时间[a]	作用结束时间[a]
Humalog[b]	H	赖脯岛素（lispro）	最快的	10分钟	6~8小时（但定为5小时）
Novolog	NO	门冬胰岛素速效（aspartrapid）	第二快	15分钟	6~8小时（但定为5小时）
Apidra	AP	谷赖胰岛素（glulisine）	第二快	15分钟	6~8小时（但定为5小时）
Regular insulin NovolinR[c]	R	常规胰岛素（Regular）（美国以外称作crystalline）	快速	40~45分钟	8~10小时或更多（但定为5小时）
Regular insulin NovolinN[d]	N	NPH（浑浊）（美国以外称作isophane）	中等	1.5~3小时	上午注射为12小时；晚上睡前注射为4~6小时（非常明显）
Levemir	L	地特胰岛素(detemir）	慢	缓慢地在4小时内	上午注射为18小时；晚上睡前注射为6小时（非常明显）

a. 这些时间会因个体差异和一天中的时间不同而有所不同。

b. 大于7单位的剂量通常起效更早，持续时间更长，其效果的可预测性也比小剂量差。具体信息请参阅第19章“覆盖高血糖的时机”一节。

c. 该药物可稀释后用于儿童治疗，详细信息见本章“稀释胰岛素”一节。

d. 超过7单位的NPH胰岛素剂量在注射后大约8小时可能达到效果高峰。

不同胰岛素的缩写名称

在填写血糖数据表（GlucograF）时，使用表 17-1 中“缩写”一栏的缩写词——H、NO、AP、R、N 或 L——代替胰岛素的全称。这会让你和你的医生在做记录和阅读时更加方便。由于单位是默认的，你记录胰岛素剂量时也无需写上“单位”二字。例如，7 单位的常规胰岛素就简写为“7R”。如果你记不住这些缩写，也可以创造一套自己的缩写系统。

优选的胰岛素是否效力相同？

虽然不同种类胰岛素的作用时间各异，但无论是哪一种胰岛素，1 单位的剂量通常对血糖的影响力度是相同的。然而，有几个显著的例外，特别是 Humalog（H）、Novolog（NO）和 Apidra（AP）。NO 和 AP 胰岛素的效力大致是常规胰岛素（R）的 1.5 倍。这两种胰岛素是少数几个迅速起效的、真正基于人胰岛素的产品。而 Humalog 的效力则大约是常规胰岛素的 2.5 倍。虽然这些信息至关重要，却没有被权威机构公开发布。

你是否需要处方才能购买胰岛素？

也是，也不是！在美国，Humalog、Novolog 和 Levemir，这些胰岛素需要医生的处方才能购买。而NPH和常规胰岛素，在大多数州无需处方就可以购买。不过，当地的规定可能会有所变化。为了获得保险公司报销，所有胰岛素都需要处方。

我们为什么要使用长效胰岛素？

Levemir 是我们首选的长效胰岛素，其作用与快速作用型胰岛素不同。实际上，在我们的治疗方案中，它只有一个主要任务，即在空腹时，防止血糖上升（请参阅第 6 章关于糖异生和黎明现象的讨论）。Levemir 是我们的基础胰岛素。它不是为了防止进食后血糖升高而设计的。此外，它也不用于降低过高的血糖，因为它的作用太慢，不适合这个目的。长效胰岛素在轻度 2 型糖尿病中的次要作用是帮助延缓或预防 β 细胞耗竭。正如你稍后将看到的，无论是否使用长效胰岛素来应对空腹状态的血糖，我们都可能会使用快速作用型胰岛素来覆盖因进餐而引起的血糖升高。选择使用哪种胰岛素，以及何时使用，取决于你的血糖谱。

为什么我不再使用 Lantus（兰德仕）？

Lantus 是甘精胰岛素（Glargine）的一种。其说明书中提醒，瓶塞一旦被针头穿透（开封），即便是储存在冰箱中，30 天之后药效也可能会降低。考虑到还有另一种长效胰岛素 Levemir，其有效期是 Lantus 的两倍，除非每天至少使用 30 单位 Lantus 胰岛素，否则从经济角度来看，选择 Lantus 似乎并不划算。

在第三届胰岛素与癌症国际研讨会（2010）上，著名糖尿病专家恩斯特·尚特洛（Ernst Chantelau）博士提出了一个科学假说，即与其他类型的胰岛素相比，Lantus 可能有更高的致癌风险。他的假说基于一项发现：Lantus 对癌细胞表面的生长激素受体 IGF-1 有较高的亲和力。针对这一假说，有几位糖尿病专家接受了媒体的采访，但我是唯一支持尚特洛观点的人。随后，来自德国的科学研究结果支持了这一观点，从而促使欧洲糖尿病研究协会联合瑞典、苏格兰和英国的研究者，对这些国家胰岛素使用和癌症发生记录进行了详尽的审核。除了英国之外，其他所有国家的研究均证实了德国的研究结果。

既然市面上已有其他同样优秀的且成本更低的胰岛素，为什么我们还要使用 Lantus 胰岛素？毕竟它存在着促发癌症的风险，即便这种可能性极小。

何时使用快速作用型胰岛素？

对于 1 型糖尿病患者，或是那些遵循我们的饮食计划并服用口服药物的

2 型糖尿病患者，如果在一餐或多餐后血糖仍旧升高，那么在餐前注射常规（R）、Humalog（H）、Apidra（AP）或 Novolog（NO）等快速作用型胰岛素是恰当的。纯属巧合的是，常规胰岛素的作用时长大约是 5 小时，恰好与我们大部分人完全消化一餐中的蛋白质和碳水化合物的时间相匹配，这也是食物最终影响血糖的时间。通常，我们建议在餐前 45 分钟注射常规胰岛素，以便它能在开始进食时就能发挥作用，不过这个时间可能会根据不同的食物或个体的反应而有所调整。

然而，一些 2 型糖尿病患者，可能因为注射了一到两次小剂量的 Levemir，他们的 β 细胞得到充分的休息，以至于他们可以产生足够的胰岛素来覆盖餐食。至关重要的是，你的胰岛素治疗方案的定制必须要使你的血糖谱正常。然而，由于每个人都不相同，那么要做到这一点，要求你的医生付出更多努力，而不是仅仅开出每天一两针长效胰岛素就“完事大吉”了。

快速作用型胰岛素如 Humalog、Novolog 和 Apidra，由于其迅速的降糖作用，也通常用于迅速地降低已经升高了的血糖。考虑到高血糖是导致糖尿病长期并发症的主要因素，我们当然希望血糖能够迅速恢复到正常范围内。在第 19 章“密集的胰岛素疗法”中，我们将会介绍如何利用这些快速作用型胰岛素，迅速地将高血糖降到目标水平。如果你的医生观察到你的血糖很少出现高值，或者能够迅速自我恢复，那么可能就无需注射额外的胰岛素了。

稀释胰岛素

对于需要极小剂量胰岛素的 2 型糖尿病患者、轻度 1 型糖尿病患者以及 1 型糖尿病患儿而言，市面上现有的注射器无法做到精确测量。对这部分人群，1 单位的胰岛素可能使血糖降低超过 300 mg/dL（16.7 mmol/L）。相比之下，对于极度肥胖的 1 型或需要胰岛素治疗的 2 型成年糖尿病患者，同样的剂量可能只会使血糖降低 10 mg/dL（0.56 mmol/L）。因此，即便是 1/4 单位的测量误差，对于小孩来说也可能意味着超过 75 mg/dL（4.2 mmol/L）的血糖波动。为了解决这一问题，我们选择稀释胰岛素，这个过程非常简单。你的医生或药剂师可以从诸如 Eli Lilly 或 Novo Nordisk 等胰岛素生产商那里，免费获取空的无菌胰岛素瓶。这些制造商还会免费提供某些胰岛素所需的稀释剂。不过，目前 Apidra 还没有相应的稀释剂。我们可以通过转用效力相当的 Novolog，来规避这一问题。这款胰岛素的稀释剂易于获取。鉴于 Levemir 没有稀释剂，我们能做到的最好选择是稀释 NPH 胰岛素。由于 NPH 胰岛素作用时间中长（非长效），一些小患儿可能需要一天注射多达 6 次。

如果你的药剂师不提供稀释胰岛素的服务，你可以选择去一家有配药化学师的药房，或者按照下面的步骤自行操作：

1. 首先，你需要从医生那里获取明确的指导，了解应该将多少胰岛素与多少稀释剂混合在一起。例如，如果医生指示“稀释比例为 2∶1”，即二比一，那么你需要将每份胰岛素与两份稀释剂混合。医生可能还会为你准备几个无菌的 3 mL 注射器，以便进行稀释①。这些注射器的容量大约是你日常使用的 25 或 30 单位注射器的 10 倍，利用这些注射器可以更便捷地配制稀释胰岛素。

2. 每个小瓶的容量限制为 10 mL。你需要计算出所需的稀释剂和胰岛素各占多少毫升，并确保两者加起来的总量不超过 10 mL。例如，如果医生指示你按照 3∶1 的比例稀释胰岛素，那么你可能需要 6 mL 的稀释剂与 2 mL 的胰岛素混合。

3. 所有稀释剂应该像水一样清澈透明。确保你使用的稀释剂的标签上指明它适用于你想要稀释的胰岛素②。请注意，目前没有适用于 Levemir 的稀释剂。

4. 用你的 3 mL 注射器的针头刺穿空瓶，抽出空气。空气的抽出的量相当于你希望转移的稀释剂剂量（1、2 或 3 mL 等）。

5. 接下来，你需要将注射器的针头对准稀释剂瓶的瓶塞，并将之前抽取的等量空气注入瓶中。这样做可以平衡压力，使液体更容易抽取。接着，将瓶子倒置，确保注射器和瓶子都处于垂直状态，然后缓缓地拉动注射器的拉杆，从而抽取你所需的稀释剂量。在抽取过程中，让针尖保持在瓶塞附近，以防

① 它们应该配备相对粗的针头（21~23 号针头）。

② Eli Lilly 公司为 Humalog、常规胰岛素和 NPH 胰岛素提供稀释剂，但 Novo Nordisk 仅为 Novolog 提供稀释剂。

止空气进入。如果注射器中有任何气泡，确保在操作完成前将其排出。这样，你就能准确无误地准备好所需的稀释剂。

6. 将抽取的稀释剂注入你准备的空瓶中。如果需要转移更多稀释剂，请重复抽取空气的步骤。

7. 重复执行步骤 4、5 和 6，直到你所需要的稀释剂量全部转移到空瓶中为止。

8. 接下来，根据你需要稀释的胰岛素量，从稀释剂瓶中抽取 1、2 或 3 mL 的空气（数量取决于你将要转移的胰岛素量），然后将空气注入胰岛素瓶。翻转注射器和胰岛素瓶，保持垂直，轻缓地抽取预定量的胰岛素，同时确保针尖紧靠瓶塞，防止空气进入。如果你使用的是 NPH（浑浊）胰岛素，请在抽取之前立即将胰岛素瓶摇晃 6~10 次，确保混合均匀（见第 16 章图 16–6）。

9. 将胰岛素注入已加入稀释剂的小瓶中。

10. 重复步骤 8 和 9，直到将指定量的胰岛素加入稀释剂中。

11. 使用永久性墨水的马克笔，在新稀释的胰岛素瓶上标注过期日期（参照胰岛素瓶上的日期）、胰岛素类型（使用 ND、HD、LD、NOD 或 RD 来表示胰岛素已被稀释，D 是“稀释”一词的英文 Dilute 的第一个字母），以及所使用的稀释剂与胰岛素的比例（如 2∶1、3∶2、4∶1 或其他实际比例）。用透明胶带覆盖你的文字，以防被擦掉。

12. 将稀释后的胰岛素瓶放入冰箱保存，直至首次使用。

我看到很多人，包括医生、护士和药剂师，在注射稀释后的胰岛素时会感到困惑。考虑到这一点，我们将通过两个例子来展示如何进行简单的计算。

例一，你的医生希望你注射 2¼ 单位的胰岛素。假设你的胰岛素是按 1∶1 稀释的，那么在注射器里的每 2 份液体中，有 1 份是胰岛素，即一半是胰岛素。要得到 2¼ 单位的真实的（稀释前）胰岛素，你将需要注射双倍的稀释单位（2 × 2¼=4½）。因为剂量是根据注射器的刻度来测量的——这更容易目测，特别是使用了带有 1/2 单位刻度的新型注射器。

例二，假设你的医生指示你注射 1¼ 单位的胰岛素。假设你的胰岛素是按照 4∶1 的比例稀释的，那么在这种情况下，每 5 份液体中只有 1 份是胰岛素。因此我们必须将实际的单位数乘以 5 来确定注射剂量：5 × 1¼=6¼ 单位。你需要把注射器上调至 6¼ 单位的刻度。

我并不真的期望我的患者去计算他们需要的稀释后的单位数。以第 2 个例子为例，我会直接告诉你注射 6¼ 单位稀释后的胰岛素。如果这是 Humalog，我会在你的数据表格顶部的常规剂量框内写上“6⁺HD”[①]。

Humalog、Novolog 和 Apidra：最新一代超快速作用型胰岛素

这三种胰岛素分别由不同的制药公司研发，旨在解决常规胰岛素无法迅速对抗从饮食中快速吸收碳水化合物的问题。尽管如此，当摄入大量碳水化合物——比如面包、意大利面、水果等富含碳水化合物的食物时，它们仍受限于我们所倡导的“小剂量法则”。即使是这些最新的胰岛素，对于消化功能正常的人而言，也可能无法足够快速地抵消这些食物迅速带来的血糖升高。因此，即便使用了大剂量的胰岛素来应对，食用这些食物所带来的血糖风险依然存在。

针对一些特殊情况，这些胰岛素的应用，制造商可能未曾考虑过。举例来说，如果你发现在餐前 40~45 分钟注射常规胰岛素不太方便，你可以选择在餐前 15~20 分钟使用上述任何一款胰岛素。它们的作用速度足够快，不需要等待 40~45 分钟，就可以有效覆盖少量摄入的缓慢作用的碳水化合物。这一点在外出用餐时尤其实用。详细内容你将在第 19 章中看到。此外，那些过去依靠常规胰岛素来控制高血糖的患者，转而使用这些超快速作用型胰岛素将会体验到更快降低血糖的效果。这一点也会在第 19 章进行讨论。值得一提的是，研究表明 Humalog 的作用速度可能略快于 Novolog 或 Apidra。

相比于常规胰岛素，使用超快速作用型胰岛素的复杂之处在于，它们对大多数人来说效力更显著。例如，对我个人而言，1 单位的 Humalog 能降低的

---

① 请注意，我们使用符号“+”和“−”来表示剂量略高于或略低于注射器刻度上最接近的整数单位。因此，1^- 表示 3/4 单位，3^+ 表示 3¼ 单位。

血糖量是常规胰岛素的 2.5 倍；而 1 单位的 Novolog 或 Apidra 能降低的血糖量则是常规胰岛素的 1.5 倍[①]。

非注射胰岛素

尽管市场上可能会出现一些不需要注射的胰岛素产品，但对于寻求的精确血糖控制而言，当下的产品都不适用。

① 至于我所推荐的另外 3 种胰岛素——常规胰岛素、Levemir 和 NPH。如第 18 章所述，除了作用速度的差异外，这些胰岛素中的 1 单位与其他任何一种胰岛素的 1 单位在效力上是等价的。

第18章
CHAPTER 18

简易胰岛素疗法

本章和下一章将详细介绍有关胰岛素的多种不同的治疗方案。在阅读过程中，请参照表 17-1（见第 17 章）了解不同胰岛素的作用速度——例如，我们推荐的长效胰岛素是 Levemir（地特胰岛素）。

如何选择最适合你的胰岛素疗法主要基于你的血糖谱。医生需要决定你是否需要用长效胰岛素来控制空腹时的血糖，短效胰岛素用来覆盖餐后血糖，或者需要这两种胰岛素的组合。为了做出这些决定，医生需要尽可能多的天数的血糖数据，包括饮食、活动量（甚至是看似微不足道的活动，如购物）、血糖药物的使用时间和剂量，以及任何可能影响血糖的因素，如感染或其他疾病，或者你使用葡萄糖片纠正低血糖的情况。睡前血糖读数尤其关键，它直接影响睡前注射长效胰岛素的剂量。

为了让你对如何使用胰岛素将血糖调整至目标水平有一个直观的理解，我们将在下文中讨论具体的血糖谱的案例。

情景一：空腹血糖高于睡前水平

假设你在睡前已经服用了最高有效剂量的胰岛素增敏剂（ISA），然而你的空腹血糖（即早晨餐前血糖）仍然一直高于你睡前的血糖水平，那么你可能需要在睡前注射长效胰岛素。在开始让你使用胰岛素之前，我们会详细审阅你的血糖数据。需要提醒的是，为了测量睡前血糖，你要确保最后一餐至少是在入睡前 5 小时进行，也就是在晚餐后至少等 5 小时才测量睡前血糖。

每一天的测量都应遵循这个方法，除非存在胃排空延迟的情况（见第 22 章），任何人都不应当使用长效胰岛素来覆盖可能由晚餐引起的夜间血糖升高。

对于那些通常睡眠时间达到 8 小时或更久的人，我们建议在睡前注射长效胰岛素 Levemir。鉴于黎明现象的影响（见第 6 章“黎明现象”一节）——这是指早晨醒来前，肝脏会迅速清除血液中的胰岛素——建议睡前注射的时间距离早晨再次注射的时间不要超过 8.5 小时。通常情况下，睡前注射的长效胰岛素在大约 9 小时后效果会减弱，但随着黎明现象的结束，大约在那之后的 3 小时，胰岛素会恢复效力。

对于 1 型糖尿病患者和部分 2 型糖尿病患者，尽管生产商宣称 Levemir 能够作用整晚，但是实际效果往往并非如此。这一点也适用于另一种所谓的“长效”胰岛素 Lantus（甘精胰岛素）。如果你发现睡前注射的 Levemir 能够持续作用到天亮，这可能意味着你注射的剂量过高，进而导致你在半夜时血糖降得过低。因此，建议的做法是，在注射胰岛素后 4 小时，检测血糖并确保你的血糖水平不会比目标值低于超过 10 mg/dL（0.56 mmol/L）。为做到这一点，你不妨设定一个闹钟来叫醒你。如果血糖过低，你可能需要把睡前的剂量分成两部分，每部分略少于最初剂量的一半，分别在睡前和 4 小时后注射。这样的调整在以前是不必要的，但由于礼来公司（Eli Lilly）出于盈利考虑停产了老式的 ultralente 胰岛素，我们不得不采取这些措施。这再次显示了在糖尿病治疗中一种可悲的现实，那就是商业利益往往被置于患者需求之上。这也是我认为糖尿病通常被当作“孤儿病”（orphan disease）来治疗的另一个原因。

估算起始剂量

你的医生可能会采用以下的简易方法来确定你初始的睡前胰岛素剂量。通常情况下，对于一个体重为 140 磅（63.5 kg）、非怀孕、自身胰腺不再产生胰岛素的成年人，1 单位的常规胰岛素、NPH 胰岛素或长效胰岛素能够使血糖降低 40 mg/dL（2.22 mmol/L）[①]。但考虑到你的 β 细胞可能还在分泌一

① Novolog 和 Apidra 的效力约为其他胰岛素的 1.5 倍，而 Humalog 的效力则约为 2.5 倍。至于我所推荐的另外 3 种胰岛素（常规胰岛素、Levemir 和 NPH），如第 17 章所述，除了作用速度的差异外，在一个单位的效力上，这些胰岛素都是等价的。

定量的胰岛素，我们会采用“小剂量法则”，做更为谨慎的估计：初始1单位的常规胰岛素、NPH或Levemir可能在数小时内使你的血糖降低80mg/dL（4.4mmol/L）。这样的估算旨在避免血糖过低，降低发生低血糖反应的风险。

接下来，我们会按以下步骤操作：

首先，我们将检查你的血糖谱，找出过去一周内你夜间血糖上升的最小值。具体的做法是，我们会比较你的每晚睡前的血糖与次日早晨空腹时的血糖，计算出差额，并选择增幅最小的一晚作为计算基准。在此过程中，要确保你的晚餐用餐时间距离测量睡前血糖的时间不少于5小时。对于儿童，我们会要求父母使用一种“无痛的臀部微针血糖测试”（tushy stick），在孩子睡觉期间完成测量。

我们需要的第二个数字是1单位长效或中效胰岛素预期能降低你夜间血糖的最大值。为了估算这一数字，我们会参考1单位胰岛素所能带来的最大预期血糖降幅。基于我们的初步保守估计，1单位的Levemir或NPH可以使一个140磅（63.5kg）的2型糖尿病患者的血糖降低80mg/dL（4.4mmol/L）。我们用140除以你的体重（以磅为单位），然后将这个比例乘以80mg/dL。比如，如果你的体重是200磅，那么计算公式将是：（140 ÷ 200）× 80 = 56。这意味着，对于你来说，每单位胰岛素预计能降低血糖56mg/dL（3.1mmol/L）。

例如，假设你在过去的一周里，夜间血糖上升最低值是73mg/dL（4.06mmol/L）。我们会用73mg/dL除以你从上述等式中得出的数字56，来求得你睡前Levemir所需的剂量，即73 ÷ 56 = 1.3单位。这是你起始的睡前剂量，这是试验性的。然后，将剂量四舍五入到最近的1/4单位，你会得到1¼单位，你可以在数据表上将其缩写为1^+L，表示略大于1单位的剂量。

调整剂量

确定这个试验性剂量很简单，但这只是一个起点。这个剂量很可能不是完美的——可能偏低或甚至可能有点偏高。如果需要对睡前胰岛素剂量进行微调，你只需在开始使用胰岛素后的最初几天记录睡前和空腹血糖。如果最小的夜间血糖上升少于10mg/dL，那么你可能在第一次尝试时就找到了适当的剂量。如果上升幅度大于10mg/dL，你的医生可能会让你每隔两晚增加1/4

单位，直到最小的夜间上升量少于 10mg/dL（0.56mmol/L）①。

即便是只经历一次夜间低血糖，也会令人恐慌，尤其是对于独居者来说。这样的情况可能会动摇你对胰岛素治疗的信心。因此，采取一些简单的预防措施来避免这种情况发生是非常重要的。在你开始使用新剂量的第一晚（包括任何增加剂量后的第一晚），请设置一个闹钟，在注射胰岛素后大约 6 小时后叫醒你。当闹钟响起时，检查你的血糖水平，如果血糖太低就将其纠正到目标值（详见第 20 章“如何预防和纠正低血糖”）。值得注意的是，即使只发生一次低血糖事件也意味着你需要降低睡前的胰岛素剂量。

我们大多数人通常在睡前使用的 Levemir 剂量少于 8 单位。正在成长的青少年、有感染或胃排空延迟的人以及肥胖者可能会有例外。超过 7 单位的 Levemir 剂量，除了会导致更低的血糖水平外，还倾向于持续时间更长。这可能会导致夜间或甚至是第二天下午血糖过低的情况。不过，至少有两种方法可以预防这种情况。首先，你可以将胰岛素分成两个或更多大致相等的剂量。这些等量胰岛素应在睡前注射，但要注射到不同的部位。比如，你需要的剂量是 9 单位，你可能会将 4 单位注射到手臂，另外 5 单位注射到腹部。你可能记得大剂量胰岛素的吸收时间或发挥全部作用并不一致，因此两次或更多次较小剂量的注射有一个优点，那就是两剂的吸收更加可预测。同一支注射器可用于第二次、第三次等注射。

平衡夜间血糖水平最有效的方法是：将睡前的 Levemir 分成剂量大致相等的两份，分两次注射，一次是在睡前进行，另一次在 4 小时后进行。这个方法是由负责管理我的办公室的 Pat Gian 女士提出的。

情景二：白天血糖升高，无论是否进餐

如果你发现即使跳过餐食，白天的血糖水平仍在上升，并且正在服用最大剂量的一种或多种胰岛素增敏剂（ISA），那么现在是时候与你的医生共同探索新的方案了。我们需要区分的是，是餐食导致了血糖的升高，还是血

① 在我的患者中，有些人的血糖非常容易控制，因此我们设定了一个零血糖波动的目标，即在整个日间保持血糖水平完全不发生变化。

糖有独立升高的趋势。不过，如果你不需要在睡前注射胰岛素来应对黎明现象——即许多糖尿病患者夜间和清晨醒来后3小时内血糖上升的现象——那么在不进食的情况下，白天血糖上升实属罕见。为了明确血糖在白天的具体上升时间及幅度，请进行以下检测：

·早上起来，第一件事情是测量你的血糖。

·如果你在早晨服用胰岛素增敏剂（ISA），请继续使用当前剂量。

·在起床后1小时再次检测血糖，这是第二次早晨检测。

·不要吃早餐和午餐，只吃晚餐。晚餐的用餐时间至少是在第二次早晨血糖测量后12小时。

·在白天，大约每4小时检测一次血糖，特别是在第二次早晨检测后的12小时。

如果即使服用了最大剂量的ISA，你的血糖在12小时内上升超过10mg/dL——并且期间没有任何下降——你可能应该在早晨起床时，需要注射长效（即基础）胰岛素①。

计算基础胰岛素剂量的方法与我们之前在第一个情景中确定睡前剂量时采用的方法是一致的。考虑到一周内进行两次禁食试验会让人感到不愉快，我们可能会选择下一个星期再次进行试验，以确认我们的基础剂量是否合适。在之后的几周里，我们还可能需要进行额外的试验，以便精细调整这一剂量。

监测你的胰岛素治疗方案

一旦开始使用胰岛素，你和你的家人熟悉如何预防低血糖（血糖过低）是至关重要的。为此，你和与你同一居住或共事的人应该阅读第20章“如何预防和纠正低血糖”。

如果你仅使用长效胰岛素，并且严格遵从我们的饮食方案，那么你可能不需要每天都进行血糖检测。然而，出于谨慎，建议你每隔一到两周选择一天进行血糖监测，在早晨起床、每餐前、餐后2小时以及睡前进行。这样做

① 有关基础胰岛素和餐时胰岛素剂量概念的介绍，请参见第19章。

是为了验证你的胰岛素需求量有没有增加或者减少。如果你观察到的血糖值持续超出或低于目标值 10mg/dL（0.56mmol/L），应及时与你的医生沟通[①]。

你还需要在运动之前和运动之后进行血糖测试。如果你以往的经验显示，运动后 1 小时内血糖继续下降，那么你应该每隔 1 小时检测一次，直到血糖水平稳定[②]。

正如你在第 21 章“如何应对脱水、脱水性疾病和感染”中所了解到的，一旦患上这类疾病，要及时记录并向医生报告你的每日血糖变化，这是非常关键的。

当面对早餐前的血糖反复偏高时，许多患者和医生会习惯性地增加早晨的基础胰岛素剂量，但这种做法是不正确的。控制空腹血糖应该依靠睡前的胰岛素，因此需要调整的是睡前的剂量。在精细调整了睡前剂量及必要时调整早晨的长效胰岛素剂量之后，你的胰腺 β 细胞可能会逐渐恢复一定的功能，足以防止餐后血糖上升。这在轻度 2 型糖尿病患者中是常见的情况。然而，如果在任何一餐后，你的血糖仍然在任何时间经常性地上升超过 10mg/dL，你可能需要在餐前注射快速作用型胰岛素，如第 19 章所述。

其他考虑因素

天气变暖可能会减少胰岛素需求

有些人会发现，在经历了一段较冷的天气（如冬季）后，当天气突然转暖时，他们所需的胰岛素量会出人意料地下降。这一变化通常可以通过观察到在气温升高时血糖值明显低于目标范围来识别。在这种情况下，患者在冬天对胰岛素需求可能会增加，在夏天则减少[③]。尽管目前还不清楚这种影响

① 如果你忘记了我们是如何确定血糖目标的，请参见第 19 章“你的目标血糖水平应当是多少？”一节。

② 使用胰岛素的人在驾驶前以及驾驶期间每小时都必须检测血糖；操作具有潜在危险的机械时，也应按照这个要求去检测血糖；至于潜水爱好者，则应该在每进行 20 分钟潜水后进行血糖检测。

③ 一些同时患有红斑狼疮的糖尿病患者可能会经历相反的情况——在寒冷天气下对胰岛素需求降低，而在温暖天气下胰岛素需求增加。

的确切原因，但这可能与暖和天气使外周血管扩张，从而加强了血液、葡萄糖和胰岛素向体外组织的流动有关。不管具体原因如何，每当天气出现突然变暖时，都应密切监控血糖水平，并适时调整胰岛素剂量，以避免发生危险的低血糖。

跨时区航空旅行

当你进行的长途飞行，如果时差只是 2 小时或不到 2 小时，这通常不会对你使用的胰岛素增敏剂（ISA）或用于控制空腹血糖的长效胰岛素剂量产生显著影响。当然，这种小幅度的时间变化应该也不影响快速作用型胰岛素的使用或是那些用于覆盖餐后血糖的胰岛素剂量。然而，当旅行导致时间变化超过 3 小时，尤其是当你早上和晚上需要使用不同剂量的长效胰岛素时，就可能需要进行调整。如果你的旅行跨越了很多时区，以至于白天变成了夜晚，情况就更为复杂了。

对于时差在 2 小时或以下的情况，你只需在醒来时和睡前按新时区的时间正常注射你的胰岛素。对于更大的时差，可以选择在几天内逐步过渡，每天调整 3 小时。为此，你需要按照“家乡”的时间来计划服药。比如，如果你向东方旅行，家乡的时间较早，那么在离开的第一天，你应该在家乡时间 3 小时后注射你的胰岛素。第二天，则在家乡时间 6 小时后注射，依此类推。这样，如果你到达的新时区比家里晚 6 小时，你将在两天内完成完全的时间调整。向西旅行时，则采取相反策略。尽管这样做可能有些不方便，因为你可能需要在不太合理的时间点上定闹钟来注射胰岛素或服药——希望之后你还能再次入睡。

我的一些患者在旅行时会采用一种轻松避免麻烦的方法。不论他们身在何处，他们都会在早晨醒来时按时注射早晨的胰岛素剂量，到了晚上睡觉时间则注射睡前剂量。不过，他们会在清醒时每两小时检测一次血糖，如果血糖过高，就根据第 19 章“密集的胰岛素疗法”中的指导进行调整；如果血糖过低，他们会依照第 20 章的方法将血糖调至正常水平。坦率地讲，这也正是我个人使用的方法。不论是我，还是我的患者，使用这种方法都未曾遇到过问题。但如果晚上与早晨的胰岛素剂量相差很大，这种轻松的做法可能会带来问题。在这种情况下，每天调整 3 小时的时间来逐步过渡。这样做无疑是更安全的选择。

大剂量胰岛素的多点注射

我和我的患者发现，注射大剂量胰岛素时，随着胰岛素剂量的增加，其对血糖的影响越来越难以预测。这种情况部分是由于大剂量注射的吸收率每天可能都有变化。经过一系列的试验与试错，我认为成人单点注射的剂量不应超过 7 单位（儿童应更少），7 单位是临界值。所以，如果一个胰岛素抵抗的患者需要在睡前注射 20 单位的 Levemir，我会要求他在 3 个不同的注射部位，分别进行注射，每个部位注射量分别为 7 单位、7 单位和 6 单位。这 3 次注射可以使用同一支注射器完成。

第19章

CHAPTER 19

密集的胰岛素疗法

除了最轻微的1型糖尿病患者外，所有1型糖尿病患者都应在每顿饭前注射快速作用型胰岛素，并在早晨及睡前注射长效胰岛素，以便维持空腹时的血糖水平。这种做法在很大程度上模拟了非糖尿病人体维持血糖水平的自然机制。通常情况下，非糖尿病人在空腹时会维持一个稳定而较低的胰岛素水平。这就是所谓的基线或基础胰岛素水平，其作用是防止糖异生——即身体将蛋白质储备（比如肌肉和重要器官中的蛋白质）转化为葡萄糖的过程。如果没有这个基础胰岛素水平，人们的身体就会像古时描述的糖尿病症状那样，逐渐"溶解成糖水"。

在非进食状态下，如睡眠期间或两餐之间，胰腺会存储它所生成的胰岛素，以便在下一次进食时使用，并且保持一个较低水平的胰岛素释放，即基础胰岛素水平。当我们进食时，以及餐后大约5小时内，身体会接受到所谓的胰岛素脉冲剂量（bolus of insulin）——一种更高的释放率，以帮助将餐中的葡萄糖转运储存到细胞中（见第1章图1-2）。正如你在第6章"奇特的生物学"中了解到的，我们的身体产生一些对抗性调节激素（counter regulatory hormones）来防止血糖过低，以避免发生低血糖。因此，对于像我们这样体内很少或不产生胰岛素的人群，既需要长效胰岛素，也需使用速效胰岛素。我们所做的一切努力就是试图通过长效和速效胰岛素来粗略地模拟一个稳定的基础释放率和在进餐时适当的"突增"释放速率。

如果你患有2型糖尿病，即便在餐前服用了胰岛素增敏剂（ISA），你的血糖在下一餐前的任何时候仍旧经常性地上升，并且超过目标值10mg/dL

（0.56 mmol/L），那么你可能需要在餐前注射快速作用型胰岛素，如 Humalog、Novolog、Apidra 或常规胰岛素。

本章的主要内容是关于如何根据不同情况计算胰岛素的剂量和把握注射时机。这些基本计算通常非常简单，你的医生或医疗服务人员可以并且应该为你完成。我在此之所以介绍这些计算方法，其中的原因有多个。首先，你需要明白确定胰岛素剂量所依赖的信息，这有助于你认识到这一过程既不神秘，也不复杂。其次，如果你理解了这些计算是如何进行的，你也能更准确地辨别不恰当的胰岛素剂量，从而避免出现剂量上的失误。最后，虽然糖尿病控制与并发症试验（diabetes control and complication trial， DCCT）取得了显著成果，许多医生和医疗保健专业人员仍有一个误区，认为将血糖控制在正常范围内是危险的、不切实际的或不可能的。我希望通过解释这些计算步骤，我能帮助你使你的医疗服务提供者为你提供更好的照护。

如果你对数学不感兴趣，你可以跳过本章的计算部分。但是，不要跳过整个章节。这里包含了有关调整胰岛素剂量或注射时机的重要信息，以便使剂量和注射时间适应你日常生活中的常见变化，比如外出就餐，或者如果你跳过一餐，或者吃零食时，该如何调整胰岛素。在本章的后续部分，你还将了解到为什么我不太支持吃零食。

每次就餐前都需要注射快速作用的胰岛素吗?

在每次进餐或吃零食前，使用快速作用型胰岛素，有助于维护你可能还保留的 β 细胞功能。不过，你可能不太愿意一天中多次注射胰岛素。实际上，你可能发现自己只在某些餐次需要注射胰岛素，而在其他时候则不必如此。比如，我的一些患者只在早餐和晚餐前注射快速作用型胰岛素，并选择在午餐前几小时服用胰岛素增敏剂（ISA）来保持正常的血糖水平。有位患者在早餐和晚餐前会注射胰岛素，但在健身前的小午餐时，则不使用任何药物。决定你是否需要在餐前使用快速作用型胰岛素，关键取决于你的血糖谱。假如，除了晚餐之外，你的血糖每餐前后保持不变，那么你只在晚餐前需要使用快速作用型胰岛素。

你可能还记得,我们之前对"黎明现象"的讨论,无论是自身分泌的胰岛素,还是注射的胰岛素，在你早上醒来时，它们似乎都不太有效。这就是为什么我见过的几乎所有的餐前需要注射胰岛素的人，至少在早餐前都必须注射一剂的原因。

胰岛素覆盖餐食效应：最快速作用的胰岛素 Humalog、Novolog、Apidra 与常规胰岛素的各自特性

首先，请重新阅读第 17 章的表 17–1 "优选的胰岛素在注射后大致作用时间"。

显然，与常规胰岛素（R）相比，Humalog 既有其优势也有缺点。它有一个小难题，图 19–1 展示了这个问题的根源。正如你所见，Humalog 在进入血液后迅速达到高峰，但在两小时后其水平会下降，并且低于常规胰岛素。有几个原因使得试图将 Humalog 的这一峰值与碳水化合物对血糖的影响相匹配

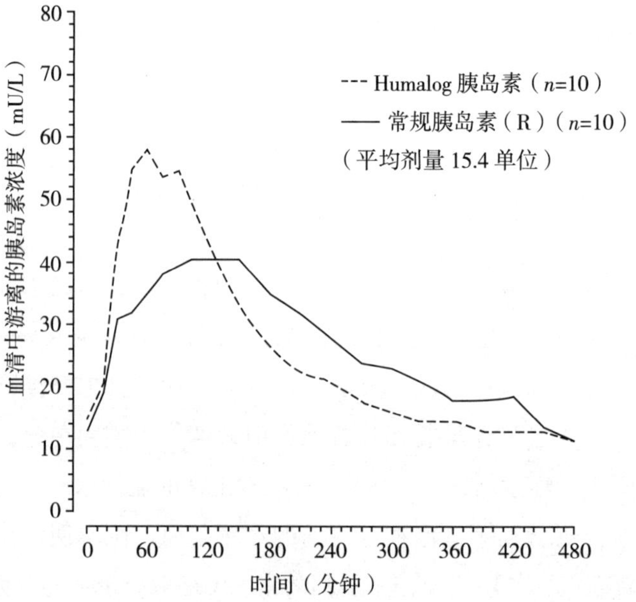

图 19–1 快速作用型胰岛素的血清胰岛素水平和作用时间：常规胰岛素与 Humalog。请注意，"工业化"平均剂量是 15.4 单位，远大于本书推荐的生理剂量。引自 Humalog PI。经 Eli Lilly and Company 许可使用

变得格外困难。在这里我不展开讨论所有原因，但请考虑以下几个关键点：

· 胰岛素的效果峰值何时出现以及其形状，在每次注射时都可能不同。

· 同样，峰值会随着注射的量多少而有所变化。

· 血液中碳水化合物的含量会因时间和不同的餐食而波动。

· 常规胰岛素的效果峰值更加平缓，更容易与缓慢作用的碳水化合物相匹配，而 Humalog、Novolog 或 Apidra 的效果峰值急剧，它们与食物的匹配性不好，无论是快速释放糖分还是慢速释放糖分的食物。

对我们大多数人来说，必须在餐前大约 40~45 分钟注射常规胰岛素，以便在餐食开始提高血糖时发挥作用。Humalog 在注射后约 15 分钟开始发挥作用。如果你无法提前准确知道餐食何时会被端上，比如在外就餐时（见本章“在外就餐时使用最快速作用型胰岛素”一节），这个 15 分钟的短时间间隔带来了极大的便利。考虑到这一点，我通常建议患者，在时间紧迫时使用 Humalog；但是在允许时，还是要用常规胰岛素来覆盖餐食；因此，我通常会将“常规胰岛素”称为“餐前胰岛素”（premeal bolus insulin）。这并不排除在某些情况下，使用其他快速作用型胰岛素。关于哪些具体情况，详见下文。

使用这些快速作用的胰岛素——Humalog、Novolog 和 Apidra——会带来一些额外的复杂性[①]。首先，至少根据我和我的患者的经验，它们对血糖的作用并不像常规胰岛素那样稳定。其次，正如我们之前所说的，这些胰岛素的效力可能是常规胰岛素的 1.5~2.5 倍。因此，它们的使用量必须比常规胰岛素少，需要减少到 4/10（如 Humalog）减至 2/3（如 Novolog 和 Apidra），才能达到同等的控制血糖的效果。

为了便于阐述，下文中在提及最快作用型胰岛素时，我仅以 Humalog 为例。

就餐前多少分钟应当注射常规胰岛素？

我们的目标是尽量减小或完全避免餐中和餐后血糖的升高。为了做到

① 在我们所讨论的胰岛素中，只有两种（即常规胰岛素和 NPH）具有与人胰岛素相同的分子结构。所有其他的胰岛素结构略有不同，因此被称为胰岛素“类似物”，而不是“人”胰岛素。

这一点，你需要提前一段足够的时间注射胰岛素。这样当你开始进食，食物使血糖上升时，胰岛素已经开始发挥作用来降低血糖了。但同时，注射胰岛素的时间也不能过早，以免胰岛素作用过快导致血糖下降速度超过食物消化速度。对于我们大多数人来说，注射常规胰岛素的理想时间是在用餐前大约40~45分钟。如果你患有胃轻瘫症，也就是胃排空延迟的情况，这是一个常见的例外。关于如何诊断胃轻瘫，以及如果你患有此病应何时注射常规胰岛素，我们在第22章中有详细介绍。

然而,也有一些人对快速作用型胰岛素的吸收得特别缓慢,无论是哪一种。他们可能需要在餐前大约90分钟注射常规胰岛素。由于这样做可能很不方便，我们可以选择使用较小剂量的Humalog，并可能在餐前大约60分钟注射。

确定注射时间

确定注射时间的这项试验可以帮助你找出应在餐前多长时间注射常规胰岛素才是最合适的。进行这个测试的前提是你的起始血糖水平要低于140mg/dL（7.78mmol/L），最好接近正常值，并且在过去至少3小时内保持稳定。

你可以尝试在预定用餐时间前45分钟注射胰岛素。接着，在注射25分钟后的每5分钟，即在注射后25、30、35、40、45分钟，测试血糖水平。

当你发现血糖水平下降了5mg/dL（0.28mmol/L）的那个时间点，就是你应该开始吃饭的时候了。如果血糖在25分钟时就已经下降了5mg/dL，那么你可以立即开始用餐，无需继续测试。如果45分钟时血糖仍未下降，那么应延后用餐时间，并继续每隔5分钟测试一次，直到血糖至少下降5mg/dL为止，然后再开始用餐。除非在未来某个时候，你餐前常规胰岛素剂量调整了50%以上，否则通常不需要重复这个试验。

如果你在进行这项试验时起始血糖高于140mg/dL，血糖测量的不精确性和胰岛素敏感性的不确定性可能会超过我们寻找的5mg/dL的降幅。在这种情况下，请推迟试验，直到你的血糖水平更接近正常范围。在此期间，暂时遵循用餐前45分钟注射胰岛素的建议。

容错空间有多大?

在确定了餐前注射常规胰岛素的最佳时间后，例如很多人是40分钟，你可能想知道可容许的时间误差范围有多大。

实际上，提前或延后 5 分钟用餐通常不会对血糖造成明显的影响。但是，如果你比原定时间提前 10 分钟进餐，血糖在吃饭时可能会有所升高，通常会在胰岛素作用结束后，也就是该剂胰岛素注射后的 5 小时左右，回落至初始水平。这种偶尔的偏差并不会带来严重问题。然而，如果血糖在每餐都明显升高，并且这种情况持续多年，那么患上糖尿病相关的长期并发症的风险就会增加。如果你比计划时间提前 15~20 分钟用餐，血糖可能会升得较高，例如达到 180 mg/dL（10 mmol/L），从而可能进一步造成对注射的胰岛素产生轻度抵抗。在这种情况下，当胰岛素的效果消退时，血糖可能不会完全回到餐前的水平。如果这种情况经常发生，那么你的长期并发症风险将会上升。

如果你在注射后超过了预定的 10~15 分钟才开始用餐，可能会出现低血糖的问题。常规胰岛素虽然起效较慢，但在最初的两小时内对血糖的降低作用会逐渐加快。即便是延迟 10 分钟进食，也有可能导致血糖降低速度超出了低碳水化合物食物能够补偿的范围。显然，这样的情况可能带来低血糖风险。

在外就餐时使用最快速作用型胰岛素

外出用餐的一个乐趣是品尝家中难以自制的美食，但对于需要注射胰岛素的糖尿病患者而言，挑战在于必须依照他人的时间安排进食，而非自己的。不管是餐厅服务员、餐馆或是航空公司——无论他们有多么善意——很少能像他们承诺那样，准时为你服务。对非糖尿病者来说，等待或许只是小烦恼，但对我们糖尿病患者来说，这种等待可能带来风险。在计划餐前胰岛素剂量时，你不能完全依赖服务人员的承诺。我自己注射餐前胰岛素已超过 50 年，多次经历过因为餐点延迟而导致的血糖下降。现在，有了快速作用型胰岛素，这种无奈的情况有所改善。当看到服务员端着头盘向我走来时，我会注射一剂快速作用型胰岛素。如果担心主菜会迟到，我会将剂量分成两部分，在主菜上桌时注射第二部分。建议你也采取同样的策略。这样做可以确保你不会因餐食延迟而遭受低血糖的严重后果。与因餐食延迟而导致的低血糖的风险相比，短暂血糖上升是小问题。如果你选择慢慢享用一顿低碳水化合物的餐食，甚至还可以避免血糖的短暂升高。

因为这些新型胰岛素的效果比常规胰岛素更强，所以按照第 17 章相关的解释，你应该相应减少剂量。

目前，大多数航空公司只在国际航班上提供餐食。如果你不是头等舱或商务舱乘客，通常没有太多选择餐食内容的自由。因此，携带自己的食物是一个明智的做法——至少是蛋白质食物，如罐头鱼或肉类，甚至是一些奶酪。你通常还会收到含糖量低的碳水化合物，如沙拉或蔬菜。这正是使用快速作用型胰岛素的时候，比如 Novolog，在开始进餐前 20 分钟注射。

另外，建议在飞行旅行时，不要选择“糖尿病”餐。截至目前，航空公司提供的所谓“糖尿病”餐饮中往往含有高比例的单糖。这些餐食甚至可能在沙拉中加入水果。我个人在订航班时喜欢选择“海鲜餐”或“犹太餐”。这样可以确保得到适量的蛋白质。不过，要注意的是，许多航空公司的早餐可能不包括海鲜。对于那些只提供饮料和小包花生的航空服务，自带餐食可能是更好的选择，这样你可以坚持自己的饮食，并且能够精确控制注射胰岛素和进食的时间。

一点警告：如果你患有胃轻瘫，应避免在用餐时注射作用较快的胰岛素，因为它的作用速度可能会超过你的胃排空速度。在这种情况下，应优先选择常规胰岛素。

有关餐饮的其他考虑事项

每天都必须在同一时间用餐吗?

自从 20 世纪 30 年代末长效胰岛素问世以来，糖尿病患者被教导要在每天固定的时间进食和吃零食。在有关糖尿病治疗的现代文献中，这一烦琐的要求至今仍然被提及。在我们开始使用小剂量的长效胰岛素仅仅用于覆盖空腹血糖之前，医生们通常会开具一整天只需 1 到 2 次的大剂量长效胰岛素。这不仅要覆盖空腹血糖，还要覆盖正餐引起的血糖升高。尽管大多数医生至今仍然采取这种做法，但这样的方案并没有成功地控制血糖水平，并且低血糖的风险始终存在。因此，患者不得不在确切的时间进食和补充零食，以此来抵消长效胰岛素造成的持续性血糖降低。

如果按照本章的建议，用快速作用型胰岛素来覆盖我们的餐食，只要提前注射，我们就可以在任何时候进餐。同样，如果我们选择不注射，我们也可以决定跳过某一餐。回想我在医学培训期间，有时候 36 小时的工作班次会让我跳过早餐，甚至在凌晨 3 点才吃“午餐”。有时候，我一整天什么也不吃。由于我遵循了本书所描述的灵活的胰岛素治疗计划，这对我来说完全没有问题。

如果忘记在用餐前 45 分钟注射常规胰岛素怎么办？

如果现在距离预定的用餐时间（例如，你在工作时的午休）不到 15 分钟，那么请注射较小剂量的 Humalog，而不是常规胰岛素。

如果在餐前忘记了注射常规胰岛素，那么请立即使用 Humalog——但不要忘记，Humalog 的剂量只应是常规胰岛素剂量的四成（40%）。如果你使用的是 Novolog 或 Apidra，剂量应该是常规胰岛素剂量的一半（50%）。

如何估算餐前常规胰岛素剂量？

我们知道，对于完全不产生胰岛素的 1 型糖尿病患者，1 单位的常规胰岛素通常会使体重 140 磅（63.5kg）、体型匀称的成年人的血糖下降 40mg/dL（2.22mmol/L）。我们还知道 1g 碳水化合物会使血糖升高 5mg/dL。因此，1 单位的常规胰岛素通常可以覆盖 8g 的碳水化合物；我们也知道 1 单位的常规胰岛素大约可以覆盖 2 盎司（约为 56.7g）蛋白质。

当然，情况并非一成不变。这些数据主要适用于那些不能自行产生胰岛素且没有胰岛素抵抗的个体。胰岛素剂量因人而异，需要个体化调整。如果你是肥胖的、怀孕的或者是处于成长期的儿童，你可能需要的胰岛素剂量会比这些建议的标准剂量要多。反之，如果你的 β 细胞仍然能够分泌一定量的胰岛素，那么你实际所需的胰岛素量可能会远少于这里的指导数值。事实上，我有一些成年患者，他们所需的胰岛素剂量仅为标准用量的 1/10。

在决定常规胰岛素剂量时，我们还要考虑到所熟悉的“黎明现象”。你在早餐前所注射的常规胰岛素的效果可能会比其他时间低约20%，即使是同一支胰岛素。

最重要的变量是你的饮食。由于我们无法预先准确知道常规胰岛素对你的具体影响——只有在开始使用后，才能知道。因此你在餐前的初始试验剂量必须基于你详细制订的饮食计划。有了这个计划作为基础，我们才能对你可能需要的胰岛素剂量做出一个相对安全的初步估计。

对医生而言，要在首次尝试时就平衡所有这些变量并确定恰当的常规胰岛素剂量并非易事。因此，出于安全考虑，我们通常会先估计一个偏低的胰岛素需求量，然后根据随后的血糖监测结果，逐步调整餐前的剂量。这再次体现了“小剂量法则”的应用。考虑到这个过程的复杂性，我们将探讨医生在两种不同极端情况下可能采取的措施。

情景一

假如你是1型糖尿病患者，正在按照传统的治疗方案，接受治疗，即每天注射一次或两次大剂量的中效或长效胰岛素。现在决定转向我们推荐的治疗计划。需要注意的是，许多2型糖尿病患者随着时间的推移几乎完全失去β细胞的功能，实际上他们的情况变得类似于1型糖尿病，所以这个转换方案同样适用于他们。以下是你和医生共同制订的饮食计划：

早餐：6g碳水化合物和3盎司蛋白质（1盎司约为28.35g）。

午餐：12g碳水化合物和4.5盎司蛋白质。

晚餐：12g碳水化合物和6盎司蛋白质。

为了确保安全并使用尽可能少的胰岛素，我们先不考虑黎明现象对你早餐所需胰岛素剂量的影响，也不考虑因肥胖而引起的胰岛素抵抗问题。我们将基于一个体重为140磅（约为63.5kg）的成年人进行初步估算，计算方式如下：

为了覆盖碳水化合物的影响：碳水化合物的克数除以8，得出所需的常规胰岛素单位数。

为了覆盖蛋白质的影响：蛋白质的盎司数除以2，得出所需的常规胰岛素单位数。

早　餐

6 g 碳水化合物 ÷ 8 = 3/4 单位常规胰岛素（在你的数据表上记为 1^{-}R）①

3 盎司蛋白质 ÷ 2 = 1½ 单位常规胰岛素（1.5 R）

早餐的总试验剂量将是 2¼ 单位常规胰岛素（2^{+}R）

午　餐

12 g 碳水化合物 ÷ 8 = 1½ 单位常规胰岛素（1.5 R）

4.5 盎司蛋白质 ÷ 2 = 2¼ 单位常规胰岛素（2^{+}R）

总试验剂量 =3¾ 单位常规胰岛素（4^{-}R）

晚　餐

12 g 碳水化合物 ÷ 8 = 1½ 单位常规胰岛素（1.5 R）

6 盎司蛋白质 ÷ 2 = 3 单位常规胰岛素（3 R）

总试验剂量 = 4½ 单位常规胰岛素（4.5 R）

如果你的胰腺还能分泌一定量的胰岛素（医生可以基于经验来判断或通过 C 肽测试来确定；详见第 2 章“血清 C 肽”一节），那么你的医生可能会建议减少这些计算出来的剂量。

你的试验剂量很可能会稍微有些偏差——也就是说，在某些或所有餐后，你的血糖可能会升高或下降。然而，除非你患有胃轻瘫，否则你的餐后血糖通常不太可能出现危险地偏低的情况。如果你存在胰岛素抵抗，那么在第二次尝试时，你可能需要增加胰岛素的剂量。

你和你的医生都会希望你的血糖尽快回归正常。因此，在开始这种密集胰岛素治疗方案的第二天，甚至可能是接下来几天，你的医生会通过电子邮件、微信或者电话询问你的血糖变化情况，或者你携带你的血糖谱前往医院，以便让医生为你调整血糖剂量。请记住，对于微调餐前胰岛素剂量，血糖检测时间应该是在注射常规胰岛素、Novolog、Apidra 或 Humalog 后的 5 小时，这是关键所在！因为这被假定为胰岛素发挥效用所需的时间。假设你在第一天的血糖记录如下：

早餐后 5 小时：血糖上升 70 mg/dL（3.9 mmol/L）。

午餐后 5 小时：血糖下降 20 mg/dL（1.1 mmol/L）。

① 有关胰岛素的剂量表述，1^{-}是 3/4；1^{+}是 1¼，请参考第 17 章的相关部分。

晚餐后 5 小时：血糖上升 25 mg/dL（1.4 mmol/L）。

从这些数值来看，我们最初估计的胰岛素剂量需要调整，以防止血糖水平上升或下降超过 10 mg/dL（0.56 mmol/L）。调整剂量的过程相对简单：如果我们考虑一名自身不产生胰岛素、体重为 140 磅（约为 63.5 kg）的成年 1 型糖尿病患者，1 单位的常规胰岛素大约可以降低血糖 40 mg/dL（2.2 mmol/L）。如果你的体重是 100 磅（约为 45.4 kg），那么 1 单位的常规胰岛素大约可以降低你的血糖 56 mg/dL（3.1 mmol/L），即（140 ÷ 100）× 40 mg/dL；如果你体重 180 磅（约为 81.6 kg），1 单位的常规胰岛素将大约降低血糖 30 mg/dL（1.7 mmol/L），即（140 ÷ 180）× 40 mg/dL；在本例中，我们假设你的体重接近 140 磅（约为 63.5 kg），所以可以采用 1 单位的常规胰岛素降低 40 mg/dL 的血糖。对于 2 型糖尿病患者，他们可能会从本章中表 19–1 中找到更合适的调整方案。

现在，我们来重新审视一下假定的血糖谱，并计算出针对餐前常规胰岛素剂量所需的调整。

餐次	血糖变化	变化 ÷ 40 mg/dL	剂量变化（四舍五入至最近的 0.25 单位）
早餐	+70 mg/dL	1.75	$+2^{-}$ R
午餐	–20 mg/dL	–0.5	–0.5 R
晚餐	+25 mg/dL	0.625	+0.5 R

现在，我们通过对原始试验剂量进行上述调整，来微调我们餐前常规胰岛素的注射量。

餐次	试验剂量	调整	新剂量
早餐	2^{+} R	$+2^{-}$	4 R
午餐	4^{-}R	–0.5	3^{+} R
晚餐	4.5R	+0.5	5 R

这个过程其实很简单。但请记住，为了保证胰岛素剂量的准确性，你的餐食中碳水化合物的克数和蛋白质的盎司数需要每天保持一致，因为你的胰岛素用量不是每天都会变动的。如果你发现自己在某一餐后总是感到饥饿，你可以适量增加那一餐的蛋白质摄入量，但关键是要确保每天增加相同量的蛋白质。当你增加餐食中的蛋白质时，应监测你的血糖谱（或者由你的医生

来监测），以观察血糖的变化幅度，并据此调整相应餐次的常规胰岛素剂量。重要的是，早餐碳水化合物不要超过 6g、午餐和晚餐的碳水化合物不要超过 12g。小剂量法则表明，如果碳水化合物增加得过多，会导致血糖大幅上升和对胰岛素的过量需求。这对于努力维持正常血糖水平的你来说，是一个真正的障碍！

情景二

假如你患有 2 型糖尿病，并遵循着我们的饮食方案。你已经在早晨和（或）睡前服用胰岛素增敏剂（ISA）。当你跳过餐食时，你的血糖是正常的，但餐后血糖会上升，即使你服用了最大剂量的 ISA。

由于你不是 1 型糖尿病患者，并且身体仍能自行制造一定量的胰岛素，我们就不能采用为那些几乎不产生胰岛素的人而设计的简易规则。我们得假定你的 β 细胞还能产生一部分胰岛素来帮助覆盖餐食引起的血糖升高，但具体能产生多少我们不知道。同样，胰岛素抵抗如何影响你对注射胰岛素的需求量也是未知的。因此，我们的方法是观察一顿饭在不注射胰岛素的情况下会导致你血糖升高多少，然后将这一血糖升高幅度作为确定所需胰岛素剂量的依据。我们不会在 1 型糖尿病患者身上应用这个方法，因为他们的血糖在没有胰岛素的情况下可能升得极高，这可能会导致“酮症酸中毒”的严重情况。

为了进一步微调餐前常规胰岛素的剂量，可能需要回顾 1 周内的血糖记录。在这个情景中，假设你在餐前已经使用了胰岛素增敏剂，你可能已经记录了每餐后血糖上升的数据。即使这些记录只涵盖了一天的数据，也可以；如果能有一整周的记录，那就更理想了。我们的目标是从最低的合理的胰岛素剂量开始，所以我们将选择你所记录的每餐血糖上升最小的值来调整你的餐前胰岛素剂量。为了确定开始使用常规胰岛素之前血糖的增加量，我们会从餐后 3 小时的血糖读数中减去餐前的血糖值（我们等待 3 小时是为了让食物的效果达到接近最大）。

在第 18 章“估算起始剂量”一节中，介绍了如何计算夜间血糖上升所需的长效胰岛素起始剂量。用同样的简单公式，我们也可以确定覆盖餐食所需的常规胰岛素的初始剂量。但为了保证安全并遵循小剂量法则，我们特意将试验剂量设定得偏低。我们会根据你在使用胰岛素增敏剂（ISA）时收集的血糖数据来调整剂量，即便在你开始注射餐前胰岛素不久后，我们可能也会停用 ISA。

让我们继续情景二，假设过去一周你在餐后 3 小时的血糖增加情况如下：

早餐后血糖上升最小值：105 mg/dL（5.8 mmol/L）。

午餐后血糖上升最小值：17 mg/dL（0.9 mmol/L）。

晚餐后血糖上升最小值：85 mg/dL（4.7 mmol/L）。

现在，我们需要估算出为了抵消这些上升的血糖所需注射的餐前常规胰岛素剂量。你可能还记得，我们之前估算 Levemir 或 NPH 胰岛素试验剂量的基本公式是：1 单位胰岛素可降低体重为 140 磅（约为 63.5 kg）且需要胰岛素的 2 型糖尿病患者的血糖 80 mg/dL（4.4 mmol/L）。出于谨慎考虑，你的医生可能会假设 1 单位胰岛素能降低你的血糖 90 mg/dL（5.0 mmol/L）。现在，我们只需要把上述餐后血糖的增加值除以 90，就能得出餐前注射常规胰岛素的试验剂量，如下所计算：

餐次	血糖上升	上升 ÷ 90 mg/dL	试验剂量（四舍五入至最近的 0.25 单位）
早餐	105 mg/dL	1.17	1.25 R
午餐	17 mg/dL	0.19	0.25 R
晚餐	85 mg/dL	0.94	1 R

上述试验剂量的常规胰岛素（R）应在餐前 40 分钟注射。和之前的情况一样，你需要每隔一定时间测量血糖，以监测胰岛素的效果。如果在尝试餐前注射胰岛素的试验剂量后一天，你发现餐后 5 小时的血糖仍上升超过 10 mg/dL（0.56 mmol/L），医生可能会建议你增加相应的餐前剂量，起步通常为 1/4 单位或更多。注意，我们现在关注的是 5 小时血糖值而不是 3 小时值，因为我们假设注射的常规胰岛素需要 5 小时才能完成作用。如果你的餐后血糖升高对 1/4 单位增量反应不大，你的医生可能会选择增加 1 单位。由于低血糖的风险，我们很少将初始餐前剂量以超过 1 单位的幅度增加。但在体重较大的人身上，我们可能需要以 2 单位的幅度增加。

上述试错程序应该重复进行，直到你的餐后 5 小时血糖值的上升或者下降与餐前值相比不超过 10 mg/dL。请注意：这一切都假设你的餐食中的碳水化合物和蛋白质含量是保持不变的。

如果在这个方案下，你的血糖非常稳定，我们最终会调整你的胰岛素方案，使得每一餐后变化小于 5 mg/dL（0.28 mmol/L）。

关于零食的问题

如果你之前遵循的是传统的治疗方案，即那种每天注射一次或两次大剂量的长效胰岛素，你可能对规定性的零食颇为熟悉。这些零食常常是安排在两餐之间或睡前。目的是为了抵消长效胰岛素持续的降糖作用，预防日常低血糖的发生。

正如你所了解的，在我们的治疗方案中，Levemir 的剂量非常低，足以维持禁食状态下的血糖稳定。因此，在我们的方案中，不需要强制性地安排零食时间。这并不是说如果你感到饥饿就不能随时吃东西。实际上，只要你用常规胰岛素来覆盖额外的食物摄入，理论上你可以在任何时间享用零食。当然，在此过程中，还是有一些基本的原则需要遵循的。

零食指南

在进行胰岛素剂量的初期微调阶段，尽量不要吃零食，特别是在睡前。零食及其相应的常规胰岛素剂量可能会让人难以分辨血糖波动的真正原因。比如，如果你早晨起床时发现空腹血糖异常，这种情况是由于睡前注射的长效胰岛素剂量不当，还是因为晚间零食而注射的常规胰岛素导致的？这个问题很难回答！

在吃零食的时刻，请确保你上一餐食物已完全消化，并且该餐注射的常规胰岛素已经完全起效。这通常意味着至少在餐后 5 小时以后。例如，如果你在餐后 2 小时吃了零食，并且为覆盖这次零食注射了常规胰岛素；注射 5 小时后，测量血糖，你将很难确定是主餐还是零食以及它们各自对应的胰岛素剂量对血糖的影响。

如果你吃零食，请避免那些典型的“零食食品”。选择一些对血糖影响不大，不需要额外注射胰岛素来覆盖的食物，如无糖的吉利丁（不含麦芽糊精）或几片烤海苔。总之，选择那些不会显著影响血糖的食物。大部分其他零食都会在你分析血糖数据时增加复杂性。如果你自身几乎不产生胰岛素，最好不要吃零食，因为你的血糖水平几乎完全依赖于你所摄入的食物和注射的胰岛素。吃零食可能会扰乱精确的血糖管理。对于完全依赖胰岛素治疗的1型糖尿病患者，如果选择了吃零食，则需要在吃零食前注射一剂餐食胰岛素（“bolus injection”）（常规胰岛素或者是Humalog）。需要注意的是，在这剂胰岛素注射起至少5小时内，不要再次纠正零食引起的高血糖。然而，如果你自身可以产生一些胰岛素，并且你的胰岛素剂量已经调整得很精细，可能就不需要餐后进行血糖校正，因为你自身产生的胰岛素可能足以处理轻微的血糖升高，或在低血糖时减少胰岛素分泌。但是，如果你几乎不产生胰岛素，那么在吃零食前就需要注射合适的剂量来覆盖，并在5小时后检查血糖，确保它们没有偏离目标范围。

因此，我的许多患者选择不吃那些会显著影响血糖的零食。如果你确实需要吃零食，那么我们对餐食中碳水化合物的限制同样适用于零食。例如，如果你的午餐和晚餐中各包含了12g的碳水化合物，那么任何单个零食中的碳水化合物含量也不应超过12g。正如小剂量法则所指出的，少量的碳水化合物引起的问题会更小一些。

如果你在餐后几小时感到饥饿，吃零食前请先检查你的血糖水平。饥饿感可能是低血糖的一个信号，这可能意味着你注射了过多的胰岛素。根据第20章“如何预防和纠正低血糖”的建议，你应该使用葡萄糖片来处理，并考虑在第二天减少你的餐前或基础胰岛素剂量。对所有糖尿病患者来说，一个关键的准则是：当感到饥饿时，先测量血糖。

估算零食所需的常规胰岛素剂量

为了估算零食所需的常规胰岛素剂量，有几种方法可以选择。

最简单的一种是，提前确定零食中具体含有多少碳水化合物和蛋白质，例如可以设定为午餐或晚餐的1/4。因为脂肪对血糖没有直接影响，所以在计算时只需考虑碳水化合物和蛋白质的含量。根据这个比例，使用相应餐食所用常规胰岛素剂量的1/4来覆盖零食。例如，如果你的零食相当于你选择的某餐的 1/3，那么你就需要注射该餐所需常规胰岛素剂量的 1/3——并将剂量四舍五入到最接近的 1/4 单位。你应该像对待正餐一样，提前注射常规胰岛素。在紧急情况下，你可以使用 Novolog 代替常规胰岛素，并只需等待 20 分钟而不是 45 分钟才开始吃零食。但注射 Novolog，只需常规胰岛素所需剂量的 2/3。

如果你选择的零食所含的碳水化合物和（或）蛋白质的比例与任一正餐都不相同，那么就采用我们为常规餐食所述的计算方法（详见本章的“情景一”或者“情景二”）。为了验证你计算结果的准确性，试着跳过一顿午餐及其对应的胰岛素，改为吃零食及注射相应的胰岛素。在吃零食前测量血糖，接着在餐后 2 小时和 5 小时再次进行测量。这样做将帮助你决定在下一次进行同样的试验时应该如何调整剂量（这个试验可能是几天后，因为你可能不想连续两天都跳过午餐）。你也许需要多尝试几次，以确保剂量的准确性。这样一来，之后你就可以在不跳过正餐的情况下享用零食了。

如果你打算吃的零食主要是蛋白质（比如少于 3 盎司）并且不含碳水化合物，你可以选择在吃零食前 20 分钟而不是 45 分钟注射常规胰岛素。这是因为蛋白质转化为葡萄糖的速度远慢于碳水化合物。为了避免反复试验来确定胰岛素剂量，确保你的零食中蛋白质和（或）碳水化合物的含量每天保持一致。

最后，同样重要的是，如果你选择不吃零食，或者你的零食仅仅是少量无糖的吉利丁（不包含麦芽糊精），你会发现血糖更易于管理。记住，无论是为了正餐还是零食，Novolog 或 Apidra 的剂量都应该只有常规胰岛素剂量的一半。

关于零食的最后提醒

我接诊过的每一位新患者在治疗前都需要阅读这本书。大部分新患者都尝试着自己遵循书中的教导行事，却不明白为什么他们的血糖还是起伏不定，或者为什么他们的糖化血红蛋白（HbA1c）水平仍然偏高。当我询问他们是否吃零食时，我总会得到类似这样的答案：

“我只吃那些没有问题的食物。”

“我每周只吃几次零食。”（而这通常意味着每天都在吃。）

“我只吃一些坚果。”（而通常是每天吃好几次，每次一把。）

这些人都没有用胰岛素来覆盖他们的零食摄入，也没有摄入固定的食物量。对于这些人，可能需要考虑使用肠促胰岛素类似物（incretin mimetics）来控制他们的食欲（见第 13 章“肠促胰岛素类似物”一节）。不过，我也有一些体型匀称、非常活跃的 1 型糖尿病患者，他们的确需要多餐进食，因为他们每餐不能吃得足够多，以至于食物能量不能维持几个小时。

你的目标血糖水平应当是多少？

根据我的经验，非肥胖、非妊娠、非糖尿病成人的随机血糖值往往紧密围绕着 83 mg/dL（4.6 mmol/L）波动。儿童的血糖值通常会稍微低一些。在摄入高碳水化合物餐后大约 1 小时，许多非糖尿病人的血糖值可能会相当高。然而，这并不是“自然”的，因为在大约一万年前（农业发展之前）的大部分人类历史中，高碳水化合物的餐食通常是不可得的。现在，美国人平均每年额外摄入大约 156 磅（约 71 kg）的糖，这是一万年前的普通人一生中可能都不会经历的。如今，快速作用的碳水化合物占了能量消耗的最大部分。如果我们不考虑在摄入高碳水化合物餐食后不久可能出现的血糖升高，那么一个被认为是“正常”的血糖值应该是 83 mg/dL，甚至可能更低。

一些研究显示，当血糖水平或相应的糖化血红蛋白（HbA1c）值超过约 80 mg/dL（4.4 mmol/L）时，无论是心脏病还是其他原因造成的死亡风险都会上升。

基于这些研究，对于那些不使用或仅使用极少量胰岛素的 2 型糖尿病患者，我会推荐维持血糖在 80~85 mg/dL（4.4~4.7 mmol/L）的范围。由于 1 型糖尿病患者和使用大量胰岛素的 2 型糖尿病患者无法在血糖下降时停止胰岛素的作用，总是有低血糖的风险。因此，为了安全起见，我会建议这些患者初期设置 90 mg/dL（5 mmol/L）作为他们的血糖目标。正如你在下一节中将了解到的，我们的目标是纠正任何高于或低于这一目标的血糖水平。因为我们遵循的是低碳水化合物饮食原则，所以我们的目标是：血糖水平在任何时候都要保持一致，无论是餐前、餐中还是餐后，正如我们的远古祖先所做的那样。

在特定情况下，我们会设立一个较高的血糖目标：

· 例如，有人在加入我们的治疗计划前血糖水平极高，即使血糖远高于我们建议的 83 或 90 mg/dL，他或她也可能会感受到低血糖的不适。因此，对于那些血糖通常在 250 mg/dL（14 mmol/L）左右的新患者，我们可能会设定一个初步的 140 mg/dL（7.8 mmol/L）目标，并计划在随后的几周逐步降低。

· 鉴于最初估算的胰岛素剂量可能偏高，虽然我们已经采取了一些预防措施，但为了安全起见，还是建议设立一个相对较高的安全门槛。因此，我们可能会开始时设定一个 120 mg/dL（6.7 mmol/L）的初始目标，并在确认没有发生 70 mg/dL（3.9 mmol/L）以下的低血糖情况后，在未来几周内逐步降低目标值。这样的安全门槛也有助于保护那些可能在刚开始没有完全掌握治疗要领的患者。

· 出于各种原因，一些依赖胰岛素治疗的患者，并没有严格按照从这本书或我的诊所了解到的内容去行动，最常见的就是不遵循饮食建议。这部分人的血糖不可避免会经历像过山车一样的波动，虽然这种波动已经比以往有所减轻。在这种情况下，设定一个高于 90 mg/dL（5 mmol/L）的血糖目标会更加安全。在那些生活中涉及不可预知运动量的人群，比如从事体力劳动的成年人和活泼的孩子们，也面临着类似的挑战。

· 与直接注射胰岛素的患者相比，使用胰岛素泵的患者，在胰岛素吸收方面，面临更多的不确定性。因此，我们发现有必要为他们设定一个高于常规的血糖目标，以降低发生严重低血糖事件的风险。

· 同样重要的是，对于那些患有胃轻瘫的患者（见第 22 章），由于他们的血糖波动很大且难以预测，通常需要设定一个较高的，并且长期的血糖目标，以防止出现血糖过低的现象。

迅速调整升高血糖：计算快速作用型胰岛素的剂量

总有一些因素，如饮食上的小失误、感染、早晨锻炼、突然的情绪压力，或者对餐食分量估算不准确，可能会让你的血糖值大幅度升高，超出目标范围。如果你的β细胞仍能产生一定量的胰岛素，你的血糖可能会在数小时之内自然降回到目标水平。但另一种情况是，你可能像我一样几乎不产生胰岛素，或者有很强的胰岛素抵抗。如果出现这些情况，医生可能会建议你在血糖过高时注射最快速作用型的胰岛素[①]。你可能已经注意到，用来降低高血糖的胰岛素剂量通常被称作“覆盖剂量”（coverage）。因为这些胰岛素的作用速度比常规胰岛素快，所以它们更加适合用来应对这种情况。如果你现在正用常规胰岛素来控制高血糖，在转用最快速作用型胰岛素时要格外小心，因为Novolog和Apidra通常能降低的血糖量是常规胰岛素的两倍（详见本章“关于Humalog、Novolog和Apidra胰岛素的最后注意事项”）。要正确使用最快速的胰岛素，你首先需要知道1/2单位、1单位或5单位的胰岛素能降低你的多少血糖。为了弄清楚这一点，需要进行另一个试验，具体如下：

等到你的血糖至少比你的目标值高出20mg/dL（1.1mmol/L）时，开始这个试验，但这个高出的数值不能是在你早晨起床时测得的——因为黎明现象可能会干扰试验结果。为了保证你之前注射的餐前胰岛素已经完全起效，这个血糖检测至少应该在注射之后5小时进行。同时确保你已经注射了早晨的Levemir基础胰岛素。在进行这个测试的时候，跳过你的下一顿饭及用于覆盖它的胰岛素。

表19–1提供了1单位不同快速作用型胰岛素降低血糖量的参考值，这些值仅适用于本试验。表中第一列列出了每天使用的Levemir或NPH（对于儿童）的总剂量，这部分剂量是为了维持你的空腹血糖水平，即你的基础剂量；第二列列出了1单位Novolog（NO）或Apidra（AP）可能降低的血糖量。第三列则是针对使用Novolog或Apidra的3∶1稀释液，或Humalog（H）的4∶1稀释液，注射器上1单位刻度所能降低的血糖量。最后一列则展示了1单位常规胰岛素（R）的效果（关于如何稀释胰岛素，请参见第17章“稀释胰岛素”一节）。再次提醒，这个表格提供的数值只是估计值，其唯一目的是建议你在本试验中可以尝试的Novolog或Apidra的剂量。有关稀释胰岛素的相关数据，

① 对于那些没有胰岛素抵抗性的人，我建议避免使用Humalog，因为它的效力非常强（1/2单位可以将我的血糖降低50mg/dL（2.8mmol/L）。但许多肥胖患者的胰岛素抵抗性很强，以至于1/2单位可能只会降低10mg/dL（0.56mmol/L）。对于这类人群，Humalog是迅速降低血糖的理想胰岛素，因为它比其他胰岛素作用更快。

则是为那些对小剂量胰岛素反应强烈的少数人群（如儿童）准备的。

表 19-1　1 单位快速作用型胰岛素降低血糖效果的经验数据

每日基础剂量的 Levemir 或未稀释的 NPH 胰岛素[a]	1 单位 NO 或 AP（全强度）可能降低血糖		1 单位 NO（3∶1 稀释）或 H（4∶1 稀释[b]）可能降低血糖		1 单位未稀释 R 可能降低血糖	
单位（Unit）	mg/dL[c]	mmol/L	mg/dL	mmol/L	mg/dL	mmo/L
2	320	17.7	80	4.5	160	8.9
3	239	13.3	60	3.3	120	6.7
4	160	8.9	40	2.2	80	4.5
5	128	7.1	32	1.8	64	3.6
6	106	5.9	27	1.5	53	3
7	90	5	23	1.3	45	2.5
8	80	4.4	20	1.1	40	2.2
10	64	3.6	16	0.9	32	1.8
13	49	2.7	12	0.7	25	1.4
16	40	2.2	10	0.6	20	1.1
20	32	1.7	8	0.4	16	0.9
25	25	1.4	7	0.4	13	0.7

NO：Novolog；AP：Apidra；H：Humalog；R：常规胰岛素。稀释比例指的是胰岛素溶液的稀释度，这会影响胰岛素降低血糖的效力。

a. 如果你患有胃轻瘫，需要在睡前注射更多长效胰岛素以覆盖整夜胃部的排空，那么在计算所需剂量时，不要以你睡前的胰岛素剂量为基准，而应该使用你早晨长效胰岛素剂量的两倍，并忽略睡前剂量。

b. 我们之所以将 Humalog 稀释成 4∶1，是因为其效力极强。比如，为了降低 15 mg/dL（0.83 mmol/L）的血糖，我只需要注射 0.15 单位的 Humalog。这个剂量太小，难以精确测量，所以要稀释。对于胰岛素抵抗性很强的人来说，可能就不必稀释 Humalog 了。

c. 提示：mmol/L（毫摩尔每升）是血糖水平的国际标准计量单位（1 mmol/L 等于 18 mg/dL）。

在记录了你升高的血糖值之后，参照表格来确定你所需注射的胰岛素剂量，以便将血糖降至目标水平。假设你每天通过注射 Levemir 或 NPH 来维持基础血糖水平，总剂量为 9 单位。根据表格，1 单位 Novolog（NO，门冬胰岛素）大约可以降低你的血糖 72 mg/dL（4 mmol/L）。我们进一步假定在试验时你的血糖为 175 mg/dL（9.7 mmol/L），而你的目标是 90 mg/dL（5.0 mmol/L）。这意味着你需要降低血糖 85 mg/dL（4.7 mmol/L）。将 85 除以 72，得到的 Novolog 剂量约为 1.18 单位，取最接近的 1/4 单位，则是 1.25 单位，预计可降低血糖 90 mg/dL（1.25 乘以 72）。这个数值已经相当接近目标了，所以你应该注射 1.25 单位的 Novolog。

在注射胰岛素后的第 4、5 和 6 个小时，再次测量并记录你的血糖值[①]。最低的读数不仅能告诉你血糖降低了多少，还能反映出这需要多长时间。对于我们大多数人来说，我们假定 Humalog、Novolog 或 Apidra 的作用大约在 6 小时内结束。如果你发现血糖最低值在第 6 小时或之后出现，那么你至少应该等到这么长时间后，才去检测血糖，这样才能准确了解额外注射剂量是否将血糖降至目标水平。比如，假设在前面的例子中，1.25 单位的 Novolog 使血糖从 175 mg/dL（9.7 mmol/L）降至 5 小时后的 81 mg/dL（4.5 mmol/L），并且在第 6 小时并未进一步降低。现在你知道了 1.25 单位的 Novolog 实际上降低了你的血糖 94 mg/dL（即 175 减去 81）。把 94 mg/dL 除以 1.25 单位，我们可以发现 1 单位的 Novolog 实际上可以降低血糖 75 mg/dL（4.17 mmol/L）。无论这个数字是多少，都应该记录在你的血糖数据表（GlucograF）上，标记在“1 单位 ____ 能降低 ____mg/dL 血糖”的位置。在这个例子里，我们发现最初估算的每单位降低 72 mg/dL 的数值与实际只有 4% 的偏差，这种情况是可能发生的，也正是我们进行此试验的目的。

在进行这项试验的过程中，任何时间点，你的血糖值比目标值低并且超过 10 mg/dL（0.56 mmol/L），请立刻使用葡萄糖片，并根据第 20 章的指导将血糖校正至目标范围内。这样做可以防止低血糖的风险。记得在你的数据记录表上标明你所使用的葡萄糖片的数量。阅读第 20 章后，你将学会如何根据葡萄糖片的数量，进行上述计算，从而无需中断或重新开始试验。

就像本章开始时提到的，其实你自己并不需要做所有这些计算。这应该是你的医疗保健提供者的责任。他们通常拥有比你更丰富的经验。他们可以利用我们的表格，不过也许会选择一种更简单的方法。例如，你的医生可能会建议你在午餐后 6 小时测量血糖，如果超过 180 mg/dL（10 mmol/L），就注

① 请注意，这个试验要求你在最后一次注射常规胰岛素后 5 小时内不吃东西，然后在注射 Novolog 后，再等 6 小时，总共 11 小时。幸运的话，你这辈子只需进行一次试验。

射 1 单位的 Novolog，并在接下来的 6 小时内观察血糖下降情况（其间不吃任何食物）。这种方法可以大致告诉你 1 单位的胰岛素能降低多少血糖，而无需进行复杂的计算。

覆盖高血糖的时机

一旦你弄清楚 1 单位快速作用型胰岛素能降低多少血糖，当你的血糖水平明显高于目标值时，你就可以快速采取行动来降低血糖。你要做的只是根据需要注射适量的胰岛素。在几个小时内，你的血糖就有可能回落到目标区间。这些为了降低血糖而注射的额外剂量，就是我们所说的“覆盖”。一旦你的胰岛素剂量被细致调整后，通常只有在饮食过量、出现感染或患上胃轻瘫的情况下，你才需要使用超过降低 60 mg/dL（3.3 mmol/L）血糖量的剂量进行覆盖。

在上一剂常规胰岛素或快速作用型胰岛素还未完全起效前，绝对不要再注射胰岛素来覆盖高血糖。因为两剂胰岛素的效力叠加可能导致血糖过低。这就是为什么你需要清楚快速作用型胰岛素完成作用所需的确切时间。

虽然表 17-1 显示快速作用型胰岛素的作用时间可能长达 6~8 小时或 8~10 小时，但为了方便管理，我们通常会假设在注射后效力持续 5 小时。这个假设虽然不完全精确，但是如果我们按至少 6 小时来计算，并且在每次注射快速作用型胰岛素后都至少等待 6 小时才进行血糖调整（例如在进餐前和睡前），这将会对你的饮食和睡眠时间造成不便，并要求你每天保持至少 18 小时的清醒时间，这样一来，你每天的睡眠时间就只剩下 6 小时了。因此，出于实用的角度，我们假定胰岛素的作用时间为 5 小时，在此之后血糖即使进一步下降，也是非常小的。所以，我们形成了一个关于纠正高血糖的基本准则：在最后一次注射快速作用型胰岛素后至少等待 5 小时，再去处理高血糖。

假如你的目标血糖水平是 90 mg/dL（5.0 mmol/L），早晨醒来时发现空腹血糖为 110 mg/dL（6.1 mmol/L），超出了 20 mg/dL（1.1 mmol/L）。已知 1 单位快速作用型胰岛素（Novolog）能降低血糖 40 mg/dL（2.2 mmol/L），那么你可以立刻注射 0.5 单位以调整。若你计划在 40 分钟后进食早餐，那么这 0.5

单位可以单独注射，此外还要注射你早餐时日常所需的胰岛素剂量。

另一种情况是，可能在你注射午餐所需的常规胰岛素 5 小时后，发现血糖比目标值高出 60 mg/dL（3.3 mmol/L）。如果 1 单位 H（Humalog）可以减少 80 mg/dL（4.4 mmol/L）血糖，那么你应立即注射 1^- 单位 H。

对于儿童和那些夜间睡眠超过 9 小时且两餐间隔少于 5 小时的人来说，有一个重要的例外。这部分人群应该只在早晨起床时调整高血糖，除非设定了一个闹钟，在晚餐后 5 至 7 小时叫醒他们醒来进行血糖检测和校正。该闹钟也可以用作注射夜间长效胰岛素的提醒，保持夜间剂量与早晨剂量之间的时间间隔不超过 9 小时。这是黎明现象（下一节详述）所决定的。

在使用速效胰岛素进行调整后，应该在胰岛素作用完毕时检测血糖，以确认你最初试验得出的数值是否准确。

使用 Humalog、常规胰岛素、Novolog 或 Apidra 覆盖黎明现象

我们很多人发现，在早晨起床和吃早餐之间的短暂时间内血糖会上升。这就是为什么在我们方案的最初几周内，不仅在起床时需要检测血糖，而且在坐下吃早餐前的那一时刻也需要检测。如果这种升高呈规律性地发生，那么你应该在它出现之前——即在起床时——使用适当剂量的快速作用型胰岛素进行覆盖。这将预防黎明现象导致的血糖上升。

我注意到每天早晨，除了可能需要的覆盖剂量以调整轻微升高的空腹血糖外，我还需额外注射 1/2 单位的常规胰岛素（R）。如果用 NO 或 AP 来替代，我就必须尝试去估量 1/4 单位的剂量，这样的操作缺乏精确度。

如果胰岛素的效果不如预期

在某些情况下，尽管已经做了适当的微调，你可能会发现某种胰岛素并没有按照你的预期来降低血糖水平。我们来探讨一些导致这种情况的可能的原因。

胰岛素浑浊

首先检查胰岛素是否浑浊。如果血糖下降的幅度没有达到预期，应该在明亮的光线下检查胰岛素瓶，确认里面的液体是否清澈。可以将其与新瓶胰岛素进行对比，确保没有问题。除 NPH 及预混胰岛素外，所有类型的胰岛素都应该像水一样清澈透明；即便是轻微的浑浊也意味着胰岛素可能已经变质，不应再使用。如果胰岛素曾经被冷冻过，或者放置在过热的环境中，或者在冰箱外保存超过了 3 个月，也应该丢弃，因为极端的温度会削弱其效果。制造商指出，Levemir 和 Lantus 在温度升高时更容易失效，而 Novolog、Humalog 和常规胰岛素则相对稳定。至于 AP 是否也有这个问题，目前尚不清楚。

空腹血糖异常高

如果你在早晨醒来时发现空腹血糖异常高，并且难以将其降至正常水平，这可能是因为黎明现象。它会使一些人的胰岛素抵抗性在清晨时分增强。如果你以较高的血糖值开始新的一天，你可能需要更大的覆盖剂量来处理早晨的血糖升高，这一剂量往往比一天中其他时间需要的多。若你发现早上的覆盖效果并不理想，你应当与医生一起复查你的血糖记录。医生可能会建议你在早晨醒后的头几个小时内增加你的覆盖剂量，增加的比例可能是 1/3、1/2 或其他具体数值。但这种额外的覆盖在起床后 3 小时过后就不再必要了。

为了避免夜间血糖上升，请在晚餐前的速效胰岛素与睡前长效胰岛素注射之间保持至少 5 小时的间隔，6 小时更佳，并根据需要进行调节。减少晚餐中的蛋白质摄入可能有助于改善血糖控制，而且要避免睡前吃零食。此外，请注意在前一天晚上注射 Levemir（睡前基础胰岛素）时，要保证与第二天早上的长效胰岛素之间的间隔少于 9 个小时，以维持血糖稳定。

血糖水平超过 200 mg/dL（11.1 mmol/L）或 300 mg/dL（16.7 mmol/L）

当血糖水平过高时，身体对注射胰岛素的反应会减弱。尤其是血糖超过 250 mg/dL（13.9 mmol/L）后，这种抵抗性可能会变得格外突出。不过，抵抗性显著增加的确切血糖点并不固定，且其程度也难以预测。在调整了胰岛素剂量和饮食后，极高的血糖通常不会出现。如果你确实遇到了非常高的血糖读数，应按照平时的方法进行校正覆盖。等待约 5 小时之后，重新检测血糖水平。如果血糖并未降至目标范围，那么可以基于新的血糖水平，再次注射覆盖剂量。这一次的覆盖有可能会完全奏效。

感 染

如果你发现自己的覆盖剂量或任何其他胰岛素剂量效果不如往常，这可能是感染的迹象。曾有患者因为其血糖对胰岛素的反应比平时迟缓而联系我，结果发现患有一种憩室炎（diverticulitis）的疾病，这是一种肠道炎症病症。一旦注意到胰岛素的效果不佳，及时通知你的医生是非常关键的。更多信息请参阅第 21 章“如何应对脱水、脱水性疾病和感染”。

肌内注射胰岛素可以更迅速地降低血糖

如果需要快速降低较高血糖，速效胰岛素的肌内注射比常规的皮下注射更为有效。然而，通常不建议将肌内注射用于日常餐前注射的常规胰岛素，同时也应避免将 Levemir、Lantus 或 NPH 等长效胰岛素注射入肌肉——因为快速发挥长效胰岛素的作用是不合理的。

一般来说，速效胰岛素的肌内注射在大约 10 分钟内就会发挥作用，开始降低血糖。它的作用通常会比皮下注射至少提前 1 小时结束，并且在大约 2 至 3 小时内将血糖降至接近目标值。由于用于降低血糖 10 mg/dL（0.56 mmol/L）所需的 Apira、Novolog 或 Humalog 的剂量微小，难以精确估计，所以在肌内注射时，我倾向于使用 1/4 单位的 R（常规胰岛素）。

肌内注射需要考虑的问题

肌内注射胰岛素时，你可能会遇到一些你在皮下注射时不会遇到的问题，除非你想尝试大腿外侧。因此，我让我的患者自己来选择使用或不使用这种自我注射方法，并且完全理解那些拒绝使用肌内注射的人的感受。以下是你可能会遇到的一些障碍：

胳膊肥胖：如果你的胳膊脂肪很多，那么不要尝试肌内注射。如果你的上臂三角肌上有很多脂肪（图 19–2），那么任何一款胰岛素注射器上的针头都太短，无法穿透到下面的肌肉。

肌肉未达：即便是中等体型偏瘦的人，有时也存在“未达到肌肉”的风险，因为即使是较长的针头（1/2 英寸，约 1.3 cm）有时依旧不足以深入到肌肉层。由于我们无法始终确认针头是否真正进入肌肉层，有时我们不得不等待与皮下注射相同的时间，才重新检测血糖。

碰到血管：与皮下注射相比，肌内注射时不慎碰到血管的可能性更高。这可能会导致短暂的疼痛感。如果你像我一样通过衣服进行注射，也可能会在衣服上留下血渍。我估计大约每进行 30 次肌内注射会有一次碰到血管的情况。关于如何使用过氧化氢从衣物上去除血渍，请参阅第 16 章有关“去除衣物上的血渍”一节。

注射疼痛：如果你不能迅速而稳定地将针头插入，就像扔飞镖那样，所有的肌内注射都可能会引起短暂的疼痛。如果注射时感到疼痛，那么最好不要尝试自己进行注射。

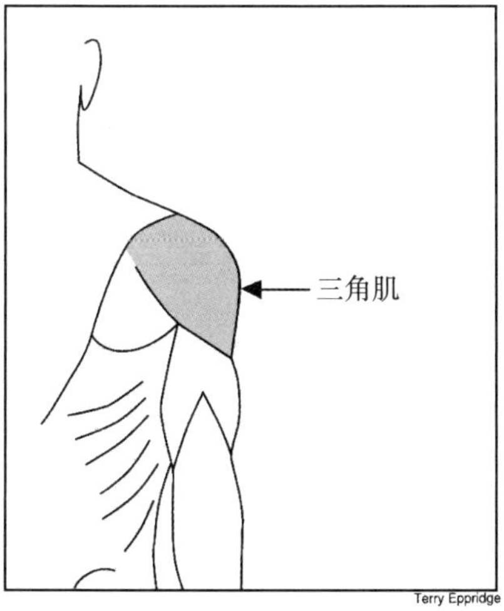

图 19–2 三角肌（箭头指示肌内注射的首选部位）

肌内注射的技巧

在阅读以下步骤时，请参照图 19–2。避免使用那些配有新型短针的注射器。我通常准备了配有 1/2 英寸（约 1.3cm）针头的注射器，专门用于肌内注射。

1. 首先，找到你的三角肌，位置如图 19–2 所示。它起始于肩部，向下延伸至上臂约 1/3 的位置。该肌肉在肩部区域较宽，往下逐渐形成 V 字形。如果你将手臂抬至与地面平行，你应该能够通过手指感觉到这个 V 字形的轮廓，这时肌肉会显得更紧实和坚硬。我们通常选择三角肌进行注射，因为它不仅容易定位，而且相对较大且肌肉厚实，与大部分其他肌肉相比（大腿外侧除外），其表面不太可能有厚的脂肪层。

2. 现在，让你的非主用手臂（如果习惯于用左手，则为右臂）自然垂放在身侧，这样可以放松肌肉，便于针头顺利穿入。

3. 注射的正确位置位于三角肌的上端，即较宽的部分，在你肩膀下方大约 1.5 英寸（3.8cm）的位置（参考图 19–2 中箭头所指的区域）。选择在三角肌的上端进行注射，是因为这里针头误刺的风险较低，并且可以避免接近 V 形尖端下方的腋神经，后者位于三角肌的较窄部位。

4. 当你的非主用手臂（即将被注射的那只手臂）自然垂于身体侧时，用主用手持注射器，迅速而稳定地将针头垂直刺入注射部位，就像扔飞镖一样，但请务必握紧注射器，不要松手。肌内注射与皮下注射不同的是：你无需捏起皮肤。注射时针头应垂直于皮肤，快速进针，因为缓慢注射可能会导致疼痛。迅速按下推杆释放胰岛素。注射完成后迅速拔出针头，并用手指轻触注射处，检查是否有出血。

5. 如果在注射过程中感到疼痛，可能是针尖触到了小血管。这时候要做好准备处理可能出现的少量出血。遇到这种情况时，应该用手指紧压注射部位，持续大约 1 分钟。这样做可以预防出血。如果不按压，血液可能会在皮下积聚，形成一个小而疼痛的肿块。几小时后，这个肿块可能会变成黄色或青紫色。如果你是穿衣注射并不慎弄脏了衣物，可以尝试使用过氧化氢，按照此前提到的方法进行清洁处理。

一旦你习惯了用主用手进行肌内注射，不妨尝试更换手臂进行操作。起初你的操作可能看起来很笨拙，但经过一段时间的练习，你将能够轻松地在左右臂上进行注射。

“联合”疗法——胰岛素与胰岛素增敏剂相结合

正如之前提到的，如果你的身体仍能产生一定量的胰岛素，并且存在胰岛素抵抗现象，那么在一些特定的餐前，你可能可以选择服用快速作用型的格华止（Glucophage，二甲双胍的一种），而不是注射常规胰岛素。是否采用这种替代，应根据你的餐后血糖变化来决定。虽然这种替换在治疗上可能没有明显优势，但在某些情况下它可能更加方便。然而，请注意，服用格华止后，你需要等待至少 60 分钟才能进餐。所以从时间的角度上考虑，注射常规胰岛素通常更加便捷。因为从注射到进餐的等待时间一般只需 40~45 分钟，对于一些人来说可能更短。

胰岛素增敏剂（ISA）与胰岛素配合使用的一个关键场景是，对于超重或患有多囊卵巢综合征（PCOS，见附录 E）[①] 的个体，如果他们在睡前需要使用超过 8~10 单位的长效胰岛素，这通常是胰岛素抵抗的迹象，而胰岛素增敏剂可能有助于改善这一状况。需要记住的是，胰岛素增敏剂能够提高身体对胰岛素的敏感性。大剂量的胰岛素不仅促进脂肪积累，还可能进一步降低胰岛素受体的敏感性。对于肥胖者来说，体内的胰岛素越少越好，因为这有助于减少脂肪的堆积。因此，减少睡前胰岛素剂量可能会带来一些益处。

如果你的医生打算在你睡前的治疗方案中加入格华止缓释片（Glucophage XR）或爱妥糖（Actos，吡格列酮的一种），他会建议你在逐步减少基础胰岛素剂量的同时，慢慢增加这些药物的剂量。我们倾向于使用格华止缓释片，因为它可以在整个夜间发挥作用，且不太可能引起速效格华止有时可能导致的消化不适。如果你在服用格华止缓释片或爱妥糖的最大推荐剂量期间，睡前胰岛素的需求量并未降低，那么这些睡前口服药物就没有发挥应有的作用，

① 大剂量胰岛素可能引起体内液体滞留，某些胰岛素敏感剂，如文迪雅（Avandia）和爱妥糖（Actos），也有类似的副作用。据报道，那些同时使用胰岛素和罗格列酮（或吡格列酮）的患者，在进展为心力衰竭的过程中，他们往往用了大量的胰岛素。之所以如此，可能是因为他们遵循着美国糖尿病协会推荐的高碳水化合物糖尿病饮食。

应当停止使用。FDA 提醒，使用胰岛素的患者应避免同时使用爱妥糖或文迪雅（Avandia，罗格列酮的一种）。这是因为，在一小部分同时使用这些药物和胰岛素的人群中，可能会增加充血性心力衰竭的风险。这主要是由于液体潴留造成的。但是，二甲双胍或胰岛素类似物不在此警告之列。

胰岛素剂量精确调整后，是否还有必要每日记录血糖谱？

对于 1 型糖尿病患者，以及那些 β 细胞几乎不产生胰岛素的 2 型糖尿病患者来说，即使是微小的饮食或活动水平变化，也可能引起血糖水平的显著波动。如果你发现自己的血糖在一天内经常变化超过 10 mg/dL（0.56 mmol/L），那么你应该每天监测你的血糖，并将此作为一种长期的管理方式。为了能够及时调整胰岛素剂量来控制高血糖或是用葡萄糖片来处理低血糖（见第 20 章“如何预防和纠正低血糖”），这种频繁的血糖监测是非常必要的。

我观察到，许多严格遵循我们治疗方案的患者，尽管每天需要注射 5 次胰岛素，但是对大多数成人来说，全天总计不超过 8 单位，他们的血糖控制得相当好。这是密集的胰岛素治疗的标准做法，并且这些人通常只需要较小剂量的胰岛素。如果你的情况类似，那么你的 β 细胞可能还在分泌一定量的胰岛素，有助于自然地调节血糖的波动。如果血糖很稳定（日波动小于 10 mg/dL），就没有必要每日进行血糖测量。在这种情况下，你可以每两周进行一次全天的血糖检测（7 次测试）。如果你发现血糖水平有所变化，你应在随后的几天内进行跟进检测，以确认这种变化是否持续。如果变化持续存在，你应该联系医生，以探讨可能的原因。如果你生病了，比如你感冒了，可能需要每天监测血糖。此外，如果医生为你开了口服或注射类固醇来治疗哮喘（asthma）或滑囊炎（bursitis），你也应密切监测血糖变化，因为这些药物很可能会导致血糖上升。

关于 Humalog、Novolog 和 Apidra 胰岛素的最后注意事项

也许是因为你阅读了我的前几本书，你可能已经在用常规胰岛素覆盖高

血糖了。如果是这种情况，在转用 Humalog、Novolog 或 Apidra 来达到这个目的时要格外小心。我和我的许多患者发现，这些胰岛素比常规胰岛素的药效大得多——也就是说，相同剂量可能会比常规胰岛素降低更多的血糖。例如，我发现 1 单位常规胰岛素可以降低我的血糖 40 mg/dL（2.2 mmol/L），而 1 单位 Humalog 可以降低 100 mg/dL（5.6 mmol/L），1 单位 Novolog 或 Apidra 可以降低 80 mg/dL（4.4 mmol/L）。所以，我建议，你最初使用的 Novolog 或 Apidra 剂量应为以前使用的常规胰岛素剂量的一半；Humalog 剂量则是常规胰岛素的 40%。根据它们最初对你血糖的影响，你可以随后调整这些胰岛素的剂量。如果你在外就餐并使用这些胰岛素来覆盖这一餐时，也应考虑这一点。

我们还注意到，与常规胰岛素相比，使用 Humalog 覆盖餐后血糖时，其血糖变化的可预测性较差。这一发现在 Humalog 的临床试验报告中并未提及。这可能是因为参试者遵循的是高碳水化合物饮食原则，他们的血糖波动本来就很大，所以这一差异并不突出。

另外，值得注意的是，快速作用型胰岛素通常可在小型（3 mL）药筒中获取，这样的设计便于将其携带在夹克口袋或小钱包里，并且不会引起外观上的突出。使用这些药筒时，安装针头后，要非常缓慢地拉回注射器的活塞抽取胰岛素。使用时无需向药筒内注入空气。如果不小心抽取了过多的胰岛素，不要尝试将其推回药筒内，而应该将多余的胰岛素弃置于绿植或垃圾桶中。

胰岛素泵

自胰岛素泵问世以来，获得大量的宣传和市场投入。胰岛素泵的目的是简化每日多次注射胰岛素的流程，并且它们还可以替代长效胰岛素的使用。

这些装置主要由以下两个部分构成：

· 一个大致与小型口袋计算器相仿的泵单元，可以挂在腰带上、放入口袋、贴在手臂或夹在衣物上。

· 一根较粗的塑料输送管，它通常被置于腰部以上的皮肤内。这种管道通过一个较大的、可以伸缩的针头插入皮下，并且通常每两到三天需要更换一次。

胰岛素泵单元可以装载任意一种快速作用型胰岛素。这些胰岛素在需要重新填充前可以使用数日。泵单元全天候持续提供微量的基础胰岛素，这与每天 2~3 次注射长效胰岛素所达到的效果相似。用户可以通过遥控器预设这个基础释放速率，并且可以设置在一天中的特定时段自动调整。对于餐前的额外剂量或者用于校正的剂量，可以简单地通过设定泵单元上的剂量并按下按钮来完成。

相比于每日多次注射，胰岛素泵的优势包括：

· 在外出时，无需携带多个胰岛素注射器，尽管泵的导管和其他必需品还是需要随身携带。此外，进行校正注射也变得更加方便。

· 胰岛素泵能够在早晨醒来前自动增加基础释放率，这样就可以有效应对黎明现象带来的血糖上升问题。因此，它免去了周末早晨还必须起床注射长效胰岛素的麻烦。

然而，胰岛素泵在使用中也可能会遇到一些问题：

· 泵的初始购买成本非常高。

· 与胰岛素注射器相比，一次性使用品的成本要高得多。

· 即使有复杂的报警系统和安全措施，泵的故障、导管脱落、胰岛素结晶、导管堵塞或损坏等情况仍可能发生。这些问题有时会导致 1 型糖尿病患者在夜间出现酮症酸中毒的情况。

· 泵的注射部位感染的发生率不低，有些感染甚至可能发展为需要外科引流的脓肿。

· 胰岛素泵的用户可能更容易经历严重的低血糖事件。这在一定程度上可能是由机械故障引起的。

· 由于胰岛素泵的设计仅适用于皮下注射，因此无法用于肌内注射，这意味着它不能快速降低急剧升高的血糖水平。

· 在我见过的所有使用胰岛素泵 7 年及以上的患者中，他们的注射部位都出现了纤维化——瘢痕组织的形成。这严重影响了胰岛素的吸收效率，导致了即使是大剂量胰岛素也难以控制他们的血糖。另外，这些患者使用泵注射胰岛素后的血糖反应也显示出了差异性。

· 到目前为止，大多数胰岛素泵的最低输送速率设置为每小时 0.1 单位，这意味着基础胰岛素的调整只能以每天 2.4 单位的增量进行，无法实现精细的剂量调整。例如，对于每天需要 6 单位基础胰岛素的人来说，他们只能选择注射稍少于所需的 4.8 单位（2×2.4）或稍多的 7.2 单位（3×2.4）。OmniPod 可以实现每小时 0.05 单位的基础输注率，但是对于大多数需要生理剂量基础胰岛素的人来说，这个单位仍然偏高。最近几年，一些制造商已经可以将剂量设置到每小时 0.025 单位，并配备了连续葡萄糖监测系统（CGM）和自动调节输送技术（auto mode），声称可以实现自动调整胰岛素输送量以维持血糖水平。不过，这些技术的安全性和有效性仍需一定时间的验证。虽然每小时 0.025 单位使得大多数成人能够更精确地控制胰岛素的剂量，但这对儿童来说仍然不够理想。希望这个问题在未来能够得到改善。

· 此外，许多人对于持续在腹部插入较粗管道的设备感到不适。（OmniPod 使用了更细的 28 号针规格和非常细的短管道，几乎可以消除注射时的疼痛，并且因为体内异物较小，长期使用时可能导致的问题也大大减少。）

· 使用泵的用户可能在 4 个“S”方面会遇到不便：睡眠（Sleep）、淋浴（Shower）、游泳（Swim）和性生活（Sex）。

· 美国 FDA 的数据表明，在 2008—2018 年的 10 年期间，FDA 接到了 15 万起与输液泵相关的死亡和伤害的报告。这可能只是冰山一角，实际上可能发生了更多未被报告的事件。FDA 的官员认为，软件和设计缺陷是导致这一问题的主要原因。

· 胰岛素泵的位置高于或低于注射部位可能导致虹吸效应，从而加快或减慢胰岛素的输送速率。如果泵位置在注射部位上方，输送速率可能增加至 123%；而位于下方时，输送速率可能降至 73%。这些输送速率的变化可能会导致无法实现对血糖的精确控制。OmniPod 采用了无管道设计，因此这种位置效应的影响会明显减少。

根据我们的观察，使用胰岛素泵并不一定比每日多次注射胰岛素提供更优的血糖控制。与一些普遍的误解不同，目前大多数胰岛素泵是开放环路系统（open loop system），并不真正能自动测量血糖水平并据此调整胰岛素输送量，而是需要患者手动调节基础胰岛素的输送量，并在餐后手动输入摄入的碳水化合物量以提供额外的胰岛素。然而，最近几年，所谓的闭环系统

（closed loop system）逐渐在市场上推广。这些系统依赖于连续葡萄糖监测系统（CGM），能够自动调整胰岛素输送量。这种闭环泵系统设定的目标血糖范围是 70~170 mg/dL（3.9~9.4 mmol/L），并根据血糖的变化来自动输注胰岛素，试图使血糖保持在这个范围内。尽管这个范围已是如此的宽泛，但是“在范围内时间”（time in range）的结果却仍然很糟糕。美国糖尿病协会（ADA）假设 170 mg/dL（9.4 mmol/L）是正常血糖，但实际上它是正常值的两倍。此外，大多数泵的编程是为了在餐后提供额外的胰岛素以覆盖摄入的碳水化合物量。这种计算方式完全忽视了食物中的蛋白质成分以及小剂量法则的影响。

可吸入型胰岛素

在 2006 年，辉瑞公司推出了一种可吸入型胰岛素。我在本书的前一版中曾对此进行过评估，并建议避免使用。后来，FDA 最终接受了我的观点，并停止了其使用。未来可能会推出新的可吸入胰岛素产品。不过，这类产品有一个共同的问题——从一剂到下一剂的吸收率存在不确定性，即它们对血糖的影响不稳定。考虑到胰岛素的注射，如果按照本书第 16 章介绍的方法进行，应当是无痛的，并且在按照生理需要量使用时可以达到相当精确的效果，因此可吸入胰岛素的实际好处可能并不明显。

第20章 CHAPTER 20

如何预防和纠正低血糖

使用胰岛素和某些口服降糖药，例如，磺脲类药物以及类似的新型口服降糖药（oral hypoglycemic agents，OHA），会增加低血糖的风险。这些药物通过刺激胰腺增加胰岛素的产生来降低血糖；而注射胰岛素则是通过外部补充来调节血糖。这两种药物的使用都可能导致血糖降至目标值以下，从而增加了低血糖的可能性①。需要注意的是，大脑的正常运作依赖于葡萄糖，葡萄糖不足——即低血糖——有时偶尔会引发一些奇怪的精神症状。在极端情况下，低血糖甚至可能危及生命。虽然严重的低血糖是非常危险的，但它是可以预防和治疗的。我建议你让家人、密友或同事阅读本章，这样他们在你遭遇低血糖发作且无法自行处理时，能够提供帮助。由于OHA可能引发低血糖风险，我在本章中会反复提及这类药物。需要特别注意的是，在选择口服降糖药时，我推荐使用胰岛素增敏剂（ISA）和胰岛素模拟剂，而反对OHA。

低血糖：基本常识

在本章中，我们将低血糖（hypoglycemia）定义为血糖水平比目标值低超过10mg/dL（0.56mmol/L）的情况。轻度低血糖（mild hypoglycemia）指的是血糖比目标值低10~20mg/dL（0.56~1.12mmol/L）。随着血糖继续下降，

① 有些人声称胰岛素增敏剂（ISA）不会引起过低的血糖水平，但这种说法并不准确。正如我们在第15章中所讨论的，我确实遇到过这样的情况——一名轻度糖尿病患者在使用胰岛素增敏剂帮助她减重时出现了低血糖。不过，这种情况极为罕见。

情况会逐渐变得更加严重，如果不及时处理，可能发展为神经性低血糖症（neuroglycopenia），即大脑中的葡萄糖水平过低。

大脑内葡萄糖的进出速度较慢，而在注射过量的快速作用型胰岛素后，身体其他部位的血糖可能在 1 小时内急剧下降到零。许多糖尿病患者在出现低血糖时会有身体症状或信号，这有助于他们识别低血糖发作，并保持清醒思考，以便测量血糖并进行相应的调整。

当血糖缓慢下降时，神经性低血糖症可能与身体的症状同时发生。但是，如果大脑严重缺乏葡萄糖，你可能无法意识到这些症状，或者无法准确理解所发生的情况。那些最近频繁经历低血糖发作的人可能会出现低血糖无感现象（hypoglycemia unawareness），即对低血糖早期迹象的感知能力减少或消失。这是由于一种称为肾上腺素受体下调的现象所致（详见本章的“体位性低血压”一节）。理论上，服用 β 受体阻滞剂这类心脏药物——它们能减缓心跳并降低血压——也可能引起这种现象。然而，在实际情况中，这种现象可能并不常见。如果没有察觉到这些身体症状，你可能无法清晰地思考，以至于无法意识到自己的血糖正处于过低状态，进而可能导致认知状态的恶化。

神经性低血糖症状的发展过程

以下是低血糖的部分迹象和症状的列表，它们从轻微（早期）到严重（晚期）不等，共同构成了神经性低血糖症状：反应时间延迟——例如，在开车时未能及时减速。

- 易怒、固执行为，对低血糖的身体症状缺乏认识。
- 困惑、笨拙、说话困难、虚弱①。
- 嗜睡（困倦）或反应迟钝。
- 意识丧失（如果你不使用胰岛素，这种情况非常罕见）。
- 抽搐（如果你不使用胰岛素，这种情况极为罕见）。
- 死亡（如果你不使用胰岛素，这种情况极为罕见）。

（更加详细的症状，请参见本章的“低血糖的迹象和症状”列表。）

① 有一项研究显示，当血糖水平下降到 45~65 mg/dL（2.5~3.6 mmol/L）时，会出现这些症状。而且，即使血糖恢复正常，这些症状仍会持续大约 45 分钟。

引起低血糖的常见原因

在不同章节中，特别是在讨论胰岛素的章节中，我们讨论了造成低血糖的许多不同的潜在原因。以下是一些常见原因：

· 在纠正高血糖前，在注射快速作用型胰岛素后未等待至少 5 小时后再进行，即在注射上一剂快速作用型胰岛素后不足 5 小时，又再次对血糖进行纠正。

· 在使用快速作用型胰岛素或传统口服降糖药（如磺脲类药物和类似的新型药物）后，延迟太久才进食。

· 餐后胃排空延迟（见第 22 章）。

· 女性经期某些阶段体内抗调节激素（counter regulatory hormones）活性的减少。

· 疾病恢复或压力减轻后胰岛素抵抗的突然消失，特别是在之前需要使用较高剂量的传统口服降糖药或胰岛素的情况下。

· 长期使用效果逐渐减弱的胰岛素后，换用新瓶装的胰岛素，但未相应减少剂量。

· 从胰岛素泵切换到手动注射，未相应减少剂量。

· 错误地假定最快速作用型胰岛素与常规胰岛素效力相同（见第 19 章）。

· 实际餐饮中的碳水化合物或蛋白质摄入少于计划量。

· 使用过量的胰岛素或口服降糖药。

· 进行未计划的体力活动，或未通过补充适当的碳水化合物应对活动消耗。

· 过量饮酒，尤其是在餐前或餐中。

· 使用 NPH 胰岛素前未充分摇匀。

· 无意间将长效或餐食胰岛素注射到肌肉中。

· 在即将进行剧烈运动的肌肉附近注射胰岛素。

· 长期静脉注射丙种球蛋白，可能导致 1 型糖尿病患者的 β 细胞间歇性恢复。

· 使用含鱼精蛋白的胰岛素（如 NPH，见第 17 章）。

· 服用大剂量阿司匹林或使用抗凝血药、巴比妥类药物、抗组胺药或其他可能降低血糖或抑制肝脏产生葡萄糖的药物（见附录 C）。

· 从凉爽天气突然转为温暖天气。

常见的低血糖迹象与症状

饥饿：饥饿是低血糖最常见的早期症状之一。一方面，对于一个控制良好且营养均衡的糖尿病患者来说，不应出现过度饥饿感——除非是低血糖。虽然这个症状经常被忽略，但绝不应被轻视。另一方面，饥饿也常常是紧张或焦虑的表现。所以不能一概而论，认为它总是代表低血糖。在所谓的“胰岛素反应”中，有大约一半可能只是反映了由于进餐时间的延迟、情绪因素，甚至是高血糖引起的饥饿感。当血糖水平较高时，身体细胞实际上被“剥夺了”摄取葡萄糖的能力，从而可能导致饥饿感。因此，在血糖控制不佳的糖尿病患者中，饥饿感是非常常见的。如果你感到饥饿，务必测量你的血糖！

视力模糊（impaired visual acuity）是低血糖的另一个可能症状。即使是轻度低血糖也可能让你在阅读街道标志或小字时遇到困难。在更严重的低血糖情况下，可能会出现复视现象（double vision）。

脉搏加快：脉搏加快也是低血糖的一个迹象。建议随身携带一个带秒针的手表，并熟悉自己的最高静息心率。当出现低血糖的可能症状且无法立即测量血糖时（这本身就是一个严重的疏忽），测量你的静息脉搏。许多人发现，测量太阳穴处动脉的脉搏（位于眉毛和发际线之间的头部侧面）或颈动脉脉搏（位于下颌下缘下方和耳朵前方约 1~3 英寸处，1 英寸约为 2.54 cm）的脖子侧面，比测量手腕的桡动脉脉搏更方便。如果你的此时的静息脉搏超过最大静息值的 1/3 以上，可以假定是低血糖。如果在过去 10 分钟内你一直在活动，脉搏可能会因此而正常升高。你的医疗保健专业人员可以教你如何正确测量脉搏。当然，你应该随时携带血糖仪，这种测量其实是不必要的。

复视（nystagmus）：复视是一种低血糖症状，可通过保持头部静止并缓慢地将眼睛从一侧移至另一侧来检测。如果有人在你低血糖时观察你的眼睛，他可能会注意到你的眼睛会在相反方向短暂跳动或以“棘轮”式移动，而非平滑过渡。这也可以通过观察手表秒针来识别。如果秒针看起来偶尔跳跃式前进，这意味着你正在经历复视——当眼睛短暂跳动时，你可能错过了秒针的部分运动。

缺乏勃起：对于男性而言，早晨醒来时没有勃起可能是低血糖的一个可靠迹象，尤其是对于通常在早晨会有勃起的人。在性刺激下无法勃起也可能表明低血糖，前提是无法勃起不是一个常见问题。

否认：否认是低血糖加剧或血糖缓慢下降时的一种现象。许多患者会坚信他们的血糖是正常的。如果怀疑低血糖，应该坚持测量血糖，然后再考虑糖尿病患者的否认。

针对轻度到重度低血糖，不引起血糖反弹过高的治疗方法

在过去，治疗轻度到中度低血糖的常规建议是食用一些适度甜的食物或液体，如糖果、水果、饼干、硬糖、花生酱饼干、橙汁、牛奶和苏打水。但根据你现在对不同食物及其对血糖影响的理解，你可能已经意识到，这种治疗方法并非真正有效。

这些食物往往是含有慢速和快速作用型碳水化合物的混合物。如果吃的或喝的足够多，食物中的快速作用型碳水化合物可以在半小时内将血糖从 40 mg/dL（2.2 mmol/L）升至目标值 83 mg/dL（4.6 mmol/L），但同时摄入的慢速作用型碳水化合物可能导致几小时后血糖升至 300 mg/dL（16.7 mmol/L）。

在我学会将血糖维持在正常范围之前，我的医生坚信：低血糖后所出现的高血糖是由他们所谓的“不可避免”的反弹，或索莫吉现象（Somogyi phenomenon）所致[①]。但自从我学会避免用传统食物治疗低血糖后，我就再也没有经历过血糖反弹。尽管如此，科学文献中确实描述了在极低血糖发作后偶尔会出现长达 8 小时的轻度胰岛素抵抗现象，但这并不是由于错误选择食物来提高血糖而导致的戏剧性反弹。

① 如果你的医生仍然相信他在医学院学到的关于这个虚构现象的知识，请他阅读《索莫吉现象——神圣的牛还是废话？》，发表于 1984 年《内科学档案》杂志（The Somogyi Phenomenon— Sacred Cow or Bull? Archives of Internal Medicine, 1984, 144：781—787.）。

低血糖可能是灾难性的，正如前面所列出的其发展过程所示。因此，我们需要尽快对其进行纠正。复合碳水化合物、果糖、牛奶中的乳糖以及大多数糖果中所含的蔗糖——这些都需要经过消化过程或通过肝脏的转化才能发挥完全的作用，影响血糖。这种延迟效应使得这些类型的碳水化合物不适合用来治疗低血糖。此外，如果使用大多数传统的治疗方法，为了确切知道食用或饮用某些东西后血糖会上升多少，你需要在几小时后持续检测血糖，以评估其不可预测的效果。

可预测性地升高血糖

要快速且可预测地升高血糖，我们应该使用什么？答案显然是葡萄糖。

葡萄糖，血糖中的糖分，无需经过消化过程或由肝脏转化。与其他甜食不同，它可以直接通过胃和肠道的黏膜吸收进入血液。正如我们在第 14 章“通过锻炼提高胰岛素敏感度和延缓衰老”中讨论的那样，我们能够精确计算出固定量葡萄糖将对血糖的提升效果。对于体重大约 140 磅（约为 63.5 kg）的 2 型糖尿病患者来说，1 g 纯葡萄糖可能使血糖升高约 5 mg/dL（0.28 mmol/L）。不过这有一个前提，即仅限于当他们的血糖低于一个特定阈值——即胰腺开始增加胰岛素分泌以降低血糖的水平。对于体重同样为 140 磅但患有 1 型糖尿病的人，1 g 葡萄糖也将使血糖提升大约 5 mg/dL（0.28 mmol/L），无论血糖水平如何，因为他们无法产生胰岛素来抵消葡萄糖的影响。如果你的体重是 140 磅的 2 倍，1 g 葡萄糖将使血糖提高的幅度减半。而体重仅为 70 磅（约为 31.75 kg）的糖尿病儿童，血糖升高的幅度将是成年人的 2 倍，即 1 g 葡萄糖提高 10 mg/dL（0.56 mmol/L）。因此，葡萄糖对血糖的影响与个体的体重成反比。表 20–1 提供了不同体重下 1 g 葡萄糖对低血糖影响的大致情况。

表 20–1　1 克葡萄糖对低血糖的影响

体重		1 克（g）葡萄糖的血糖提升值	
磅	千克（kg）	mg/dL	mmol/L
35	16	20	1.11
70	32	10	0.56
105	48	7	0.39

续表

体重		1克（g）葡萄糖的血糖提升值	
磅	千克（kg）	mg/dL	mmol/L
140	64	5	0.28
175	80	4	0.22
210	95	3.3	0.18
245	111	3	0.17
280	128	2.5	0.14
315	143	2.2	0.12

低血糖的迹象和症状

- 混乱状态，如难以辨认时间或找寻物品
- 头痛
- 手部颤抖
- 手指或舌头刺痛
- 耳鸣
- 心跳加速
- 瞳孔放大
- 极度饥饿感
- 喉咙或舌根部位紧绷
- 嘴唇或舌头麻木或感觉异常
- 行动笨拙
- 甜味识别能力减弱
- 固执己见
- 不适时的笑声或玩笑
- 易怒
- 情绪低落
- 焦虑或恐慌

- 暴力行为，如猛击桌子、墙壁或踢打物体
- 视力问题，如视觉模糊、双重影像、看到斑点，或出现视觉幻觉（例如，文字或数字似乎呈现出某种形式的乱码）
- 手臂或腿部不受控制地伸展、拉伸或其他动作
- 协调能力下降，表现为撞墙或掉落物品
- 疲劳
- 抽搐
- 虚弱
- 睡眠中突然惊醒
- 睡眠或清醒时出现大声喊叫
- 呼吸急促且浅
- 神经紧张
- 头晕
- 晕厥感
- 发热感觉
- 冷汗，特别是脖子部位
- 不安
- 失眠
- 噩梦
- 面色苍白
- 恶心
- 语言含糊不清
- 复视（详见本章“复视”一节）

这些症状可能会单独或同时出现。有时，某个症状可能是唯一的征兆。在某些情况下，可能没有明显的早期迹象或症状。

如果你之前已经服用过葡萄糖片，那么在重新测量血糖之前，请务必清洗双手。如果没有水源，可以舔一下准备扎针的手指，以去除任何残留的葡萄糖，然后用衣物或手帕轻轻擦干手指。

请务必注意，不要将葡萄糖片存放在你的血糖仪或试纸附近！

在许多国家，市面上有许多作为糖果或类似糖果制品的产品，其成分几乎

全是葡萄糖。这些葡萄糖片通常可以在药店找到。一些国家还专门销售针对糖尿病患者用于治疗低血糖的葡萄糖片。表 20–2 中列出了我们熟知的一些此类产品。

在所列出的葡萄糖片品牌中，我个人偏爱使用 Dex4，原因在于它们易于咀嚼，能迅速提升血糖水平，味道可口，包装便利，且价格实惠。这些小片的 Dex4（bits）体积适中，通常无需切成半片或 1/4 片即可进行小幅度血糖调整（儿童除外）。Dex4 产品在美国、加拿大及英国的大部分药店都可购得。小片通常为 60 片 / 瓶；而较大的 Dex4 片，每片含 4 克葡萄糖，分别有 10 片 / 瓶和 50 片 / 瓶的规格。这种大的片剂，适合体重超过 220 磅（约 100kg）的人士使用。至于体型较小的儿童，我更推荐 Smarties 或 Winkies ①，因为它们剂量更小。大多数葡萄糖片能在约 3 分钟内开始提升血糖，并在大约 45 分钟后达到峰值效果。这个作用时间的前提是没有胃轻瘫症状。若有胃轻瘫，请参见第 22 章。

表 20–2　用于糖尿病患者治疗低血糖的葡萄糖片

国家	产品名称	每片含葡萄糖量（克）	对体重 140 磅、血糖低的人血糖升高量（大约）
美国、加拿大	Dex4 bits	1	5 mg/dL（0.28 mmol/L）
美国	SweeTARTS 或 Wacky Wafers	2[a]	10 mg/dL（0.56 mmol/L）
美国、加拿大	Smarties 或 Winkies[b]	0.4	2 mg/dL（0.11 mmol/L）
美国、加拿大	Dex4	4	20 mg/dL（1.10 mmol/L）
英国、加拿大	Dextro Energy	3	15 mg/dL（0.83mmol/L）
美国、德国	Dextro Energen	4	20 mg/dL（1.10 mmol/L）

a. 片剂大小可能有所不同。
b. 由于体积小，特别适合儿童。

考虑到这些背景信息，当你遇到低血糖时应该如何处理？

如何使用葡萄糖片？

当你体验到之前所描述的低血糖症状时——尤其是饥饿感——请先测量血糖。如果血糖值比你的目标值低 5 mg/dL（0.28 mmol/L）或以上，你需要咀

① 两者都可以在犹太洁食商店买到。Winkies 可以在 Rosedale Pharmacy 购买，电话（888）796–3348；Smarties 可以在 www.smartiesstore.com 购买。

嚼足量的葡萄糖片，将血糖恢复至目标水平。即使你没有感受到低血糖的症状，但在常规检测中发现血糖偏低时，也应采取同样的措施。请注意，没有症状并不意味着你不需要服用葡萄糖片。实际上，无症状的低血糖可能会比有症状的低血糖风险更高。例如，如果你体重约 140 磅（约为 63.5 kg），当前血糖为 60 mg/dL（3.3 mmol/L），而你的目标是 83 mg/dL（4.6 mmol/L），那么你可能需要服用 5 片 Dex4 bits。根据表 20-2，这可以使你的血糖升高 25 mg/dL（1.4 mmol/L），达到 85 mg/dL（4.7 mmol/L）。如果你使用的是 Dextro Energen，那么只需服用 1 片即可。操作简单明了。

如果你因使用过量的胰岛素或口服降糖药（OHA）出现低血糖症状，即使在服用葡萄糖片后，血糖可能仍会继续下降，这是由于胰岛素或 OHA 可能还在继续发挥作用。因此，建议你在服用葡萄糖片约 45 分钟后再次检测血糖，以排除继续下降的可能，并确认血糖是否恢复正常。如果血糖依旧偏低，应继续服用更多的葡萄糖片，并每隔 45 分钟检测一次血糖——如果血糖下降较快，可以更早进行检测。若你患有胃排空延迟，可能需要等待长达 2 小时或更久，葡萄糖片才能完全见效①。

那么，如果你不在家或工作场所，且没有携带血糖仪怎么办？（这简直是一个罪过，应尽量避免。）如果你怀疑自己可能低血糖，为了安全起见，应服用足够的葡萄糖片使血糖上升约 40 mg/dL（2.22 mmol/L），如 2 片 Dex4。你可能担心这会导致血糖过高。但如果你正在使用胰岛素，这不是问题。只需回到你的血糖仪所在的地方时，检测血糖。如果血糖高于目标值，可以注射适量的胰岛素来纠正血糖，使其回归正常，但要确保距离上一次注射快速作用型胰岛素至少 5 小时。如果你未使用胰岛素，血糖最终应能自行恢复，因为你的胰腺仍能产生一定量的胰岛素。这个过程可能需要几小时甚至一整天，具体取决于你体内产生胰岛素的速度。无论如何，这种做法或许已帮你避免了因血糖过低而导致的尴尬甚至灾难性的情况。

① 不过，这个时间框架可以通过服用葡萄糖溶液大大缩短（见第 22 章“治疗胃排空缓慢时的低血糖”一节）。

如果在用餐前发现血糖偏低该怎么办?

在这种情况下，服用葡萄糖片是必要的。否则，你可能因极度饥饿而过量摄入食物，导致几小时后血糖异常升高。请记住，此时（在用餐前），你所服用的药物是为了保持血糖稳定。因此，如果餐前血糖偏低，而你没有服用葡萄糖片，即便是合理进食，即按照预定的食物量（合理分配碳水化合物和蛋白质）进食，餐后血糖也可能仍然偏低。

如果在纠正低血糖后你仍然存在低血糖的症状该怎么办?

许多低血糖的症状实际上是由肾上腺素（epinephrine，也称为adrenaline）引起的。在你未遇到本章“低血糖无感”一节所描述的问题的情况下，你的肾上腺会通过产生肾上腺素来应对低血糖。肾上腺素会向肝脏发出信号，促使其将储存的糖原转化为葡萄糖。肾上腺素类似于胰高血糖素的作用。正是肾上腺素引发了诸如心跳加速、颤抖、面色苍白等症状。需要注意的是，β受体阻滞剂可能会干扰肾上腺素引起这些症状的能力。肾上腺素在血液中的半衰期约为1小时，这意味着即使血糖已恢复至目标水平，血液中大约还有一半的肾上腺素。因此，这可能导致症状持续存在。所以，如果你在1小时前服用了葡萄糖片，但仍感到不适，建议再次检查血糖。如果血糖处于目标范围内，请尽量避免进一步摄入葡萄糖片。但如果血糖仍偏低，再次服用葡萄糖片是合理的。

如何应对低血糖常引起的严重饥饿感?

轻度到中度低血糖可能引发强烈的饥饿感和伴随的恐慌反应。很多人几乎无法抑制想吃甜食或喝大量甜饮的冲动。在开始接受我们的治疗方案之前，很多新患者向我讲述了他们在低血糖时曾经吃下整个苹果派、一罐花生酱、一夸脱冰淇淋（1夸脱约为0.95L），或者喝下一夸脱橙汁的经历。在我意外发现血糖自我监测并学会使用葡萄糖片之前，我自己也曾有过类似的经历。

当然，这种做法最终导致的是几小时后的极高血糖。

幸运的是，由于葡萄糖片效果的可预测性，我和我的大多数患者已经不再感到恐慌。

然而，不幸的是，快速纠正血糖并不总能消除饥饿感。这可能与肾上腺素的长半衰期有关，即使血糖已恢复正常，症状仍可能持续存在。我的患者和我都通过一种非常简单的方式成功地应对了这一问题。你也可以尝试采用和我们相同的技巧。

首先，服用适量的葡萄糖片。

其次，如果强烈的饥饿感依然存在，请考虑可能能够满足这种感觉的食物。常见的选择包括一顿完整的正餐（如额外的一顿午餐或晚餐）、半顿正餐或四分之一顿正餐。这里所说的“一顿完整的正餐”是指你通常在那一餐中所摄入的正常量的碳水化合物和蛋白质，而“半顿饭”则意味着摄入一半量的蛋白质和碳水化合物。

即使血糖尚未回到目标水平，只要你知道已经摄入了足够的葡萄糖，血糖将最终会恢复至正常，你就可以自信地按通常量注射胰岛素或服用相应剂量的口服降糖药（OHA），以覆盖那一餐的需求。例如，如果摄入的是半顿饭量，那么注射半剂量的胰岛素；如果是 1/4 顿饭，就注射 1/4 剂量。

此时不需要像平时那样，在注射常规胰岛素后等待 40~45 分钟，或在注射最快速胰岛素后等待 20 分钟，或服用口服降糖药后等待 60~120 分钟。直接进行注射并进食即可。偶尔多吃一顿饭不会导致体重增加或其他不良影响。由于你是在饮食计划的控制范围内进食，而非无节制地大量食用糖类食品或富含碳水化合物的食物，因此你仍在遵守小剂量法则。

如果你知道通常用来覆盖某种小吃的胰岛素或口服降糖药剂量，那么你也可以选择吃小吃而非正餐。

如何在低血糖发作时获得家人和朋友的帮助且避免产生敌意?

低血糖的两个最常见影响——易怒和恶劣行为，以及无法识别自身症状——可能会使得他人帮助你变得困难且不愉快。在我与众多新患者及其家属的首次会谈中，经常听到低血糖发作期间发生的争执甚至暴力事件。我听到的最典型场景是这样的："每当我发现他血糖低时，我会递给他一杯橙汁并告诉他喝下，但他却把橙汁泼向我，有时甚至是玻璃杯。"这样的故事对我并不陌生，因为在我十几岁时，我常对母亲做出同样的行为，刚结婚时我也曾对妻子如此。为什么会发生这种情况，我们应如何预防？

首先，了解在低血糖发作期间你和家人或伴侣的心理状态是非常重要的。由于严重低血糖引发的认知障碍，即使是最小的挫折或烦躁感，也会变得难以忍受。低血糖可能导致你行为异常，类似于醉酒状态——从某种程度上说，你确实是在一种"醉酒"状态。由于思维受损，你可能完全没有意识到自己血糖偏低的状况。这与醉酒的相似之处并非巧合，因为在这两种情况下，大脑控制理性行为的高级认知中心都受到影响。

你可能已经深知高血糖的危害，并且在一定程度上，即使在低血糖发作时，这一认识仍然根深蒂固。因此，当有人试图说服你吃些甜食时，你可能会觉得对方不合理，尤其是如果对方在过去在你血糖正常甚至偏高时也有过类似的行为。出于"自我保护"本能，为了对抗他人试图让你摄入甜食的所谓不理智行为，你可能会本能地产生抵抗甚至暴力反应。最常见的情况是，当有人试图将食物或饮料放进你的嘴中时，你可能会将此视为一种"攻击"。在意识不清的状态下，你甚至可能会错误地认为，由于高血糖有害，你的配偶或亲人可能正在试图伤害你。

为低血糖患者提供帮助的亲属，通常是配偶或父母，可能会因目睹这类异常行为而感到恐慌。如果你的伴侣已经历多次类似的情形，出于自我保护，他或她可能会在家中备有糖果或其他甜食，希望你能吃下它们，以避免这种情况的发生。如果你的伴侣曾见证你因低血糖而失去意识，或者只是意识到低血糖可能导致的严重后果，这种恐惧感可能会加剧。在其他情况下，当你的血糖实际并不低时，你的伴侣可能会误认为你需要摄入甜食。这种误判在家庭争吵中尤为常见，配偶或父母可能会想："他 / 她血糖低，所以才会对我大声嚷嚷。"因此，为了安全起见，他们宁愿给你一些甜食，哪怕你的血糖实际上并不低。

面对这一明显的困境，其实是有解决方法的。首先，双方必须认识到，通常情况下，当亲属怀疑你是低血糖时，大约一半的情况下你并没有低血糖；而另一半时间，血糖确实偏低。

我提出的这个观点从未遭到过反驳。

在怀疑出现低血糖的情况下，虽然鼓励糖尿病患者吃甜食是传统的做法，但这种做法可能带来的弊端与益处同样多。一种更佳的方法是，伴侣可以说："我担心你的血糖可能偏低，请你检查一下并告诉我结果，这样我就能少些担心。"作为患者，你应该意识到，与糖尿病患者共同生活所带来的压力有时可能与糖尿病本身同样沉重，甚至更甚。你作为糖尿病患者，也应考虑到伴侣的感受和需求。试着将检查血糖的请求视为一种减轻他人恐惧的责任，而不是一种侵犯。带着这种责任感，如果有人要求，你应主动检查血糖，哪怕只是为了让对方安心。无论你的血糖是低还是正常，都不是最关键的。如果血糖偏低，你可以及时纠正并找出原因。如果血糖正常，那么你可能已经有助于缓和局势，此时你可以回到你原来的活动中，无需再担心血糖问题。当你将血糖控制视为像调整时钟一样的常规活动时，你就能消除其中的一些神秘感，并减少不良情绪。

如果你没有随身携带血糖仪，那么为了让关心你的人放心，你应服用足够量的葡萄糖片，以使血糖提高大约 40 mg/dL（2.2 mmol/L）。这是你能为那些可能每天都在为你担忧的人所做的最基本的事情。

令人惊讶的是，这种简单的方法对我和我的许多患者都非常有效。正如我之前提到的，我曾在与我的父母以及我的妻子共处时经历过这种情形。配偶们报告说这大大减轻了他们的压力。有些妻子甚至在表达感激之情时感动落泪。

当你清醒但无法自行处理低血糖时，家人和朋友该如何提供帮助？

较为严重的低血糖状态通常表现为极度疲劳和无法有效沟通。你可能坐着不停敲打桌子，茫然地走动，或者根本无法回应问题。对于与你一起生活或工作的人来说，认识到这是低血糖的一个严重阶段非常重要。当出现这种状况时，尝试测量血糖可能会浪费宝贵时间，从而延误治疗，因为此刻低血糖的可能性极大。在这个阶段，你可能无法咀嚼葡萄糖片，甚至可能会将其吐出。

这个阶段的适宜治疗是使用口服葡萄糖凝胶。在美国，葡萄糖凝胶有几个品牌，它们大多是糖浆状的。不过，有的产品不是纯葡萄糖，而是含有长效和短效糖的混合物，因此可能不会像预期那样迅速见效。目前，我推荐我的患者使用 Dex4 凝胶，它被包装在类似牙膏的塑料管中，并带有可替换的螺旋盖。每管中含有 15 g 葡萄糖。从表 20–1 可以看出，这个量足以使一个 140 磅（约为 63.5 kg）的成年人的血糖提高 75 mg/dL（4.2 mmol/L）（15 × 5）。对于大多数处于这种状态的成年人来说，合适的剂量大约是一整管。

用于在生日蛋糕上书写字母的糖霜管通常含有几乎纯净的葡萄糖，是不错的替代品，购买这些糖霜可能会帮你节省一些费用。这些糖霜管大多在超市的烘焙区域有售。但在购买时，请务必检查其成分和重量。将盎司转换为克的方法是乘以 28.35。确认主要成分是葡萄糖至关重要，因为有些品牌以蔗糖为主，作用速度会较慢。

我们建议你在家中、工作地点的显著位置，以及随身携带的行李中，放置两管葡萄糖凝胶，并用橡皮筋捆绑在一起。凝胶不宜冷藏，因为它可能在低温下变硬。使用时，需要有人将打开的管子尖端插入你的嘴角，位于下牙龈和脸颊之间，并慢慢挤出少量凝胶。你可能会自动吞咽这部分凝胶。吞咽后，再轻轻地从管子中挤出更多凝胶。在摄入整管凝胶后的 5 分钟内，你应该能够开始回答问题。

当你完全恢复后，请检查并校正你的血糖至目标水平。由于你可能已经用手擦掉了嘴上的黏稠凝胶，刺破手指测血糖前请务必洗手。

虽然在许多国家可能难以购买到葡萄糖凝胶，但你可以在互联网上找到。在大多数工业化国家，药店和外科设备供应商通常向医生提供用于进行口服葡萄糖耐量测试的葡萄糖饮料。这些饮料通常是调了味道的，装在 10 盎司（约 295.7 mL）的旋盖瓶中，含有 100 g 葡萄糖。2 盎司（约 59.5 mL）将含有大约 20 g 葡萄糖，这足以使一个 140 磅（约 63.5 kg）的人的血糖提高约 100 mg/dL（5.6 mmol/L）。可以使用塑料挤压瓶来方便地给予微小剂量。喂食患者液体或凝胶时必须特别小心，因为存在吸入气管风险，可能会导致窒息。在这方面，与使用凝胶相比，使用液体潜在的危险更大，因此每次喂食时只应给予少量（约1/4 茶匙）。

治疗无意识状态下的低血糖

低血糖并不是导致失去意识的唯一原因。中风、心脏病发作、血压骤降，甚至头部撞击等情况都可能使人失去意识。实际上，极高的血糖水平，如超过 400 mg/dL（22.2 mmol/L），若持续几天，尤其在脱水的患者中，也可能导致失去意识。然而，我们假定如果你严格遵循本书提供的治疗指南，你将能避免这种持续的血糖升高。

如果有人发现你失去意识，并且知道如何快速检查你的血糖，他们可以立即进行测量。然而，治疗不应因寻找测试用品而延迟。如果无法立即进行血糖测试，应考虑采取其他紧急措施。

在这种情况下的治疗方法是注射胰高血糖素，这是一种能迅速提升血糖的激素。它通过促进肝脏和肌肉将储存的糖原转化为葡萄糖来发挥作用。因此，与你一同居住的人必须知道如何进行这种注射。如果你正在使用胰岛素，可以通过教他们如何给你注射胰岛素来进行练习。在许多国家的药店，可以购买到名为“胰高血糖素紧急救援套装”的产品。这个套装包括一个小塑料盒，内含一个装有惰性溶液（类似水）的注射器和一个含有白色粉末（胰高血糖素）的小瓶。套装中还包括一张带有插图的说明书，你的家人应在紧急情况发生前仔细阅读。使用时，需将水注入小瓶，拔出针头，摇动小瓶使粉末完全溶解于水中，然后再将溶液吸回注射器。确保长针尖始终浸在液体中。对成人而言，应将整个注射器的内容物注射到体内，无论是肌内注射还是皮下注射；对于儿童，则应使用较少的剂量。图 16-1（见第 16 章）中展示的任何部位都适用于注射，也可以选择三角肌（见第 19 章图 19-2）、大腿外侧或小腿肌肉。进行臀部注射时，潜在的救援者应注意，应该在臀部的上外象限注射，以避免伤害坐骨神经。注射可通过衣物进行，只要衣物不是太厚（例如，可以通过衬衫袖子或裤腿，但不适合通过外套、夹克或裤子口袋）。

在任何情况下，当你处于无意识状态时，都不应该尝试通过口服途径给你服用任何东西，因为你将无法吞咽，口服葡萄糖可能会导致窒息。如果找不到胰高血糖素，你的伴侣应立即拨打 911（在美国）或其他紧急救援电话，寻求紧急医疗援助，或立即将你送往医院急诊室。

因低血糖失去意识的人可能会出现抽搐症状，包括流口水、咬牙和咬舌。尽管咬舌可能导致口腔内的永久性伤害，但也不应尝试干预。如果试图阻止这种情况，你的救援者可能会被咬伤，无法继续提供帮助。如果可能，应将你翻到侧躺，头部朝下，以帮助排出口中的多余唾液，防止吸入导致窒息。

在注射胰高血糖素后的 5 分钟内，你应开始显示恢复的迹象。在 20 分钟内，你应能完全恢复意识并能进行理智交谈。如果在最初的 10 分钟内没有明显的改善，唯一的选择就是紧急救援团队或医院。紧急救援队应被告知需要将 40 mL 50% 的葡萄糖溶液注入静脉。对体重在 100磅（约 45.4 kg）以下的个体，应按比例减少剂量（例如，70磅的儿童应接受约 20 mL 的葡萄糖溶液）。

胰高血糖素在某些人中可能引起呕吐反应。因此，如果你在使用后出现呕吐，为避免吸入呕吐物，应将头部转向一侧。建议在胰高血糖素紧急救援套装中准备一瓶 4 盎司（约 118.28 mL）的甲氧氯普胺（metoclopramide）糖浆，并用橡皮筋固定。待你能坐起并说话时，服用一小口甲氧氯普胺可几乎立即缓解恶心感。但不要服用过量，因为大剂量可能引起不愉快的副作用（见第 22 章“甲氧氯普胺”一节）。在美国，甲氧氯普胺需要医生处方才能获取。

一剂胰高血糖素可使你的血糖提高高达 300 mg/dL（16.7 mmol/L），具体取决于你肝脏中糖原的储存量以及它转化为葡萄糖的量。在你完全恢复意识后，应立即检查血糖水平。如果距离上次使用快速作用胰岛素已超过 5 小时，那么应注射足够量的快速作用胰岛素（无论是肌内注射还是皮下注射），以将血糖降至目标水平。这一步骤非常重要，因为如果你的血糖在接下来的大约 24 小时内保持正常，你的肝脏将能重建其糖原储备。这种糖原储备对于防止随后可能发生的低血糖事件非常重要。

顺便提及，如果在同一天内尝试给某人进行两次胰高血糖素注射，第二次注射可能不会有效提升血糖。这是因为肝脏的糖原储备可能已在第一次注射的反应中被耗尽。因此，在使用胰高血糖素后，至少在接下来的一整天内每隔 5 小时监测和校正血糖是必须的。此外，建议每 2.5 小时额外检测一次血糖，以确保不再出现低血糖，但除非距离上次快速作用胰岛素注射已过去整整 5 小时，否则不要再次进行高血糖的校正（见第 19 章相关部分）。

尽管阅读关于可能失去意识的内容可能会让人感到不安，但请记住，这种情况极为罕见，通常只有当 1 型糖尿病患者重大失误时才会发生。参见本章的“引起低血糖的常见原因”一节所列出的失误。据我所知，还没有 2 型糖尿病患者在使用我们推荐的任何口服药物时经历过严重低血糖的案例。

如何在睡眠中检测低血糖?

睡眠时出现的低血糖迹象可能包括皮肤湿冷（尤其是颈部），呼吸不规律，以及烦躁不安的表现。如果与你同床的人的睡眠很轻，他们可能更容易觉察到这些迹象。对于父母来说，夜间定时检查患有糖尿病的孩子的情况是非常重要的，其中包括触摸孩子的颈部来感受其体温和湿度。

找出造成低血糖的真正原因

在发生任何低血糖事件后，即使是轻微的，也应该回顾你的 GlucograF 血糖数据表。了解导致任何低血糖事件的具体情况是极为重要的，即使该事件没有引起明显症状。这正是我们建议大多数使用胰岛素的糖尿病患者详细记录与血糖水平相关数据的原因之一（见第 4 章），也是我们在第 5 章中详细教授你如何记录信息的原因。由于严重低血糖可能导致对 1 小时前发生的事件失忆（amnesia），因此习惯性记录相关数据，对于这种情况尤为重要。记录胰岛素注射、葡萄糖片服用、饮食和运动的时间，以及是否吃得过多或过少等信息，无疑是有帮助的。仅记录血糖数据可能无法帮助你找出问题的根本原因。如果你经历了一次严重的低血糖事件或多次轻微低血糖事件，并且无法确定如何防止其复发，可以阅读本书或向医生展示你的 GlucograF 血糖数据表。你的医生也许能够找出你未曾注意到的原因。

做好准备

低血糖急救用品的管理

葡萄糖片、葡萄糖凝胶和胰高血糖素都是可能挽救生命的急救用品。但如果它们不在你身边或者已经变质，就无法发挥作用。以下是一些基本管理原则：

· 在家和工作场所的便捷位置放置急救用品，并确保它们容易被找到。

· 向你身边的人展示急救用品的存放位置。

· 在汽车、口袋或手提包中随身携带葡萄糖片。

· 旅行时，将一整套急救用品分别放置在随身行李和托运行李中，以防行李丢失或被盗。

· 及时更换胰高血糖素也很重要，建议在瓶子上所标注的有效期到期前或到期时更换。在美国，胰高血糖素出售时标记的有效期都较短。胰高血糖素是以冻干粉形式出售的，在冷藏保存且未暴露于潮湿或极端热量下的情况下，在 5 年内都可能保持有效。不过，一旦稀释后，其有效期仅为 24 小时。许多紧急救护包的价格都很高，并且标记的有效期只有几个月。然而，在紧急情况下，救援者不必过于担心到期日期。

· 使用后，务必及时更换急救用品，确保你的存货充足。这包括额外的葡萄糖片和血糖测试条。

· 请注意，细菌喜欢葡萄糖。一旦打开葡萄糖片的瓶子或包装，大约 6 个月后，你可能会在每片葡萄糖片上发现由细菌菌落形成的黑点。即使是未开封的包装，生产后约 1 年也可能出现黑点。这些片剂虽然不会造成危险，但可能口感不佳且不易咀嚼。定期检查葡萄糖片的情况，确保它们处于最佳状态。

低血糖应急工具包

为确保不会因低血糖而措手不及，你应该始终在家和工作地点准备以下急救用品。

如果你服用口服降糖药（OHA）或即使是胰岛素增敏剂（ISA）：

√ 1~3 瓶葡萄糖片，并随身携带葡萄糖片。

如果你使用胰岛素并且不是独居，你还需要：

√ 3 支葡萄糖凝胶。

√ 胰高血糖素紧急救援套装。

√ 4 盎司（约 118.28 mL）瓶装的甲氧氯普胺糖浆。

紧急情况下的医疗身份识别标签

如果你使用胰岛素或口服降糖药（OHA），应佩戴一个带有明显医疗标志的身份识别标签，例如红蛇绕杖的图案。这种标签既可以作为手链，也可以作为项链佩戴，上面应刻有关于你的糖尿病状况的信息，以便告知紧急医疗人员。例如，如果你使用胰岛素，标签上可能会注明："糖尿病患者 – 使用胰岛素"。考虑到手链更易被急救人员发现，我倾向于推荐手链而非项链。

在美国，大多数药店和珠宝店都销售这种医疗识别标签，价格从不锈钢的 5 美元到实心黄金的几百美元不等。MedicAlert 基金会提供保存你的医疗记录的服务，并会向你发送一个带有其标志的不锈钢 ID 手链或项链，不过你需要支付 40 美元，纯银或镀金的 ID 标签价格略高。MedicAlert 还提供收费的刻字服务。所有标签都印有你的特殊 ID 号码和基金会的 24 小时"收费来电"电话号码。通过拨打这个号码，医院或急救人员可以获取你的姓名和地址、亲属和医生的联系信息、你所有的医疗状况列表以及你所服用的药物剂量。你可以通过写信或拨打电话（888）633–4298，或访问 www.medicalert.org 来获取申请表。MedicAlert 基金会位于加州 Turlock 的科罗拉多大街 2323 号（2323 Colorado Avenue， Turlock， CA 95382）。

即使你不使用可能导致低血糖的药物，作为一名糖尿病患者，佩戴 MedicAlert 手链也是明智的选择，哪怕只是为了在遇到车祸、心脏病发作等紧急情况时，防止急救人员在未知你的糖尿病状况的情况下进行常规的静脉输液。

紧急报警服务

如果你独自居住，可能会考虑使用紧急报警系统。这些系统通常是在手链或者项链上设计了一个按钮，一旦按下，就能自动给朋友、亲属或紧急救援队打电话。此外，如果你在预定的时间间隔内没有进行“签到”，系统同样会被激活。在我了解的系统中，MedicAlert 基金会提供的紧急报警服务是最经济实惠的一个。不过，他们的“未签到”警报只能在 24 小时的时间间隔内被激活，这意味着可能在有人被通知之前你已经失去意识达 24 小时。

连续血糖监测（CGM）仪的使用

我们大多数人日常工作都需要与他人接触，下班后还会与家人相聚。这些日常接触在很大程度上为我们提供了保护，避免了严重低血糖的发生。因为一旦你开始出现异常行为，如撞墙或说话失常，你的同事和家人会注意到并介入。而在睡觉时，你的伴侣通常能够察觉到低血糖伴随的喘息、冷湿的皮肤或湿漉漉的睡衣，并及时唤醒你进行血糖检查。

然而，如果你独居或睡眠时没有伴侣，或者你的伴侣睡眠非常沉，那么你在夜间可能就缺乏这种保护①。在这种情况下，可以考虑使用备选方案。

目前市面上有几家公司在销售连续血糖监测仪②。这些设备通过植入皮下的微小传感器来工作，使用技术与胰岛素泵管道类似。传感器持续测量其皮下位置处组织液中的葡萄糖浓度。一个集成了电源和无线电发射器的设备附着在你的皮肤或衣服上，每天向你可以放在口袋里的小型便携接收器发送多达数百次的血糖读数。显示的数值通常反映了读数前20分钟的血糖水平。因此，如果你20分钟前使用传统方法进行了测量，那么CGM的结果应与之大致相符。

此外，CGM 仪还显示一个向上或向下的箭头，指示血糖正在升高还是降低。最有价值的是它具有的可听见的警报功能，可以在血糖达到任何设定值

① 许多胰岛素使用者在睡眠期间血糖过低时会自动醒来，这些人拥有内在的保护机制。

② 在网上搜索“连续血糖监测仪”以比较不同的型号。

时发出声响，以及在血糖快速下降时发出警报。

连续血糖监测（CGM）系统的潜在问题

虽然连续血糖监测（CGM）系统具有其独特优势，但也存在一些潜在的问题，使得它们并不适用于所有人：

· 有报道曾披露有一家 CGM 设备制造商关于传感器在皮肤中断裂并需要通过外科手术移除的情况。

· 传感器通常在皮下保持 7~14 天，这期间可能会发生炎症或感染，尽管这种风险几乎不存在。

· 长期使用可能会导致传感器部位出现纤维化或瘢痕组织，这最终可能影响测量结果的准确性。目前尚不清楚形成这种情况可能需要多长时间。

· 与传统的血糖监测相比，这些设备在测量上本质上不够精确。市面上的 CGM 质量参差不齐。有的 CGM 声称允许用户连续监测血糖 14 天。然而，这些设备依赖于植入体内的酶电极来检测血糖水平，随着时间的推移，这些酶的活性可能会逐渐下降。这种活性下降趋势意味着，在使用周期的后期，设备显示的血糖值可能会远低于实际血糖值。此外，有的 CGM 在开始几天内，监测到的血糖值可能偏高，而在使用周期的最后几天，监测到的值可能偏低。这种变化会给血糖管理造成很大的混乱。因此需要每天至少两次使用指尖血糖测试来校准设备。基于目前的情况，我建议所有血糖调整都应基于指尖血糖测量结果。

· 这些设备及其一次性传感器和相关用品的成本相当高昂，可能不被保险覆盖。

· 有些产品的广告可能误导消费者，暗示传感器 – 胰岛素泵组合可以自动监测和注射胰岛素，以维持全天候的血糖稳定，但这并非事实。

连续血糖监测（CGM）系统的未来展望与现实局限性

尽管目前连续血糖监测（CGM）系统的实用性尚有限，但从工程学的角度来看，随着时间的推移，它们完全有潜力实现显著的改进，甚至可能发展成为类似人工胰腺的设备。然而，我对此并不抱太大期望。这项技术已经存在数十年，但制造商似乎更多是在粗糙地利用它来获取利润。尽管如此，我们仍然可以期待某位杰出的发明家能够开发出一种高度精准并且及时的监测器，能提供持续且准确的血糖读数。一些制造商已向美国食品药品监督管理局（FDA）提交了在美上市的申请。我怀疑，它会带来与胰岛素泵相同的问题，并且无法提供像注射和精准血糖仪那样的准确性和精确度。

如果我独自生活，我会选择使用 CGM 来预防夜间低血糖，而不考虑使用胰岛素泵。

“低血糖无感”现象的成因及应对

在某些糖尿病患者中，低血糖时他们无法感觉到任何警告信号，或者这些警告信号变得不那么明显。科学文献记录了以下 6 种可能导致这种情况发生的情形：

· 脑部葡萄糖供应不足。

· 严重的自主神经病变，这是长期高血糖对控制身体功能的自主神经造成的损伤。

· 肾上腺髓质纤维化，即长期高血糖破坏肾上腺中产生肾上腺素的细胞，这在长期血糖控制不良的糖尿病患者中尤为常见。

· 长期低血糖状态。

· 为治疗高血压或心源性胸痛（cardiac chest pain）而使用 β 受体阻滞剂。尽管最近的研究对此提出了质疑，但其普遍适用性尚不确定。

· 使用大剂量（非生理剂量）胰岛素，这在高碳水化合物饮食的个体中较为常见。

所有这些情况都可能导致肾上腺素的产生或敏感性降低，而肾上腺素是产生震颤、苍白、快速脉搏等低血糖相关症状的激素。在血糖长期极高或极低的患者中，常见的是他们的肾上腺素的生产能力或敏感性减弱。

由高血糖对自主神经系统造成的损伤在第 2 章的“R-R 间期测试”一节中进行了讨论。在 R-R 间期检测中，心率变化大幅减少的个体可能特别容易遭受这种问题。

那些经常出现低血糖或慢性低血糖的人往往会对这种状况适应。他们对肾上腺素的反应可能不那么敏感，因为肾上腺素在反复大量释放后会降低其自身的受体敏感度。这种情况无法通过 R-R 研究来预测，但如果经常自我监测血糖，可以轻易发现。如果这种情况是由长期低血糖引起的，那么通过确保血糖保持在正常水平范围，可以逆转这种情况。

弥补“低血糖无感”现象的措施

“低血糖无感”现象可能剥夺了糖尿病患者感知潜在救命警告信号的能力。为了弥补这种缺陷，建议更加频繁地进行血糖检测。例如，对于一些特殊情况下的胰岛素使用者，可能需要在每餐后每小时检查一次血糖，而不仅仅是每餐后一到两次检测。幸运的是，我们已经拥有规避这个问题的工具，关键在于勤勉地使用它们。

我常遇到的一个问题是，一些患者不会因为低血糖而服用葡萄糖片，因为他们“感觉良好”或“准备用餐”。这些人更有可能在不知不觉中失去意识，或在驾驶汽车时发生意外。

无论你是否有低血糖症状，驾驶汽车前检查血糖是非常关键的，并且在能够安全停车的地方，每小时检查一次血糖也是必要的。

体位性低血压（postural hypotension）——一个巨大的骗子

晕厥（syncope）在年长的人群中相当普遍，尤其在糖尿病患者中更为常见。更加普遍的是近乎晕厥，这种感觉意味着，除非立即躺下，否则可能会导致昏厥。同时，周围环境可能看起来模糊不清，或者视力可能减退。晕厥和近乎晕厥的原因众多，包括心脏和神经问题、某些药物以及脱水。这些原因在糖尿病患者中并不像自主神经病变或不当使用降压药——特别是利尿剂和 α1 肾上腺素受体拮抗剂，如哌唑嗪（prazosin）和特拉唑嗪（terazosin）——引起的血压突然下降那么常见。

当我们大多数人从坐位、仰卧位或蹲位站起时，大脑会立即向腿部血管发出收缩的反射性信号，以防止血液在腿部积聚，从而保证大脑得到足够的血液和氧气供应。但如果你多年血糖过高，那么向腿部血管发出信号的神经可能会出现传导不良（这是自主神经病变的迹象）。这种在站立时血压下降的现象，称为体位性低血压，也叫做直立性低血压。这一现象发生血液在腿部积聚时。对某些人来说，心脏可能会通过增加其跳动频率和收缩量来恢复血压。不幸的是，许多有自主神经病变的糖尿病患者并不会出现这种补偿性反应。

除此之外，如果你吃了大量食物，血液可能会集中在消化系统，从而剥夺大脑的血液供应。如果你患有自主神经病变，保护大脑免受这种血液分流的正常机制可能会存在缺陷。部分基于此原因，我对所有糖尿病患者都进行了仰卧和站立的血压测量，并进行了 R-R 间期检测。在美国，对门诊患者（主要是非糖尿病患者）的研究显示，65 岁以上人群中约有 20% 的人、70 岁以上人群中约有 30% 的人存在可记录的体位性低血压。对于糖尿病患者而言，这一比例可能会更高。

晕厥或近乎晕厥的常见情景包括糖尿病患者在半夜起床上厕所时，可能在前往浴室的途中晕倒。一个简单的预防措施是在床边坐几分钟，双脚悬空，然后再缓慢站起。

另一个涉及晕厥的情境是，尝试排便或小便时晕倒的人。在这种情况下，由于自主神经病变，防止血液从大脑转移的反射作用可能变得迟钝。

如果晕厥是由自主神经病变引起的短暂脑血压降低，应将患者平躺并抬高其双脚至高于头部的位置。这样做后，他应该几乎立即恢复意识。

晕厥的症状与中度至重度低血糖的症状相似。在这两种情况下，大脑都被剥夺了基本营养物质：在晕厥的情况下是氧气，在低血糖的情况下是葡萄糖。此外，体位性低血压也可能是低血糖的一种表现。近乎晕厥的一些症状包括头晕、视觉变化和迷茫。

无论晕厥或近乎晕厥的原因是什么，都应该检查血糖以排除低血糖的可能性。如果血糖正常，任何量的葡萄糖都不会解决问题。经常出现体位性低血压的人，不妨尝试穿戴 30~40 mmHg 压力的医用弹力袜，也许能够起到缓解作用。如果仍不足以缓解症状，建议尝试穿戴高腰的外科长裤袜。

一些额外的信息

在 2011 年，《过敏和免疫学杂志》（*Journal of Allergy and Immunology*）发表了我的一项研究。该研究发现，即至少 20% 的糖尿病患者（包括 1 型和 2 型）患有一种名为常见变异性免疫缺陷（CVID）的遗传性疾病。CVID 的主要特征是免疫球蛋白（一种抗体）在血液中的水平不足。其中大约 1/10 的患者会受到严重影响，表现为非愈合性感染或恶性肿瘤。

CVID 的治疗方法通常是静脉注射免疫球蛋白，这一治疗通常需要每月进行几次。我所观察到的所有使用胰岛素的患者，在接受免疫球蛋白治疗后，都经历了频繁且意外的低血糖危险，或者他们的胰岛素需求量减少。这种现象被认为是由于治疗后，制造胰岛素的 β 细胞部分且暂时性的恢复。因此，这些 CVID 患者必须更加频繁地检查血糖，尤其是在输液后的第一周，每 1~2 小时检查一次。他们甚至需要在夜间设置闹钟，以便在夜间进行一到两次血糖检测。尽管这种情况较为罕见，但理论上至少会影响 2% 的糖尿病患者。为了方便起见，建议治疗 CVID 期间，佩戴可靠的连续血糖监测设备。

最后的提示

如果你听说过有关 1 型糖尿病中严重低血糖的频率和严重性的恐怖故事，那么你所听到的案例可能是因为患者在使用大剂量胰岛素来应对饮食中大量的碳水化合物。在我们推荐的治疗方案中，这种风险几乎为零。除非有人犯下重大失误，例如重复注射胰岛素或在纠正升高的血糖前未等到 5 小时（或睡前 6 小时），否则不太可能出现生命危险的情况。实际上，有许多 1 型糖尿病患者来求助于我，不是因为他们的血糖水平高，而是因为频繁发生低血糖。我们的方案旨在同时解决这两个问题。

请不要忽视了要求他人阅读这一章的重要性。在你最需要帮助来治疗低血糖的时候，你可能无法自行提供帮助。因此，向你的家人、朋友和同事展示这一章，并请他们阅读。这非常关键！这不仅能增强他们应对这类情况的自信心，同时对你的潜在益处也可能是巨大的。

第21章
CHAPTER 21

如何应对脱水、脱水性疾病和感染

当我们遇到呕吐、恶心、发烧、腹泻或任何形式的感染时，及时联系医生是非常重要的。我想强调的是，迅速获得治疗的必要性是不容忽视的。为了更好地阐释这一点，下面我将分享一个相关的经历。

那是一个星期天，在下午4点左右，我接到了一位女士的电话，她不是我的患者。她的糖尿病医生那周末外出，并且没有留下任何应急联系方式。她从未被教授过我通常教给我的患者的知识，即本章所讲述的内容。

她在电话簿的白页上找到了我的联系方式。她告诉我，自早上9点起，她就一直在呕吐，而且她独自一人和年幼的儿子在家。她询问我她该做些什么。我告诉她，她唯一的选择是尽快前往医院急诊室接受静脉补液治疗，因为她肯定已经严重脱水了。在她将儿子送到母亲家后，我打电话给了当地一家医院的急诊室，告知他们她即将到来。5小时后，一位主治医师回电话告诉我，她被收住进了医院，因为急诊室无法提供足够的帮助。原因是什么？由于脱水，她的肾脏开始衰竭。幸运的是，该医院设有透析中心，他们为她进行了透析并进行了静脉盐水输注。如果没有透析，她很可能会死亡。结果，她在医院住了5天。

显然，脱水性疾病是不可以轻视的问题，但是也不应被误解为每次出现本章讨论的症状就得联系医生，担心医生会将你误判为疑病症患者。脱水疾病可能是致命的，需要迅速采取治疗措施。

那么，为什么糖尿病患者比非糖尿病者更容易受到脱水疾病的严重影响？答案显然与血糖水平有关。

脱水的恶性循环

如果你呕吐或腹泻，这也许是中毒（不太可能）或感染性疾病。发生感染时，无论是口腔、手指还是胃肠道，都可能引起血糖升高。要知道，仅是因感染，就可能出现高血糖。呕吐或腹泻意味着身体正在失去原本应含有的液体。血液是身体最大的液体来源，所以失去的液体将从血液中获得补充。这不是指血液流入胃部，而是说胃肠道中充满血管，部分用于液体交换。这就是液体被吸收的方式。

身体自然会尝试维持平衡，所以当一个部位的液体消失时，身体会用血液中的水来补充。虽然水从血液中散出，葡萄糖却留在里面，从而导致更高的血糖。此外，血管像一个巨大的网络，从中心向外延伸时变窄，从体内到体外，从器官内部到表面。在任何时候，大部分血液都在这些狭窄的外周血管（peripheral vessels）中。

当你因脱水而失去大量体液时，血液对身体外围部分的供应将不如平时充足。这导致一种新型的胰岛素抵抗，因为胰岛素和葡萄糖无法有效到达狭窄的外围血管。由于能够被输送到这些血管附近的细胞的葡萄糖较少，你的血糖水平将继续上升。而且，血糖越高，你经历的胰岛素抵抗就越强。胰岛素抵抗程度越高，血糖就越高，于是形成了一个恶性循环。

加剧这个恶性循环的因素是，高血糖导致排尿增加，进一步引发脱水和胰岛素抵抗，从而使血糖水平进一步升高。此时，你身体的外周细胞面临选择：要么因缺乏葡萄糖和胰岛素而死亡，要么代谢脂肪。它们通常会选择后者。但是，脂肪代谢所产生的酮体会导致你排尿更多，以便排除酮体，从而使脱水变得更加严重。

这一系列事件可能在几小时之内迅速发生，正如之前描述的那位女士的案例。因此，关键在于预防。

如何预防疾病引起的脱水？假如你在半夜或早上醒来，发生呕吐或腹泻，应立即采取行动。不论时间如何，即使是凌晨两点，也应该立刻打电话给你的医生，让他/她了解情况。即使事后证明只是因为食物引起的一次短暂发作，也应该通知你的医生或紧急医疗服务机构。

虽然每个人都会偶尔生病，但如果你遵循我们的饮食和治疗计划，并且相对健康，尽管你是糖尿病患者，但你不应比普通人更频繁地生病（除非患有 CVID，见第 20 章“一些额外的信息”一节）——可能比普通的糖尿病患者更少地生病。然而，对糖尿病患者而言，生病可能带来特殊的问题。

正如你所了解的，生病或感染可能导致血糖升高。即使平时不需要注射胰岛素，但是在生病和感染时，注射胰岛素也可以帮助保护 β 细胞功能（同时帮助控制血糖，减少脱水的风险）。对糖尿病患者来说，生病期间一个主要的关注点是脱水。如前文所述，如果未能有效且迅速处理，可能导致严重甚至危及生命的后果。

糖尿病和脱水：一种危险的组合

脱水的常见原因包括反复腹泻或呕吐、发烧引起的出汗、未能摄取足够液体（特别是在炎热天气或长时间运动时）以及非常高的血糖。非常高的血糖常见症状为极度口渴和频繁排尿。通过阅读本章的内容，你应该理解其背后的生理机制。但我认为重申其重要性是必要的。

1. 脱水会导致暂时性胰岛素抵抗[①]。

2. 脱水期间，血糖倾向于上升。

3. 如你所知，高血糖本身会导致胰岛素抵抗和血糖进一步升高。

4. 脱水引起的血糖升高，加上由病毒或细菌感染导致的呕吐、发烧或腹泻引起的血糖升高，会进一步加剧胰岛素抵抗和血糖升高。

5. 高血糖导致更多脱水，因为肾脏试图通过产生大量尿液排出葡萄糖和酮体。

① 在遭遇可能导致脱水的疾病（如严重腹泻或呕吐）时，极其重要的一点是避免任何可能加剧脱水的行为，包括服用某些药物，如 ACE 抑制剂和利尿剂。切勿在未经医生同意的情况下自行停药。因此，一旦出现这类脱水症状，你应立即咨询医生是否需要暂停这些或类似药物的使用。如果你不确定，大多数药剂师能够告诉你特定药物是否促进脱水。

6. 较多的脱水导致更高的血糖，反过来又导致更多脱水。这一切都让我们回到了第 1 点。

然而，好消息是，通过简单的干预措施可以阻止血糖和液体损失的恶性循环。本章的目的是为你提供知识，以预防像那位星期天下午给我打电话的女士所经历的严重后果或者更糟的后果——死亡。

酮症酸中毒（ketoacidosis）和高渗性昏迷（hyperosmolar coma）

有两种急性疾病可能由高血糖和脱水的结合引发。第一种是糖尿病酮症酸中毒（DKA），它通常发生在几乎不能产生胰岛素的人身上，包括 1 型糖尿病患者和几乎失去所有 β 细胞活性的 2 型糖尿病患者。非常低的血清胰岛素水平，加上由高血糖和脱水引起的胰岛素抵抗，导致胰岛素的输送机制受阻，进而阻碍了葡萄糖进入身体组织。在非常缺乏胰岛素的情况下，身体会代谢储存的脂肪以产生器官和组织维持生命所需的能量。脂肪代谢的副产品是产生酮体（ketones）和酮酸（ketoacids）。酮体主要包括 3 种物质，即 β- 羟基丁酸（β-Hydroxybutyrate）、乙酰乙酸（Acetoacetate）和丙酮（Acetone）。丙酮（acetone）是指甲油去除剂的主要成分。酮体可以通过使用 Ketostix 之类的试纸条在尿液中检测到。因为酮体的易挥发性，所以也可以通过它的特有的有机溶剂的气味在呼吸中检测到。这是昏迷的糖尿病患者常被误认为是醉酒昏迷的原因。

大量的酮体和酮酸具有毒性。更重要的是，你的肾脏会试图通过产生更多尿液来排出它们，从而导致进一步脱水。严重酮症酸中毒的一些典型特征包括尿液中大量酮体、极度口渴、口干、恶心、频繁排尿、呼吸深而费力，以及高血糖（通常超过 350mg/dL，19.4mmol/L）。

高血糖和脱水的另一种急性并发症是高渗性昏迷。这是一种可能更为严重的状况，通常发生在那些 β 细胞仍能产生一些胰岛素的人身上。所谓的“高渗性”是指血液中的葡萄糖、钠和氯浓度过高，这是因为缺乏足够的水来稀释它们。发展成这种状态的糖尿病患者通常还保有一些残余的 β 细胞活性，足以抑制脂肪代谢，但不足以防止极高的血糖。因此，酮体可能不会出现在尿液或呼吸中。这种情况最常见于老年人，他们在脱水时可能不会感到非常口渴，因此脱水程度通常比酮症酸中毒更严重。高渗性状态的早期症状包括嗜睡和混乱。在高渗性昏迷的病例中，已报告过血糖水平极高（高达 1500mg/dL）（83mmol/L）的情况。液体缺失可能变得极其严重，以至于导致大脑脱水。高渗性状态和严重的 DKA 都可能引发意识丧失和死亡。

DKA 和高渗性昏迷的治疗包括补液和胰岛素治疗。仅靠补液就可以对血糖产生显著影响，因为它既稀释了血液中的葡萄糖水平，又促使肾脏排除过量的葡萄糖。液体还有助于 DKA 患者的肾脏排除酮体。然而，我们此处的关注重点不在于治疗这些状况——这必须由医生或在医院中进行——而是在于预防它们。

呕吐、恶心和腹泻

呕吐、恶心和腹泻通常由细菌或病毒感染引起，有时还与类似流感的疾病相关。在这种情况下，治疗的一个重要部分是停止进食。考虑到人可以在不进食的情况下生存若干天，所以停止进食通常不会构成问题。但如果你不吃东西，就需要考虑应该注射多少胰岛素或口服多少糖尿病药物（如 ISA）。

调整你的糖尿病药物

如果你正在遵循本书中描述的药物治疗方案，调整药物剂量的答案相对简单：你需要继续服用你通常在空腹或禁食状态下所需的药物剂量和类型，并跳过那些用来覆盖饭后的剂量。例如，如果你通常在起床和睡前使用 Levemir（地特胰岛素）、Lantus（甘精胰岛素）或 NPH 作为基础胰岛素，并在饭前使用快速作用胰岛素，那么你应继续使用基础胰岛素，并跳过你不打算吃饭的快速作用胰岛素剂量。同样，如果你在起床和（或）睡前使用 ISA 来控制空腹血糖，并在饭前使用以控制餐后血糖，那么对于那些你不打算进餐的时间段，你应跳过对应的餐前剂量。

在这两种情况下，继续全剂量使用空腹状态所用药物是非常重要的。这与传统的“生病日”治疗方案完全相反，但这正是严格遵循我们方案的糖尿病患者在生病时不会发展成 DKA 或高渗性昏迷的主要原因。

然而，如果你在呕吐，将无法使用口服药，这会带来另一个问题。

要记住，因为感染和脱水都可能导致血糖升高，你可能需要采取额外措施来应对任何血糖上升。这种额外的措施通常利用快速作用胰岛素。这就是为什么我们鼓励所有糖尿病患者学习胰岛素注射技巧的原因之一——即使是那些在不生病时只需通过饮食和口服糖尿病药物（ISA）就能控制血糖的患者。在你生病时使用胰岛素可能会特别重要，因为它有助于减轻对 β 细胞的额外负担，从而保护它们。这也是你在感到不适时必须立即联系医生的众多原因之一。医生应能指导你需要使用多少胰岛素以及何时使用。

关于这种胰岛素使用的具体方案虽然已在本书其他部分讨论过，但考虑到其重要性，这里再次简要说明：

1. 早晨起床时测量血糖，并在此后每 5 小时测量一次。

2. 在这些时刻注射足够的快速作用超短效胰岛素，以将血糖降至目标值。肌内注射是首选，因为其效果更快，但皮下注射也是可行的。只要血糖继续上升，即使在夜间，也应继续谨慎地监测血糖并用胰岛素覆盖。

如果你病得无法自己检查血糖和注射胰岛素，应由他人代为执行这些操作，或者你应该住院治疗。潜在的后果是如此严重，以至于别无选择。

需要停用的药物

在脱水性疾病期间，有些药物应当暂时停用，因为它们可能加速脱水或暂时损害肾功能。

需要停用的药物包括利尿剂（diuretic）、血管紧张素转换酶抑制剂（ACE 抑制剂）和某些治疗关节炎的药物，如非甾体抗炎药（NSAID，例如布洛芬、Motrin、Advil）和环氧合酶 -2 抑制剂（COX-2 inhibitor）。然而，若因发烧或疼痛等症状需要紧急缓解，并且在其他药物无效的情况下，NSAID 可以作为治疗发烧的最后手段。在停用任何医生处方的药物之前，务必先与医生讨论。如果无法联系到医生，可以考虑停用此处列出的药物。

控制呕吐

治疗的重点在于补充体液，但如果你持续呕吐，你的身体可能无法保持任何东西，包括液体。如果呕吐只发生一次且症状随后消失，则可能不需要额外的治疗来预防进一步的呕吐（但仍需通知医生）。一般的呕吐通常可以用 Tigan（曲美苄胺，trimethobenzamide HCl）注射液来控制。如果呕吐持续，可每 3~5 小时注射一次。Tigan 不应口服，因为可能会在发挥作用前被呕吐出来。在美国，该药以每毫升含 100 mg 的浓度，装在 20 mL 的小瓶中出售。对于成人，可以使用胰岛素注射器，通常注射 30 单位作为试验剂量。其注射方式与注射胰岛素相同。儿童的起始剂量可以是 10 单位。如果注射 30 分钟后呕吐仍持续，剂量可以翻倍。由于大剂量可能会在皮下留下肿块，因此许多患者更倾向于在不同部位注射多个 10 单位的剂量。

曲美苄胺对大多数人有效，但约有 20% 的情况下它不起作用。这凸显了在遇到可能导致脱水的疾病时联系医生的重要性。如果呕吐或恶心持续超过 3 小时，或曲美苄胺在 1 小时内未能控制症状，医生可能会建议你尝试更多剂量，或建议前往医院急诊室接受静脉输液（如盐水）并查明病因。一些如肠梗阻的外科紧急情况、中毒、胃轻瘫（见第 22 章）、DKA 等都可能导致呕吐。对糖尿病患者来说，呕吐是一个严重的问题，不应被忽视。

大剂量的曲美苄胺可能会引起一些奇异的神经系统不良反应，如震颤（tremors）、咂嘴（lip-smacking）和颈部抽动（neck-jerking），尤其是在儿童和体态纤瘦的老年人中。这些副作用的解药可能是一口苯海拉明酊剂（diphenhydramine elixir）或无糖糖浆（例如 Benadryl），前提是你能够保持它而不被呕吐出来。一旦呕吐停止，则曲美苄胺的使用不应超过每 3 小时一次，也不应超过医生开的剂量。如果曲美苄胺在 1 小时内未能起到预期的效果，那么再次联系你的医生，可考虑增加服用次数。

补液（fluid replacement）

一旦成功控制呕吐，你应立即口服补液。那么自然会产生两个问题，即喝什么液体？喝多少？在选择液体时，需考虑以下 3 个因素：

第一，选择你能接受的饮料。避免因口味不佳而影响饮用；第二，选用不含碳水化合物的饮料。这意味着避免使用 Gatorade、Enfalyte、Oralyte、Glucerna 或其他运动饮料，但可以选择含有人工甜味剂的饮料。这一点与传统治疗建议的使用加糖饮料以抵消过量胰岛素的做法不同。第三，选择能补充体内失去的电解质（如钠、钾和氯）的饮料。常见的选择包括无糖苏打水、稀释的冰茶、水以及无碳水化合物的肉汤或清汤。向这些饮料中添加电解质是有益的。

每夸脱饮料添加说明（1夸脱约为 1L）：

1 茶匙或少于 1 茶匙的食盐，用于提供钠和氯，若太咸则减至 1/2 茶匙；或者使用大约 1/4 茶匙的盐替代品，提供钾和氯（见第 3 章）。

如果呕吐仅发生一次且无需使用曲美苄胺，那么所饮用的液体无需添加盐分。

为了应对这些罕见的“生病日”，你应该始终准备好几个“2 夸脱”装的无糖苏打水或者气泡水（Seltzer），或两个空的“2 夸脱”塑料冰茶壶。这些容器可用于储存你可能更喜欢的任何补水混合物，而不仅限于无糖苏打水。必要时，一个冰茶壶可放在床边使用，另一个则可放在冰箱中冷藏。

在不进食时，你每天所需的液体量取决于你的体型，因为体型较大的人相比较小的人需要更多液体。如果你的血糖升高，或尿液试纸显示中度以上的酮体阳性反应，你将需要比平常更多的液体。大多数成年人在没有这些问题的情况下，禁食时每天的持续补液需求大约是 2.7L（女性）至 3.7L（男性）[①]。此外，在最初的 24 小时内，你应补充因呕吐、发烧或腹泻而损失的液体。这可能又需要额外的几夸脱，因此你将需要大量饮水。你应咨询医生，以获得生病期间液体摄入的具体指导。准确记录所摄入的液体量很重要，因为医生可能会询问。如果由于任何原因你无法摄入或保持医生推荐的液体量，你可能必须住院接受静脉输液。

如果你需要住院接受静脉补液，可能会遇到经验不足或者不用心的医务人员，他们可能想要给你输注含糖的标准静脉溶液——如葡萄糖、乳糖、乳酸盐林格液（lactated Ringer’s solution）、果糖等。在这种情况下，你不应该

① 每磅体重 0.022 夸脱（每千克体重 0.048 L）。因此，一个体重 150 磅（68kg）的人大约需要 3 夸脱（约 3L）水。

让他们这样做，也不应认为他们比你更了解你的情况。坚持要求使用盐水溶液[①]。如果遇到异议，坚持要求与医院管理人员交谈，并在必要时威胁提起医疗事故和误杀诉讼，以说服他们给予你所需要的。虽然在美国以外这种威胁通常不太有效，但在美国通常会有效。

腹 泻

腹泻时，首先需要注意的是，任何伴有血便或发烧的腹泻都应立即联系医生或前往急诊室。在处理腹泻时，我们需要关注三个基本问题：血糖控制、腹泻的控制以防止进一步损失水分和电解质以及液体和电解质的补充。

血糖控制的方法与处理呕吐时的相同（见上文）。液体和电解质的补充也应与处理呕吐时相同。不同的是，每夸脱电解质替代混合物中应添加 1 平茶匙的小苏打粉。对腹泻的主要治疗方法，与对呕吐的处理相似之处是暂停进食。如果有必要，缓解腹泻的药物应由医生指定。某些由细菌引起的腹泻，例如“旅行者腹泻”，可能需要使用 Pepto-Bismol（次水杨酸铋类药物[②]）和抗生素，如环丙沙星（ciprofloxacin）或四环素（ciprofloxacin）。

根据我的经验，复方地芬诺酯（Lomotil，Diphenoxylate/Atropine）通常是一种有效的止泻药。这是处方药，你应该让医生提前开出处方，它既有液体形式的滴瓶装，也有片剂。仿制药的价格更为经济实惠，且同样有效，你应该总是备有几瓶。剂量指南通常可以在包装说明书上找到。如果腹泻持续，可以每小时加倍剂量，直至腹泻停止。之后，使用最终确定的剂量，继续服用。不过，此时是每隔 3 小时一次，直到医生建议停止为止。一旦腹泻停止，对成人来说，从液体转换为药片形式可能更方便、更经济。一个 2.5 mg 的洛莫替尔片剂相当于 1 茶匙或满滴管的液体。

过量使用洛莫替尔不仅会导致肠道干燥（这是我们所希望的），但也可能使喉咙、嘴巴、鼻子和眼睛干燥。洛莫替尔还可能引起嗜睡，尽管如此，

---

① 请注意 D5 或 D10 生理盐水溶液。这些溶液中含有葡萄糖，会显著提升血糖水平，从而加剧脱水症状。在处理难以控制的腹泻时，应优先选择低浓度的生理盐水；在其他情况下，则可使用普通生理盐水。

② Pepto-Bismol 在中国未上市，国内可用同成分药物为艾悉®（次水杨酸铋分散片），由南京亿华制药有限公司出品。

我认为它对控制腹泻的效果非常显著。如果你所在的国家没有洛莫替尔，一片 30mg 的可待因片（codeine）剂大致相当于 10 片洛莫替尔片剂。

如果腹泻伴随发烧或血便，不要随意使用洛莫替尔或可待因，而应立即就医。这是因为你的肠道可能含有不应保留的有毒物质。

发 烧

毫无疑问，你一定听说过：“发烧时要多喝水”。在发烧时，“多喝水”的建议是因为发烧会通过皮肤出汗导致大量的液体损失。由于发烧而引起的液体损失可能难以估计，你的医生可能会建议你每天的液体摄入量比平时多出 1~2 夸脱。轻微的发烧通常有助于消灭引起发烧的感染源（如病毒或细菌），而发烧时的倾向于睡眠也可能是有益的。然而，对于糖尿病患者而言，发烧时的嗜睡可能会妨碍每隔几小时进行血糖检测、胰岛素控制、饮用足够的液体，以及联系医生。如果没有人每隔 20 分钟就唤醒你，你应遵医嘱使用阿司匹林、对乙酰氨基酚（acetaminophen，如 Tylenol）或布洛芬（ibuprofen，如 Advil 或 Motrin）来治疗发烧。需要注意的是，阿司匹林可能会导致尿液酮体测试呈假阳性，所以如果你正在使用阿司匹林，最好不要进行酮体测试。儿童在发烧时应避免使用阿司匹林或布洛芬 [或其他任何非甾体抗炎药 （NSAID）]，因为它们增加了瑞氏综合征[①] 的风险。过量使用阿司匹林或非甾体抗炎药（如纳普仙、布洛芬等）可能导致严重的低血糖。如果可能，应避免使用非甾体抗炎药，因为这些药物结合脱水可能导致肾功能衰竭。肾功能受损的人应绝对避免使用非甾体抗炎药。如果使用“对乙酰氨基酚”的剂量超过了包装标签上的指示剂量（成人每天 3250mg）可能极其有毒。

如果你发烧，控制血糖和补充液体的指南基本上与处理呕吐的情况相同，但有一个重要区别。由于发烧时通过汗水造成的电解质损失较少，如果你没

① 瑞氏综合征（Reye’s Syndrome）是一种罕见但严重的疾病，通常影响儿童和青少年。该综合征最常见的症状包括快速发展的脑病和肝脂肪变性。它通常在病毒感染（如流感或水痘）后出现，特别是如果患者在患病期间服用了阿司匹林时。瑞氏综合征的症状包括持续呕吐、意识模糊、烦躁不安和谵妄，严重时可能导致昏迷或死亡。尽管确切的病因尚不完全清楚，但避免给患有病毒感染的儿童使用阿司匹林被认为是预防该病的有效方法。

有同时出现呕吐或腹泻，那么所摄入的液体中不需要额外添加盐分。另外，如果你感到饥饿并且想吃东西，那么没有理由不进食。如果你打算吃饭，应该使用你平时所用的胰岛素或胰岛素增敏剂（ISA）的剂量来覆盖你的餐食。如果你打算只吃一小份饭，比如摄入平时蛋白质和碳水化合物的一半或四分之一，那么相应地只需使用平时胰岛素或ISA剂量的一半或四分之一来进行覆盖。

对于脱水性疾病的额外建议

脱水性疾病对糖尿病患者而言，可能与低血糖一样，具有潜在的生命威胁。建议与你同住的家人仔细阅读本章，并确保提到的物品放置在容易找到的地方。若出现发烧、腹泻或呕吐的初期症状，应立即联系医生。一般而言，医生更倾向于在脱水和血糖控制失调还未严重时就联系他。提前采取行动不仅能避免紧急情况使治疗复杂化，也能减轻你和医生的负担。

在联系医生前，你应该用Ketostix检测每次小便，以确认尿液中是否有酮体。同时，告知医生你在过去24小时是否服用过阿司匹林，因为这可能导致Ketostix产生假阳性结果。若你未进食，尿液检测很可能显示“中度”酮体。只有当检测结果显示“高”酮体，且伴随高血糖时，如180mg/dL（10.0mmol/L）或更高，才应警惕酮症酸中毒的风险。在与医生沟通时，务必报告你最近的血糖读数。

非脱水性感染的影响

绝大多数感染，无论是脚趾、扁桃体，还是心脏瓣膜的感染，都会引起血糖升高。多数感染都伴随着一些可识别的症状，比如尿路感染时排尿疼痛，支气管炎时咳嗽等。这些症状相当于是身体发出的及时警告，促使你立刻联系医生。对于2型糖尿病患者或早期1型糖尿病患者来说，防止血糖过高以避免损害剩余的β细胞非常重要。例如，我的朋友Jay因为拖延就医，导致血糖飙升，最终2型糖尿病转变为1型糖尿病，从而需要每天进行多次胰岛素注射。

有些感染是隐性的，不会迅速表现出症状，除非你注意到血糖异常升高，并且有足够的判断力去联系医生。最常见的隐性感染是那些影响牙齿结构的感染，如根管、牙龈和颌骨的感染。长期的血糖升高会使糖尿病患者更易受到这类感染的影响，而这些感染反过来又可能导致高血糖和严重的胰岛素抵抗。

如果我的患者给我们诊所打电话，抱怨最近出现高血糖，但没有明显的伴随感染迹象（如没有咳嗽），我们会询问他是否重复使用了胰岛素注射器，导致胰岛素受到污染，进而影响注射效果（见第 16 章 “关于重复使用一次性胰岛素注射器的问题”一节）。如果答案是否定的，我们会立即建议她去看牙医，检查是否有口腔感染。

牙医的工作包括仔细检查患者的牙龈，并轻轻敲击每颗牙齿，以确定是否有一颗或多颗牙齿感到疼痛。他还应该用冰块触碰每颗牙齿。根据我的经验，对冷敏感通常是牙齿或颌骨感染的一个明显症状。我们曾遇到牙医拒绝进行这些检查，不得不指导患者寻找更合适的牙医。无论在哪种情况下，只要牙医执行了这些测试，通常都能发现问题。如果牙医确实发现了问题，他可能会推荐患者去看根管治疗专家或牙周病专家来治疗感染。口腔感染不仅会导致血糖升高，而且有大量证据显示，血液中的牙齿细菌可能在心脏病发作中扮演“不良角色”。为了获得恰当的糖尿病治疗，成为一个知识丰富，教育良好的健康护理消费者是非常重要的。

即使这类口腔感染已经被成功治疗，血糖水平经常还是会持续升高好几个月。如果血糖在治疗后没有立即恢复到你的目标水平，应该要求你的医生开具合适的抗生素，并继续使用，直到血糖保持在感染前的水平。许多人在治疗后需要继续服用抗生素长达一年之久，以防止血糖进一步升高。这是因为牙龈或牙齿的感染经常会蔓延到相邻的颌骨，导致骨髓炎。在使用口服抗生素时，每天要坚持服用益生菌，以补充被抗生素杀死的胃肠道细菌。服用益生菌的时间点很重要， 要么是在服用抗生素前至少 2 小时，要么是在服用抗生素后至少 2 小时。我目前最喜欢的益生菌是布拉迪酵母（saccharomyces boulardii），品牌名为 Florastor，在大多数药店都有售。

为了帮助预防口腔感染，明智的做法是每 3 个月去除牙齿上的牙垢和斑块。为了取得最佳效果，通常由牙周病专家或他们的技术人员来操作。你还应该每天至少刷牙两次，并在饭后用牙线从牙齿之间清除残留的食物。如果你的牙齿太紧密，无法使用牙线，可以尝试使用“牙间刷”。在美国有两款常见的牙间刷 Doctor's BrushPicks 和 GUM Soft-Picks，这些产品在大多数药店都有出售。

第22章
CHAPTER 22

胃排空延迟：胃轻瘫

在本书中，术语“胃排空延迟”和“胃轻瘫”（gastroparesis）多次出现。如第2章所述，长期的高血糖会损害神经正常功能。对于长期患糖尿病的人来说，那些影响肌肉活动、酶分泌和胃酸产生的神经功能受损是非常普遍的。这些变化可能影响胃、肠或两者。消化领域的知名专家理查德·麦卡勒姆博士（Richard McCullum）指出，糖尿病患者若有其他形式的神经病变（如脚干燥、脚趾感觉减退、反射减弱等），他们也可能经历消化过程的延迟或不规律。

消化缓慢也许会导致某些令人不适的症状（较为罕见），或者可能只有通过回顾血糖谱或进行某些诊断测试时才能发现（较为常见）。每个人的情况都会有所不同。例如，我自己在维持血糖水平基本正常13年后，曾经历过多年的不适，但这些症状最终逐渐减轻并消失。一些可能出现的症状（通常在餐后）包括胸骨中线的燃烧感（俗称“胃灼热”）、打嗝、少量进食后就感到饱（早饱感）、腹胀、恶心、呕吐、便秘、便秘与腹泻交替、肚脐上方几英寸处痉挛，以及口中酸味。

胃轻瘫：原因和影响

大多数与胃排空延迟相关的症状和对血糖的影响都可以归因于糖尿病胃轻瘫（gastroparesis diabeticorum）。这个术语来自拉丁语，意指“糖尿病患者的虚弱胃”。这种状况通常是由迷走神经的神经病变（即神经损伤）引起的。迷走神经调节身体的许多自主功能或调节功能，包括心率和消化功能。在男性中，迷走神经的神经病变还可能导致勃起功能障碍。有关胃轻瘫的影响，图 22-1 提供了详细的解释。

图中左侧展示了正常胃在餐后的状态。吃进去的食物正在通过幽门排入肠道，此时幽门瓣大幅度放松。食管下括约肌（LES）处于紧闭状态，以防止胃内容物反流。虽然图中未显示，但正常胃的肌壁会进行研磨和搅拌活动。

右侧展示的是胃轻瘫患者的胃。在这种情况下，正常胃壁的节律性运动消失了。幽门瓣紧闭，阻止胃中的食物正常排出。只有一个极小的开口，类似于铅笔尖大小，可能允许少量液体"滴出"。当幽门瓣出现紧张性痉挛时，一些人可能会感到肚脐的上方剧烈疼痛。由于食管下括约肌松弛或开放，胃内的酸性物质可能会反流进入食管（连接喉咙和胃的管道）。这可能导致胸骨中线沿线的灼烧感，尤其是在躺下时更为明显。我见过一些病例，随着时间推移，患者的牙齿被反流的胃酸侵蚀。

因为胃排空困难，即使只吃少量食物，人们也可能会感到饱胀。在极端

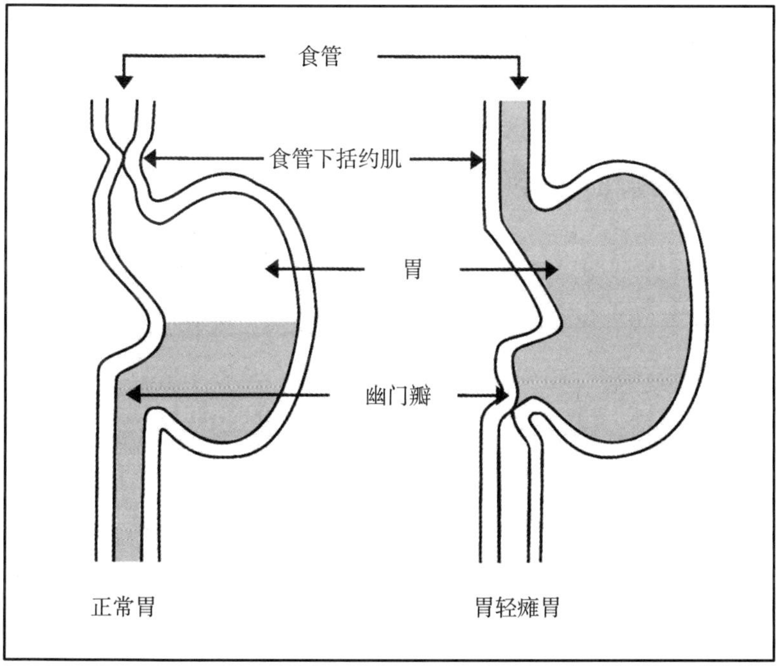

Terry Eppridge

图 22-1 正常胃与胃轻瘫胃

情况下，连续几餐积聚的食物可能导致严重的腹胀。然而，更常见的是，人们可能患有胃轻瘫却不自知。在轻微的情况下，胃排空可能会缓慢，但不至于让人感觉到明显的不适。尽管如此，这仍然可能导致血糖控制的相关问题。摄入某些物质，如三环类抗抑郁药（tricyclic antidepressants）、咖啡因、脂肪和酒精，会进一步加重胃排空延迟和减缓其他消化过程。

许多年前，我曾收到了朋友鲍勃·安德森的一封信。他的妻子特里什患有糖尿病，现在已经去世了。她不是我的患者。她曾因消化延迟而频繁地经历严重的低血糖而失去意识。他描述了一次特里什接受的内镜检查的情形，他通过一根柔软的管子观察了特里什的胃和肠道，然后画了一个展示图（图22-1右）。这是我第一次真正理解“糖尿病胃轻瘫”的含义。

这让我想起了如今的内镜检查。我通过镜头观察，直到我看到十二指肠内部，我才真正明白了33年的糖尿病对内脏器官的灾难性影响。我几乎看不到任何肌肉运动来推动食物离开胃。它看起来更像是一个非常松弛、侧壁光滑的管道，而不是具有环绕通道的肌肉脊。我想，一张图片胜过千言万语。糖尿病神经病变不仅仅表现为步态不稳、失明等容易观察到的症状；它破坏了整个身体系统。这点也许你已经很清楚，而我还在学习。

胃轻瘫如何影响血糖控制?

设想一名糖尿病患者，其第一阶段胰岛素释放几乎为零，在每餐前使用快速作用胰岛素或者老式（如磺脲类）或新式的口服降糖药（OHA）。如果这名患者在服用药物后却没有吃饭，他的血糖会急剧下降。胃排空过慢的情况几乎可以产生类似跳过一餐的效果。如果我们能够知道胃排空的时间，我们就可以相应地调整胰岛素注射的时机，或者在常规胰岛素中加入一些NPH胰岛素以延缓其作用。然而，胃轻瘫的主要问题在于其不可预测性。我们无法确定胃何时或以多快的速度排空。在某些情况下，如果幽门瓣未痉挛，胃内的食物可能在几分钟内部分排空，并在3小时内完全排空。而在其他情况下，当幽门瓣紧闭时，胃可能会保持满载数天。因此，血糖可能在餐后1~2小时内急剧下降，然后在12小时后极度升高，比如在最终发生排空时。对于在用餐前注射胰岛素或者服用 OHA 类型药物的患者来说，如果忽视了胃轻瘫的严重性，这种不可预测性可能会使血糖控制变得极为困难。

对于大多数 2 型糖尿病患者而言，幸运的是，即使存在胃轻瘫的症状，通常也不会严重妨碍他们的血糖控制。这是因为他们通常仍能产生一定量的第一阶段和第二阶段胰岛素。因此，他们不需要注射大量胰岛素来覆盖低碳水化合物餐食。他们的大部分胰岛素是对肠道中的食物或血糖升高做出反应而产生的。所以，如果胃不排空，只有基础（禁食）水平的胰岛素被释放，出现低血糖症状的可能性较低。然而，在这种情况下，磺脲类和类似的口服降糖药（我通常不推荐）可能会引起低血糖。

如果胃持续但非常缓慢地排空，大多数 2 型糖尿病患者的 β 细胞会相应地产生胰岛素。有时因为幽门瓣松弛，胃可能会突然排空。这种情况下，当胃里的食物快速进入小肠，导致碳水化合物迅速被吸收时，可能会引发血糖水平急剧升高。这种情况下，大多数 2 型糖尿病患者的 β 细胞可能无法足够快地产生胰岛素以对抗这种升糖效应。但是如果遵循合理的治疗方案，最终胰岛素释放将会追上血糖上升的速度，使血糖降至正常水平。如果在睡觉前晚餐还没有完全被胃排空，你可能会因为夜间的胃排空而在醒来时发现血糖偏高，即使你睡前的血糖是低的或正常的。

在任何情况下，如果你在餐前无需使用胰岛素或磺脲类口服降糖药物，那么你不会因胃排空延迟而面临低血糖的风险。这个结论是建立在一个前提之上：任何长效胰岛素或磺脲类药物的使用剂量，仅仅是为了应对禁食状态下的需要，正如前面章节所述。在传统治疗中，这些药物的使用剂量较大，旨在同时覆盖禁食及进食状态。那么如果你患有胃轻瘫，可能会导致餐后低血糖的风险。

诊断胃轻瘫

当我治疗需要餐前快速作用胰岛素的新患者时，我总是在协商新的饮食计划之前为他们做胃轻瘫检测。如果你的医生不知道如何进行心率变异性（R-R 间期）检测（见第 2 章“R-R 间期测试”一节），并且你有本章所描述的症状或血糖谱，你的医生应该假设你患有胃轻瘫。如果你在初次体检时的 R-R 间期结果严重异常，医生可以确定你患有胃轻瘫。请记住，这项测试检查的是迷走神经调节心率的能力。如果通往心脏的神经纤维受损，支配胃部的分支很可能也不可避免地受损。根据我的经验，心率变异性（R-R 间期）严重异常与可证明的胃轻瘫之间的相关性确实存在[①]。

诊断测试

鉴于身体症状或异常的 R-R 间期结果，你的医生可能会考虑做进一步的测试来评估你的状况。在这些测试中最先进的是伽马射线锝扫描（gamma-ray technetium scan）。这项测试可以在许多医疗中心进行，费用相当高。其工作原理如下：你要吃一些加入了微量放射性锝的炒鸡蛋；一台伽马射线扫描仪扫描你的腹部，监测微量放射性锝发出的低水平辐射；随着炒鸡蛋从胃移动到小肠，测得的辐射水平会有所变化；如果辐射水平迅速降低，这通常表明你的胃排空功能是正常的。

还有一种不太精确的检查，是钡餐汉堡包测试，可以由任何放射科医生进行。它的费用要低许多。在这个测试中，你吃掉 1/4 磅的汉堡包，然后喝一种含有重金属元素钡的液体。每隔大约半小时，对你的胃部进行一次 X 线拍摄。由于钡在这些照片中会显示出来，放射科医生可以估计在每个时间段结束时胃内仍然含有多少百分比的钡。通常认为 3 小时或更短时间内完全排空是正常的。

尽管这些研究在理论上很有用，但由于胃轻瘫的不可预测性，这些检查的可靠性远远没有达到 100%。有一天它可能正常排空，另一天可能会慢一些，而在另一天它的排空可能会严重延迟。由于这种不可预测性，可能需要多次重复检查才能做出诊断。存在这样的可能性：你进行了检查，结果都是正常的，但胃排空仍然异常。因此，我建议我的患者不要完全依赖这两项检查中的任何一项。心率变异性（R-R 间期）检测是我的金标准。这是因为迷走神经的状况并不取决于你的胃在某一特定日子里的排空速度。

① 如果 R-R 间期测试，你的心率在吸气和呼气之间的变化为 28%，那么你很可能有轻度胃轻瘫；如果变化约为 20%，胃轻瘫可能会是我所说的中度；如果少于 15%，我会称之为严重。

典型血糖模式

进行这样的医学测试已经够糟糕了，尤其是重复进行这些测试并得到矛盾结果时，患者自然感到相当烦恼。更糟糕的是，这些检测的费用并不便宜，大多数保险公司不会支付同一项检测的重复费用，除非两次检查相隔数月以上。如果你定期测量你的血糖水平并试图将其保持在正常范围内，那么识别严重到影响血糖的胃轻瘫并不困难。实际上，我们应该关心的就是这种程度的胃轻瘫。

以下3种情形是我寻找到的典型血糖模式。不过，称这些为“模式”有点误导。胃轻瘫的特点是随机性，从一餐到下一餐的不可预测性。这些“模式”时而出现，时而消失，以至于在连续2天或3天的血糖曲谱很少相似。如果前两种模式一起出现，那么高度指示胃轻瘫，而第3种模式本身通常就足以诊断。

1. 在某些（不一定是所有）情况下，餐后1~3小时内可能出现低血糖现象。

2. 在饭后5小时或更长时间内，血糖可能会升高，且这种升高没有其他明显的原因。

3. 早晨空腹血糖显著高于睡前水平，特别是当晚餐至少在睡前5小时结束的情况下。如果为了降低早晨空腹血糖而逐渐增加睡前使用的长效胰岛素或胰岛素增敏剂（ISA）的剂量，可能会发现睡前的剂量远高于早晨的剂量。在某些日子里，尽管增加了剂量，早晨的空腹血糖仍然可能很高；但在其他日子，血糖可能正常，甚至偏低。为了适应夜间胃排空，我们额外增加了睡前用药——但是在胃夜间未能排空的某些日子里，这可能会导致早晨空腹血糖过低。

遇到这样的血糖模式时，我们可以进行一个简单的试验来确认这些情况是否确实是由于胃排空延迟引起的。某个晚上，尝试跳过晚餐及其对应的餐前胰岛素或ISA，仅在睡前注射基础（睡前）胰岛素或服用ISA，并在睡前及第二天早晨测量血糖。如果在没有吃晚餐的情况下，你的血糖在夜间保持稳定或下降，那么胃轻瘫很可能是早晨血糖大幅度波动的主要原因。

几天后重复这个试验；再过几天，做第三次。如果每次试验的结果都是一致的，那么在你吃过晚餐的某一个或多个晚上，几乎可以肯定存在胃排空的延迟现象。过去，你可能在某些早晨醒来时注意到，如果前一晚吃过晚餐，你的血糖在整个夜晚都呈现上升趋势。由于这种血糖上升仅在你吃过晚餐的夜晚出现，而在未吃晚餐的夜晚并未发生，因此这种上升很可能是由于食物在你上床睡觉后没有离开你的胃所导致的。在进行这个试验时，请特别注意安全，因为你可能在早晨醒来时或夜间遭遇严重的低血糖。为了确保安全，建议在夜间中途检查血糖，如果低于目标水平，请及时纠正。

“假性胃轻瘫”

我遇到过一些患者，他们的血糖谱或身体症状看上去似乎符合胃轻瘫，但他们的心率变异性（R-R 间期）检测结果却显示正常或仅有轻微的损害。这些患者虽然有胃排空的延迟，但迷走神经功能却相对良好。这种相互矛盾的情况促使我为他们安排了上消化道的内镜检查。内镜利用一根细长、柔软、带光纤的管线，可以直接观察到胃和十二指肠的内部情况。

内镜检查的结果显示，所有这些患者都患有与糖尿病无关的其他胃肠疾病。这些发现包括胃或十二指肠溃疡、侵蚀性（erosive）和萎缩性胃炎（atrophic gastritis）、易激的胃肠道（irritale gastrointestinal track）、食管裂孔疝（hiatal hernia）、乳糜泻（celiac disease）以及其他各类胃肠疾病，如胃的强直性或痉挛性变化。每种情况都需要特别的治疗方法，与糖尿病的治疗有所不同。唯一的例外是食管裂孔疝，在这种情况下我们很难或只能少部分地缓解消化问题。然而，手术矫正食管裂孔疝是可能的，但是手术并不一定能使胃排空恢复正常。此外，为了排除自身免疫性胃病作为胃炎的原因，可以进行胃壁细胞抗体（parietal cell antibodies）、血清维生素 B_{12} 和铁蛋白（ferritin）的血液测试。同时，也可以进行血清素（serotonin）水平测试，以排除类癌（carcinoid tumor）[①] 的可能。

以下关于治疗胃轻瘫的建议，可能对上述病状的胃排空有所帮助，也可能没有效果，但这些方法都值得一试。这里需要明确指出的是，每位表现出类似血糖谱的糖尿病患者都应该进行心率变异性（R-R 间期）测试。

---

① 类癌（carcinoid tumor）是一种起源于神经内分泌细胞的缓慢生长的恶性肿瘤，通常发生在消化道（如胃、小肠、直肠）或肺部。类癌属于神经内分泌肿瘤的一种，虽然生长缓慢，但有时可能会转移到其他部位，如肝脏或淋巴结。多数类癌会分泌激素，如 5- 羟色胺（血清素），这些激素可能导致类癌综合征，患者表现为面部潮红、腹泻、喘息和心脏问题等症状。

胃轻瘫的控制方法

值得一提的是，通过长期保持正常的血糖水平，胃轻瘫是有可能被治愈的。我曾见证过几个相对较轻的病例，在经过大约 1 年的特殊治疗后得到了缓解，并且随后他们的血糖谱也保持了稳定。同时，这些患者的心率变异性（R-R 间期）测试也显示出了改善或恢复到正常状态。自从十几岁以来，我就经历了严重的每日打嗝和胸部灼烧感。这些症状最终逐渐缓解，并在我几乎维持了 13 年的正常血糖后消失。我的最后一次心率变异性测试结果是正常的。为了治疗胃轻瘫所做的“生活方式的牺牲”可能在几个月或几年后才真正见效。不仅是胃轻瘫，由迷走神经功能受损导致的其他并发症，通过维持正常血糖，也有可能逆转。对于许多男性患者而言，恢复和维持阴茎勃起的能力是一个重要的问题。

一旦确诊胃轻瘫是导致夜间高血糖和血糖谱广泛随机波动的主要原因，我们便可以开始尝试控制或使其影响变得最小。如果你的血糖谱反映出显著的胃轻瘫，单纯地调整胰岛素剂量并无法实现有效控制。这种方法可能带来极高或极低血糖的风险。有效治疗的唯一途径是专注于改善胃排空。

我们如何做到这一点？

我们有 4 种基本方法。第一种是使用药物；第二种是在餐后进行特殊的运动或按摩；第三种是通过使用普通食物来修改饮食计划；第四种是使用半流体或流体食物来修改饮食计划。

通常单一方法难以完全使血糖水平正常化。因此我们通常会尝试结合这四种方法，根据个人的喜好和需求进行调整。随着这些尝试开始平稳血糖，我们必须相应地调整胰岛素剂量。我们用来判断某一方法或方法组合有效性的指标包括：

· 减少或消除诸如早饱、恶心、反流、腹胀、胃灼热、打嗝和便秘等身体不适。

· 消除随机的餐后低血糖。

· 消除随机的、意外的高的空腹血糖——这可能是我们遇到的胃轻瘫最常见的征兆。

· 血糖谱的平稳化。

记住，即使没有胃轻瘫，如果你遵循传统的饮食和用药方案来“控制”血糖，这后三种改善也可能无法实现。例如，如果你采用高碳水化合物饮食及其对应的大剂量胰岛素，我不知道有什么方法能够真正使你的血糖谱平稳。

促进胃排空的药物

目前还没有药物能够彻底治愈胃轻瘫。唯一真正的“治愈”方法是长期保持正常的血糖水平，这可能需要数月甚至数年的时间。然而，对于那些只患有轻度或中度胃轻瘫的人来说，某些药物可能有助于加速餐后胃的排空。这些药物可以帮助平衡餐后的血糖谱。对于多数轻度至中度胃轻瘫的糖尿病患者来说，每餐前服用这类药物是必要的。

当胃轻瘫症状非常轻微时，可能只需要在晚餐前服用这些药物。由于某些原因——可能是大多数人晚餐后活动较少，加上晚餐通常是一天中最丰盛的一餐——晚餐的消化过程似乎比其他时间更易受到影响。晚间胃排空变慢的现象甚至可能也影响到非糖尿病者。

促进胃排空的药物可能是液体形式或药片形式。立即面临的一个问题是，如果药片需要在胃中溶解才能发挥作用，那么它们的效果究竟如何？根据我的经验，除非将药片嚼碎，否则它们的效果可能并不理想。药片在胃轻瘫患者的胃中溶解可能需要很长时间，因此药效可能需要数小时才能显现。因此，我更倾向于向患者推荐使用液体药物或嚼碎的药片来刺激胃排空。以下所有药物均为处方药，但超级木瓜酶加强剂（super papaya enzyme plus），盐酸甜菜碱（betaine hydrochloride）与胃蛋白酶（pepsin）组合剂除外。

西沙必利（cisapride）悬浮液（Propulsid，由詹森制药公司生产）是一种通过刺激迷走神经来促进胃排空的药物。我通常会为成年人开出 1 汤匙（25 mg）的剂量，在餐前 15~30 分钟服用。很多患者需要服用 2 汤匙才能获得最佳效果。不过，更大的剂量似乎并没有带来额外的好处。对于治疗食管反流疾病，制造商推荐的最大剂量是 20 mg（即 2 茶匙）。这种情况相比于糖尿病引起的胃轻瘫更容易治疗，因此针对胃轻瘫通常需要更大的剂量。说明书上还建议睡前服用一剂，但这对于治疗胃轻瘫似乎没有效果。在许多情况下，仅靠西沙必利并不能完全促进胃排空。如果血糖仍不稳定，我们可能会考虑增加其他药物或采取其他的治疗方法。

西沙必利在使用过程中可能会与某些肝脏酶竞争或抑制其活性，从而影响这些酶对特定药物的清除能力。因此，在医生开出西沙必利处方前，应仔细审查患者所服用的所有药物，尤其是抗抑郁药、抗生素、他汀类药物和抗真菌药物[①]。西沙必利通过刺激迷走神经来发挥作用，这还可能导致心跳减慢。鉴于患有胃轻瘫的糖尿病患者通常心跳较快（每分钟超过 80 次），所以这一般不会产生严重后果。然而，对于那些心脏传导缺陷，心跳异常减慢的人来说，西沙必利可能会引起心搏骤停，甚至导致死亡。由于多年来许多医生忽视了包装说明书上的这一重要警告，已经发生了一些死亡事件。因此，在许多国家，该药物已被撤下市场。在美国，如果由获得授权的胃肠病学专家开处，并且作为“研究中的药物”使用，患者可以免费获取。它在新西兰以“Prepulsid”（非拼写错误）的名称销售，可在互联网上购买，搜索“药店”和“新西兰”等关键词。这种购买方式不会被保险公司承保（除非你住在新西兰），并且运费可能相对昂贵。此外，许多新西兰药店拒绝将其邮递到美国。我了解到，美国的一些复方药店已经准备好了西沙必利。但值得注意的是，如果迷走神经几乎失去活力——如在心率变异性（R-R 间期）检测中显示的变化率低于 13%——西沙必利可能不会产生效果。

超级木瓜酶加强剂：许多患者都赞扬超级木瓜酶加强剂（super papaya enzyme plus）能迅速缓解胃轻瘫带来的一些身体症状，例如腹胀和打嗝。有些人还声称它有助于稳定因胃轻瘫引起的血糖波动。这种片剂产品含有多种酶（木瓜蛋白酶、淀粉酶、蛋白酶、菠萝蛋白酶、脂肪酶和纤维素酶），可以咀嚼，口感良好。这些酶能够在食物还在胃中时消化蛋白质、脂肪、碳水化合物和纤维。通常建议在每餐开始、用餐过程中和结束时各嚼 3~5 片。这些片剂在大多数健康食品商店有售。我的一些遵守犹太饮食规则的患者使用一种类似的产品，名为 Freeda Parvenzyme。这些产品中含有的少量山梨醇和类似的甜味剂，如果按照上述剂量限制使用，不会对你的血糖产生显著的影响。

① 关于不应与西沙必利（cisapride）同时使用的药物列表，请访问 www.propulsidlap.com。

多潘立酮（domperidone， 商品名：Motilium，由詹森制药公司生产）：这款药物在美国是无法获得的，但在加拿大、英国以及其他一些国家可以购买到。由于加拿大的药店不再允许将药物运送到美国，除非是具有加拿大医生开具的处方，因此在美国的患者可能需要通过互联网进行购买[①]。由于多潘立酮没有液体形式，我们建议患者在餐前 1 小时咀嚼 2 片（每片 10 mg），再用 8 盎司（1 盎司约为 29.57 mL）水或无糖汽水服下。我把剂量限制在 2 片，因为更高剂量在男性中可能会引起性功能障碍，而在女性中引起月经缺失。停药后这些问题通常会得到解决。由于其作用机制与前述产品不同，多潘立酮可以与其他药物联合应用，可能更为有效。詹森公司可能在未来会在美国市场推出这种药物的液体剂型。在美国，一些胃肠科医生可以将多潘立酮作为正在研究的药物开处，就像 Propulsid 一样；它也可能从一些复方药剂师（compounding chemists）处获得。

甲氧氯普胺糖浆（metoclopramide syrup）可能是最有效的胃排空刺激剂之一。它的作用机制是通过抑制胃中的多巴胺来起效，这与多潘立酮的作用方式相似。由于甲氧氯普胺容易进入大脑，它可能导致严重的不良反应，如嗜睡、抑郁、激动，以及类似帕金森病的神经问题。这些副作用在某些人中可能立即出现，或在其他人连续使用数月后才出现。鉴于治疗胃轻瘫通常需要较高剂量，可能会引发不良反应，所以我很少使用这种药物。如果使用，我会让患者将剂量限制不超过 2 茶匙，在餐前 30 分钟内服用。

如果你使用甲氧氯普胺，建议随时准备好其副作用的解药——苯海拉明液体（diphenhydramine elixir ）或无糖糖浆（例如 Benadryl）。通常情况下，两汤匙即可发挥作用。如果出现严重副作用并需要使用解药，应立即并永久停止使用甲氧氯普胺。

有报告称，有两位患者在连续使用甲氧氯普胺超过 3 个月后突然停药，引起精神病行为。这一信息可能会提示：如果在连续使用两个月后需要停药，那么应逐步减少剂量，最终停用该药。

红霉素乙基琥珀酸盐（erythromycin ethylsuccinate ）是一种抗生素，用于治疗感染已有多年了。它的化学组成类似于促胃肌活动的激素胃动素

① 加拿大的一些药房会额外收取 5 美元的费用，为远方的外国患者从加拿大医生处获取处方。

（motilin）。当迷走神经对胃的刺激减弱时，如自主神经病变，胃动素分泌减少。美国胃肠病学协会在1989年的年会上提交的三篇论文证明，这种药物可以刺激胃轻瘫患者的胃排空。在没有胃轻瘫的人中，红霉素可能会引起恶心，除非在饮用液体后服用。我要求我的患者在每次服用前喝两杯水或其他液体。我开具口服红霉素乙基琥珀酸盐悬浮液在餐前服用。我们从1茶匙开始，每茶匙的浓度为400mg，必要时增加到几茶匙。由于这种悬浮液中的每茶匙含有3.5g蔗糖，因此在使用此药时，需要稍微增加餐前胰岛素剂量，以降低升高的血糖。如果将液体放在冰箱中，在35天后味道开始恶化。在室温下，14天后味道就会恶化。我没有看到这种药物的其他方面的副作用。我坚持要求长期使用它的患者每天至少在每次服用前或者后2小时服用1颗益生菌胶囊（如Florastor，saccharomyces boulardii）。这是为了恢复这种抗生素可能破坏的肠道自然菌群。每周服用一次150mg的氟康唑片以抑制胃肠道或阴道中真菌的生长也是明智的。尽管有发表的研究，但是我并没有发现红霉素在治疗胃轻瘫方面特别有效。然而，有几名轻度胃轻瘫患者在饭前，饮用加入几滴薄荷精油的水对他们有所帮助。

盐酸甜菜碱与胃蛋白酶的组合（betaine hydrochloride with pepsin）是一种强效配方，可以通过提高胃酸度并添加强大的消化酶来预先消化胃中的食物，预先消化的食物更容易通过胃轻瘫患者狭窄的幽门瓣。这种产品可以在大多数健康食品商店购买。我们最初使用1片或1粒胶囊，随餐服用。如果服用后没有灼热感，我们将会增加剂量到2片或2粒，然后逐渐增加到3片或更多，均匀分布在随后的餐食中。绝对不要在空腹时咀嚼或服用。由于盐酸甜菜碱和胃蛋白酶二者与西沙必利不同，并不试图刺激迷走神经，因此它通常对严重的胃轻瘫患者会有所帮助。由于其酸性，患有胃炎、食管炎、胃或十二指肠溃疡的人避免使用此药。

一氧化氮促进剂（nitric oxide agonists）目前被用来缓解心脏病患者的心绞痛症状。为了寻找对更严重的胃轻瘫患者有效的药物，我开始了对这类药物研究。由于它们通过放松冠状动脉壁中的平滑肌来发挥作用，我假设它们也可以放松幽门瓣的平滑肌。

我的初步试验是使用一种叫作硝酸异山梨酯（isosorbide dinitrate）的药物。

我将其制成杏仁油悬浮液（加入调味料），以便能够包覆幽门并直接作用于它。最终制剂是 5 毫克 / 茶匙（1 mg/mL）的浓缩液。我很高兴看到我的假设被证明是正确的——它对几乎所有使用它的患者都非常有效。到目前为止，它似乎比上述任何药物都更成功。然而，对于更严重的胃轻瘫症状，它只是部分有效。

这种配方可以由任何复合药剂师来制备[①]。我观察到的唯一不良反应是大约 10% 的患者出现头痛。尽管头痛通常在使用几天后消退，但我还是坚持从非常小的剂量开始尝试，以便尽可能地降低这种副作用，然后逐渐增加剂量。

我建议患者最初在晚餐前 30~60 分钟服用半茶匙硝酸异山梨酯悬浮液。1 周后，将剂量增加至 1 茶匙。如果这个剂量无法稳定睡前和次晨的血糖，我们在接下来的 1 周内，每天服用 1 茶匙；然后增加到 2 茶匙；如果这个剂量仍未完全有效，我们会增加到 3 茶匙。如果连 3 茶匙的剂量也无效，我会停止这种治疗方法，因为进一步增加剂量可能不会有更好的效果。由于每日多次服用可能导致治疗效果迅速降低，我不建议在晚餐之外的其他餐次使用。这种药物配方通常不会完全无效，但使用前必须充分摇晃液体。

如果患者患有心脏病，不应用硝酸异山梨酯治疗胃轻瘫，除非得到心脏病专家的批准。

遗憾的是，单硝酸异山梨酯通常在数周到数月后失效。因此，我尝试通过将化学结构相似的产品直接涂抹在幽门上方的皮肤上，以增加其效果并降低血糖水平。我推荐硝酸甘油皮肤贴片。这些贴片可在任何药房通过处方购得，剂量包括 0.1、0.2、0.4 和 0.8 mg。将贴片贴在幽门上方，即腹部中线脐部上方的位置。具体来说，大约在最低肋骨中部下方 1.5 英寸（约 3.7 cm）处，形成一个倒 V 形。贴片应在早晨起床时贴上，睡觉前取下。我们从 0.1 mg 的贴片开始，如果没有不良反应，必要时每周增加剂量。与单硝酸异山梨酯一样，如果患者有心脏病，未经心脏病专家批准，不应将硝酸甘油皮肤贴用于治疗胃轻瘫。

① 我大多数患者使用的复方药剂师来自 Rockwell Compounding Associates，电话号码是（800）829-1493。复方药剂师是接受过精确混合药品和非处方药物特殊培训的药剂师，他们可以制备胶囊、粉末、液体，甚至是药膏，就像我小时候所有药剂师所做的那样。在美国和其他地方有很多复方药剂师。配药大多数都需要医生的处方。

另一种选择是使用可粘贴在皮肤上的盐酸可乐定（Clonidine）贴片。这种产品在所有药店以卡巴西林（Catapres）的名字出售，主要用于降低血压，其需要医生的处方。克隆啡是一种强效的平滑肌松弛剂。然而，它可能会导致一些人嗜睡（感到困倦）。因此，我们会在第1周从最小剂量（1mg）开始，第二周增加到2mg，然后从第三周开始增加到3mg。虽然每个贴片在大多数人身上的效果可以持续1周，但我们建议在睡前将其取下，第二天早晨再次贴上。取下后贴片的黏性会降低，因此你可以从第二天开始使用纸胶带来固定。如果贴片引起疲劳，我们会降低剂量或停止使用它。

与前面提到的一氧化氮促进剂一样，克隆啡贴片最终可能会失效。如果它曾经有效过，但后来无效，我们会停用它，并在几个月后再次开始使用。有些患者发现贴片在3~4天后就会失效，对于这些人，我们会在1周之内更换新的贴片。

在睡前取下克隆啡（或硝酸甘油）贴片，是为了减缓对这些药物作用的耐受性的发展。这种耐受性最终是不可避免的。我还建议持续交替使用不同的皮肤贴片——一周使用克隆啡，另一周使用硝酸甘油。

Zofran[昂丹司琼（ondansetron）药物的一个品牌]多年来一直被用于预防癌症化疗药物引起的恶心。我给许多患者开过这种药物，到目前为止还没有观察到任何不良反应。它通过帮助食物向下移动而不是向上，从而部分地抵抗恶心。在美国，出于一些对我而言不太重要的原因，Zofran被撤下市场。但仿制药物昂丹司琼①仍以胶囊和口服崩解片的形式在复方药房出售②。尽管原品牌产品是以4mg和8mg的口服崩解片销售，但由于美国的法律限制，复制品被制成5mg和10mg的胶囊，这也是可以接受的。我通常让患者在餐前大约30分钟以5mg剂量开始用药。如有必要，我可能会增加到10mg。每日最大剂量为25mg。我将昂丹司琼评价为中等效果的药物，特别是对于轻度至中度的胃轻瘫，当然比红霉素和平滑肌松弛剂效果更好一些。

① 中国大陆常见的昂丹司琼仿制药主要有：欧贝（齐鲁制药）、艾其速（恒瑞医药，口溶膜剂型）、枢丹（福安药业宁波天衡制药）以及北大医药生产的盐酸昂丹司琼片；此外，还有多家企业直接以“盐酸昂丹司琼片／注射液”销售，剂型以4mg、8mg片剂或注射液为主，可按医生建议选择。

② 例如Rockwell Compounding Associates，电话（800）829-1493。

促进胃排空的运动

患有胃轻瘫的人缺乏正常迷走神经功能所驱动的胃部肌肉节律性收缩挤压动作，所以他们的胃就好像是一个松弛的袋子。任何能有节律性地压缩胃部的活动都可以在一定程度上模仿了这种正常蠕动。你可能已经注意到，快步走能够缓解腹胀感。因此，我特别推荐在餐后，尤其是晚餐后，立即进行1小时的快步走。

我有一个患者从她的瑜伽教练那里学到了一个技巧。这个技巧帮助她消除由中度胃轻瘫引起的血糖波动。这个技巧是：尽量收紧你的腹部，然后尽量向外推。在餐后立即重复这个动作，保持有规律的节奏，并尽可能多地执行。经过几周或几个月的锻炼，你的腹部肌肉会变得更加强壮，允许你在感到疲劳前进行更多的重复动作。最终目标是进行数百次重复动作——越多越好。每百次重复不应超过4分钟。这个方法为改善血糖谱所付出的代价相当小。

另一个患者发现了我称之为“背部伸展”的运动。无论是坐着还是站着，尽可能地向后弯曲，然后向前弯曲大约相同的幅度。尽可能多次重复这个动作。

虽然这些练习听起来过于简单，甚至看起来好笑，但它们的确帮助了一些胃轻瘫患者。

嚼口香糖大有裨益

嚼口香糖的动作会产生唾液，其中不仅含有消化酶，而且还能刺激胃的肌肉活动，并有助于放松幽门。许多现代的“无糖”口香糖每片只含1g木糖醇，对血糖的影响很小。餐后至少嚼1小时口香糖是一种非常有效的治疗胃轻瘫的方法，不必进行重大的饮食改变。但不要连续嚼许多片口香糖，因为糖分可能会累积。

利用普通食物的饮食计划调整

对我们中的一些人来说，调整饮食计划比服用药物更有效。问题在于，许多患者无法接受这样的改变。我们通常按从最方便到最不方便的顺序分6个阶段进行：

（1）在进餐时至少喝两杯 8 盎司（约 236.56mL）的无糖、无咖啡因的液体。同时，进餐时要慢慢细嚼。

（2）减少或消除膳食纤维成分，或者首先将富含纤维的食物用搅拌机打成几乎液态。

（3）基本不吃未经切碎的牛肉（小牛肉）、猪肉和禽肉，并且也不吃贝类。

（4）减少晚餐的蛋白质摄入量。

（5）每天吃四顿或更多小餐，而不是三顿大餐。

（6）逐渐引入半流质或液态餐。

在胃轻瘫情况下，可溶性纤维（胶体）和不溶性纤维可能会在非常狭窄的幽门瓣处形成堵塞（图 22-1）。对于幽门瓣张开正常的胃来说，这通常不是问题。许多轻度胃轻瘫患者报告了在调整饮食，减少纤维含量或使纤维更易消化后，满胀感得到了缓解，并且获得了更好的血糖改善。这意味着，例如，应该用煮熟的蔬菜泥替代生食沙拉，避免使用含有洋车前子（如 Metamucil）的高纤维通便药物。可以接受的蔬菜可能包括鳄梨、夏季小角瓜、西葫芦或南瓜泥。如果喜欢，可以用甜菊糖和肉桂调味。一般来讲，在我们的饮食计划中，麸皮饼干通常作为吐司的替代品，然而在胃轻瘫的饮食调整中，我们建议放弃食用麸皮饼干。你可以尝试芝士膨化食品（请参阅第 11 章相关内容）。

在美国，大多数人喜欢在晚上吃最大的一餐。他们通常在这个时候摄入最多的肉类或其他蛋白质食物。这些习惯使得胃轻瘫患者很难控制空腹血糖。在幽门瓣痉挛时，动物蛋白质倾向于堵塞幽门，尤其是红肉类的蛋白。一个简单的解决方案是将大部分动物蛋白质从晚餐移至早餐和午餐。我的许多患者在这样做后观察到了显著改善。我们通常建议，晚餐时，动物蛋白质的摄入限制在 2 盎司（1 盎司约为 28.35g），仅限于鱼类、碎肉、奶酪或鸡蛋。虽然摄入量不是很多，但是人们通常会非常满足，因此会长期地坚持这种饮食方案。当然，随着蛋白质从一餐转移到另一餐，餐前胰岛素或 ISA 的剂量也必须相应调整。随着夜间胃排空延迟的减少，可能需要减少长效胰岛素或 ISA 的睡前剂量，以免空腹血糖过低。

有些人发现，将蛋白质摄入安排在早餐或午餐，而不是更晚的餐次，会导致这些餐后血糖水平变得不可预测。针对这种情况，我们建议那些不依赖胰岛素的人，一天分四顿或更多较小的餐来进食，而不是三顿较大的餐。我们努力保证这些餐次之间大约相隔 4 小时，以减少一餐的消化过程和胰岛素增敏剂（ISA）的剂量与下一餐重叠的可能性。对于那些需要在餐前注射胰岛素的人来说，这种方法通常不太现实。请记住，你需要在最后一次注射餐前胰岛素后至少等待 5 小时，检测血糖。如果升高，那么根据血糖升高的水平，确定胰岛素纠正剂量，注射胰岛素。

饮酒、咖啡因的摄入以及薄荷和巧克力的食用都可能减缓胃排空的过程。因此对于中度或严重胃轻瘫患者，尤其是在晚餐时，应避免这些食物。

利用半流质或流质餐食

至于半流质或流质餐食，这是面对胃轻瘫的最后一种选择。之所以称之为“最后一种选择”，是因为这会显著降低用餐的愉悦感。但这可能是确保血糖维持在接近正常水平的唯一方法。随着血糖水平的改善，胃轻瘫可能会逐步好转，就像我个人的经历一样。最终，这种饮食限制也可能被取消。在这部分内容中，我将向你提供一些建议，帮助你使用半流质食品制订饮食计划，同时遵循我们的指导原则。

婴儿食品：婴儿食品可作为低碳水化合物的饮食选择，尤其是低碳水化合物蔬菜、几乎不含碳水化合物的肉类、鸡肉和蛋黄蛋白。选择这类食品时，请务必仔细阅读标签信息。同时，要注意对于典型的蛋白质食品，标签上显示的 6 g 蛋白质通常相当于大约 1 盎司的食物重量。为了避免蛋白质营养不足，那些久坐不动的人应按照每 2.2 磅（1 kg）至少摄入 0.8 g 蛋白质（维持理想体重）。例如，一个体重 150 磅（68 kg）的体型匀称的人，应每天至少摄入 54 g 蛋白质，这大约相当于 8 盎司的蛋白质食品；而对于那些仍在成长期或经常进行高强度锻炼的人来说，他们的蛋白质需求量会显著高于 0.8 g 的标准。

需要注意的是，那些通常只会慢慢提高血糖的蔬菜，当被磨碎或捣碎后，它们可能会更快地提升血糖水平。那么为什么我们还会推荐婴儿食品？原因在于，我们仅推荐给那些胃排空极其缓慢的人使用婴儿食品。因此，即使食用婴儿食品，你的血糖水平也可能仍然难以跟上注射的常规胰岛素的速度。在本章的后续部分，我会向你展示一些解决这个问题的技巧。

接下来，我将提供一份简短的典型婴儿食品清单。你可以根据第 10 章和第 11 章中提出的饮食计划指导方针进行选择。在选择时，切勿超过这些指导方针中建议的碳水化合物含量，因为即便是胃轻瘫患者，大多数饮食原则仍然适用。

蔬菜	碳水化合物
Beech-Nut 青豆（4盎司罐）	9g
Beech-Nut 园艺蔬菜（4盎司罐）	10g
Heinz 胡桃南瓜（3.84盎司罐）	9g

肉类（浓缩）	蛋白质
牛肉（3盎司罐）	2.25盎司
鸡肉（3盎司罐）	2.25盎司
火腿（3盎司罐）	2.25盎司
蛋黄（3盎司罐）	1.5盎司（加 1g 碳水化合物）

原味全脂酸奶：原味全脂酸奶是一种很好的选择。例如，Erivan、Brown Cow Farm、Stonyfield Farm 和 Fage 等品牌的全脂酸奶不添加糖分或水果。Erivan 在健康食品店有售，而其他几个品牌在美国各地的超市都可以找到。请记住，始终选择“全脂、无味”的产品，因为“低脂”乳制品往往含有比全脂产品更多的碳水化合物。

在营养成分方面，Erivan 酸奶每 8 盎司（1 盎司约为 28.35g）含有 11g 碳水化合物和 2 盎司蛋白质。Stonyfield Farm 和 Brown Cow Farm 的每 8 盎司都含有 12g 碳水化合物和 1.5 盎司蛋白质。而 Fage 的 7 盎司装产品仅含有 6g 碳水化合物和 2.3 盎司蛋白质。

你可以通过添加风味提取物、真正无糖的果冻粉（不含麦芽糊精）、Crystal Light 粉、DaVinci 无糖糖浆或甜菊糖和肉桂等，让原味酸奶变得更加美味。添加的量应根据个人口味调整。

全脂乳清芝士（whole-milk ricotta cheese）：至于全脂乳清芝士，虽然它不像酸奶或婴儿食品那样流质，但它比固态食物更容易下咽。你还可以将乳清芝士放入搅拌机中，并加入一些水或奶油以使其更容易流动。每 8 盎司的乳清芝士大约含有 8 g 碳水化合物和 2 盎司蛋白质。乳清芝士本身可能味道较淡，但加入肉桂和甜菊糖调味后，它可以变成一顿既美味又像甜点一样的餐食。

流体餐食：当半流质餐食无法完全满足需求时，高蛋白、低碳水化合物的流质餐食成了最后的选择。这类产品通常在健康食品店出售，面向健身爱好者。如果你想确保摄入所有必需的氨基酸，建议选择那些由蛋白或乳清蛋白制成的产品。相比之下，由大豆蛋白制成的类似产品可能无法提供足量的必需氨基酸；此外，大豆中还含有类似植物雌激素，长期摄入可能会带来潜在的健康影响。然而，需要注意的是，《消费者报告》一项研究显示，在测试的 15 种蛋白饮料中，有 3 种的砷、铅、汞和镉含量超过了美国药典的指南标准，这些都是有毒物质。该研究还指出，加利福尼亚是唯一一个要求食品产品标签标明有毒物质含量的州。这意味着在加利福尼亚生产的蛋白饮料可能较不易受到这些有害物质的污染。因此，在选择这类产品时，建议密切关注其来源和成分标签，以确保安全健康的饮食。

治疗胃轻瘫的可能最终手段

我的一名患者声称，一种昂贵的治疗方法对她的胃轻瘫和神经痛都有较大的帮助。这种治疗是利用一个特殊的电子设备，在她四肢的穴位上施加小电流，称为 STS 治疗。治疗每天需要进行 45 分钟。其效果在大约 2 个月后开始显现，可能实际上有助于受损神经的恢复。这种设备不应在胰岛素泵或连续葡萄糖监测仪附近使用，也不适合有植入式电子设备的人使用。这个电子设备是由位于盐湖城的 Dynatronics 公司制造，设备的型号是 STS，成本大约为 5000 美元。

另一个昂贵的选择是电子胃刺激。这种方法需要通过外科手术在皮肤下植入两个接触胃肌壁的电极。电极的连接线通向一个控制盒，控制盒可以放在口袋或腰带上。控制器可以设置为在每餐后刺激胃肌。

有关胃轻瘫创新治疗方法的最新信息，以及寻求治疗和治愈胃轻瘫，请联系胃轻瘫患者协会，电话：(888) 874-7228，网址：www.g-pact.org。

治疗胃排空缓慢时的低血糖

在治疗因胃排空延长而引起的低血糖的案例中，一名患有食管裂孔疝的印第安纳州患者曾对我说："这些 Dextrotabs① 根本不会提高我的血糖。真正有效的是一根无糖口香糖。"她的做法是基于嚼口香糖能够促进胃排空，从而可能帮助排空滞留在那里的食物。

她的评论揭示了一个重要问题：在胃排空缓慢的状况下（如胃轻瘫、溃疡等），迅速治疗低血糖几乎是不可能的。这里的"几乎"是关键，因为还是有一些方法可以绕过这个难题。

如果你的低血糖是因为最后一餐仍在胃中滞留，嚼口香糖可以帮助其排空。

由于嚼碎的葡萄糖片可能需要几个小时才能从胃排出，所以要含服葡萄糖片，而不是咀嚼，或者尝试使用葡萄糖溶液，如 Dex4 Liquid Blast。这种产品在美国和加拿大的大多数药房有售。在其他国家，你可以寻求葡萄糖耐量测试用的饮料。一瓶 Dex4 液体（2 盎司）含有 15g 葡萄糖，能使体重 140 磅（约为 63.5kg）的人血糖提高约 75mg/dL（4.22mmol/L）。一茶匙（1.27g 葡萄糖）可提高血糖约 6mg/dL（0.33mmol/L）。与葡萄糖片一样，它的升糖效果与体重成反比。你可以查看表 20-1（见第 20 章）以计算这些量将提高多少血糖。如果你没有药勺在手边，而又急于使用，可以从瓶子里喝一口，这相当于 3 茶匙。

如果你在旅行时忘记带上葡萄糖耐量测试饮料，可以买一些无乳糖牛奶。这种产品经过酶处理，将乳糖转化为葡萄糖。在美国，最广泛销售的品牌是 Lactaid。每 4 盎司（118.28mL）含有 6g 葡萄糖。然而，请记住，如果不冷藏，Lactaid 在几天后会变质。

即使你已经使用了这些液体葡萄糖产品，你仍可以通过嚼口香糖、做本章前面描述的背部伸展和腹部运动，以及（或）在饮用前使用前面提到的一些药物来加快其作用。

① Dextrotabs 是一种葡萄糖片剂，通常用于低血糖（低血糖症）患者，可以快速被身体吸收，提高血糖水平，缓解低血糖症状。

调整餐前胰岛素以应对胃轻瘫

为了应对胃轻瘫导致的胃排空延迟，医生需要时间来选择和调整治疗方案。在此期间，为减少餐后低血糖的发生频率和严重程度，你需要调整餐前胰岛素，使其与你的消化延迟更为吻合。如果你目前正在使用常规胰岛素来控制餐食血糖，医生可能建议你在开始用餐时或之后注射，而不是像通常那样在餐前40~45分钟注射。如果常规胰岛素的作用对于你的缓慢消化过程来说还是太快，你可能需要在用餐中或餐后进行注射。另一种方法是，医生可能会建议你用NPH胰岛素替换一部分常规胰岛素，以此减缓其作用。例如，如果医生建议你注射含有4单位常规胰岛素和1单位NPH胰岛素的混合物，你应先按常规方式抽取4单位的常规胰岛素，然后再抽取1单位NPH胰岛素。注射前，需要将注射器中的两种胰岛素充分混合。这可以通过向注射器中吸入一些空气，然后将注射器倒置几次，让空气泡沫在两种胰岛素之间来回移动以实现混合。一旦找到适合你的NPH和常规胰岛素的混合比例，你可以按照前面描述的方法，预先混合好一瓶这种混合物，但用NPH替换掉稀释液。

当你在注射器内准备好了常规胰岛素和NPH胰岛素的混合物后，便可以注射了，包括里面的空气也一并注射。这些空气会在你的组织液中溶解，不会造成任何伤害。如果这个操作过程让你感到困惑，不必担心。你的医生或糖尿病教育师应该会为你演示这一过程，并检查你的操作技巧。

使用这种方法来减缓餐前常规胰岛素的作用速度后，其效果会持续一段未知的时间，可能远超过常规的5小时。如果你通常会使用额外的快效胰岛素注射来纠正升高的血糖，如前所述，那么你现在可能面临一个问题：你应该何时纠正升高的血糖？

答案其实很简单。在这种情况下，如果你每餐前都在常规胰岛素中加入NPH，那么你只能每天早晨醒来时进行一次高血糖的纠正。这大约是在你晚餐时注射常规胰岛素–NPH混合物后的12小时左右，为的是足以让混合物发挥完全的效果。

如果你仅在晚餐之前使用NPH混合胰岛素，那么在早餐和午餐前纠正高血糖是安全的。但请注意，你需要在纠正血糖前至少等待5个小时以上，确保已注射的胰岛素充分发挥效力，避免因胰岛素重叠而引起的血糖过低。

如果你有胃排空延迟，不要用快速的胰岛素替代常规胰岛素来覆盖餐食。这里的原因应该是显而易见的。不过，你可以自由使用最快速的胰岛素来降低升高的血糖，使用之前提到的方法。你的唯一的餐前胰岛素应该是常规胰岛素或与 NPH 混合的常规胰岛素。

即使血糖水平未能保持几乎正常，迷走神经的治愈仍有可能实现

还记得我们提到的胰岛素模拟剂 R-α－硫辛酸（R-ALA）和月见草油（EPO）吗？美国和德国的研究显示，这些物质可以用于治疗因糖尿病神经病变所引起脚部疼痛的神经。这些研究在几个月内取得了显著成效，然而并不是着重于控制血糖水平。一些短期研究甚至实现了迷走神经的部分治愈。不过，在我所了解的一些研究中，α－硫辛酸的使用剂量非常高（25 000mg），并通过多次静脉注射。在美国，一些自然疗法医生以及欧洲的许多医生都在进行此类治疗。虽然我没有准备好开始这种治疗（静脉注射），但我确实建议我的患者按照第 15 章中所述的方式，服用大剂量的 R-α－硫辛酸和 EPO。正如该章节所指出的，使用 R-α－硫辛酸时应补充生物素。这里的问题在于，如果按照推荐剂量（每天 1800mg R-ALA）服用，患者每天需额外服用 18 粒生物素，这还不包括他们可能正在服用的其他药物或补充剂。尽管如此，我有时还是会为那些经济条件允许的患者开这些补充剂，希望能加速迷走神经的恢复过程，尽管我并不真正期待奇迹发生。

正如第 2 章所提到的，很多糖尿病患者还可能患有另一种内分泌疾病，即甲状腺功能减退症。由于甲状腺激素的减少可能在非糖尿病患者中引发神经病变，因此对于那些患有迷走神经病变（即胃轻瘫）的糖尿病患者来说，进行甲状腺功能不足的检测是十分必要的。如果检测结果呈阳性，常规治疗方法通常是每天服用 1~3 片左甲状腺素钠片（Levothyroxine）[①]。在胃轻瘫不

① 在中国大陆，左甲状腺素钠（levothyroxine）类药物有优甲乐（Euthyrox）和赛治（Levothyroxine Sodium）等。

是由于高血糖引起的情况下，这种治疗可能是一个相对简单的方案。

尽管胃轻瘫“可治愈”，但它是一件严肃的事情

在治疗胃轻瘫时，不要犹豫地尝试本章中我提及的各种药物和其他治疗方法的组合。你找到的有效方法越多，预期的治疗效果往往就越好。但需要注意的一个例外是：不要同时使用多潘立酮和甲氧氯普胺。这两种药物应该只选择使用其中一种，因为它们通过相同的机制发挥作用，联合使用可能会增加不良反应的风险。

即便是无症状（没有明显症状）的胃排空延迟，不论由何种原因引起，对血糖的影响都可能非常显著。因此，不要以为你没有症状就意味着胃轻瘫不会影响你的血糖。如果你不确定自己的状况，建议让医生进行R-R间期检测。如果你已经按照本书的指导行事，但血糖水平仍然不稳定，可以建议你的医生阅读这一章节。

第23章
CHAPTER 23

定期复诊

对你自己的糖尿病治疗负责可能会使你摆脱长期以来的习惯。同时，它还要求你培养新的习惯，如锻炼和自我监测血糖。坚持执行这些新习惯并不容易，往往更容易放弃。

一旦你的血糖得到控制，可能仅需几个月，你就很容易地忘记曾经的脚趾疼痛，或是因糖尿病并发症失去腿或视力的亲友。随着时间推移，你可能会发现，在处理糖尿病和日常生活中，自己逐渐倾向于做最简单或最令你愉悦的事情。这种退步是非常常见的。当我 6 个月没见到患者时，常常发现他们忘记了一些基本的饮食指南。同时，血糖谱、糖化血红蛋白（HbA1c）水平、脂质谱，甚至纤维蛋白原水平可能都有所恶化。但当我每两个月就能见到患者时，这种退步可以被及时纠正。我们所有人都需要一点推动，回到正轨，大约每两个月一次的复诊似乎对大多数人都很有效。我并不是第一个观察到这一现象的糖尿病专家，你的医生可能也会建议你保持类似的复诊频率。

胰岛素或胰岛素增敏剂（ISA）的剂量需求可能会随着时间而变化，无论是由于体重的变化、胰岛 β 细胞功能的恶化或改善，还是仅仅由于季节温度的变化。因此，需要适时地调整这些药物的剂量。再次强调，每两个月复诊一次是合适的。

在这些后续复诊中，你的医生可能需要考虑以下一些事项：

首先，医生应当回答你的任何新的问题，无论是关于你在报纸上读到的信息，还是对身体不适或饮食不满的疑虑。建议你提前将问题写下来，以免忘记。

医生也会检查你最近至少两周的血糖记录。评估再远的数据没有实际意义，因为那些已经是过去的情况。如果需要调整药物或饮食计划，应基于最新的信息进行。但是请记住，提供的数据必须完整且诚实。比如，不论是长时间购物还是饮食过量，都应在记录中详细说明。基于未记录的饮食失误来调整药物不仅无效，还可能带来风险。

此外，在每次就诊时都应检查你的 HbA1c。进行这项检测不需要禁食。与时俱进的医生现在已经能够在诊所使用一小滴指尖血进行这项测试，并在大约 6 分钟内得出结果。

至少每年一次，你的医生可能会要求复查血液和尿液，以检测肾功能、VAP 脂质谱，甚至包含甲状腺功能。如果医生开具了某些药物，他可能还会让你进行肝功能测试。建议在复诊前大约两周抽血检验，以便在就诊时能有结果可供参考。如果需要空腹抽血，请避免吃早餐。如果你因此跳过早餐，也应相应地跳过平时覆盖早餐的餐前胰岛素或 ISA。同时，别忘了服用用于纠正低或高血糖的葡萄糖片或速效胰岛素。一定要记得服用你的基础 ISA 剂量或注射长效胰岛素。这些用于维持空腹时的血糖水平。此外，医生可能还会定期进行其他血液检测，如血细胞计数和生化指标等。

每两个月应进行一次体检，包括体重。一般来讲，在这些复诊中，最重要的部分是对你的双脚进行检查，不仅是为了发现伤口或水泡，同样重要的是查找干燥的皮肤、脚气、不合适鞋子导致的皮肤压痕、嵌入或真菌感染的趾甲，以及老茧。还应检查鞋子是否因脚趾突起而变形，这可能表明鞋子太小。任何一个问题都可能导致或预示可能导致足部溃疡，所以应及时处理。干燥的皮肤最好使用非矿物油的专用油或乳液每日涂抹治疗，如维生素 E 油、橄榄油或乳化羊毛脂等。对于不合脚的鞋子，解决的办法就是更换宽大鞋头和深拱起的新鞋（可能需定制）。老茧则通常需要定制的矫形鞋垫来重新分配脚底压力。仅仅磨掉老茧并非解决办法，因为它们是过度压力的表现，而不是原因。我所在的医院伤口护理科所接待的患者中，老茧的切除或磨平是患者最常见的诱发截肢原因。

如果你的血压即使只是稍微升高，每次就诊时都应测量静息血压，并且在几分钟内重复测量以获取最低读数。即便你的血压通常处于正常范围内，每 12 个月也应进行至少一次检查。

在 1~2 年的时间内，你还应该完成其他方面的体检。这些检查不必一次性完成，可以分阶段进行。其中包括腿部血液循环的振荡测量、心电图（ECG）、足部感觉测试，以及全面的眼部检查。眼部检查应包括瞳孔反应、视力、眼压、Amsler 网格测试、双视测试，以及通过散瞳剂进行的晶状体、前房和视网膜检查。这最后一项检查需要使用包括直接和间接眼底镜以及裂隙灯的特殊设备进行。如果你的医生没有这些设备，或之前在你的眼睛中发现了可能影响视力的变化，你应去眼科医生或视网膜专家那里就诊。

如果最初的体检发现了糖尿病并发症的早期迹象，如神经病变、腕管综合征（carpal tunnel syndrome）或掌腱膜挛缩（Dupuytren’s contractures），你应定期重复这些检查。即便最初检查结果正常，R-R 间期检测也应每 18 个月进行一次。

对于糖尿病并发症，最佳的治疗方法是预防。其次是在极早期阶段就检测并发症，这时它们还可能被逆转。因此，我强烈建议你每两个月或至少每 3 个月进行复诊，并与你的医生保持联系。

第24章
CHAPTER 24

你能够从几乎正常的血糖中期待什么？

基于我个人的经验、我所治疗的患者案例，以及我阅读的科学文献，我坚信血糖保持正常的人不会出现糖尿病的长期并发症。我还深信，即便是血糖略有升高的糖尿病患者，他们最终也可能遭遇糖尿病的某些长期后果。但是这些影响的进展将会较慢，并可能比血糖水平更高的患者轻微。在本章中，我将描述我们（包括我自己和其他医生）在患者血糖显著改善后所观察到的一些变化。

精神变化

最常见的可能是人们变得更加清醒，不再持续地感到疲惫。许多在血糖正常化前自认为“感觉非常好”的人，后来惊讶地发现，他们原来可以感觉到更加舒畅。另一个普遍现象与短期记忆力下降相关。患者或其配偶常常提及患者的记忆力“非常差”。在我开始医疗工作的初期，我经常让患者在晚上打电话向我报告他们的血糖值，以便调整他们的药物剂量。我的妻子，一位专注于精神分析医学的医生，有时能听到我通话时的一些内容。在这些情况下，她有时会发表评论，如：“那个人好像有痴呆症的迹象。”几周后，她再次听到我与同一名患者的对话，会惊讶于其短期记忆力的显著改善。

因为这种情况变得非常普遍，所以我在对所有新患者进行的神经学检查中引入了一个短期记忆的客观测试①。大约一半的新患者确实表现出这种轻度痴呆症状，这种症状在血糖改善几个月后似乎有所减轻。这种改善对患者的配偶而言通常非常明显。值得注意的是，类似的情况也出现在甲状腺功能低下的患者身上，一旦他们的甲状腺功能减退症状得到纠正后，他们的短期记忆力也会有所改善。

糖尿病神经病变的改善

糖尿病神经病变的改善似乎经历两个阶段——首先是在数周内迅速而部分地改善，其次是如果血糖持续保持正常，将会有一个非常缓慢但持续的改善过程，可能持续数年之久。这种改善在脚趾的麻木或疼痛感方面表现得最为明显。一些患者甚至会说："一旦血糖升高，我就能立刻感觉到，因为我的脚趾又开始麻木了。"而另一方面，一些脚部完全失去知觉的患者，在血糖接近正常数月后，却开始感受到严重的疼痛。这种状况通常会持续数月，并最终随着感觉的恢复而消失。似乎在愈合或"再生"过程中，神经会产生疼痛信号。如果事先没有得到警告，这种经历可能会令人非常恐惧和痛苦。

勃起功能障碍影响大约 65% 的糖尿病男性，这是多年血糖升高的后果。它可以定义为无法维持足够坚硬的阴茎勃起，以足够的时间进行性交。它通常由神经病变、血管阻塞或二者兼而有之而造成的。我们可以进行简单的测试来确定这些原因中哪一个占主导。当问题主要是来自神经病变时，有时仅在血糖接近正常几周后就会听到："嘿，我又能正常进行性生活了！"我经常听到这样的评论。不幸的是，这种好转似乎只发生在那些之前至少还能达到部分勃起的男性身上。如果在最初的访谈中被告知，"医生，它已经'死'了很多年了"，我知道恢复的可能性不大。如果测试显示问题主要是由于血管阻塞，我从未看到过改善的病例。不过请注意，当血糖过低时，比如低于 75 mg/dL（4.2 mmol/L），无法勃起也是正常的。

另一个显著的变化是自主神经病变和伴随的胃轻瘫。在很多患者身上，我观察到了 R-R 间期测试的重大改善，甚至有少数患者达到了完全正常。与

① 我说出 6 个数字（比如，萨姆·斯佩德的执照号码），并要求患者以相反的顺序重复它们。

此同时，我们也观察到胃轻瘫的迹象和症状有所减少。这种改善通常在数年之内逐渐发生的。虽然这种改善在年轻人中表现得尤为显著，但我也在 70 岁的老年患者中见证了这一现象。

视力改善

复视（diplopia）也叫双视，是由控制眼球运动的肌肉的神经病变引起的。这是在给患者体检中，我经常发现的现象。不过其严重程度很少达到患者在日常生活中能明显察觉的程度。然而，几年后当我们重新进行测试时，我们发现随着血糖的改善，复视状况有所好转，甚至完全治愈。

眼球晶状体中的小气泡被认为是白内障的早期征兆。经过一两年的血糖改善后，我观察到了许多这样的小气泡消失。我甚至见证了晶状体上的表示非常早期白内障的小“辐条”也消失了。

我曾经遇到过通过调整血糖水平达到正常化，进而治疗轻度青光眼（glaucoma）的病例。此外，我还见证了视网膜出血（retinal hemorrhages）、黄斑水肿（macular edema）以及微动脉瘤（microaneurysms）等情况的改善。

其他改善方面

心脏病的风险因素的改善已经变得相当普遍，如轻度高血压、高的胆固醇/高密度脂蛋白比值、甘油三酯和纤维蛋白原水平。这些通常可以在血糖持续正常或接近正常的两个月后开始观察到，并且在大约一年的时间内持续改善。

同样，肾脏风险谱早期变化的改善通常在 1~2 年后出现，但有时也会在几个月内显现。

众所周知，升高的血糖会对儿童和青少年的生长造成不利影响。当血糖逐渐接近正常水平时，生长迟缓的儿童会迅速回归到他们糖尿病前的生长曲线。遗憾的是，我错过了这个机会，因为当我终于找到方法让我的血糖正常化时，我已经 39 岁了。但我确实享受到了一种快乐，那就是看着我的健康儿子和一些年轻的糖尿病患者在身高上超过了我。

最显著和普遍的是，当人们实现正常或接近正常的血糖水平时，几乎每个人都会体验到一种满足感和控制感。这对于那些已经在使用胰岛素的患者尤其明显，但也同样发生在那些未使用胰岛素的患者身上。

在20世纪70年代末，本书介绍的方法在洛克菲勒大学被用于1型糖尿病患者，帮助他们实现血糖正常化。他们最初由心理医生使用汉密尔顿抑郁量表（Hamilton depression scale）进行评估，整组的初始评分处于“严重抑郁”的范围。当患者掌握了控制血糖的技能后，他们的评分恢复到了正常水平。

最后，同样重要的是，我们意识到自己并不注定要经历我们所认识的那些因长期糖尿病并发症导致痛苦或过早去世的人的命运。我们逐渐明白，当我们掌握了控制血糖的能力，我们也能预防高血糖所带来的后果。

我一直坚持认为：

糖尿病患者有权享有与非糖尿病者一样的血糖水平，但要实现这一目标，关键在于我们自己（I have long maintained that diabetics are entitled to the same blood sugars as nondiabetics. But it is up to us to see that we achieve this goal.）。

请阅读本书后面的附录。

03 第三部分

糖尿病食谱

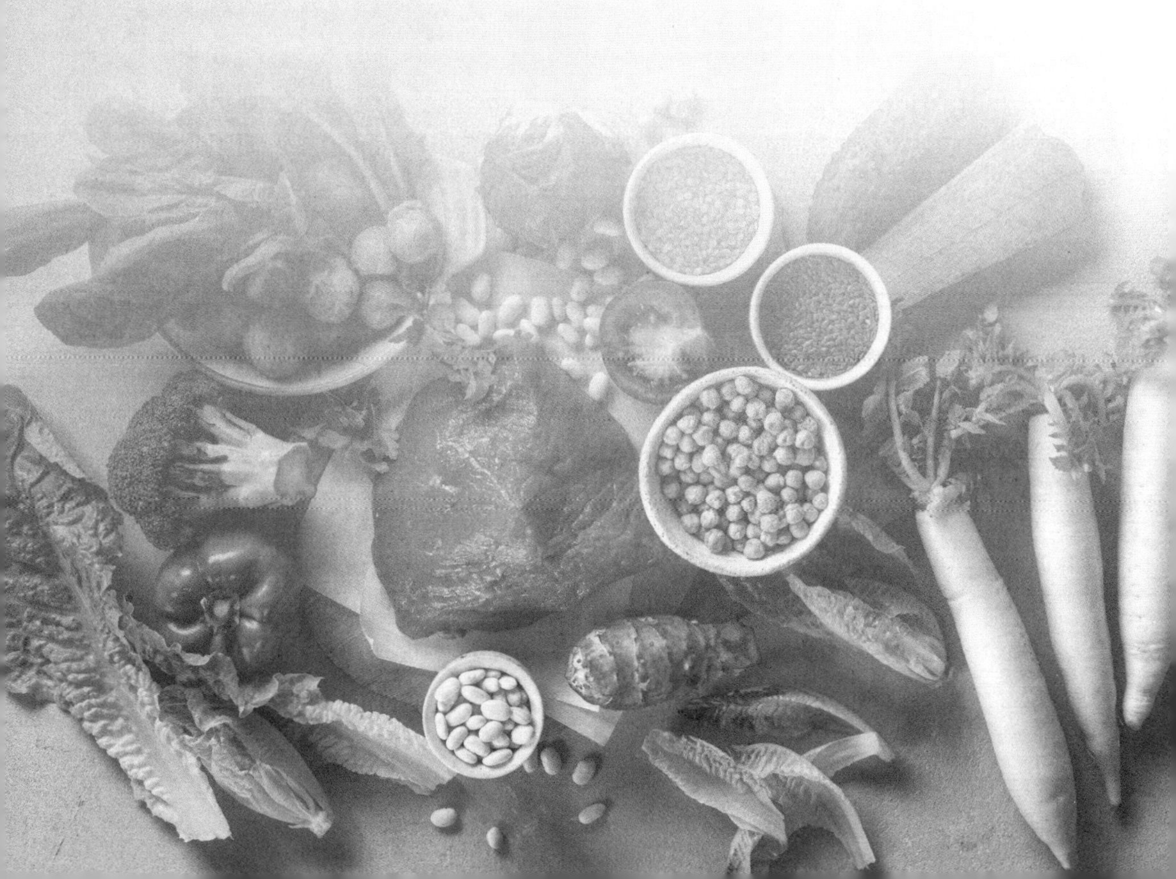

食　谱

酱料（sauces）

早餐食品（breakfast foods）

汤品（soups）

沙拉（salads）

家禽类（poultry）

牛肉、羊肉和小牛肉（beef，lamb，and beal）

猪肉（pork）

海鲜（seafood）

蔬菜主菜和配菜（begetable entrees and side dishes）

奶酪派和蛋奶酥（quiches and soufflés）

甜点（desserts）

第25章
CHAPTER 25

有关低碳水化合物餐食的各种食谱

这些食谱是极佳的例子，向我们展示了如何在极低快速作用碳水化合物的摄入量下，依然能享受美味的饮食。但要注意，这些食谱并非治疗糖尿病的完美解决方案。正如第9~11章所阐述的，制订饮食计划既是一门科学，也是一门艺术。科学为你提供了代谢和营养基础，告诉你饮食计划中什么该吃，什么不该吃。而艺术部分则涉及你与医生的沟通，以及在你的营养需求和生活方式之间找到平衡，特别是考虑到你的口味偏好和烹饪时间。虽然这些食谱本身就很出色，但你完全可以根据个人口味对它们进行调整，使其更加符合你的需求。

这本书中的食谱是由两位才华横溢且风格各异的厨师共同打造的。其中，Karen A. Weinstock 负责创作了本书大部分的新食谱。作为一名1型糖尿病患者及营养健康专家，Karen 在过去25年里一直致力于推广健康饮食，她的目标是帮助人们通过合理的饮食习惯达到最佳的健康状态。在被诊断出患有1型糖尿病后，Karen 曾对自己的饮食感到困惑，她的饮食习惯和大多数美国人一样，包含了大量的精制和快速作用碳水化合物。但自从遇到我并采纳我的建议后，她成功地控制了自己的血糖水平。她说："这本书给予的必要指导和实践方法，让我得以像健康人一样生活，它真的救了我的命。"

她编写这些食谱的初衷，既源自我们的研究项目，也得益于她自身的营养专业知识，目的是为糖尿病患者提供既美味又健康的选项。她表示："我希望大家在制作和品尝这些美食的过程中，同时也能维持健康的血糖水平。"

Timothy J. Aubert 是一位认证的健康教练专家（CWC），本书首版的食谱由其创作。

如何使用这些食谱？

这些食谱在某种程度上可以看作是指南，向你展示如何将一些你可能未曾尝试过的食材融入你的饮食中，以及如何利用低碳水化合物食物和蛋白质制作出类似于高碳水化合物食品的美味佳肴。

你可以完全按照食谱的指示进行烹饪，相信它们会在帮助你控制血糖方面起到重要作用。当然，你也可以根据自己的口味和饮食需求对食谱进行适当调整。但如果你不是一个经验丰富的厨师，建议先按原食谱尝试，然后根据自己的需求进行微调。在调整香草和佐料或适当增加整体蔬菜的份量时（见第 10 章“那么，还有什么是可以吃的？”一节），一般不会显著影响血糖水平。但你仍需遵守碳水化合物和蛋白质的摄入指南，并检测血糖以确保安全。如果食谱中的碳水化合物含量低于你的饮食计划所需，可以通过添加蔬菜、沙拉、麸皮饼干等来补充。具体建议可参考第 10 章。

如果你直接翻到这些食谱，而未完全理解饮食计划的要点，请先阅读第 9 章、10 章和 11 章。特别关注名为“绝对禁忌”的部分，并查看蔬菜清单（见第 10 章）；未列在该部分的蔬菜可能不适合缓慢作用碳水化合物饮食。

请记住，半杯切碎或切片的煮熟低碳水化合物蔬菜（或 1/4 杯的蔬菜泥）大概含有 6 克（g）碳水化合物；同样，一杯的混合沙拉也含 6 克碳水化合物；2/3 杯的整个煮熟蔬菜，其碳水化合物含量也约为 6 克。

在这些食谱中，缩写 CHO 代表碳水化合物（CHO 来自碳、氢和氧，这些元素构成碳水化合物），PRO 代表蛋白质。每个食谱都会显示所提供的份量，以及每份大致含有的碳水化合物克数和蛋白质盎司数。如果你正在调整这些食谱或自行创作食谱，并参考食物营养价值书籍时，请记住我们的经验法则：将蛋白质克数除以 6，可换算成生蛋白质食物的盎司数；将蛋白质克数除以 4，换算煮熟蛋白质食物的盎司数。

制备粉状人工甜味剂

众所周知，市面上那些袋装的、标榜为“无糖”的颗粒状甜味剂其实大约含有 96% 的葡萄糖、麦芽糊精或其他糖类，这对糖尿病患者并不适宜。为了自制适合糖尿病患者使用的颗粒状甜味剂，你可以采用以下几种方法之一来粉碎或磨碎阿斯巴甜、Splenda 或安赛蜜片剂（saccharin tablets）（非小包装形式）：

- 使用研钵和研杵进行磨碎；
- 在两个勺子之间碾压；
- 使用胡椒磨粉机；
- 使用小型电动咖啡磨机。

此外，你也可以将粉碎后的片剂溶解在少量热水中（除非食谱特别指定使用粉状甜味剂）。

需要注意的是，阿斯巴甜（不同于安赛蜜）如果在烹饪前加入食物，会失去其甜味，因此它必须在烹饪过程结束后才加入。你也可以考虑使用甜菊，因为它既有粉末形式也有液体形式，并且不会因加热而失去效果。购买时，确保你选择的是不含麦芽糊精的纯粉状甜菊。

GG 斯堪的纳维亚麸皮脆饼（GG Scandinavian Bran Crispbread）

在一些食谱中，你会看到这种麸皮饼干的使用。它们的具体信息如下：每块饼干含有 3 克碳水化合物和 1 克（相当于 1/6 盎司）蛋白质。

更多食谱推荐

我的另一本书《糖尿病饮食》（*The Diabetes Diet*），由 Little，Brown 出版社发行，其中包含了一百多种新的低碳水化合物食谱。这些食谱专为早餐、午餐和晚餐设计，特别注重于帮助糖尿病患者控制血糖水平。

酱料篇

意大利风味红酱（Italian-Style Red Sauce）

份量：6 份，每份约 1/2 杯；每份：5.6 克碳水化合物，<0.5 盎司蛋白质

食材	份量	碳水化合物（克）	蛋白质（克）
红甜椒丁（diced red bell pepper）	3 杯	27.6	3.6
橄榄油（olive oil）	1 汤匙	—	—
新鲜罗勒切碎（chopped fresh basil）	1/4 杯	0.4	0.2
大蒜，剁碎（minced garlic）	2 瓣	2	0.4
College Inn 鸡肉高汤（College Inn chicken broth）	1 杯	—	1
浓奶油（heavy cream）	1/3 杯	2.2	1.6
盐（salt）	1/2 茶匙	—	—
黑胡椒（black pepper）	1/3 茶匙	—	—
干牛至（dried oregano）	1/2 茶匙	1	0.2
甜菊粉（stevia powder， without maltodextrin）	1/2 茶匙	—	—
帕尔马干酪，磨碎（grated Parmesan cheese）	2 汤匙	0.4	4.2

制作方法：

1. 在锅中煮沸 950 mL 水，加入切碎的红甜椒，盖上，小火煮 20 分钟。
2. 通过过滤器排出红甜椒的水分。
3. 将红甜椒放入食物处理器中，搅拌 2~3 分钟，成泥状，会含有一些果肉。
4. 在低火下，将橄榄油在锅中加热。加入罗勒和大蒜，低火翻炒直至散发香味，约 3~4 分钟。
5. 拌入红甜椒泥、鸡肉高汤和浓奶油。加入其余调味料（除了帕尔马干酪）并搅拌。
6. 不盖锅盖小火煮 40 分钟。
7. 在上桌前加入磨碎的帕尔马干酪。

这种酱汁可以用于需要红酱的许多食谱中，如肉糕或填充卷心菜。它可以在冰箱中保存 4~5 天，也可以在冰箱中冷冻存放 2~3 个月。

此食谱由 Karen Weinstock 设计。

红椒鸡尾酒酱（Red Pepper Cocktail Sauce）

份量：16 份，每份约 1 汤匙；每份：1.2 克碳水化合物，<0.1 盎司蛋白质

食材	份量	碳水化合物（克）	蛋白质（克）
红甜椒丁（diced red bell pepper）	2 杯	18.4	2.4
盐（salt）	1/4 茶匙	—	—
甜菊粉（stevia powder， without maltodextrin）	1/2 茶匙	—	—

续表

食材	份量	碳水化合物（克）	蛋白质（克）
白辣根酱（white horseradish）	2 茶匙	—	—
伍斯特酱（Worcestershire sauce）	1 汤匙	1	—
苹果醋（cider vinegar）	1 汤匙	—	—
辣酱（hot sauce）	适量	—	—

制作方法：

1. 在锅中煮沸 950 mL 水，加入切碎的红甜椒并盖上锅盖。将火力调至小火，煮 15 分钟。
2. 排出红甜椒中的水分，放入搅拌机中。将红甜椒搅拌成纯泥状。
3. 将纯泥倒入玻璃碗中，放入冰箱冷藏 30 分钟。
4. 从冰箱取出冷却的红椒泥。将盐和甜菊加入红椒泥中混合。此时使用打蛋器会很有帮助。
5. 加入辣根酱、伍斯特酱、苹果醋和辣酱。
6. 这种酱汁可以搭配冷冻虾或其他海鲜食用。

这种酱汁可以在玻璃罐中放入冰箱保存 2~3 天，也可以在冰箱中冷冻存放 2~3 个月。

此食谱由 Karen Weinstock 设计。

俄式沙拉酱（Russian Dressing）

份量：24 份，每份 1 汤匙；每份：<1 克碳水化合物，<0.1 盎司蛋白质

食材	份量	碳水化合物（克）	蛋白质（克）
红甜椒丁（diced red bell pepper）	1½ 杯	13.8	1.8
蛋黄酱（mayonnaise）	3/4 杯	—	—
菜籽油（canola oil）	1 汤匙	—	—
伍斯特酱（Worcestershire sauce）	1 茶匙	0.3	—
甜菊粉（stevia powder，without maltodextrin）	1/2 茶匙	—	—
黑胡椒（black pepper）	1/4 茶匙	—	—
酸泡菜丁（diced sour dill pickle）	2 汤匙	0.5	—

制作方法：

1. 在锅中煮沸 950 mL 水，加入红甜椒并盖上锅盖。将火力调至小火，煮 10 分钟。
2. 使用滤网排出水分，并丢弃烹煮液体。
3. 将红甜椒放入食物处理器工作碗中。搅拌 2~3 分钟。质地应该是均匀的，但一些纤维会保留。
4. 加入蛋黄酱、菜籽油和伍斯特酱。混合片刻。
5. 加入甜菊和黑胡椒，再次混合。
6. 将混合物从工作碗刮入玻璃碗中。加入切碎的酸泡菜。

这种沙拉酱可以在冰箱中保存 10~14 天，但不适合冷冻。应存放在密封容器中。

此食谱由 Karen Weinstock 设计。

第戎芥末黄油（Dijon Mustard Butter）

份量：12 份，每份 2 汤匙；每份：0.7 克碳水化合物，<0.1 盎司蛋白质

食材	份量	碳水化合物（克）	蛋白质（克）
细切的小葱头（minced shallots）	2 汤匙	3.4	0.6
软化的黄油（butter，softened）	1¼ 杯（2½ 根）	—	2.5
第戎芥末（Dijon mustard）	3 汤匙	3	—
柠檬汁（lemon juice）	1 茶匙	0.43	0.03
伍斯特酱（Worcestershire sauce）	1 汤匙	1	—
塔巴斯科酱（Tabasco sauce）	适量	0.5	—

制作方法：

1. 在 1 茶匙黄油中炒香切碎的小葱头。
2. 在食物处理器中，将炒香的小葱头与所有其他配料混合均匀。
3. 放在羊皮纸或塑料包装纸上。将黄油卷在纸或包装中，形成直径 1 英寸（1 英寸 = 2.54 cm）的圆柱体。
4. 放入冰箱，直到需要使用黄油为止。切成 1/4 英寸厚（60~70 mm）的片使用（3 片 =1 汤匙）。

此食谱由 Timothy J. Aubert 设计。

柠檬黄油（Lemon Butter）

份量：4 份，每份 2 汤匙；每份：0.7 克碳水化合物，<0.1 盎司蛋白质

食材	份量	碳水化合物（克）	蛋白质（克）
无盐黄油，软化（unsalted butter，softened）	1/2 杯（1 根）	—	1
柠檬汁（lemon juice）	2 汤匙	2.6	0.2
盐和白胡椒粉（Salt and white pepper）	适量	—	—

制作方法：

1. 在食物处理器中，将所有配料混合均匀。
2. 按照“第戎芥末黄油”的做法，将黄油卷成直径 1 英寸的圆柱体，并放入冰箱，直到需要使用为止。
3. 切成 1/4 英寸厚（60~70 mm）的片使用（3 片 =1 汤匙）。

此食谱由 Timothy J. Aubert 设计。

柠檬胡椒黄油（Lemon Pepper Butter）

份量：4 份，每份 2 汤匙；每份：0.7 克碳水化合物，<0.1 盎司蛋白质

食材	份量	碳水化合物（克）	蛋白质（克）
黄油，软化（butter，softened）	1/2 杯（1 根）	—	1

续表

食材	份量	碳水化合物（克）	蛋白质（克）
柠檬汁（lemon juice）	2汤匙	2.6	0.2
盐（salt）	1/8茶匙	—	—
白胡椒粉（white pepper）	1/8茶匙	—	—
柠檬胡椒调味料（lemon pepper seasoning）	适量	—	—

制作方法：

1. 在食物处理器中，将所有配料混合均匀。
2. 按照“第戎芥末黄油”的做法，将黄油卷成直径1英寸的圆柱体，并放入冰箱，直到需要使用为止。
3. 切成1/4英寸厚（60~70mm）的片使用（3片=1汤匙）。

此食谱由Timothy J. Aubert设计。

译者注：lemon pepper seasoning（柠檬胡椒调味料）通常是由碾碎的黑胡椒和柠檬皮（有时还有其他香料和调味品）混合而成的调味料。这种调味料常用于海鲜、家禽和蔬菜等食物上，可提供独特的酸辣口感。后面的食谱中，也时有用到。

姜葱黄油（Ginger Scallion Butter）

份量：12份，每份2汤匙；每份：0.5克碳水化合物，<0.1盎司蛋白质

食材	份量	碳水化合物（克）	蛋白质（克）
黄油，软化（butter, softened）	1¼杯（21/2根）	—	2.5
细切葱（minced scallions）	4根	1.85	0.45
细切大蒜（minced garlic）	1/4茶匙	0.5	0.08
细切新鲜姜（minced fresh ginger）	1/2茶匙	0.15	0.01
细切欧芹（minced parsley）	1汤匙	0.6	0.3
酱油（soy sauce）	1汤匙	2	2
柠檬汁（lemon juice）	1汤匙	1.3	0.1

制作方法：

1. 在食物处理器中，将所有配料混合均匀。
2. 按照“第戎芥末黄油”的做法，将黄油卷成直径1英寸的圆柱体，并放入冰箱，直到需要使用为止。
3. 切成1/4英寸厚（60~70mm）的片使用（3片=1汤匙）。

此食谱由Timothy J. Aubert设计。

龙蒿黄油（Tarragon Butter）

份量：12 份，每份 2 汤匙；每份：1.7 克碳水化合物，<0.5 盎司蛋白质

食材	份量	碳水化合物（克）	蛋白质（克）
白葡萄酒（white wine）	3/4 杯	7.2	0.6
月桂叶（bay leaf）	1 片	0.3	0.1
碾碎的黑胡椒粒（crushed black peppercorns）	7 粒	0.7	0.1
龙蒿醋（tarragon vinegar）	3 汤匙	—	—
细切的小葱头（minced shallots）	2 汤匙	4.8	0.7
浓奶油（heavy cream）	1 杯	6.6	4.9
黄油，软化（butter，softened）	3/4 杯（1½ 根）	—	1.5
切碎的新鲜龙蒿（chopped fresh tarragon）	1/2 茶匙	0.8	0.4
盐和白胡椒粉（salt and white pepper）	适量	—	—

制作方法：

1. 在一个小型非反应性锅中，放入白葡萄酒、月桂叶、碾碎的黑胡椒粒、龙蒿醋和切碎的小葱头。煮沸葡萄酒减少到大约 2 汤匙。（注：非反应性锅一般是“不锈钢锅”“搪瓷锅”或“玻璃锅”。）
2. 过滤掉月桂叶和碾碎的黑胡椒粒。
3. 在另一个锅中将浓奶油文火熬制一半，加入到准备好的葡萄酒汁中。
4. 在低温下逐渐加入黄油并搅拌
5. 当所有黄油都溶解后，加入切碎的新鲜龙蒿，用适量的盐和白胡椒粉调味。

此食谱由 Timothy J. Aubert 设计。

辣味芥末酱（Spicy Mustard Sauce）

份量：16 份，每份 2 汤匙；每份：2.3 克碳水化合物，<0.5 盎司蛋白质

食材	份量	碳水化合物（克）	蛋白质（克）
细切的小葱头（minced shallots）	1/2 杯	19.2	2.8
苹果醋（cider vinegar）	1/4 杯	—	—
碎黑胡椒粒（cracked black peppercorns）	1 茶匙	1.4	0.2
月桂叶（bay leaf）	1 片	0.3	0.1
干白葡萄酒（dry white wine）	1 杯	9.6	—
浓奶油（heavy cream）	1 杯	6.6	4.9

续表

食材	份量	碳水化合物（克）	蛋白质（克）
无盐黄油，软化（unsalted butter， softened）	1½杯（3根）	—	3
第戎芥末（Dijon-style mustard）	适量	—	—
克里奥尔芥末（Creole mustard）或其他辣味芥末	适量	—	—

制作方法：

1. 在一个小型非反应性锅中，放入前5种食材，加热，并减少到一定的量（根据自己的喜好），来浓缩味道。
2. 再加入一杯浓奶油，混匀加热，使体积减少到原来的一半。
3. 过滤并返回炉子上，文火加热。
4. 将软化的黄油切成小块，慢慢加入酱汁中，边加边用打蛋器搅拌。
5. 在所有黄油融入后，加入芥末调味。

此食谱由 Timothy J. Aubert 设计。

早餐食谱篇

对于很多人来说，早餐是最容易怀念碳水化合物的一餐。熟悉的家常炒土豆、土豆丝饼、烤面包、煎饼、法式吐司、华夫饼和各种谷物类食品似乎都离我们而去。不过，以下的食谱将向你展示如何在保持极低碳水化合物含量的同时，为你的早餐增添更多色彩和活力。

蘑菇培根煎蛋卷（Mushroom Omelet with Bacon）

份量：1 份；每份：3.1 克碳水化合物，2.8 盎司蛋白质

食材	份量	碳水化合物（克）	蛋白质（克）
培根（bacon）	2 片	—	4
新鲜蘑菇，切片（fresh mushroom， sliced）	1 个	1.5	0.35
黄油（butter）	适量	—	—
鸡蛋（eggs）	2 个	1.2	12
浓奶油（heavy cream）	1 汤匙	0.4	0.3
盐和黑胡椒（salt and black pepper）	适量	—	—

制作方法：

1. 在锅中煎培根，煎好后放到吸油纸上沥油。

2. 在黄油中煎蘑菇 2~3 分钟。
3. 在小碗中，将鸡蛋和奶油混合，然后加入蘑菇中。
4. 煎蛋 2 分钟或至所需的熟度，过程中不要搅拌。根据口味加盐和胡椒调味。
5. 卷起或折叠煎蛋卷，放在盘子上。

搭配培根一起享用。

此食谱由 Timothy J. Aubert 设计。

洋葱、辣椒和素培根炒鸡蛋（Scrambled Eggs with Onions，Peppers，and Stripples）

份量：1 份；每份：5.3 克碳水化合物，2.4 盎司蛋白质

食材	份量	碳水化合物（克）	蛋白质（克）
素培根（Stripples，soy bacon）	2 片	2	2
鸡蛋（eggs）	2 个	1.2	12
奶油（cream）	1 汤匙	0.4	0.3
黄油（butter）	适量	—	—
细切洋葱（minced onion）	1 汤匙	0.9	0.3
细切绿甜椒（minced green bell pepper）	1 汤匙	0.8	—
盐和黑胡椒（salt and black pepper）	适量	—	—

制作方法：

1. 微波加热素培根，然后放置一旁。
2. 在小碗中充分混合鸡蛋和奶油。
3. 在炒锅中加热黄油，加入鸡蛋，煮 1 分钟。
4. 加入细切洋葱和绿甜椒。
5. 根据口味加盐和胡椒调味，烹饪至喜欢的口感（熟度）。

此食谱由 Timothy J. Aubert 设计。

火腿奶酪煎蛋卷（Ham and Cheese Omelet）

份量：1 份；每份：3.6 克碳水化合物，6 盎司蛋白质

食材	份量	碳水化合物（克）	蛋白质（克）
鸡蛋（eggs）	2 个	1.2	12
奶油（cream）	1 汤匙	0.4	0.3
黄油（butter）	适量	—	—
火腿，切丁或切条（ham，diced or julienned）	1 片（2 盎司）	—	18

续表

食材	份量	碳水化合物（克）	蛋白质（克）
奶酪，磨碎或切薄片（cheese，grated or sliced thin）	2 盎司	2	12
盐和黑胡椒（salt and black pepper）	适量	—	—

制作方法：

1. 在小碗中混合鸡蛋和奶油。
2. 在炒锅中加热黄油，将鸡蛋混合物煮 1~2 分钟，过程中不要搅拌。
3. 在顶部放上火腿和奶酪，并根据口味加盐和胡椒调味。
4. 卷起或折叠鸡蛋，并烹饪至喜欢的口感（熟度）。

此食谱由 Timothy J. Aubert 设计。

肉类和鸡蛋开放式三明治（Meat and Egg Open Sandwich）

份量：1 份；每份：8 克碳水化合物，5 盎司蛋白质

食材	份量	碳水化合物（克）	蛋白质（克）
香肠饼，每片 1 盎司（sausage patties，1 oz each）	2 片	—	12
黄油或植物油（butter or vegetable oil）	1 汤匙或 1 茶匙	—	—
鸡蛋（eggs）	2 个	1.2	12
GG 斯堪的纳维亚麸皮脆饼（GG Scandinavian Bran Crispbreads）	2 片	6	2
奶酪片，3/4 盎司（cheese slices，about3/4oz total）	2 片	0.8	4
你可以用 2 片火腿、火鸡或萨拉米替换香肠。			

制作方法：

1. 煎香肠并去除脂肪。在 250 ℉（约 120℃）的烤箱中保温。
2. 在不粘锅中加热黄油或油，直到滴在锅面上的水珠能够飞快地滑动。
3. 打入鸡蛋。在中火下煎 2~3 分钟。如果需要，可以翻面再煎 1 分钟左右。
4. 将脆饼放在耐热盘上，将煎好的鸡蛋放在上面，然后放上香肠，最后加上奶酪片。
5. 短暂放入烤箱，使奶酪融化。

此食谱由 Amy Z. Kornfeld 和 Hank Kornfeld 研发。

法式麸皮吐司（French Bran Toast）

份量：1 份；每份：7 克碳水化合物，1.4 盎司蛋白质

食材	份量	碳水化合物（克）	蛋白质（克）
GG 斯堪的纳维亚麸皮脆饼（GG Scandinavian Bran Crispbreads）	2 片	6	2
水	2 茶匙	—	—
鸡蛋或替代品（egg or egg substitute）	1 个	0.6	6
肉桂粉（cinnamon）	1/4 茶匙	—	—
豆蔻粉（nutmeg）	1/8 茶匙	—	—
香草精（vanilla extract）	1/8 茶匙	—	—
人造枫糖或水果味精华（maple or fruit-flavored extract）	适量	—	—
奶油（cream）	1 汤匙	0.4	0.3
植物油（vegetable oil）	1 茶匙	—	—
融化的黄油（melted butter）	适量	—	—
Equal 片粉碎或甜菊粉（Equal tablets，crushed，or stevia powder）	适量	—	—

制作方法：

1. 用 2 茶匙水浸泡脆饼 5 分钟，或刚好变软。
2. 同时，在一个宽浅碗中，将鸡蛋或替代品与肉桂粉、豆蔻粉、香草精和其他风味精华混合打匀。加入奶油，轻轻搅拌。
3. 将软化的脆饼放入鸡蛋混合物中浸泡 1~2 分钟。
4. 加热不粘锅，直到滴在锅面上的水珠能够飞快地滑动。将油加入锅中，用折叠的纸巾均匀涂抹。将浸泡鸡蛋的脆饼放入锅中，中火煎，每面大约 3 分钟。
5. 煎好后取出，淋上融化的黄油，并撒上粉碎的 Equal 片或甜菊。

这是 Amy Z. Kornfeld 和 Hank Kornfeld 共同研发的另一个食谱。

煎饼（Pancakes）

份量：1 份；每份：7 克碳水化合物，1.4 盎司蛋白质

食材	份量	碳水化合物（克）	蛋白质（克）
GG 斯堪的纳维亚麸皮脆饼（GG Scandinavian Bran Crispbreads）	2 片	6	2
鸡蛋，打散（egg，beaten）	1 个	0.6	6

续表

食材	份量	碳水化合物（克）	蛋白质（克）
豆蔻粉（nutmeg）	1/8 茶匙	—	—
肉桂粉（cinnamon）	1/4 茶匙	—	—
香草精（vanilla extract）	1/8 茶匙	—	—
人造香草、橙子或杏仁精华（vanilla，orange，or almond extract）	适量	—	—
奶油（cream）	1 汤匙	0.4	0.3
植物油（vegetable oil）	1 茶匙	—	—
融化的黄油（melted butter）	适量	—	—
Equal 片，粉碎或甜菊粉（Equal tablets，crushed，or stevia powder）	适量	—	—

制作方法：

1. 在搅拌机、食物处理器或电动咖啡磨中将脆饼磨成粉末状。
2. 在碗中打入鸡蛋，加入豆蔻粉、肉桂粉、香草精、其他风味精华和奶油。
3. 加入磨碎的脆饼并混合。
4. 加热不粘锅，加热后在锅中加入油，用纸巾均匀涂抹。
5. 向锅中加入 1/4 的面糊。煎 2 分钟。
6. 小心翻面，另一面再煎 2 分钟，制成第一张煎饼。
7. 重复以上步骤 3 次，制作出另外 3 张煎饼。
8. 淋上融化的黄油。撒上粉碎的 Equal 片或甜菊。

Amy Z. Kornfeld 和 Hank Kornfeld 创作的食谱，他们还提出了这个替代传统煎饼的建议。

汤品食谱篇

橡子南瓜浓汤（Acorn Squash Bisque）

份量：4 份，每份约 1 杯；每份：8 克碳水化合物，<0.5 盎司蛋白质

食材	份量	碳水化合物（克）	蛋白质（克）
小型橡子南瓜（1 磅）（small acorn squash）	1 个	21.4	1.6
黄油（butter）	1 汤匙	—	—
西芹，斜切薄片（留叶子装饰）（celery，thinly sliced diagonally）	2 根	3	0.6

续表

食材	份量	碳水化合物（克）	蛋白质（克）
小韭葱，清洗并斜切薄片（small leek, cleaned and thinly sliced diagonally）	1 个	4	0.4
盐（salt）	1/3 茶匙	—	—
浓奶油（heavy cream）	1/2 杯	3.3	2.5
水（water）	1¾ 杯	—	—
肉桂粉（cinnamon）	1/4 茶匙	0.4	—

制作方法：

1. 将橡子南瓜切成四瓣，刮去种子。切南瓜时要小心，因为皮比较硬，肉质密实，所以要缓慢而小心地切入。
2. 在大锅中煮沸 5 杯水，加入南瓜瓣，煮 15 分钟，直至变软。沥干南瓜中的水分，冷却后，将南瓜肉从外皮中挖出，放入食物处理器。丢弃外皮。在食物处理器中搅拌煮熟的南瓜，直到形成均匀的泥状。这应该产出约 1 杯南瓜泥（多于此量会增加碳水化合物含量）。
3. 在同一个锅中，加入黄油，加入西芹和韭葱以及盐，翻炒 5~7 分钟，或直到蔬菜变软。加入南瓜泥、浓奶油和水，充分搅拌。
4. 用小火加热 10 分钟。加入肉桂粉，用新鲜西芹叶装饰，趁热享用。

存储提示：该浓汤可以在冰箱中保存 2~3 天。也可以在冰箱中冷冻存放 1 个月。

橡子南瓜浓汤的质地对那些患有胃轻瘫的人来说相对容易消化。

注：橡子南瓜味道鲜美，与甜土豆相近，含有丰富的类胡萝卜素，但快速作用碳水化合物相对较少。你可以用罐装南瓜泥替代橡子南瓜，但一定要阅读食品标签，确保所购买的产品不含添加糖（只要那种成分只有南瓜没有添加糖的罐头）。

黄瓜汤（Cucumber Soup）

份量：4 份，每份约 3/4 杯；每份：3.9 克碳水化合物，<0.5 盎司蛋白质

食材	份量	碳水化合物（克）	蛋白质（克）
整个黄瓜，去皮切片（whole cucumber, peeled and sliced）	1 个	8.3	2.1
切碎的茴香（chopped fennel）	1/2 杯	6.3	1.1
全脂酸奶（whole-milk yogurt）	1 汤匙	0.75	0.75
冷水（cold water）	1/2 杯	—	—
切碎的新鲜莳萝（chopped fresh dill）	1/2 茶匙	—	—
柠檬胡椒调味料（lemon pepper seasoning）	适量	—	—

制作方法：

1. 在搅拌机中将切片的黄瓜、茴香、酸奶、水和莳萝混合。
2. 搅成糊状，加入柠檬胡椒调味，即可食用。

此食谱由 Timothy J. Aubert 设计。

西葫芦汤（Zucchini Soup）

份量：3 份，每份约 11/2 杯；每份：3.2 克碳水化合物，<0.5 盎司蛋白质

食材	份量	碳水化合物（克）	蛋白质（克）
中等大小西葫芦，清洗切片（medium zucchini，cleaned and sliced）	4 根	4	3.5
切碎的洋葱（chopped onion）	11/2 汤匙	1.35	0.15
黄油（butter）	1 汤匙	—	0.1
热水（hot water）	3 汤匙	—	—
鹌鹑鸡肉高汤块，捣碎（Knorr chicken bouillon cube，crushed）	1 块	2	0.8
盐、黑胡椒和大蒜粉（salt，black pepper，and garlic powder）	适量	—	—
浓奶油（heavy cream）	1/3 杯	2.2	1.63

制作方法：

1. 在 2 夸脱（约为 2L）的锅中，用黄油将西葫芦和洋葱煎炒变软。
2. 将蔬菜转移到搅拌机中，搅成泥状。
3. 加入热水和含捣碎的鸡肉块的高汤，搅拌 1~2 分钟。
4. 根据口味加盐、胡椒和大蒜粉调味。

可以热食或冷食。在每份汤中加入约 2 汤匙奶油。

此食谱由 Timothy J. Aubert 设计。

鸡肉葱花蛋花汤（Chicken Egg-Drop Soup with Scallions）

份量：4 份；每份：3.5 克碳水化合物，2.3 盎司蛋白质

食材	份量	碳水化合物（克）	蛋白质（克）
大鸡蛋（large eggs）	2 个	1.2	12.4
College Inn 鸡肉高汤（College Inn chicken broth）	4 杯	—	4
细切葱（finely chopped scallions）	1/2 杯	3.7	0.9
煮熟的鸡胸肉片，撕碎（cooked chicken breast fillet，shredded）	6 盎司	—	54
酱油（soy sauce）	1 汤匙	2	2
箭根粉（arrowroot powder）	1 汤匙	7	—
冷水（cold water）	2 汤匙	—	—

制作方法：

1. 在搅拌碗中，将鸡蛋打入 1/2 杯鸡肉高汤中，搅拌均匀，放入冰箱待用。

2. 将剩余的 3½ 杯鸡肉高汤倒入锅中，加热至微沸。
3. 加入葱花、撕碎的鸡肉和酱油。降低火力，煨煮 3~5 分钟。
4. 从冰箱中取出蛋液。在搅拌汤的同时缓慢加入蛋液。蛋液加入时会形成丝状并使汤变稠。
5. 在小碗中将芡粉与冷水混合溶解。将其搅入汤中。
6. 加盖，煮 3~5 分钟。

食用。

存储提示：该食谱在冰箱中可保存 4~5 天，也可在冰箱中冷冻存放 2~3 个月。

备注：

这道食谱最适合使用剩余的煮熟鸡肉。用叉子或钳子在鸡肉冷却时撕成丝是最简单的。

箭根粉（也称为芡根粉）是一种像玉米淀粉一样的增稠剂。在加入热的食材之前，必须先在少量冷水中溶解。

此食谱由 Karen Weinstock 设计。

海鲜杂烩汤（Seafood Chowder Trio）

份量：6 份；每份：2.9 克碳水化合物，2.8 盎司蛋白质

食材	份量	碳水化合物（克）	蛋白质（克）
带壳虾（shrimp in their shells）	1/3 磅	0	31.6
水（water）	3 杯	—	—
黄油（butter）	2 汤匙	—	—
薄切蘑菇（thinly sliced button mushrooms）	1/2 杯	4	1.7
切碎的西芹（diced celery）	1 根	1.5	0.3
干龙蒿（dried tarragon）	1/2 茶匙	0.4	—
月桂叶（bay leaf）	1 片	—	—
盐（salt）	1 茶匙	—	—
黑胡椒（black pepper）	1/3 茶匙	—	—
黄鱼、鳕鱼或其他紧实的白色鱼（scrod，cod，or other firm white fish）	1/2 磅	—	40.4
浓奶油（heavy cream）	1/2 杯	3.3	2.4
干白葡萄酒（dry white wine）	1/2 杯	4.8	—
海湾扇贝（bay scallops）	1/3 磅	3.6	25.3

制作方法：

1. 清洗虾，用冷水冲洗后去壳，壳留作汤底用。去除背部的黑线并丢弃，将虾切成小块。
2. 将虾壳与 3 杯水放入锅中。煮沸后转小火煨煮 10 分钟，熬成高汤。过滤掉虾壳，将高汤留在锅中。
3. 在煎锅中，用小火加热黄油。加入蘑菇、西芹、龙蒿、月桂叶、盐和黑胡椒，煎炒 3~5 分钟。

4. 将黄鱼、浓奶油和白葡萄酒加入做好的高汤中。加入煎锅中炒熟的蔬菜。
5. 在锅下点火，将杂烩汤加热至微沸。黄鱼在烹饪过程中会自然分解，无需切碎。
6. 小火加盖煮 15 分钟。加入扇贝和虾，煮 3~5 分钟。
7. 取出月桂叶，根据口味，加入调味料，趁热食用。

存储提示：杂烩汤可在冰箱中保存 3~4 天，也可冷冻存放 1 个月。

此食谱由 Karen Weinstock 设计。

色拉食谱篇

咖喱鸡肉沙拉配沙葛（Curried Chicken Salad with Jicama）

份量：4 份；每份：3 克碳水化合物，4 盎司蛋白质

食材	份量	碳水化合物（克）	蛋白质（克）
鸡胸肉，去骨去皮（chicken breasts，boned and skinned）	1 磅	—	96
切碎的西芹（diced celery）	1 根	1.5	0.3
粗切的沙葛（coarsely grated jicama）	1/2 杯	5.3	0.4
切碎的绿甜椒（diced green bell pepper）	1/2 杯	4.6	0.6
苹果醋（cider vinegar）	3 汤匙	—	—
蛋黄酱（mayonnaise）	3 汤匙	—	—
盐（salt）	1/3 茶匙	—	—
黑胡椒（black pepper）	1/2 茶匙	—	—
甜菊粉（stevia powder，without maltodextrin）	1/4 茶匙	—	—
咖喱粉（curry powder）	1/2 茶匙	0.6	0.1

制作方法：

1. 蒸煮鸡胸肉直至变嫩且内部不再粉红色，约 12~15 分钟。冷却后切成小块。
2. 在中等大小的玻璃搅拌碗中，将鸡肉、西芹、沙葛和绿甜椒混合。
3. 加入苹果醋和蛋黄酱，充分混合。
4. 加入盐、黑胡椒、甜菊和咖喱粉调味。通过均匀涂抹调味料使所有成分混合均匀。

可冷藏或室温食用。

备注：

沙葛的外观类似于土豆，形状稍微像萝卜。沙葛的肉质具有令人愉悦的脆度，几乎可以比作脆苹果。你通常可以在大多数超市找到它。在选购沙葛时，要确保其表皮坚实，没有瘀伤。较小的沙葛，大约与橙子大小相当，因其口感和质地通常更佳。

此食谱由 Karen Weinstock 设计。

烤茄子夏季沙拉（Roasted Eggplant Summer Salad）

份量：4 份；每份：9.4 克碳水化合物，0.5 盎司蛋白质

食材	份量	碳水化合物（克）	蛋白质（克）
茄子，大约 1¼ 磅，去皮切成 1½ 英寸块（eggplant，peeled and cut into 1½-inch cubes）	1 个	27.8	4.67
盐（salt）	3/4 茶匙	—	—
橄榄油（olive oil）	5 汤匙	—	—
干牛至（dried oregano）	1/4 茶匙	0.2	—
大蒜，剁碎（minced garlic）	2 瓣	2	0.2
黑胡椒（black pepper）	1/4 茶匙	—	—
碎羊乳酪（crumbled feta cheese）	1 盎司（1/4 杯）	1	5
柠檬汁（lemon juice）	2 汤匙	2.6	0.2
波士顿生菜，清洗、风干、轻轻撕碎（Boston lettuce，washed，dried，and lightly shredded）	1 个小头	3.8	2

制作方法：

1. 预热烤箱至 425 ℉（约 220℃）。
2. 用盐擦拭茄子块，静置 10 分钟。用纸巾拍干表面的水分（这有助于去除苦味）。
3. 在一个大碗中，将茄子、4 汤匙橄榄油（为最后调味保留 1 汤匙橄榄油）、牛至、大蒜和黑胡椒混合均匀。将混合物放入一个 9×13 英寸的烤盘中。
4. 不盖盖子烤 45 分钟。从烤箱中取出，让它冷却。
5. 食用前撒上羊乳酪、柠檬汁和 1 汤匙橄榄油，然后铺上一层波士顿生菜。

可冷藏或室温食用。

此食谱由 Karen Weinstock 设计。

腌黄瓜沙拉配新鲜莳萝（Marinated Cucumber Salad with Fresh Dill）

份量：4 份；每份：2.6 克碳水化合物，<0.5 盎司蛋白质

食材	份量	碳水化合物（克）	蛋白质（克）
腌制黄瓜，切成 1/3 英寸厚圆片（pickling cucumbers，sliced into 1/3-inch rounds）	4 个	5.6	1.6
西芹，切成薄月牙片（celery，sliced into thin crescents）	2 根	3	0.6

续表

食材	份量	碳水化合物（克）	蛋白质（克）
红洋葱丁（diced red onion）	2 汤匙	1.8	0.6
新鲜切碎的莳萝，或干莳萝（chopped fresh dill，or dried dill）	1 汤匙或 1 茶匙	0.1	1
盐（salt）	1/2 茶匙	—	—
甜菊粉（stevia powder，without maltodextrin）	1/2 茶匙	—	—
苹果醋（cider vinegar）	3 汤匙	—	—

制作方法：

1. 在一个大玻璃搅拌碗中，将黄瓜、西芹、洋葱和莳萝混合。
2. 为了保持蔬菜的脆性，轻轻地将盐、甜菊和醋拌入其中（搅拌过重会使蔬菜变软）。
3. 盖上沙拉，至少在冰箱中冷藏 30 分钟后再食用。腌制的时间越长，味道越接近腌黄瓜。
4. 腌制中会有一些汁液渗出，将沙拉连同汁液一起储存，以保持新鲜。在密封容器中可以在冰箱中保存 3~4 天。

此食谱由 Karen Weinstock 设计。

绿甘蓝柠檬皮凉拌卷心菜（Green Cabbage Coleslaw with Lemon Zest）

份量：4 份；每份：5.8 克碳水化合物，<0.5 盎司蛋白质

食材	份量	碳水化合物（克）	蛋白质（克）
切碎的绿甘蓝（shredded green cabbage）	4 杯	15.2	4
切碎的绿甜椒（diced green bell pepper）	1/2 杯	4.6	0.6
粗切的扁叶欧芹（coarsely chopped flat-leaf parsley）	1/2 杯	1.9	0.9
盐（salt）	1/2 茶匙	—	—
磨碎的柠檬皮（grated lemon zest）	1/2 茶匙	—	—
黑胡椒（black pepper）	1/4 茶匙	—	—
芹菜籽（celery seeds）	1/2 茶匙	0.4	0.2
苹果醋（cider vinegar）	4 汤匙	—	—
满满的蛋黄酱（heaping tablespoons mayonnaise）	2 汤匙	1	—

制作方法：

1. 在一个大玻璃碗中，将绿甘蓝、绿甜椒和欧芹搅拌混合。
2. 加入盐，搅拌使其进入蔬菜纤维中。盐在溶解和与蔬菜混合的过程中，水分会从蔬菜中渗出。

3. 加入柠檬皮、黑胡椒、芹菜籽和苹果醋，然后加入蛋黄酱。

4. 充分混合。在冰箱中放置约 30 分钟后再食用。

可在密封容器中冰箱保存 4~5 天。

备注：

柠檬皮是指柠檬外皮的黄色部分，香气浓郁。不要磨到下面的苦味白色果肉部分。

此食谱由 Karen Weinstock 设计。

家禽类食谱篇

火鸡肉饼配牛至（Ground Turkey Burgers with Marjoram）

份量：4 份；每份：3.3 克碳水化合物，5 盎司蛋白质

食材	份量	碳水化合物（克）	蛋白质（克）
磨碎的车打奶酪（grated cheddar cheese）	1 盎司（1/4 杯）	1	7
切碎的葱（chopped scallions）	1/2 杯	3.7	0.9
切碎的绿甜椒（diced green bell pepper）	1/2 杯	4.6	0.6
切碎的大象蒜头（minced elephant garlic）	2 汤匙	2	—
鸡蛋（egg）	1 个	0.6	6.2
橄榄油（olive oil）	1 汤匙	—	—
干牛至（dried marjoram）	1 茶匙	0.4	0.1
盐（salt）	1/2 茶匙	—	—
黑胡椒（black pepper）	1/4 茶匙	0.9	—
火鸡绞肉（ground turkey）	1 磅	—	105
油，用于涂抹（oil，to coat）	适量	—	—

制作方法：

1. 在一个小玻璃碗中，搅拌混合奶酪、葱、绿甜椒和大蒜。

2. 在另一个大碗中，轻轻搅拌鸡蛋、橄榄油和调味料。

3. 将蔬菜混合物搅入鸡蛋中，再加入火鸡肉馅，搅拌均匀后，做成 4 个厚的汉堡肉饼。在处理未煎熟的肉饼时要小心，一开始它们可能显得有些松散，但开始烹饪后会逐渐紧实并保持形状。

4. 加热大型铸铁煎锅。加油涂抹锅底，然后放入肉饼。不要盖上锅盖。

5. 先用中高火烹饪几分钟，然后调至中低火。第一面煎 12~15 分钟，然后轻轻翻面，再煎

12~15 分钟（翻面时不需要提高火力）。煎熟的汉堡肉饼会触感坚实。用小刀切入肉饼中心检查熟的程度，应呈均匀煎熟状态，内部颜色应为白色，不是粉红色。

这些汉堡可以放在生菜上，配上黄瓜片和你喜欢的低碳或无碳水化合物调味品食用。

备注：

大象蒜头通常在天然食品店有售。如果找不到，可以使用相同量的普通大蒜或小葱替代，不会显著改变食物的碳水化合物含量。

此食谱由 Karen Weinstock 设计。

译者注：Elephant garlic（大象蒜）是一种味道较为温和的大蒜品种，体积比普通蒜瓣大得多。虽然它的名字中有“蒜”，但它实际上与洋葱更为相近，属于韭菜科。大象蒜的味道比普通大蒜更为温和，少了一些刺激性，因此非常适合那些偏好不那么浓烈蒜味的人食用。

火鸡融化三明治（Turkey Melt）

份量：2 份；每份：4.5 克碳水化合物，1.8 盎司蛋白质

食材	份量	碳水化合物（克）	蛋白质（克）
GG 斯堪的纳维亚麸皮脆饼（GG Scandinavian Bran Crispbreads）	2 片	6	2
煮熟的火鸡肉片，每片 1 盎司（cooked turkey slices，1 oz each）	2 片	—	18
煮熟的素培根（Stripples，soy bacon），cooked	2 片	2	2
奶酪片，每片 1/2 盎司（cheese slices，1/2 oz each）	2 片	1	6

制作方法：

1. 将 GG 脆饼放入一个小型烤盘中，上面铺上火鸡肉和煎熟的素培根。
2. 上面铺上奶酪片。
3. 放入预热至 325 ℉（约 163℃）的烤箱或烤面包机中，直到奶酪完全融化。

趁热食用。

此食谱由 Timothy J. Aubert 设计。

墨西哥辣椒鸡肉配西蓝花和杰克奶酪（Jalapeño Chicken with Broccoli and Jack Cheese）

份量：4 份；每份：5.2 克碳水化合物，5 盎司蛋白质

食材	份量	碳水化合物（克）	蛋白质（克）
酒石酸奶油（cream of tartar）	1 汤匙	1.8	—
冷水（cold water）	2 汤匙	—	—
橄榄油（olive oil）	2 汤匙	—	—

续表

食材	份量	碳水化合物（克）	蛋白质（克）
切碎的墨西哥辣椒（diced jalapeño pepper）	2 汤匙	2	—
切碎的红甜椒（diced red bell pepper）	1/2 杯	4.6	0.6
切碎的小葱头（minced shallots）	2 汤匙	3.4	0.6
鸡胸肉片，每片 6 盎司，切成细条（chicken breast cutlets， 6 oz each，cut into thin strips）	3 片	—	108
胡椒粉（ground cumin）	1/4 茶匙	0.2	0.1
盐（salt）	1/2 茶匙	—	—
西蓝花花朵（broccoli florets）	1 杯	7.8	6.4
磨碎的蒙特雷杰克奶酪（grated Monterey Jack cheese）	1 盎司（1/4 杯）	1	6

制作方法：

1. 在一个小碗中，将酒石酸奶油溶解在冷水中，放置备用。
2. 在锅中用小火加热橄榄油，炒墨西哥辣椒、红甜椒和小葱头。搅拌食材，煎 2~3 分钟。
3. 加入鸡肉条、胡椒粉和盐。加盖，煎 5~7 分钟。
4. 将溶解的酒石酸奶油加入鸡肉混合物中，搅拌至浓稠。
5. 加入西蓝花，再烹饪 3~4 分钟。
6. 从火上取下锅。撒上磨碎的奶酪，趁热食用。

此食谱由 Karen Weinstock 设计。

烤鸡配龙蒿黄油（Grilled Chicken with Tarragon Butter）

份量：1 份；每份：3.8 克碳水化合物，6.2 盎司蛋白质

食材	份量	碳水化合物（克）	蛋白质（克）
油（oil）	1 汤匙	—	—
柠檬汁（lemon juice）	1 汤匙	1.3	0.1
切碎的新鲜龙蒿（chopped fresh tarragon）	1 茶匙	1.6	0.8
盐和黑胡椒（Salt and black pepper）	适量	—	—
半鸡胸肉（6 盎司）（1/2 chicken breast， 6 oz）	1 片	—	36
龙蒿黄油（Tarragon Butter， here）	1 汤匙	0.9	0.06

制作方法：

1. 在一个小碗中，将油、柠檬汁、切碎的龙蒿、盐和黑胡椒混合。
2. 将混合物倒在鸡胸肉上，使用大碗或封闭容器，至少腌制 15 分钟。
3. 预热烤架或烤盘，将鸡肉放置上面烤至所需的熟度。
4. 在烤好的鸡肉上放上一些龙蒿黄油，可以使用小勺或刷子涂抹均匀。

此食谱由 Timothy J. Aubert 设计。

第戎芥末鸡（Chicken Dijon）

份量：1 份；每份：0.35 克碳水化合物，4 盎司蛋白质

食材	份量	碳水化合物（克）	蛋白质（克）
鸡胸肉（chicken breast）	4 盎司	—	24
盐和黑胡椒（salt and black pepper）	适量	—	—
第戎芥末黄油（Dijon Mustard Butter）	1 汤匙	0.35	0.02

制作方法：

1. 用盐和黑胡椒给鸡胸肉调味。
2. 在烤箱、烧烤架或炉顶烤盘上烤、烘焙或烧烤鸡胸肉至所需的熟度。
3. 把烤好的鸡肉放在盘子上，立即放上几片第戎芥末黄油，让它在热鸡肉上融化后即可食

此食谱由 Timothy J. Aubert 设计。

烤鸡沙拉（Broiled Chicken Salad）

份量：1 份；每份：1.9 克碳水化合物，4 盎司蛋白质

食材	份量	碳水化合物（克）	蛋白质（克）
鸡胸肉（chicken breast）	4 盎司	—	24
沙拉油（salad oil）	2 汤匙	—	—
醋（vinegar）	1 汤匙	—	—
切碎的洋葱（chopped onion）	1 汤匙	0.9	0.3
大蒜，剁碎（minced garlic）	1 瓣	1	0.2
罗勒、欧芹、细香葱、盐和黑胡椒（basil，parsley，chives，and salt and black pepper）	适量	—	—

制作方法：

1. 使用烤箱的烤架功能或户外烧烤架，烤或烧烤鸡胸肉至完全熟透。让鸡肉冷却后，用厨房刀切成 1/4 英寸厚的条状。
2. 在一大碗中，将沙拉油、醋、细切的洋葱、碎大蒜、切碎的罗勒、欧芹、细香葱以及适量的盐和黑胡椒粉混合均匀。

3. 将混合好的调味料放入冰箱冷藏一段时间，让味道更加融合。食用前，将其均匀地倒在切好的鸡肉条上。

备法：

可以根据口味加入最多 2/3 杯的蔬菜或最多 1 杯的沙拉绿叶蔬菜。

确保所添加的蔬菜不在“不可食用”列表上，并将它们的碳水化合物含量加入到你的计算中。

此食谱由 Timothy J. Aubert 设计

柠檬鸡（Lemon Chicken）

份量：1 份；每份：0.35 克碳水化合物，4 盎司蛋白质

食材	份量	碳水化合物（克）	蛋白质（克）
鸡胸肉（chicken breast）	4 盎司	—	24
盐和黑胡椒（salt and black pepper）	适量	—	—
柠檬黄油（lemon Butter）	1 汤匙	0.35	0.025

制作方法：

1. 用盐和黑胡椒给鸡胸肉调味。
2. 使用烤箱、烤盘或烧烤架，烤、烘焙或烧烤鸡胸肉至所需的熟度。
3. 将烹饪好的鸡胸肉放在盘子上，上面放上几片柠檬黄油，让它在鸡肉的热度下融化。趁热食用。

此食谱由 Timothy J. Aubert 设计。

烤腌制鸭胸（Grilled Marinated Duck Breast）

份量：4 份；每份：1.3 克碳水化合物，4.2 盎司蛋白质

食材	份量	碳水化合物（克）	蛋白质（克）
鸭胸，每个 4 盎司（duck breasts，4 oz each）	4 片	—	96
酱油（soy sauce）	2 汤匙	4	4
水（water）	3 汤匙	—	—
切碎的新鲜姜（chopped fresh ginger）	3/4 茶匙	0.23	0.03
大蒜，剁碎（chopped garlic）	1 瓣	1	0.2
盐和黑胡椒（salt and black pepper）	适量	—	—

制作方法：

1. 如有必要，去除鸭胸的可见脂肪，并放入大碗中。
2. 在小碗中混合剩余的所有成分，倒在鸭胸上。
3. 翻转鸭胸，使其均匀裹上腌料。将鸭胸腌制几小时或隔夜，冷藏时偶尔翻动。
4. 从腌料中取出鸭胸，皮面朝下烤或煎至金黄色。翻面，再烤或煎 1~2 分钟。
5. 从烤架或煎锅中取出鸭胸。鸭肉应为半熟至中熟。

6. 斜切切片，趁热与蔬菜或沙拉一起食用。
此食谱由 Timothy J. Aubert 设计。

牛肉、羊肉和小牛肉

注意，本节中大多数食谱的份量是 4 盎司蛋白质。这并不意味着对这个特定数量有任何偏好。实际上，许多人可能会想要更多的蛋白质。如果你也是这样的话，只需吃更大的份量或相应增加食谱中的食材比例即可。

烤牛排配蘑菇酱（Grilled Steak with Mushroom Sauce）

份量：4 人份；每份营养信息：碳水化合物 2.3 克，蛋白质 4 盎司

食材	份量	碳水化合物（克）	蛋白质（克）
小牛排（small steaks）	4 块，每块 4 盎司	—	96
盐（salt）和黑胡椒（black pepper）	适量	—	—
食用油（oil）	适量涂抹	—	—
蘑菇（mushrooms）帽子切片，茎部切碎	4 盎司	1.6	0.7
黄油（butter）	3 汤匙	—	0.4
葱头（minced shallots）	1 盎司	4.8	0.7
百里香（thyme）	1 小枝	0.45	0.05
切碎的山楂叶（bay leaf）	1/2 片	0.1	0.05
干红葡萄酒（dry red wine）	1/4 杯	2.4	—
水（water）	1/4 杯	—	—

制作方法：

1. 预热烤架。用盐和胡椒调味牛排，轻微涂抹食用油，放置一旁。
2. 在小锅中，用中高火，用黄油煎软蘑菇帽子。取出蘑菇，保温。
3. 在同一锅中，煎葱头直至变透明。加入蘑菇茎部，煎至水分释放。
4. 加入百里香、山楂叶、红酒、水及适量盐和胡椒。煮沸至汤汁减少 1/4。
5. 同时，将牛排烤至理想的熟度。
6. 过滤汤汁，加入预先烹饪的蘑菇帽子，加热，然后浇在牛排上即可。

此食谱由 Timothy J. Aubert 设计。

烤奶酪汉堡配加拿大培根（Grilled Cheeseburger with Canadian Bacon）

份量：1 份；每份：2 克碳水化合物，4 盎司蛋白质

食材	份量	碳水化合物（克）	蛋白质（克）
汉堡肉饼（hamburger patty）	2½ 盎司	—	15
盐和黑胡椒（salt and black pepper）	适量	—	—
煮熟的加拿大培根（cooked Canadian bacon）	1 片（1 盎司）	0.5	6
奶酪片（cheese slice）	1 片（1/2 盎司）	0.5	3
腌黄瓜片（pickle slice）	1 片	1	—

制作方法：

1. 将汉堡肉饼按照个人偏好调味，然后将其放在预热的烤架或煎锅中，根据自己的口味将其烤制或煎至接近期望的熟度。
2. 当肉饼接近完成时，在其顶部叠上加拿大培根和一片奶酪，继续加热直至奶酪完全融化。
3. 搭配腌黄瓜片一起食用。

此食谱由 Timothy J. Aubert 设计。

腌制牛仔骨牛排（Marinated Flank Steak）

份量：5 人份；每份营养信息：碳水化合物 0.4 克，蛋白质 8 盎司

食材	份量	碳水化合物（克）	蛋白质（克）
牛仔骨牛排（flank steak）	2½ 磅	—	240
大蒜（garlic），切碎	2 瓣	2	0.4
橄榄油（olive oil）	1/2 杯	—	—
红酒醋（red wine vinegar）	1/4 杯	—	—
白酒醋（white wine vinegar）	3/4 杯	—	—
盐（salt）和黑胡椒（black pepper）	适量	—	—

制作方法：

1. 将牛仔骨牛排放入一个浅玻璃烤盘中。
2. 在小碗中混合剩余食材，搅拌均匀。将混合物倒在牛排上，用塑料薄膜覆盖。
3. 在冰箱中腌制肉 12~24 小时，其间偶尔翻动。
4. 在准备烹饪前大约 1 小时，将牛排从冰箱取出。当烤架热时，从腌料中取出牛排，在烤架上每面大约烤 8 分钟，做到五分熟。
5. 切薄片供食用，切割时应该沿着肉的纹理斜切。

此食谱由 Timothy J. Aubert 设计。

黑椒牛柳配青黑胡椒酱（Filet Mignon with Green and Black Peppercorn Sauce）

份量：2 人份；每份营养信息：碳水化合物 2.2 克，蛋白质 4 盎司

食材	份量	碳水化合物（克）	蛋白质（克）
牛柳（filet mignon）	8 盎司	—	48
食用油（oil）	1 汤匙	—	—
盐（salt）和黑胡椒（black pepper）	适量	—	—
干红葡萄酒（dry red wine）	1/4 杯	2.4	—
青胡椒粒（whole green peppercorns）	6 粒	1	—
黑胡椒粒（whole black peppercorns）	6 粒	1	—
黄油（butter）	1 汤匙	—	0.1

制作方法：

1. 预热烤箱至 350℉（约 177℃）。
2. 轻微涂抹油在牛柳上，用盐和胡椒调味，放置一旁。
3. 在炉灶上加热烤盘，当烤盘非常热时，放入牛柳。
4. 将带牛柳的烤盘放入烤箱中烤制（8 分钟为三分熟，10~12 分钟为五分熟，15~18 分钟为全熟）。从烤箱取出烤盘，将牛柳放在盘子上，保持温暖。
5. 在炉灶上，往烤盘加入红酒，刮起所有沉淀物。加入胡椒粒。煮至液体减少 1/4，然后加入黄油搅拌，待用。
6. 将牛柳切成两等份，浇上酱汁，即可上桌。

此食谱由 Timothy J. Aubert 设计。

烤牛排沙拉（Broiled Steak Salad）

份量：1 人份；每份营养信息：碳水化合物 1.9 克，蛋白质 4 盎司

食材	份量	碳水化合物（克）	蛋白质（克）
精瘦牛排（lean steak）	4 盎司	—	24
油（oil）	2 汤匙	—	—
醋（vinegar）	1 汤匙	—	—
切碎的洋葱（chopped onion）	1 汤匙	0.9	0.3
大蒜（garlic），切碎	1 瓣	1	0.2
罗勒（basil）、欧芹（parsley）、盐（salt）和黑胡椒（black pepper）	适量	—	—

制作方法：

1. 首先，将牛排在预热的烤架或烧烤上烹饪至达到您偏好的熟度。烹饪完成后，让牛排稍微冷却，然后使用厨房刀切成宽度约为 1/4 英寸的条状。

2. 在一个大碗中，将剩余的食材充分混合，接着加入切好的牛排条，用调理勺轻轻拌匀。根据个人口味调整调味料的分量。

3. 您可以根据口味添加最多 2/3 杯的蔬菜或最多 1 杯的沙拉蔬菜。在添加额外蔬菜时，确保它们被均匀地拌入沙拉中。确保它们不在禁食清单上，并确保将它们的碳水化合物含量加入计算中。

此食谱由 Timothy J. Aubert 设计。

勃艮第牛肉炖菜（Beef Burgundy Stew）

份量：4 人份；每份营养信息：碳水化合物 7.9 克，蛋白质 5.3 盎司

食材	份量	碳水化合物（克）	蛋白质（克）
黄油（butter）	1 汤匙	—	—
牛肉炖肉块（beef stew cubes）	1 磅	—	122.4
山楂叶（bay leaf）	1 片	—	0.1
芹菜（celery），切碎	2 根	3	0.6
白蘑菇（button mushrooms），切片	1/2 杯	4	1.7
芜菁（turnip），切成大块	1 杯	7.6	1.2
西芹根(celery root),去皮,四等分(参见备注)	4 盎司	10.4	1.7
盐（salt）	1/2 茶匙	—	—
黑胡椒（black pepper）	1/3 茶匙	—	—
干香薄荷（dried tarragon）	1/2 茶匙	0.5	—
勃艮第红葡萄酒（dry red burgundy wine）	1/2 杯	4.8	—
木薯淀粉（arrowroot powder）	1 茶匙	2.3	—
冷水（cold water）	2 汤匙	—	—

制作方法：

1. 在大的厚底锅中加热黄油，将牛肉块煎炸 3~5 分钟。取出牛肉，放置一旁。
2. 在锅中加入山楂叶、芹菜、蘑菇、萝卜和西芹根。煮炒蔬菜并加入盐、黑胡椒和香薄荷，低火煮 3~5 分钟。
3. 将煎炸好的牛肉放回锅中，放在蔬菜上面。加入红葡萄酒，加盖，低火煮 40 分钟。
4. 烹饪结束时，用冷水溶解木薯淀粉，然后加入炖菜中，不断搅拌直到变稠。
5. 继续加盖煮 3~5 分钟。取出山楂叶。趁热食用。
6. 炖菜可在冰箱中保存 4~5 天，也可冷冻保存 2~3 个月。

备注：

西芹根，也称为根芹菜，通常可在大多数食品杂货店找到，经常与菊芋和其他块根蔬菜一起陈列。它是一个橙子大小的球根，拥有棕色和粗糙的外表，表面略显绒毛。虽然外观不够吸引人，但其风味却令人非常满意，具有温和的芹菜味道。

此食谱由 Karen Weinstock 设计。

橘味牛肉炒菜（Mandarin Beef Sauté）

份量：4 人份；每份营养信息：碳水化合物 1.2 克，蛋白质 4.1 盎司

食材	份量	碳水化合物（克）	蛋白质（克）
烤芝麻油（roasted sesame oil）（参见备注 1）	1 汤匙	—	—
新鲜生姜（fresh ginger），切碎	1/2 茶匙	0.15	0.02
碎红辣椒片（crushed red pepper flakes）（可选）	1/3 茶匙	—	—
白蘑菇（button mushrooms），切片	1/3 杯	2.6	1.13
精瘦牛肉（lean beef），切薄片（参见备注 2）	1 磅	—	96
酱油（soy sauce）	1 汤匙	2	2
苹果醋（cider vinegar）	2 汤匙	—	—

制作方法：

1. 在大的重型平底锅中，用低温加热油。加入生姜、红辣椒片（如果使用）和蘑菇，煎炒 2~3 分钟。
2. 将切片牛肉加入平底锅，将火力调至中高温。连续搅拌 3~4 分钟。加入酱油和醋。
3. 立即从炉灶上移开平底锅，趁热食用。

这个食谱在冰箱中可保存 3~4 天，在冰箱中可冷冻存储 2~3 个月。

备注：

1. 东方风味的烤（深色）芝麻油是由自然芝麻种子烤制后提取的油。其味道比浅色品种更浓郁。这个食谱可以使用任何一种。
2. 切牛肉时，将刀以斜角沿着肉纹切割。薄切的牛肉片对于这种快速烹饪风格来说有最佳的味道。如果牛肉略微冷冻，切片更容易，也能切出更好看的片状。

此食谱由 Karen Weinstock 设计。

羊肉串烤（Lamb Shish Kebab）

份量：4 人份；每份营养信息：碳水化合物 5 克，蛋白质 4.2 盎司

食材	份量	碳水化合物（克）	蛋白质（克）
羊肉（lamb），切成 1 英寸立方块	1 磅	—	96
盐（salt）和黑胡椒（black pepper）	适量	—	—
黄洋葱（yellow onion），切成 1 英寸方块	4 盎司	9.6	1.2
绿甜椒（green bell pepper），切成 1 英寸方块	4 盎司	7.2	1

续表

食材	份量	碳水化合物（克）	蛋白质（克）
整个蘑菇（whole mushrooms）	8 个	3.2	1.4
食用油（oil）	适量涂抹	—	—

制作方法：

1. 预热烤架或烤箱。用盐和胡椒调味羊肉块。
2. 在串烤棒上交替串上羊肉、洋葱、绿甜椒和整个蘑菇。
3. 轻轻刷上食用油，然后烤至理想的熟度。

此食谱由 Timothy J. Aubert 设计。

小牛肉片（Veal Scallopini）

份量：1 人份；每份营养信息：碳水化合物 7 克，蛋白质 6.8 盎司

食材	份量	碳水化合物（克）	蛋白质（克）
小牛肉排（veal cutlets for scallopini）	6 盎司	—	36
盐（salt）和黑胡椒（black pepper）	适量	—	—
全脂大豆粉（full-fat soy flour）	2 汤匙	3.8	3.6
黄油（butter）	2 汤匙	—	0.3
切碎的葱头（minced shallots）	1 茶匙	0.85	0.15
白葡萄酒（white wine）	3 汤匙	1.8	—
水（water）	3 汤匙	—	—
切碎的欧芹（chopped parsley）	1 汤匙	0.6	0.03

制作方法：

1. 用盐和胡椒调味小牛肉排，并轻轻裹上大豆粉。
2. 加热煎锅，加入 1 汤匙黄油。煎至小牛肉两面金黄。
3. 将牛肉取出保温。将葱头加入锅中的滋味汁中短暂煎炒。
4. 将锅从火上移开，加入白葡萄酒，刮取锅底的滋味汁，加水，煮沸以略微减少酱汁量。
5. 在酱汁中，加入欧芹和 1 汤匙黄油。调味。
6. 将小牛肉放在盘子上，浇上酱汁，即可上桌。

此食谱由 Timothy J. Aubert 设计。

猪肉食谱篇

猪排搭配辣根酱（Pork Chops with Horseradish Sauce）

份量：2 人份；每份营养信息：碳水化合物 3 克，蛋白质 3.7 盎司

食材	份量	碳水化合物(克)	蛋白质(克)
新鲜辣根（grated fresh horseradish）	4 汤匙	1.6	1.8
苹果醋（cider vinegar）	1/4 杯	—	—
水（water）	1/4 杯	—	—
酸奶油（sour cream）	1/2 杯	4	3.2
蛋黄（egg yolk）	1 个	0.3	2.8
压碎的代糖片（Equal tablet），碎或甜菊糖粉（stevia powder）（不含麦芽糊精）（可选）	1/2~1 片	—	—
盐（salt）和黑胡椒（black pepper）	适量	—	—
小猪排（small pork chops），每块约 4 盎司带骨	2 块	—	36

制作方法：

1. 将辣根浸泡在苹果醋和水中 15 分钟或更长时间。
2. 在双层锅的上层，混合酸奶油、蛋黄、压碎的代糖片或甜菊糖粉（如果使用），以及适量的盐和胡椒。
3. 在热水上方（不是里面）搅拌，直至变得浓稠且顺滑。
4. 在滤网中排干辣根，挤压以去除多余的液体，然后加入酱汁中。调整调味料，盖上酱汁，保持温暖。
5. 用盐和胡椒调味猪排。烤、烘焙或烧烤至理想的熟度，并与温热的辣根酱一起上桌。

此食谱由 Timothy J. Aubert 设计。

炒猪肉配甜酸卷心菜（Stir-Fried Pork with Sweet-and-Sour Cabbage）

份量：1 人份；每份营养信息：碳水化合物 5.8 克，蛋白质 4.3 盎司

食材	份量	碳水化合物（克）	蛋白质（克）
红卷心菜（shredded red cabbage）	1/2 杯	2.1	0.5
白卷心菜（shredded white cabbage）	1/2 杯	1.9	0.5
水（water）	2 汤匙	—	—
豆芽（bean sprouts）	1/2 杯	0.6	0.7
孜然籽（cumin seeds）	少量	—	—
苹果醋（cider vinegar）	1 汤匙	—	—

续表

食材	份量	碳水化合物（克）	蛋白质（克）
压碎的代糖片（Equal tablet），碎或甜菊糖粉(stevia powder)(不含麦芽糊精)	1/2~1片	—	—
盐（salt）和黑胡椒（black pepper）	适量	—	—
油（oil）	1汤匙	—	—
猪里脊肉（pork tenderloin），切成1/4英寸条	4盎司	—	24
干白葡萄酒（dry white wine）	2汤匙	1.2	—

制作方法：

1. 在大煎锅或中型锅中，混合红白卷心菜和水。中火煮至卷心菜变软。
2. 加入豆芽、孜然籽、苹果醋和压碎的代糖片或甜菊糖粉。加盐和胡椒调味。低火煮3~5分钟，直到蔬菜变软。加盖，保持温暖。
3. 在中型煎锅或炒锅中加热油。用盐和胡椒调味猪肉条。加入热油中，不断搅拌以防烧焦。当猪肉几乎炒透时(大约2~3分钟)，加入白葡萄酒，再煮1分钟或更长时间以让酒精蒸发。搭配卷心菜上桌。

此食谱由 Timothy J. Aubert 设计。

海鲜食谱篇

金枪鱼熔化三明治（Tuna Melt）

份量：1人份；每份营养信息：碳水化合物8克，蛋白质7.3盎司

食材	份量	碳水化合物（克）	蛋白质（克）
金枪鱼罐头（tuna fish）	5盎司	—	45
蛋黄酱（mayonnaise）	2汤匙	—	—
黑胡椒（black pepper）	适量	—	—
GG斯堪的纳维亚麸皮脆饼（GG Scandinavian Bran Crispbreads）	2片	6	2
奶酪（cheese），切片	2盎司	2	12

制作方法：

1. 将金枪鱼沥干，与蛋黄酱和黑胡椒混合。
2. 将金枪鱼混合物堆放在GG脆饼上，再放上奶酪片。
3. 放入烤箱或烤面包机，设定温度为350 ℉（177℃），直到奶酪完全融化。

此食谱由 Timothy J. Aubert 设计。

三文鱼沙拉（Salmon Salad）

份量：3 人份；每份营养信息：碳水化合物 1.8 克，蛋白质 4.4 盎司

食材	份量	碳水化合物（克）	蛋白质（克）
三文鱼罐头（salmon）	14.75 盎司	—	78
芹菜（celery），切碎	1 根	1.5	0.3
洋葱（onion），切碎	1/4 杯	1.8	0.25
欧芹（chopped parsley），切碎	1 茶匙	—	—
泡菜片（pickle spear），切碎	1/4 条	1	—
柠檬胡椒调味料（lemon pepper seasoning）	适量	—	—
蛋黄酱（mayonnaise）	2~3 汤匙	—	—
准备好的芥末酱（prepared mustard）	1 汤匙	—	—
切碎的细香葱（minced chives）	1/2 茶匙	—	—
盐（salt）和黑胡椒（black pepper）	适量	—	—

制作方法：

1. 将三文鱼和接下来的 8 种食材（从芹菜到细香葱）放入一个大碗中，混合均匀。
2. 根据口味用盐和胡椒调味，放入冰箱冷藏。

冷藏后食用。

此食谱由 Timothy J. Aubert 设计。

蟹肉馅鳄梨（Stuffed Avocado with Crabmeat）

份量：2 人份；每份营养信息：碳水化合物 7.2 克，蛋白质 3.7 盎司

食材	份量	碳水化合物（克）	蛋白质（克）
蟹肉（crabmeat）	6 盎司	—	54
蛋黄酱（mayonnaise）	1 大汤匙	—	—
橄榄油（olive oil）	1 茶匙	—	—
苹果醋（cider vinegar）	1 汤匙	—	—
罂粟籽（poppy seeds）	1/2 茶匙	—	—
辣椒粉（paprika）	1/3 茶匙	0.6	—
盐（salt）	1/4 茶匙	—	—
芹菜（celery），切丁	1 根	1.5	0.3
细香葱（minced scallions）	1 大汤匙	0.4	0.1
成熟哈斯鳄梨（ripe Hass avocado）	1 个	12	4.8

制作方法：

1. 蟹肉混合：

（1）将蟹肉放入玻璃搅拌碗中，用叉子轻轻打散任何大块。

（2）加入蛋黄酱、橄榄油和苹果醋，用手轻轻混合（注意不要破坏蟹肉的纤维结构，只是轻轻分开蟹肉片）。

（3）加入罂粟籽、辣椒粉、盐、切碎的芹菜和青葱，混合均匀。

2. 准备牛油果（在用餐时准备）：

（1）将牛油果切成两半，取出果核。

（2）使用叉子的齿部轻轻在牛油果半球的内侧表面划分。注意不要划穿果肉直至外皮。

3. 装填蟹肉：

在每个牛油果半边中填充一半的蟹肉混合物。

食用和存储：

这道菜可以冷藏或室温下食用。

蟹肉混合物可以在冰箱中存放 2~3 天，但请注意不要提前切开和填充牛油果。直到准备食用时才进行这一步骤，以保持牛油果的新鲜和口感。蟹肉馅可在冰箱中保存 2~3 天。不要在准备食用前就把鳄梨切开和填馅。

备注：

这个食谱的变种是使用其他沙拉馅替代蟹肉，例如金枪鱼或鸡肉沙拉。确保适当调整食物的碳水化合物和蛋白质的量。

此食谱由 Karen Weinstock 设计。

五香虾搭配豆芽（Five-Spice Shrimp with Bean Sprouts）

份量：2 人份；每份营养信息：碳水化合物 5.6 克，蛋白质 4.5 盎司

食材	份量	碳水化合物（克）	蛋白质（克）
烤芝麻油（roasted sesame oil）	1 汤匙	—	—
新鲜生姜（minced fresh ginger）	1 茶匙	0.3	0.03
绿豆芽（mung bean sprouts）	2 杯	8	6
中号虾（medium shrimp），清洁处理	1/2 磅	—	46
酱油（soy sauce）	1 汤匙	2	2
五香粉（Chinese five-spice powder）	1/2 茶匙	—	—
切碎的葱（chopped scallions）	2 汤匙	0.8	0.2

制作方法：

1. 在大型厚平底锅中，低温加热油。加入生姜煎炒 1~2 分钟，直到发出香味。注意不要烧焦。
2. 将豆芽和虾加入平底锅中。提高火力至高温，持续搅拌。加入酱油和五香粉。

3. 继续煮 4~5 分钟。虾熟透时会变为粉红色，不再透明。
4. 烹饪结束时加上葱作为装饰。趁热食用。

这个食谱在冰箱中可在密封容器中保存 2~3 天。

备注：

绿豆芽通常在生鲜区的冷藏区域包装销售。检查包装上的日期，确保豆芽新鲜，豆芽应该看起来坚实且干燥，包装袋中没有积水。使用前在过滤网内用冷水简单冲洗一下。

此食谱由 Karen Weinstock 设计。

普罗旺斯扇贝（Scallops Provençal）

份量：4 人份；每份营养信息：碳水化合物 5.0 克，蛋白质 4.2 盎司

食材	份量	碳水化合物（克）	蛋白质（克）
黄油（butter）	1 汤匙	—	—
葱头（minced shallots）	1 汤匙	1.7	0.3
葱白（leeks），对角切片	1/2 杯	4	0.4
芹菜（celery），对角切片	1/2 杯	3	0.4
盐（salt）	1/4 茶匙	—	—
干百里香（dried thyme）	1/8 茶匙	0.2	—
干香薄荷（dried tarragon）	1/8 茶匙	0.1	—
干迷迭香（dried rosemary）	1/8 茶匙	0.1	—
海扇贝（sea scallops）	1 磅	10.8	96
新鲜罗勒叶（fresh basil），雪茄卷切法（chiffonade cut）	4~6 片	0.1	0.1

制作方法：

1. 在中型煎锅中，低温加热黄油。加入葱头、葱白、芹菜、盐和干香草。煎炒 2~3 分钟。
2. 加入扇贝，中火煮 4~5 分钟。扇贝煮熟时质地坚实，表面会出现小裂缝。
3. 加入切碎的罗勒叶，盖上锅盖，立即从火上移开。静置 1~2 分钟。

趁热食用。

备注：

如果用小海湾扇贝（bay scallops）代替海扇贝，因为它们煮得很快，所以烹饪时间减少 1~2 分钟。营养成分不变。

雪茄卷切法是将罗勒叶均匀堆叠在一起，卷成紧密的笔形，然后斜切成薄薄的对角条。

此食谱由 Karen Weinstock 设计。

柠檬胡椒黄油烤三文鱼（Grilled Salmon with Lemon Pepper Butter）

份量：1 人份；每份营养信息：碳水化合物 1.3 克，蛋白质 8.0 盎司

食材	份量	碳水化合物（克）	蛋白质（克）
三文鱼排（salmon steak）	8 盎司	—	48
油（oil）	适量涂抹	—	—
盐（salt）和黑胡椒（black pepper）	适量	—	—
柠檬汁（lemon juice）	1/2 汤匙	0.65	0.05
柠檬胡椒黄油（lemon pepper butter）	2 汤匙	0.65	0.05

制作方法：

1. 预热烤架或烤箱。用油涂抹三文鱼并用盐和胡椒调味。
2. 将三文鱼放在热烤架或烤盘上，每面烤约 4 分钟。
3. 翻面后，浇上柠檬汁，继续烹饪。在翻面时小心不要让鱼肉破碎。
4. 从烤架上取下鱼肉，放在加热的盘子上。涂抹柠檬胡椒黄油，即可食用。

此食谱由 Timothy J. Aubert 设计。

黑橄榄酥皮三文鱼（Black Olive Crusted Salmon）

份量：2 人份；每份营养信息：碳水化合物 4.5 克，蛋白质 4.3 盎司

食材	份量	碳水化合物（克）	蛋白质（克）
GG 斯堪的纳维亚麸皮脆饼（GG Scandinavian Bran Crispbreads）	2 片	6	2
小黑橄榄（small black olives），去核	6 个	1.8	—
切碎的葱（chopped scallions）	3 汤匙	1.2	0.3
软化黄油（butter， softened）	2 汤匙	—	2
盐（salt）	1/3 茶匙	—	—
黑胡椒（black pepper）	1/4 茶匙	—	—
菜籽油（canola oil）	适量涂抹	—	—
三文鱼排（salmon steaks）	2 块， 每块 4 盎司	—	48

制作方法：

1. 检查食品加工器的工作碗是否完全干燥，然后加入脆饼，处理 1~2 分钟，制成粗糙的饼屑。将饼屑移到一个中型搅拌碗中。
2. 将橄榄、葱和黄油加入食品加工器的工作碗（如果还有点饼屑没关系），处理 1~2 分钟。

加入盐和胡椒，再次混合。将这个混合物转移到带饼屑的碗中。均匀混合这些成分。将这个混合物放入冰箱备用。

3. 将三文鱼排放在涂有油的烤盘上。轻轻在三文鱼的上面涂油。烤 4~5 分钟。从烤箱中取出烤盘。用铲子翻转三文鱼。

4. 从冰箱中取出黑橄榄混合物。在每块三文鱼排的上面轻轻压上 3 汤匙黑橄榄混合物。

5. 将三文鱼放回烤箱下层烤，再烤 4~5 分钟。不要放得太靠近热源，否则酥皮会在三文鱼烹饪结束前烧焦。三文鱼熟透时，可以用叉子轻松地将其分开。趁热食用。

这道菜盖好可以在冰箱中保存 2~3 天。

此食谱由 Karen Weinstock 设计

清蒸鳕鱼佐豆酱生姜和豆苗（Steamed Scrod with Watercress and Ginger）

份量：4 人份；每份营养信息：碳水化合物 5.1 克，蛋白质 4.1 盎司

食材	份量	碳水化合物（克）	蛋白质（克）
萝卜或白萝卜（daikon radish or white turnip），切薄片	11/2 杯	7.5	1.5
黄夏角瓜（yellow summer squash），切片	1 杯	7.8	1.6
新鲜鳕鱼片（fresh scrod fillet）	16 盎司	—	96
水（water）	3/4 杯	—	—
烤芝麻油（roasted sesame oil）	1 汤匙	—	—
新鲜姜（grated fresh ginger）	1/4 茶匙	0.08	—
酱油（soy sauce）	1 汤匙	2	2
酒石酸奶油（cream of tartar）溶于冷水	1 茶匙，1/4 杯水	0.6	—
芝麻籽（sesame seeds）	2 汤匙	1.8	4.2
豆苗（watercress），彻底清洗并沥干	1/2 束	0.6	1.2

制作方法：

1. 在大平底锅底部先铺上萝卜片，然后是黄夏角瓜片。将鳕鱼片放在蔬菜上面。
2. 在小搅拌碗中混合水、芝麻油、生姜和酱油，搅拌均匀。将混合物均匀倒在鱼和蔬菜上。
3. 盖上平底锅盖，将液体烧开，然后降低火力。慢炖 5~7 分钟。
4. 将溶解的酒石酸奶油加入烹饪液中。保持低火直到液体变稠。
5. 加入芝麻籽和豆苗，盖上锅盖，立即从火上移开。让豆苗在盖紧的平底锅中积累的热量中烹饪 3~4 分钟。
6. 用漏勺或金属铲子把菜盛出来，分成 4 份。趁热食用。

此食谱由 Karen Weinstock 设计。

姜葱黄油煎剑鱼（Pan-Fried Swordfish with Ginger Scallion Butter）

份量：1 人份；每份营养信息：碳水化合物 7.6 克，蛋白质 4.8 盎司

食材	份量	碳水化合物（克）	蛋白质（克）
酱油（soy sauce）	1/4 杯	4	4
干白葡萄酒（dry white wine）	2 汤匙	1.2	0.1
蒜末（minced garlic）	1/4 茶匙	0.25	0.05
新鲜姜末（minced fresh ginger）	1 茶匙	0.3	0.2
葱末（minced scallions）	2 根	0.93	0.03
柠檬汁（lemon juice）	1/2 汤匙	0.65	0.05
剑鱼排（swordfish steak）	4 盎司	—	24
盐（salt）和黑胡椒（black pepper）	适量	—	—
黄油（butter）	2 汤匙	—	0.3
姜葱黄油（ginger scallion butter）	1 汤匙	0.25	0.3

制作方法：

1. 将前六种成分（酱油至柠檬汁）混合在一个浅玻璃碗中，放入剑鱼排，使两面都裹上调料。让鱼浸泡腌制 30 分钟。
2. 取出剑鱼排并用纸巾吸干。用盐和胡椒调味。
3. 在中高温下的煎锅中，加热黄油。当黄油开始起泡时，加入鱼排，煎至理想的熟度。
4. 从锅中取出鱼排，放在加热的盘子上。在顶部放上几块姜葱和黄油即可食用。

此食谱由 Timothy J. Aubert 设计。

杏仁鳟鱼（Trout Amandine）

份量：1 人份；每份营养信息：碳水化合物 3.4 克，蛋白质 5.2 盎司

食材	份量	碳水化合物（克）	蛋白质（克）
鳟鱼片（trout fillet）	5 盎司	—	30
盐（salt）和黑胡椒（black pepper）	适量	—	—
黄油（butter）	2 汤匙	—	0.3
杏仁片（slivered almonds）	2 汤匙	1.72	1.68
柠檬汁（lemon juice）	1 汤匙	1.3	0.1
切碎的欧芹（chopped parsley）	2 茶匙	0.4	0.2

制作方法：

1. 给鳟鱼两面撒上盐和胡椒来调味。
2. 在 1 汤匙黄油中煎鳟鱼直至接近完全熟透。移至温盘并保温。

3. 倒去煎锅中多余的黄油。加入 1 汤匙黄油，略微煎至变棕色。
4. 加入杏仁片，煎至变棕色。
5. 上桌前，搅拌进柠檬汁和欧芹，将酱汁浇在鳟鱼上。
此食谱由 Timothy J. Aubert 设计。

辣芥末酱蓝鱼（Bluefish with Spicy Mustard Sauce）

份量：1 人份；每份营养信息：碳水化合物 2.3 克，蛋白质 4 盎司

食材	份量	碳水化合物（克）	蛋白质（克）
蓝鱼排（bluefish steak）	4 盎司	—	24
油（oil）	适量涂抹	—	—
盐（salt）和黑胡椒（black pepper）	适量	—	—
辣芥末酱（spicy mustard sauce-dijion Mustard），加热	2 汤匙	2.3	0.11

制作方法：

1. 预热烤架或烤箱。用油轻轻涂抹蓝鱼排，并用盐和胡椒调味。
2. 烤至你想要的熟度。
3. 上桌时顶部淋上加热的辣芥末酱。
此食谱由 Timothy J. Aubert 设计。

蔬菜主菜和配菜食谱篇

伯恩斯坦风味茄子烤肉饼（Moussaka à la Bernstein）

份量：6 人份；每份营养信息：碳水化合物 8.4 克，蛋白质 4.3 盎司

食材	份量	碳水化合物（克）	蛋白质（克）
橄榄油（olive oil）	约 3 汤匙	—	—
中等大小的茄子（eggplant），约 1 磅，去皮切成 1/2 英寸圆片	1 个	20	3.2
盐（salt）和黑胡椒（black pepper）	适量	—	—
切碎的大蒜（minced garlic）	1 汤匙	3	0.6
切碎的红甜椒（diced red bell pepper）	1/2 杯	4.6	0.6
绞牛肉（ground beef）	1 磅	—	96
干牛至叶（dried oregano）	1 茶匙	0.5	0.1
孜然粉（ground cumin）	1 茶匙	0.9	0.4

续表

食材	份量	碳水化合物（克）	蛋白质（克）
黄油（butter）	2 汤匙	—	—
切薄的芜菁（thinly sliced turnip）	1/2 杯	4.1	0.6
全脂力士奶酪（whole-milk ricotta cheese）	1 杯	8	24
浓奶油（heavy cream）	1 杯	6.6	4.8
红辣椒粉（paprika）	1/2 茶匙	1.2	0.3
轻轻打散的鸡蛋（lightly beaten eggs）	2 个	1.2	12.6
帕尔马干酪（grated Parmesan cheese）	1/3 杯	—	11

制作方法：

1. 预热烤箱至 375℉（190℃）。在大平底锅中用中火加热 2 汤匙橄榄油。为了避免拥挤，分批煎茄子片，每面煎 5 分钟直至变棕色。煎完每批茄子后，可能需要在锅中再加一点油。

2 所有茄子片煎好后，加入 1 汤匙橄榄油、大蒜和红甜椒煎 2~3 分钟。加入牛肉、牛至叶、孜然粉以及适量盐和胡椒，煎至变色。

3. 在另一个大平底锅中低温加热黄油，铺上萝卜片，撒上盐和胡椒，每面煎 5 分钟。

4. 在中等大小的搅拌碗中混合力士奶酪、浓奶油、适量盐和红辣椒粉。加入鸡蛋混合均匀。

5. 在轻轻涂了黄油的 9×13 英寸烤盘中，先铺上茄子片，再铺上牛肉和萝卜片。倒入力士奶酪混合物。撒上帕尔马干酪。

6. 放入烤箱烤 45 分钟。趁热食用。

茄子烤肉饼可在冰箱中盖好保存 3~4 天，也可冷冻保存 2~3 个月。如果决定冷冻，方便的做法是将烤肉饼分成单独的份量包装。

此食谱由 Karen Weinstock 设计。

肉豆蔻奶油菠菜（Creamed Spinach with Nutmeg）

份量：4 人份；每份营养信息：碳水化合物 8.6 克，蛋白质 <0.5 盎司

食材	份量	碳水化合物（克）	蛋白质（克）
新鲜嫩叶菠菜（fresh baby leaf spinach）	2 磅	27.2	0.9
黄油（butter）	1 汤匙	—	—
盐（salt）	1/3 茶匙	—	—
黑胡椒（black pepper）	1/4 茶匙	—	—
肉豆蔻（nutmeg）	1/2 茶匙	0.6	—
浓奶油（heavy cream）	1 杯	6.6	4.8

制作方法：

1. 在大锅中煮沸 4 夸脱水（约 4 升水）。加入菠菜，煮沸 3~4 分钟。

2. 在滤网中沥干菠菜，并用冷水冲洗。
3. 挤出菠菜多余水分。将菠菜放在砧板上切成小块。
4. 在非反应性的煎锅中，加热融化黄油。加入煮熟的菠菜，调味用盐、胡椒和肉豆蔻。
5. 搅拌加入浓奶油。减少火力，煮 30 分钟。因为菠菜会释放很多水分，不要盖锅盖，否则会稀释味道。
6. 为避免烧焦，保持低火并经常搅拌。也可以使用散热片（一种廉价的圆形金属片，通常带有木柄，可以在烹饪时放在锅和炉灶之间）来防止烧焦。

趁热食用。

菠菜可以在冰箱中保存 3~4 天。对于患有胃轻瘫的人来说，可以将菠菜切得细一些，这道菜是一个不错的选择。

备注：

通常可以购买预洗的菠菜，这样可以节省一些准备时间，因为菠菜可能带有非常多的沙土，所以必须彻底清洗。也可以使用成熟的菠菜叶，但应去除茎部，并粗略撕碎。

此食谱由 Karen Weinstock 设计。

烤车打奶酪蛋饼（Baked Cheddar Cheese Frittata）

份量：4 人份；每份营养信息：碳水化合物 7.2 克，蛋白质 2 盎司

食材	份量	碳水化合物（克）	蛋白质（克）
鸡蛋（eggs）	4 个	2.4	24
浓奶油（heavy cream）	1 杯	6.6	4.8
黄油（butter）	1 汤匙	—	0.1
白蘑菇（button mushrooms），切片	1 杯	8	3.4
红甜椒（red bell pepper），切片	1 杯	9.2	1.2
盐（salt）	3/4 茶匙	—	—
干牛至（dried oregano）	1/4 茶匙	0.3	—
辣椒粉（cayenne pepper），可选	1/4 茶匙	0.4	0.1
车打奶酪（cheddar cheese），磨碎	1/2 杯（2盎司）	2	14

制作方法：

1. 预热烤箱至 375 ℉（190℃）。在搅拌碗中混合鸡蛋和浓奶油，放置一旁。
2. 在 9 英寸耐热煎锅中，中火融化黄油，煎炒蘑菇和红甜椒。
3. 加入盐、牛至和辣椒粉（如果你不喜欢辛辣食物或患有胃轻瘫，可以省略），煎 3~5 分钟，直到蘑菇变软，红甜椒煮至软但不黏稠。
4. 将鸡蛋和奶油混合物加入煎好的蔬菜中。小火煎 2~3 分钟。
5. 将磨碎的车打奶酪撒在蛋饼上，然后放入烤箱。
6. 不盖盖子烤 20 分钟。可趁热或室温食用。

这道菜作为午餐或晚餐的轻食很合适。在密封容器中冷藏可保存 2~3 天。

备注：

如果你的煎锅带有塑料或者木质把手，在烤制前，将鸡蛋、奶油和蔬菜混合物转移到涂油的 9 英寸圆形烘焙盘或馅饼盘中，然后撒上车打奶酪。

此食谱由 Karen Weinstock 设计。

迷迭香烤茴香（Roasted Fennel with Rosemary）

份量：8 人份；每份营养信息：碳水化合物 6.6 克，蛋白质 <0.5 盎司

食材	份量	碳水化合物（克）	蛋白质（克）
去叶修剪的茴香（trimmed fennel），切成 4 瓣	2 个	34.2	5.8
葱白（leeks），切成 1/2 英寸对角片	1 杯	8	0.8
红甜椒（red bell pepper），切丁	1/2 杯	4.6	0.6
切碎的黑橄榄（chopped black olives）	3 汤匙	4	—
橄榄油（olive oil）	4 汤匙	—	—
盐（salt）	1/2 茶匙	—	—
黑胡椒（black pepper）	1/2 茶匙	0.9	—
干迷迭香（dried rosemary）	1 茶匙	0.8	0.1

制作方法：

1. 预热烤箱至 425℉（约 220℃）。在大搅拌碗中，轻轻搅拌茴香、葱白、红甜椒和黑橄榄。
2. 加入橄榄油、盐、黑胡椒和迷迭香，混合均匀，确保所有蔬菜都均匀地涂抹上油和调味料。
3. 在烤盘上先摆放茴香，切面朝下。将剩余的食材均匀分布在茴香上。
4. 在烤箱中层烤 45 分钟，无需加盖。趁热食用。

备注：

茴香的外观略显细腻，类似于芹菜，但散发出独特的茴香或甘草般的芳香。它的底部呈球状，中央部分展开成细如羽毛的丝状叶片，这些叶子的形态稍微有点像莳萝。挑选时，优先考虑表面平滑、看上去饱满而非干枯或缺水的茴香。寻找体积较大的茴香球茎，其大小应略小于一个棒球。对于这个食谱，我们只会用到茴香的球茎部分。

这些烤蔬菜可以在冰箱中密封保存 4~5 天。

此食谱由 Karen Weinstock 设计。

白萝卜泥配鲜韭菜（Turnip “Mashed Potatoes” with Fresh Chives）

份量：4 人份；每份营养信息：碳水化合物 9.3 克，蛋白质 <0.5 盎司

食材	份量	碳水化合物（克）	蛋白质（克）
中等大小的萝卜（medium turnips），修剪并切成 4 瓣	4 个	33.6	4.9

续表

食材	份量	碳水化合物（克）	蛋白质（克）
盐（salt）	1/3 茶匙	—	—
黄油（butter）	2 汤匙	—	—
浓奶油（heavy cream）	1/2 杯	3.3	2.4
黑胡椒（black pepper）	1/4 茶匙	—	—
细切韭菜或葱（finely chopped chives or scallions）	3 汤匙	0.3	0.3

制作方法：

1. 在中型锅中煮沸 3 夸脱水（大约 3 升）。加入萝卜和盐。盖上锅盖，煮 30~40 分钟，直到用叉子扎时变软。

2. 在滤网中沥干萝卜。

3. 当萝卜仍然温热时，将它们放入一个大搅拌碗中。加入黄油和浓奶油。使用土豆压泥器混合搅拌。如果你喜欢搅打质地，可以使用食品加工器。将混合物放入食品加工器工作碗中，混合 2~3 分钟。

4. 加入黑胡椒和韭菜或葱。作为蔬菜配菜趁热食用。这道食谱质地柔软且味道温和，与清蒸鳕鱼配豆苗和生姜（见前文）搭配得很好。

此食谱由 Karen Weinstock 设计。

佛罗伦萨烤蘑菇（Baked Mushrooms Florentine）

份量：4 人份；每份营养信息：碳水化合物 8.4 克，蛋白质 1.1 盎司

食材	份量	碳水化合物（克）	蛋白质（克）
GG 斯堪的纳维亚麸皮脆饼（GG Scandinavian Bran Crispbreads）	2 片	6	2
大白蘑菇（large white mushrooms），足够大以便填充	12 个	16	6.8
新鲜菠菜叶（fresh spinach leaves）	4 杯	8	6.4
酥脆熟培根，碎（crisp-cooked bacon, crumbled），可选	3 条	—	6
帕尔马干酪（grated Parmesan cheese）	2 汤匙	0.4	4.2
黄油（butter）	1 汤匙	—	—
切碎的大蒜（minced garlic）	1 茶匙	1	0.2
浓奶油（heavy cream）	1/3 杯	2.2	1.6

制作方法：

1. 预热烤箱至 375 ℉（约 190℃）。在食品加工器中将脆饼打成粗糙的饼屑。取出饼屑放置一旁。
2. 使用削皮刀去除蘑菇茎，保留蘑菇帽备用。
3. 在食品加工器中打碎蘑菇茎和菠菜叶。可能需要分两次加入菠菜，因为体积较大。
4. 将加工过的食材放入大搅拌碗中，混入培根（如使用）和干酪。
5. 在厚底煎锅中低温加热黄油。加入大蒜和菠菜混合物。
6. 搅入浓奶油，煎炒 4~5 分钟。
7. 将煎炒过的食材转移到搅拌碗中。将填料填入蘑菇帽中，撒上饼屑。
8. 在烤盘上轻轻涂油，将填好的蘑菇放在烤盘上，不盖盖子烤 45 分钟。

趁热食用。烤蘑菇可以在冰箱中保存 3~4 天，或在冷冻保存大约 1 个月。

此食谱由 Karen Weinstock 设计。

地中海茄子炖菜（Mediterranean Eggplant Stew）

份量：6 人份；每份营养信息：碳水化合物 8.5 克，蛋白质 3.5 盎司

食材	份量	碳水化合物（克）	蛋白质（克）
橄榄油（olive oil）	1 汤匙	—	—
切碎的葱头（minced shallots）	1 汤匙	1.7	0.3
白蘑菇（button mushrooms），切片	1/2 杯	4	1.7
红甜椒（red bell pepper），切丁	1/2 杯	4.6	0.6
中等大小的茄子（medium eggplants），大约每个 1 磅，去皮切成大块	2 个	40	6.4
盐（salt）	1 茶匙	—	—
干牛至（dried oregano）	1 茶匙	0.5	0.1
碎红辣椒片（crushed red pepper flakes）	1/2 茶匙	0.6	—
绞火鸡肉（ground turkey）	1 磅	—	96

制作方法：

1. 在荷兰烤锅中低温加热橄榄油。加入葱头、蘑菇、红甜椒和茄子。
2. 加入调味料，搅拌均匀。
3. 将火力调至中等。蔬菜开始“出汗”（即释放液体）。继续搅拌 7~10 分钟，让部分液体蒸发。
4. 将绞火鸡肉加入锅中，轻轻搅拌混合。盖上锅盖，降低温度，煎 45 分钟。文火，不需要搅拌。

趁热食用。

此食谱由 Karen Weinstock 设计。

红酱馅心卷心菜（Stuffed Savoy Cabbage with Red Sauce）

份量：4 人份；每份营养信息：碳水化合物 11.3 克，蛋白质 4.7 盎司

食材	份量	碳水化合物（克）	蛋白质（克）
皱球甘蓝叶（savoy cabbage leaves）	8 片	6	—
GG 斯堪的纳维亚麸皮脆饼（GG Scandinavian Bran Crispbreads）	2 片	6	2
精瘦绞牛肉（lean ground beef）	1¼ 磅	—	120
鸡蛋（eggs）	2 个	1.2	12.6
芹菜（celery），切小块	1 根	1.5	0.3
绿甜椒（green bell pepper），切小块	1 杯	9.2	1.2
盐（salt）	1/2 茶匙	—	—
干牛至（dried oregano）	1 茶匙	0.5	0.1
意大利风味红酱（Italian-Style Red Sauce）	1½ 杯	16.8	0.9

制作方法：

1. 在冷水下冲洗皱球甘蓝叶。在高汤锅中煮沸 2 夸脱水，加入卷心菜叶，沸煮 4~5 分钟。从水中取出放入滤网沥干。
2. 在食品加工器中将脆饼打成粗糙的饼屑。在大搅拌碗中混合绞牛肉和鸡蛋。加入饼屑、芹菜、绿甜椒、盐和牛至，充分混合，然后将混合物分成 8 份。
3. 逐个填充皱球甘蓝叶。在平面上放一片煮熟的皱球甘蓝叶，用削皮刀从中心脊梁底部切去约半英寸，使叶子更易卷曲。将肉和饼屑混合物放在叶子底部中央。将叶子的两侧折叠过来盖住馅料。从底部开始卷起叶子以包住馅料。完成的卷约 2×3 英寸大小。
4. 预热烤箱至 375 ℉（约 190℃）。在 8×8 英寸烤盘底部倒入 3/4 杯红酱。将皱球甘蓝叶卷放在酱汁上，接缝朝下。在卷心菜上倒剩余的红酱。不盖盖子烤 1 小时。

趁热食用。这些馅心卷心菜可在冰箱中保存 3~4 天，也可冷冻保存 2~3 个月。

备注：

皱球甘蓝在颜色和形状上类似普通的绿色卷心菜。它的叶子更薄，表面有蕾丝状纹理。如果找不到卷皱球甘蓝，可以用绿色卷心菜代替。食物的计量不用改。

此食谱由 Karen Weinstock 设计。

意式南瓜饼 / 薄饼（Spaghetti Squash Fritters / Latkes）

份量：4 人份，每人 3 个；每份营养信息：碳水化合物 8.6 克，蛋白质 1.2 盎司

食材	份量	碳水化合物（克）	蛋白质（克）
熟意式南瓜（cooked spaghetti squash）	2 杯	20	2
GG 斯堪的纳维亚麸皮脆饼（GG Scandinavian Bran Crispbreads）	3 片	9	3

续表

食材	份量	碳水化合物（克）	蛋白质（克）
鸡蛋（eggs）	3 个	1.8	18.9
帕尔马干酪（grated Parmesan cheese）	2 汤匙	0.4	4.2
红辣椒粉（paprika）	1 茶匙	1.2	0.3
粗切扁叶欧芹（coarsely chopped flat-leaf parsley）	1/2 杯	1.9	0.9
盐（salt）	1/2 茶匙	—	—
黑胡椒（black pepper）	1/4 茶匙	—	—
菜籽油（canola oil）	1 杯	—	—

制作方法：

1. 按照备注中的说明准备南瓜。量取 2 杯切碎的南瓜肉放入大搅拌碗中备用（剩余的南瓜肉可丢弃或留作他用）。
2. 在食品加工器中将脆饼打成粗糙的饼屑，约 2~3 分钟。取出饼屑放置一旁。
3. 在食品加工器中混合鸡蛋、干酪、红辣椒粉、欧芹、盐和胡椒，混合 2~3 分钟。
4. 将鸡蛋－干酪混合物从食品加工器中加入到煮熟的南瓜中，搅拌均匀。加入饼屑，均匀混合。
5. 每个南瓜饼用 2 汤匙混合物，制成约 1/3 英寸厚的小饼。
6. 在厚底煎锅中加入菜籽油，并用中小火预热。通过加入一滴面糊来测试油温：当面糊在油中迅速翻滚并开始起泡，说明油温达到了适宜的程度。小心地将几个南瓜饼放入油中，注意不要挨得太近。每面煎 4~5 分钟。将煎好的南瓜饼放在纸巾上吸收多余油分。

备注：

意式南瓜是一种长形的淡黄色南瓜。其硬壳不可食用。内部肉质在烹饪后分离成长条状，类似意大利面。

要烹饪意式南瓜，须将其纵向切半，去除种子。将烤盘涂油，南瓜切面朝下放在烤盘上。在 375 ℉（约 190℃）烤 50 分钟。南瓜冷却后，挖出肉质。在加入南瓜饼食谱前粗略切碎熟南瓜。

此食谱由 Karen Weinstock 设计。

烤西葫芦配新鲜罗勒和羊奶酪（Baked Zucchini with Fresh Basil and Feta Cheese）

份量：4 人份；每份营养信息：碳水化合物 8.3 克，蛋白质 0.7 盎司

食材	份量	碳水化合物（克）	蛋白质（克）
橄榄油（olive oil）	2 汤匙	—	—
红甜椒（red bell pepper），切丁	1 杯	9.2	1.2
白蘑菇（button mushrooms），切片	1/2 杯	4	1.7

续表

食材	份量	碳水化合物（克）	蛋白质（克）
切碎的大蒜（minced garlic）	1 汤匙	3	0.6
干牛至（dried oregano）	1/2 茶匙	0.2	—
新鲜罗勒叶（fresh basil leaves），雪茄卷切法（chiffonade cut）	6 片	0.1	0.1
盐（salt）	一撮	—	—
黑胡椒（black pepper）	1/4 茶匙	—	—
中等大小的西葫芦（小角瓜）（medium zucchini）	2 个	14	2.4
羊奶酪（feta cheese），碎	3 盎司（3/4 杯）	3	12

制作方法：

1. 预热烤箱至 375 ℉（约 190℃）。在厚底煎锅中，低温加热 1 汤匙橄榄油。加入红甜椒、蘑菇、大蒜、牛至、罗勒、盐和黑胡椒，煎炒 3~5 分钟，放置一旁。

2 将西葫芦斜切成 1/2 英寸厚的片（约 1.3cm 厚）。用 1 汤匙油涂抹烤盘，放入西葫芦片，切面朝下。

3. 将煎炒过的蔬菜混合物铺在西葫芦上。撒上碎羊奶酪。

4. 用锡箔纸盖住烤盘，放入烤箱。烤 45 分钟，烤制结束时西葫芦应该变软。趁热食用。

烤西葫芦可在冰箱中保存 4~5 天，也可冷冻保存 2~3 个月。

此食谱由 Karen Weinstock 设计。

煎豆腐佐甜酸蘸酱（Pan-Fried Tofu with Sweet-and-Sour Dipping Sauce）

份量：4 人份；每份营养信息：碳水化合物 3.2 克，蛋白质 2.3 盎司

食材	份量	碳水化合物（克）	蛋白质（克）
硬豆腐（firm tofu）	1 磅	10	55
菜籽油（canola oil）	1 汤匙	—	—
现成芥末（prepared mustard）	2 汤匙	—	—
蛋黄酱（mayonnaise）	3 汤匙	—	—
天然甜菊糖粉（stevia powder），无麦芽糊精	少于 1/4 茶匙	—	—
罂粟籽（poppy seeds）	1/2 茶匙	0.3	—
切碎的葱（minced scallions）	1 汤匙	—	—
切碎的泡菜（minced sauerkraut），沥干	1 汤匙	0.5	—
烤芝麻油（roasted sesame oil）	1 汤匙	—	—
酱油（soy sauce）	1 汤匙	2	2

制作方法：

1. 将豆腐切成 4 块厚片，放在吸水性强的厨巾上，用厨巾覆盖并用力按压几秒钟以去除多余水分，有助于豆腐煎成金黄色。
2. 在厚底煎锅中低温加热油，加入豆腐，每面煎 5~7 分钟至金黄色。不要盖锅盖。
3. 在小搅拌碗中混合剩余食材，作为蘸酱备用。
4. 将豆腐从锅中取出，趁热食用，配上调好的蘸酱。

豆腐和蘸酱可在冰箱中保存 4~5 天。

备注：

豆腐是由大豆经特殊加工而制成的，在许多食品商店的冷藏柜中有售。购买前请检查有效日期以确保新鲜。未烹饪的豆腐应存放在密封容器中的水中，可在冰箱中保存 2~3 天。煮熟的豆腐可在冰箱中保存 4~5 天。

此食谱由 Karen Weinstock 设计。

芹菜根脆片（Celery Chips）

份量：8 人份，每份约 1/4 杯；每份营养信息：碳水化合物 2.6 克，蛋白质 <0.1 盎司

食材	份量	碳水化合物（克）	蛋白质（克）
中等大小的芹菜根（medium celery root），约 8 盎司	1 个	20.8	3.4
菜籽油（canola oil）	2 汤匙	—	—
盐（salt）	1/3 茶匙	—	—

制作方法：

1. 预热烤箱至 425 ℉（约 220℃）。用削皮刀去除芹菜根的厚皮。
2. 将根部纵向切成四瓣，再将每瓣切成四片薄片。
3. 在搅拌碗中将芹菜根与油混合，搅拌使菜籽油均匀涂抹在芹菜根片上。加入盐，再次混合。
4. 将芹菜根片平铺在烤盘上，烤箱中层不加盖，烤 30 分钟。脆片可以立即食用。
5. 脆片冷却后放入密封容器中冷藏。可保存 2~3 天。在 425℉（约 220℃）烤箱中重新加热 5~7 分钟即可食用，以恢复脆嫩口感。

备注：

芹菜根是一种球状根菜，味道类似普通芹菜。在食品杂货店通常可以找到，购买时请检查新鲜度。

此食谱由 Karen Weinstock 设计。

奶油四季豆焗烤盘配鼠尾草蘑菇酱（Creamy String Bean Casserole with Sage Mushroom Sauce）

份量：6 人份；每份营养信息：碳水化合物 12.3 克，蛋白质 <0.6 盎司

食材	份量	碳水化合物（克）	蛋白质（克）
橄榄油（olive oil）	1 汤匙	—	—
白蘑菇（button mushrooms），切片	2 杯	16	6.8
切碎的葱头（minced shallots）	1 汤匙	1.7	0.3
磨碎的鼠尾草（ground sage）	3/4 茶匙	0.3	—
盐（salt）	1/2 茶匙	—	—
黑胡椒（black pepper）	1/3 茶匙	—	—
木薯粉（arrowroot powder）	1 大汤匙	7.5	—
College Inn 鸡肉高汤（College Inn chicken broth）	1 杯	—	1
浓奶油（heavy cream）	1/2 杯	3.3	2.4
切碎的冷冻四季豆（chopped frozen string beans）	4 杯	39.2	9.6
芹菜根脆片（Celery Chips），见前一食谱	1 杯	5.2	0.3

制作方法：

1. 预热烤箱至 375 ℉（约 190℃）。在中型煎锅中低温加热橄榄油。加入蘑菇、葱头、鼠尾草、盐和黑胡椒，煎炒 5~7 分钟。
2. 将木薯粉溶解在鸡汤中。将此液体和浓奶油加入煎锅中的蘑菇混合物。随着加热，液体会变稠。搅拌均匀，煮 3~5 分钟。
3. 将四季豆铺在烤盘底部。均匀倒入刚刚做好的蘑菇酱。在顶部铺上芹菜根脆片。
4. 不盖盖子烤 45 分钟。趁热食用。

这道食谱在冰箱中可保存 2~3 天，冷冻可保存约 1 个月。

此食谱由 Karen Weinstock 设计。

芹菜根搅拌菜花（Pureed Cauliflower with Celery Root）

份量：6 人份；每份营养信息：碳水化合物 8.8 克，蛋白质 <0.5 盎司

食材	份量	碳水化合物（克）	蛋白质（克）
盐（salt）	1/2 茶匙	—	—
月桂叶（bay leaf）	1 片	—	—
中等大小的芹菜根（medium celery root），约 8 盎司，去皮切成大块	1 个	20.8	3.4

续表

食材	份量	碳水化合物（克）	蛋白质（克）
小菜花头（small head cauliflower），切成 1 英寸块	1 个	31.2	13.2
橄榄油（olive oil）	1 汤匙	—	—
干莳萝（dried dill weed）	1/2 茶匙	0.6	—
切碎的欧芹（minced parsley）	1 汤匙	0.3	—

制作方法：

1. 在大锅中加入 2 夸脱（约 2L）水、盐和月桂叶，煮沸。
2. 加入芹菜根和菜花，降低温度，煮约 30 分钟。蔬菜熟透时应该可以用叉子轻松刺穿。
3. 将蔬菜从烹饪液中滤出，放入食品加工器中。搅拌至奶油状（3~4 分钟）。
4. 加入橄榄油、莳萝和欧芹，再次搅拌 1 分钟。趁热食用搅拌好的蔬菜。

这道食谱在冰箱中可保存 3~4 天，冷冻可保存 2~3 个月。

备注：

这道食谱对于患有胃轻瘫的人来说很有帮助。搅拌蔬菜的柔软质地和温和口味有助于更容易消化，特别是在建议低纤维饮食时。

此食谱由 Karen Weinstock 设计。

煎秋葵佐酱油葱汁（Pan-Fried Okra with Tamari Scallion Glaze）

份量：4 人份；每份营养信息：碳水化合物 9.9 克，蛋白质 <0.5 盎司

食材	份量	碳水化合物（克）	蛋白质（克）
橄榄油（olive oil）	1 汤匙	—	—
秋葵（okra），修剪并切成 1/2 英寸圆片	1 磅	24.4	6.4
黄夏南瓜（yellow summer squash），切丁	1 杯	10	—
木薯粉（arrowroot powder）	1 茶匙	2.3	—
冷水	1/2 杯	—	—
酱油或豉油（tamari or soy sauce）	1 汤匙	2	2
切碎的葱（minced scallions）	1 汤匙	0.4	0.1
新鲜姜汁（fresh ginger juice）	1/2 茶匙	0.15	0.02

制作方法：

1. 在厚底煎锅中低温加热橄榄油。加入秋葵和黄夏南瓜，将火力调至中高。
2. 持续搅拌 4~5 分钟。
3. 将木薯粉溶解在冷水中。降低煎锅下的温度，倒入木薯水，搅拌使液体变稠。
4. 加入酱油、葱和姜汁。盖上煎锅盖，继续烹饪 4~5 分钟。趁热食用。

这道食谱在冰箱中可保存 2~3 天。

备注：

秋葵是一种绿色的豆荚形蔬菜。选择触感坚实且没有变色或瘀伤的秋葵。烹饪时会释放出胶状液体，有助于增稠。

磨姜时无需削皮。先用冷水洗净去除表面污垢。使用盒式磨具的细面磨成姜泥。将姜泥放入蒜蓉机（或手中）挤出汁液。避免将姜泥加入此食谱，因为纤维太多。

此食谱由 Karen Weinstock 设计。

鳄梨酱（Avocado Spread）

份量：2 人份；每份营养信息：碳水化合物 6.6 克，蛋白质 <0.5 盎司

食材	份量	碳水化合物（克）	蛋白质（克）
成熟哈斯鳄梨（ripe Hass avocado）	1 个	12	4.8
蛋黄酱（mayonnaise）	1 汤匙	—	—
浓奶油（heavy cream）	1 汤匙	0.3	0.4
苹果醋（cider vinegar）	2 汤匙	—	—
盐（salt）	1/4 茶匙	—	—
切碎的烤红甜椒（minced roasted red pepper）	1 汤匙	1	—
切碎的新鲜香菜（minced fresh cilantro）	1 茶匙	—	—

制作方法：

1. 将鳄梨切半并去核。用金属勺子刮出所有果肉并丢弃皮。
2. 将果肉放入食品加工器中。加入蛋黄酱、浓奶油、苹果醋和盐。搅拌 2~3 分钟。
3. 将鳄梨混合物转移到玻璃搅拌碗中。手工混合烤红甜椒和香菜。
4. 鳄梨酱既可冷藏后食用，也适合室温下享用。它与低碳水化合物饼干搭配极佳，亦可作为各种生蔬菜条（包括红绿色甜椒、黄瓜、夏南瓜、西葫芦及芹菜等）的美味蘸酱。

鳄梨酱在严密密封的玻璃容器中冷藏可保存 3~4 天。

此食谱由 Karen Weinstock 设计。

中国风味葱油饼（Chinese-Style Scallion Pancake）

份量：1 人份；每份营养信息：碳水化合物 8.6 克，蛋白质 1.8 盎司

食材	份量	碳水化合物（克）	蛋白质（克）
GG 斯堪的纳维亚麸皮脆饼，捣成细屑（GG Scandinavian Bran Crispbread）	1 片	3	1
全脂大豆粉（full-fat soy flour）	2 汤匙	3.8	3.6

续表

食材	份量	碳水化合物（克）	蛋白质（克）
盐（salt）	1/4 茶匙	—	—
中国五香粉（Chinese five-spice powder）	1/4 茶匙	—	—
鸡蛋（egg）	1 个	0.6	6
浓奶油（heavy cream）	2 汤匙	0.8	0.6
水	2 汤匙	—	—
切碎的葱（minced scallions）	1 汤匙	0.4	—
菜籽油（canola oil）	2 汤匙	—	—

制作方法：

1. 在小搅拌碗中混合脆饼屑、大豆粉、盐和五香粉。
2. 在另一个中型搅拌碗中，加入鸡蛋、浓奶油、水和葱。用打蛋器搅拌均匀。
3. 将干配料加入液体配料中，彻底混合。
4. 在重底煎锅中中火加热油。使用橡皮刮刀，将面糊从碗中刮到热煎锅中。在煎锅中快速展开面糊。
5. 每面煎 3~4 分钟。趁热搭配炒牛肉（详见“勃艮第牛肉炖菜”）或其他主菜食用，可撕小块蘸酱或单独享用。

如需制作多个饼，将食谱成份增加 4 倍，每个饼使用约 3/4 杯面糊。剩余的饼可在密封容器中冷藏保存 3~4 天，如果提前准备，可在微波炉中加热至温热。冷冻可保存 1~2 个月。不要冷冻未烹饪的面糊。

此食谱由 Karen Weinstock 设计。

香煎羽衣甘蓝配褐蘑菇（Sautéed Kale with Crimini Mushrooms）

份量：2 人份；每份营养信息：碳水化合物 8.4 克，蛋白质 <0.5 盎司

食材	份量	碳水化合物（克）	蛋白质（克）
羽衣甘蓝（kale）大叶	5~6 片	11.2	4
橄榄油（olive oil）	1 汤匙	—	—
切碎的大蒜（minced garlic）	1 茶匙	1	0.2
薄切褐蘑菇（thinly sliced crimini mushrooms）	1/2 杯	4	1.7
酱油（soy sauce）	1 茶匙	0.6	0.6

制作方法：

1. 在大锅中煮沸 4 夸脱水（约 4L 水）。加入羽衣甘蓝，沸煮 2~3 分钟。

2. 用滤网捞出羽衣甘蓝，快速用冷水冲洗。挤出多余水分，放在砧板上。
3. 切掉茎部，切成小块。将叶子切成适合入口的大小（约 2 杯）。
4. 在大煎锅中低温加热橄榄油。加入大蒜和蘑菇，煎炒 1~2 分钟。
5. 加入羽衣甘蓝的叶子和茎部。提高至中高温，快速煎炒 2~3 分钟，频繁搅拌。
6. 用酱油调味，将蔬菜从热煎锅中取出以避免过煮。趁热食用。

羽衣甘蓝在冰箱中可保存 2 天。

备注：

选择颜色均匀、深绿色的羽衣甘蓝。任何黄色都表明营养价值下降。叶类绿色蔬菜易腐烂，购买后应尽快使用。在大碗冷水中洗净羽衣甘蓝，多次冲洗直至水清。类似于羽衣甘蓝的叶类绿色蔬菜，如甜菜顶、甘蓝菜、芜菁顶部和意大利芥蓝，选择和处理方法类似。

褐蘑菇颜色从棕褐到深棕。选择触感干燥、无软斑或变色的蘑菇。

此食谱由 Karen Weinstock 设计。

奶酪派和蛋奶酥食谱篇

洛林奶酪派（Quiche Lorraine）

份量：4 人份；每份营养信息：碳水化合物 12.2 克，蛋白质 3.6 盎司

食材	份量	碳水化合物（克）	蛋白质（克）
GG 斯堪的纳维亚麸皮脆饼（GG Scandinavian Bran Crispbreads），压碎	10 片	30	10
黄油，软化（butter，softened）	5 汤匙	—	0.7
培根（bacon）	5 片	0.16	9.8
瑞士奶酪，切碎（shredded Swiss cheese）	1½ 杯（6盎司）	6	36
切碎的葱（chopped scallions）	1/2 杯	3.7	0.9
浓奶油（heavy cream）	1 杯	6.6	4.9
蛋，分离蛋黄和蛋白（eggs，separated）	4 个	2.4	24
豆蔻粉（nutmeg）	1/4 茶匙	—	—
盐（salt）	1/4 茶匙	—	—
黑胡椒（black pepper），适量	—	—	—

制作方法：

1. 预热烤箱至 350 ℉（约 175℃）。制作饼底：将压碎的脆饼与软化黄油混合，然后压入 8 英寸的派盘中，确保厚度均匀。
2. 煎培根至酥脆。冷却后，捏碎。

3. 在碗中混合所有其他食材，除了蛋白。蛋白打至软峰状态后，轻轻翻拌入混合物中，最后加入碎培根。

4. 将混合物倒入饼底上，烤30~40分钟，或直到表面呈浅金黄色。

此食谱由Timothy J. Aubert设计。

奶酪派（Cheese Quiche）

份量：3人份；每份营养信息：碳水化合物14.2克，蛋白质4.3盎司

食材	份量	碳水化合物（克）	蛋白质（克）
GG斯堪的纳维亚麸皮脆饼（GG Scandinavian Bran Crispbreads），压碎	10片	30	10
黄油，软化（butter，softened）	5汤匙	—	0.7
帕尔马干酪（grated Parmesan cheese）	1/4杯	1.5	10
干芥末粉（dry mustard）	1/2茶匙	—	—
盐（salt）	1/4茶匙	—	—
黑胡椒（black pepper）	1/4茶匙	—	—
瑞士奶酪，切碎（shredded Swiss cheese）	3/4杯（3盎司）	3	18
切达奶酪，切碎（shredded cheddar cheese）	3/4杯（3盎司）	3	18
鸡蛋，分离蛋黄和蛋白（eggs，separated）	3个	1.8	18
浓奶油（heavy cream）	1/2杯	3.3	2.45

制作方法：

1. 预热烤箱至350 ℉（约175℃）。制作饼底：将压碎的脆饼与软化黄油混合，然后压入8英寸的派盘中，确保厚度均匀。

2. 在碗中混合的剩余食材，除蛋白外。蛋白打至软峰状态后，轻轻折入到混合物之中，然后倒入准备好的饼底。

3. 烤30~40分钟，或直到表面呈浅金黄色。

此食谱由Timothy J. Aubert设计。

菠菜蛋奶酥（Spinach Soufflé）

份量：6人份；每份营养信息：碳水化合物6.9克，蛋白质2.9盎司

食材	份量	碳水化合物（克）	蛋白质（克）
黄油（butter）	2汤匙	—	0.3
全脂大豆粉（full-fat soy flour）	1/4杯	7.5	7.3

续表

食材	份量	碳水化合物（克）	蛋白质（克）
冷冻切碎菠菜，解冻，挤去多余水分（frozen chopped spinach，thawed，squeezed）	10 盎司	10	8
帕尔马干酪（grated Parmesan cheese）	1/4 杯	1.5	10
大蒜，切碎（minced garlic）	1 瓣	1	0.2
盐（salt）	1/2 茶匙	—	—
黑胡椒（black pepper）	1/4 茶匙	—	—
现成芥末（prepared mustard）	1 茶匙	—	—
牛奶（milk）	1 杯	11.4	8
切达奶酪，切碎（shredded cheddar cheese）	1½ 杯（6 盎司）	6	36
鸡蛋，分离蛋黄和蛋白（eggs，separated）	6 个	3.6	36
酒石酸膏（cream of tartar）	1/2 茶匙	0.6	—

制作方法：

1. 将烤箱预热至 350 ℉（大约 175℃）。用少许黄油涂抹一个 8 英寸的蛋奶酥盘，然后轻轻撒上一层大豆粉。
2. 在大碗中混合的所有食材，除蛋白外。
3. 蛋白打至软峰状态后，轻轻折入到混合物之中
4. 将混合物倒入已涂抹和撒粉的盘中。烤 30~40 分钟，或直到顶部呈浅金黄色。

此食谱由 Timothy J. Aubert 设计。

西葫芦蛋奶酥（Zucchini Soufflé）

份量：6 人份；每份营养信息：碳水化合物 7.1 克，蛋白质 1.7 盎司

食材	份量	碳水化合物（克）	蛋白质（克）
黄油（butter）	2 汤匙	—	0.5
全脂大豆粉（full-fat soy flour）	1/4 杯	7.5	7.3
西葫芦，切片（zucchini，sliced）	1 磅	15.2	6.4
中等大小的洋葱，切碎（medium onion，chopped）	1 个	6.9	0.9
大蒜瓣，切碎（garlic clove，minced）	1 个	1	0.2

续表

食材	份量	碳水化合物（克）	蛋白质（克）
帕尔马干酪（grated Parmesan cheese）	1/4 杯	1.5	10
干白葡萄酒（dry white wine）	1/4 杯	2.4	0.8
切碎的欧芹（minced parsley）	2 汤匙	0.4	0.2
柠檬汁（lemon juice）	1 汤匙	1.3	0.1
切碎的辣椒（diced pimiento）	2 汤匙	2	—
酒石酸膏（cream of tartar）	1/2 茶匙	0.6	—
豆蔻粉（nutmeg），适量	一撮	—	—
盐和黑胡椒（salt and black pepper），适量	—	—	—
鸡蛋，分离蛋黄和蛋白（eggs，separated）	6 个	3.6	36

制作方法：

1. 将烤箱预热至 350 ℉（大约 175℃）。用少许黄油涂抹一个 8 英寸的蛋奶酥盘，然后轻轻撒上一层大豆粉。
2. 在煎锅中加热剩余的黄油，煎炒西葫芦片、洋葱和大蒜，直至西葫芦变得半透明。
3. 将煎炒过的混合物放入食品加工器中，轻微搅拌至细碎。倒入大碗中，加入剩余的大豆粉和所有剩余食材，除鸡蛋外。
4. 在另一个碗中，打蛋黄至起泡，混入西葫芦混合物中。
5. 在另一个碗中，将蛋白打至软峰状态，小心折入西葫芦混合物之中。
6. 将混合物倒入准备好的蛋奶酥盘中。烤 30~40 分钟，或直至表面呈浅金黄色。

此食谱由 Timothy J. Aubert 设计。

甜点食谱篇

巧克力香草芝士蛋糕（Chocolate Vanilla Cheesecake）

份量：8 人份；每份营养信息：碳水化合物 4.9 克，蛋白质 1.8 盎司

食材	份量	碳水化合物（克）	蛋白质（克）
黄油（butter）	1 茶匙	—	0.04
全脂大豆粉（full-fat soy flour）	2 汤匙	3.8	3.6
鸡蛋，分离蛋黄和蛋白（eggs，separated）	6 个	3.6	36

续表

食材	份量	碳水化合物（克）	蛋白质（克）
压碎的 Equal 片剂或天然甜菊糖粉（crushed Equal tablets or stevia powder）	—	—	—
奶油芝士（cream cheese）	1 磅	11.2	36.8
酸奶油（sour cream）	1 杯	8	6.4
香草精（vanilla extract）	6 滴	0.6	—
可可粉（cocoa powder）	1/4 杯	12	4

制作方法：

1. 预热烤箱至 350 ℉（约 175℃），用黄油涂抹一个 8 或 9 英寸的活底蛋糕模，再撒上大豆粉。
2. 在大碗里，蛋黄和 Equal 片剂或甜菊糖粉搅打至起泡，加入奶油芝士、酸奶油和香草精，搅至蓬松。
3. 另取一个碗，蛋白打至硬性发泡，然后轻轻折入到奶油芝士混合物之中。
4. 模具中先倒入一半混合物，另一半加入可可粉后，轻轻覆盖先前倒入的混合物上。
5. 烤 25~30 分钟至表面金黄。

此食谱由 Timothy J. Aubert 设计。

个人巧克力蛋奶酥（Individual Chocolate Soufflés）

份量：4 人份；每份营养信息：碳水化合物 2.9 克，蛋白质 1.8 盎司

食材	份量	碳水化合物（克）	蛋白质（克）
鸡蛋，分离蛋黄和蛋白（eggs，separated）	4 个	2.4	24
压碎的 Equal 片剂或天然甜菊糖粉（crushed Equal tablets or stevia powder）	—	—	—
奶油芝士，切成小块（cream cheese，cut into small pieces）	8 盎司	5.6	18.4
酸奶油（sour cream）	1 汤匙	0.5	0.4
可可粉（cocoa powder）	1 汤匙	3	1

制作方法：

1. 将蛋黄与压碎的 Equal 片剂或甜菊糖粉搅打至起泡。
2. 加入奶油芝士、酸奶油和可可粉。搅打至非常均匀滑润。
3. 在另一个碗中，将蛋白打至硬性发泡，然后轻柔地折入到奶油芝士混合物之中。
4. 将混合物倒入个人蛋奶酥杯中，于 350 ℉（约 175℃）烤 15~20 分钟，或直至变成金黄色。

此食谱由 Timothy J. Aubert 设计。

大黄派（Rhubarb Pie）

份量：6 人份；每份营养信息：碳水化合物 10.5 克，蛋白质 0.7 盎司

食材	份量	碳水化合物（克）	蛋白质（克）
GG 斯堪的纳维亚麸皮脆饼（GG Scandinavian Bran Crispbreads），压碎	10 片	30	10
黄油，软化（butter， softened）	5 汤匙	—	0.7
吉利牌无糖柠檬布丁混合粉（Jell-O brand unsweetened lemon pudding mix）	2 包	13	—
酸奶油（sour cream）	1 杯	8	6.4
鸡蛋，分离蛋黄和蛋白（egg，separated）	1 个	0.6	6
压碎的 Equal 片剂或天然甜菊糖粉（crushed Equal tablets or stevia powder）	—	—	—
大黄（rhubarb），切成 1 英寸长的片段	2 杯	11.2	2.4

制作方法：

1. 预热烤箱至 350 ℉（约 175℃）。制作饼底：将压碎的脆饼与软化黄油混合，然后均匀地压入 8 英寸的派盘中。
2. 将柠檬布丁混合粉、酸奶油、蛋黄和压碎的 Equal 片剂或甜菊糖粉混合，搅打至均匀滑润。
3. 在另一个碗中，将蛋白打至硬性发泡，然后轻柔地折入到布丁混合物之中。
4. 将切好的大黄放入派壳中，覆盖上柠檬布丁混合物。
5. 烤 25~30 分钟，或直至变成金黄色。

备注：

大黄（Rhubarb）是一种常见于甜点和果酱中的植物。它的茎部可以食用，颜色从淡绿色到红色不等，味道偏酸，常被用来制作派、蜜饯、果酱等。需要注意的是，只有大黄的茎部是可食用的，叶子含有毒素，不能食用，其毒素是草酸盐（oxalates），特别是草酸（oxalic acid）。大黄叶子中草酸的含量高到足以造成严重的中毒症状，比如口腔炎症、呼吸困难、胃痛和可能的肾脏问题。

此食谱由 Timothy J. Aubert 设计。

贝尼耶（Beignet）

份量：1 人份；每份营养信息：碳水化合物 2.9 克，蛋白质 1.4 盎司

食材	份量	碳水化合物（克）	蛋白质（克）
植物油（vegetable oil）	1 杯	—	—
鸡蛋（egg）	1 个	0.6	6
全脂大豆粉（full-fat soy flour）	1 汤匙	1.9	1.8
浓奶油（heavy cream）	1 汤匙	0.4	0.3
天然甜菊糖粉（stevia powder），无麦芽糊精，适量	—	—	—
肉桂粉（cinnamon），适量	—	—	—

制作方法：

1. 在 2 夸脱（约 2L）的锅中，加热植物油约 5 分钟，同时准备面糊。
2. 在碗中将鸡蛋、大豆粉、奶油和甜菊糖粉搅打混合。
3. 将少量面糊滴入热油中。如果面糊浮到顶部，将剩余面糊倒入热油中。
4. 等待贝尼耶边缘呈金黄色后翻转至另一面。
5. 当两面都呈金黄色时，从油中取出贝尼耶，放置在纸巾上沥干油分。
6. 撒上肉桂粉即可。

此食谱由 19 岁的美术学生 Elise Bahar 创作。

附　录

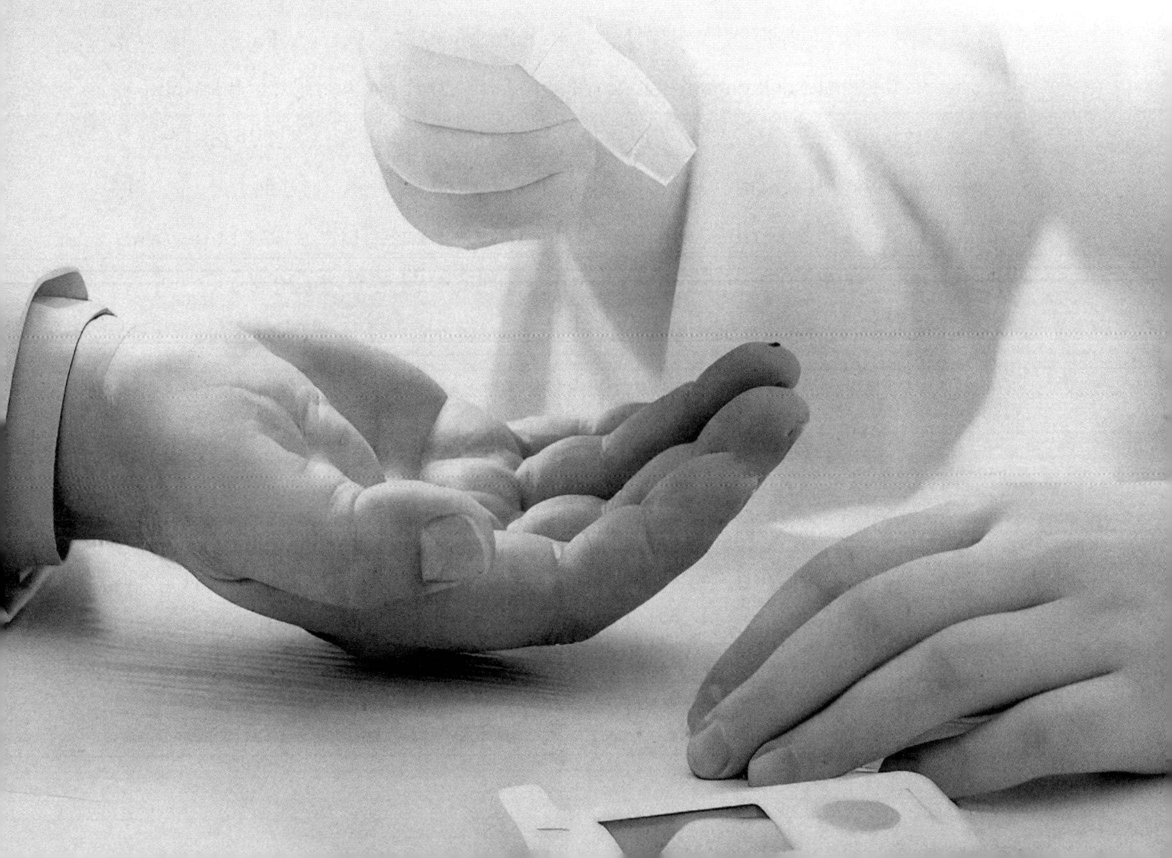

附录 A

APPENDIX A

糖尿病与饮食：科学视角下的实践与理论

关于现在广泛推崇的饮食限制，比如脂肪、蛋白质和盐的摄入限制，以及当前流行的高纤维食品，我们应该如何看待？

本书的主体内容侧重于实际操作，具有指导性。而这个附录的目的在于为你补充一些科学知识，这些知识是支撑本书所描述方案的理论基础。对于本节提出的许多问题，我再次强烈推荐你阅读加里·陶布斯（Gary Taubes）的获奖文章《饮食脂肪的软科学》（The Soft Science of Dietary Fat）。该文章可在 www.diabetes-book.com/articles/ssdf.shtml 或 2001 年 3 月 3 日出版的《科学》（*Science*）杂志中找到。2002 年 7 月 2 日，陶布斯在《纽约时报杂志》（*NewYork Times Magazine* ）上发表的封面文章《如果这一切都是一个大胖子的谎言？》（What If It's All Been a Big Fat Lie?）也值得一读（https://www.nytimes.com/2002/07/07/magazine/what-if-it-s-all-been-a-big-fat-lie.html），可在 http://www.diabetes-book.com/big-fat-lie 上查找。此外，我还推荐他的书《好卡路里，坏卡路里》（Good Calories, Bad Calories. knopf, 2007）和巴里·格罗夫斯（Barry Groves）的《诡计与治疗》（Trick and Treat. Hammersmith Press, 2008），其内容非常丰富。

我希望通过阅读本附录，你能够打破关于饮食和糖尿病并发症治疗的一些常见误区，让你更加了解这些实际操作背后的理论依据。我们之前已经讨论了一些误区，在此将探讨这些误区的根源，尽可能地为你提供本书撰写时可获取的所有事实。如果你只对实际操作感兴趣，可以选择跳过这个附录。

一旦你开始实行低碳水化合物饮食方案，你可能会遭遇来自善意但信息不全的朋友或家人，甚至是报纸文章的压力，他们可能会劝你停止“自我惩罚”，多吃一些他们认为“有趣”的食物——甜点、面包、意大利面及水果等。本章旨在为你提供支持我的方法的详尽科学信息。这些信息可能也会帮助你应对这些外界压力。即使你现在选择跳过这部分内容，也许将来会想要回头阅读，或者向你的亲人展示这些内容，以缓解他们的担忧。考虑到大多数读者并非科学家，我尽量保持所有的解释都言简意赅。其中一些解释目前可能更多地基于理论而非事实，但它们是基于我们目前所能获取的最新信息。

在整个附录中，我多次提到了高血清胰岛素水平的负面影响，这并不是说不应该通过注射胰岛素来使血糖水平正常化。问题是为了对抗高碳水化合物饮食，通常需要身体制造或注射大剂量的胰岛素。而且，高血糖引发的问题比高胰岛素水平导致的问题更多，也更加严重。

为什么高碳水化合物的饮食方式受到普遍推荐？

如果你和我一样，患糖尿病已经有一段时间，你可能被告知需要在饮食中大幅减少脂肪、蛋白质和盐的摄入，而应该增加复杂碳水化合物的摄入量。你甚至可能在糖尿病相关的出版物中看到这样的建议，或听到许多（虽然不是全部）营养师和认证的糖尿病教育师的推崇。

高血糖是引发心脏病、肾脏病、高血压和失明等糖尿病并发症的主要原因，那么在这种情况下，为什么这样的饮食建议依然被广泛宣传？

我在 1946 年首次被诊断为糖尿病。那个年代，即便经过治疗，糖尿病也可能导致早逝和一系列痛苦的并发症，但人们对这些结果的具体原因知之甚少。在胰岛素可用之前，也就是 1921 年以前，1 型糖尿病患者通常在被诊断后几个月内死亡。他们的生命可以通过极低碳水化合物、高脂肪的饮食来稍微延长。大多数患有较轻微 2 型糖尿病的患者可以在这种饮食方案下长期生存，无需额外药物。当我确诊糖尿病时，口服降糖药尚未上市，许多人仍在遵循极低碳水化合物、高脂肪饮食。大约在那个时候，实验表明，高饱和脂肪饮食（据称可导致高血清胆固醇水平）与动物的血管和心脏病相关。许多医生迅速假设当时已知的糖尿病并发症大多与大血管或小血管的异常有关，是由高脂肪饮食引起的。因此，我和许多其他糖尿病患者，被迫接受了一种以高碳水化合物和低脂肪为基础的饮食治疗方案。这种新饮食在20世纪40年代中期被美国糖尿病协会（ADA）和纽约心脏协会所采用，后来被美国心脏协会（AHA）和世界其他国家和地区的医疗团队所采用。在新饮食方案下，大多数人的血清胆固醇和甘油三酯水平变得更高，仍然发展出与糖尿病相关的严重长期并发症。ADA显然不了解血糖控制的重要性，他们将推荐的碳水化合物含量从总热量的40%提高到50%，然后又提高到了60%。ADA最近的指南已经做了让步，含糊地表示一些糖尿病患者可能在减少碳水化合物的情况下做得更好。

关于心脏病风险因素的最新发展

在过去30年中，关于心脏病和血管疾病的研究取得了重大进展，特别是在这些疾病与糖尿病的关系方面。以下是对一些研究的总结：

研究发现，血液中存在多种与心脏病和血管疾病风险相关的物质，包括高密度脂蛋白（HDL）、低密度脂蛋白（LDL）、甘油三酯、纤维蛋白原、同型半胱氨酸、C反应蛋白、铁蛋白和脂蛋白（a）。研究表明，小密度的LDL颗粒、高水平的甘油三酯、纤维蛋白原、同型半胱氨酸、C反应蛋白、铁蛋白和脂蛋白（a）通常与增加的心血管风险有关，而高水平的HDL则通常有助于保护心血管。胆固醇是构成LDL和HDL颗粒的成分之一。在总胆固醇中，LDL颗粒中的胆固醇比例被认为是风险指标，而在HDL颗粒中的胆固醇比例则被视为保护指标。如今，我们在评估脂质对冠状动脉疾病风险的影响时，会关注总胆固醇与HDL的比值以及空腹甘油三酯水平。因此，即使总胆固醇水平较高，但如果HDL水平也高，其心脏病发作的统计风险仍可能很低。相反，那些总胆固醇水平低而HDL水平非常低的人可能面临更高的风险。弗雷明汉心脏研究（Framingham heart study）显示，饱和脂肪和血清胆固醇之间并无直接关联，胆固醇水平与心脏病之间也没有明确的联系。

一项大型多中心研究（脂质研究诊所冠状动脉初级预防试验）（the

lipid research clinics coronary primary prevention trial）探讨了低脂肪、高碳水化合物饮食与高脂肪、低碳水化合物饮食对非糖尿病中年男性高胆固醇水平的影响。该研究追踪了 1900 名参考者长达 7 年时间，在此期间，低脂组的总胆固醇从基线仅下降了 5%，但血清甘油三酯上升了大约 10%！非糖尿病个体在高碳水化合物餐后血清甘油三酯迅速升高，而在大多数糖尿病患者中，甘油三酯水平随血糖水平上下波动。与以往的研究一样，未发现血清胆固醇水平与死亡率之间有显著相关性。此外，1997 年发表在《美国医学会杂志》（*Journal of the American Medical Association*）上的一项研究表明，低脂饮食个体中，增加 20% 的饱和脂肪（saturated fat）或单不饱和脂肪（non-unsaturated fat）饮食，可将卒中风险降至 1/8。不饱和脂肪（unsaturated fat）未显示出此类益处。

但是平均来说，长期血糖高的糖尿病患者有较高的 LDL（“坏”胆固醇）和较低的 HDL（“好”胆固醇）比例，尽管 ADA 的低脂饮食方案已经使用了多年。一件至关重要的事实是，LDL 有多种形式，损害动脉的 LDL 可能是小密度 LDL、氧化 LDL 和糖化 LDL。这些都随着血糖的升高而增加。此外，无论血糖水平是高还是低，高碳水化合物饮食导致的过量血清胰岛素水平，致使潜在危险的小密度 LDL 颗粒增加和动脉内皮细胞增大。我们现在可以通过常规实验室检测来测量这些 LDL 亚粒子的分布。大多数实验室将良性的大密度 LDL 亚粒子报告为“类型 A”，小密度 LDL 亚粒子报告为“类型 B”。

在正常情况下，肝脏中的受体会从血液中清除 LDL，当血清中的 LDL 水平略有上升时，也会向肝脏发送减少 LDL 产生的信号。葡萄糖可以结合到 LDL 颗粒的表面受体上，也可以结合到肝脏的 LDL 受体上。一旦结合到肝脏的 LDL 受体上，就会导致 LDL 无法被肝脏的受体识别。在血糖高的人群中，许多 LDL 颗粒变成了糖化状态，因此不会被肝脏清除。如果血糖降低，这种糖化是可逆的。然而，大约 24 小时后，糖化蛋白中的电子键会重排，即使血糖降低，葡萄糖也无法释放。这种不可逆的糖化过程称为糖基化，受影响的蛋白质被称为“糖基化蛋白质”，也被称为晚期糖基化终末产物（advanced glycation end product，AGE）。这些 AGE 在血液中积累，可以嵌入动脉壁，形成脂肪沉积物，称为动脉粥样硬化斑块。由于肝脏无法识别糖化 / 糖基化（glycosylated/glycated）的 LDL（以及糖化 / 糖基化的 LDL 受体的存在），所以也就无法停止 LDL 的产生，那么即使 LDL 的血清水平可能已经升得很高，肝脏还会继续制造 LDL。

动脉壁中的蛋白质也可以变成糖化 / 糖基化的，使其变得黏稠。血液中的其他蛋白质随后黏附到动脉壁上，导致斑块的进一步积累。血清中的蛋白质在葡萄糖的作用下会发生糖化。一种名为巨噬细胞的白细胞会吞噬糖化 / 糖基化的蛋白质和 LDL，于是巨噬细胞膨胀，变得非常大。这些转化后的巨噬细胞充满脂肪物质，被称为泡沫细胞（foam cells）。泡沫细胞渗透到已经变得黏稠的动脉壁中，破坏动脉的有序结构，并使血液流动的通道变窄。

大动脉壁的中层含有平滑肌细胞，这些细胞可以侵入由泡沫细胞形成的脂肪涂层（斑块），防止斑块脱落。当控制这些平滑肌的神经死亡，如在糖尿病自主神经病变（由高血糖引起）中发生，肌肉层就会死亡并钙化，然后它就无法再防止斑块破裂。当破裂的斑块进入血液时，它可以阻塞上游的狭窄血管，引起心脏病发作或卒中。

近年来，凝血的倾向已成为导致心脏病发作的主要原因之一。血液容易凝结的人患卒中、心脏病和肾脏病的风险非常高。你可能会记得，引起心脏病发作的一个医学名词是冠状动脉血栓（coronary thrombosis）。血栓是血液中形成的固体块状物。所谓的冠状动脉血栓，是指在供血给心脏的某条冠状动脉中形成的较大血栓。血液中某些凝血前体（clotting precursors）水平升高或凝血抑制因子（clotting inhibitors）水平降低的人，死于心脏病的风险非常高。这种风险可能远远超过高 LDL 或低 HDL 所引起的风险。一些增加凝血的血液因子包括纤维蛋白原（fibrinogen）和因子Ⅶ（stable factor， proconvertin）。另一个因子，脂蛋白（a），也就是 Lp（a），是一种与心脏病发作有关的特殊脂蛋白。它会阻碍我们身体内部一种及时清除小血栓的机制，这样小血栓就可能长大，最终可能堵塞心脏的血管，引发心脏病发作。所有这些因子在长期高血糖的人群中都有所增加。血小板（platelet）是血液中的一种细胞，在阻塞动脉和形成血栓中发挥重要作用。研究表明，在高血糖的人群中，这些血小板更倾向于聚集并黏附在动脉壁上。不过，令人高兴的是，所有这些因素，包括黏性血小板，都会随着长期血糖的改善而趋于正常。

糖尿病患者因心力衰竭死亡的比例远远超过了葡萄糖耐受正常的人。心力衰竭涉及心肌衰弱，使其无法泵送足够的血液。大多数长期血糖控制不良的糖尿病患者患有一种称为心肌病（cardiomyopathy）的疾病。在糖尿病性心肌病中，心脏的肌肉组织在数年内逐渐被瘢痕组织所替代，这使肌肉逐渐弱化，最终“衰竭”。目前，尚没有证据将心肌病与饮食摄入脂肪或血清脂质水平联系起来。

一项针对在巴黎工作的7038名法国警察为期15年的研究报告称，冠状动脉心脏病死亡风险较高的最早标志是血清胰岛素水平异常升高。匹兹堡大学对中年非糖尿病女性的研究显示，随着血清胰岛素水平的升高，心脏病的风险也在增加。其他在非糖尿病个体中进行的研究显示，血清胰岛素水平升高与其他心脏风险预测因子（如高血压、高甘油三酯和低HDL）之间存在强烈的相关性。早在20世纪80年代就已经证明，血清胰岛素水平升高[高胰岛素血症（hyperinsulinemia）]是心脏病和高血压的原因之一。为此，ADA曾在1990年年会结束时举行了一场关于这个主题的专题研讨会。随后，《糖尿病护理》杂志在其后续一期的报告中，非常恰当地指出：目前治疗糖尿病的方法很少不会导致系统性高胰岛素血症，除非患者遵循低碳水化合物饮食。此外，1990年发表在《糖尿病》杂志上的研究表明，血清胰岛素水平升高会导致小血管过度渗漏蛋白质。这是糖尿病患者致盲（黄斑水肿）和患肾脏病的共同病因。

尽管AHA和ADA几十年来一直向糖尿病患者推荐低脂肪、高碳水化合物饮食，但直到20世纪80年代末，人们才开始比较低碳水化合物饮食和高碳水化合物饮食对同一患者的影响。在得克萨斯州和加利福尼亚州独立进行的研究显示，当患者实行低碳水化合物、高脂肪饮食时，血糖水平降低，血脂也有所改善。研究还发现，平均而言，糖化血红蛋白（HbA1c，反映过去3个月平均血糖水平的指标）每增加1%，总血清胆固醇就上升2.2%，甘油三酯增加8%。2006年对7321名非糖尿病个体的长期研究显示，当HbA1c超过4.5%时，每增加1%，冠状动脉疾病的发生率增加2.5倍。同一研究还表明，当HbA1c超过4.9%时，每增加1%，死亡率增加28%。然而，ADA

仍然主张将 HbA1c 目标设定在 6.5%~7%，对于许多其他患者群体则更高。难怪糖尿病被我称为“孤儿病”，因为制定规则的“权威”似乎并不考虑患者的福祉。

全国健康与营养检查跟踪调查跟踪了 4710 人，其 1990 年的报告称：“在考虑总血胆固醇的情况下，我们在任何年龄、性别组中都没有发现与升高值相关的风险。”没错，他们没有发现升高的总胆固醇与健康风险直接相关。同一报告指出，糖尿病是迄今为止影响死亡率的最重要的单一风险因素。例如，在 55~64 岁的男性中，患糖尿病者的死亡率比与吸烟相关的死亡率高 60%，比与高血压相关的死亡率高一倍。

现有证据强烈表明，升高的血糖是糖尿病患者高血清脂质水平的主要原因。更重要的是，升高的血糖是导致糖尿病相关的各种心脏和血管疾病高发生率的主要因素。多年来，许多糖尿病患者一直被推荐实行低脂饮食，但这些问题并未得到解决。因此，将高血糖和高胰岛素血症视为导致众多人死亡和致残的主要原因，这种思考是合乎逻辑的。

我的个人经验对于糖尿病患者来说非常简单。当我们减少饮食中的碳水化合物后，血糖有了明显改善。在血糖改善几个月后，我们重新进行了脂质谱和血栓风险因子的检测。在绝大多数情况下，我看到了异常情况的正常化或改善①。这与 50 年前我放弃自 1946 年以来一直遵循的高碳水化合物、低脂肪饮食时的情况相似。

有时，在经历了正常或接近正常的血糖和心脏风险谱的改善几个月甚至几年后，我们仍会看到 LDL、HDL、同型半胱氨酸和纤维蛋白原等测试结果变差。很多时候，患者或他们的医生会将这些情况归咎于我们的饮食。然而，经过进一步测试，我们不可避免地发现他们的甲状腺功能有所下降。甲

① 如果你的医生对这些信息表示怀疑，他可能会从阅读《第十五届国际糖尿病基金会卫星研讨会关于糖尿病和大血管并发症的论文集》中的 70 篇文章和摘要获益。这些文章发表于 1996 年 7 月的《糖尿病》（*Diabetes*）杂志第 45 卷第 3 期补刊。另一篇值得一读的文章是 Garg 等人的《不同碳水化合物含量饮食对非胰岛素依赖型糖尿病患者的影响》（Effects of varying carbohydrate content of diet in patients with non-insulin dependent diabetes mellitus），发表于 1994 年的《美国医学会杂志》（*Journal of the American Medical Association*）。美国营养与代谢学会档案（http://locarbvslofat.org）每年都会收录许多比较低碳水化合物饮食和低脂饮食的研究，这些研究一致表明低碳水化合物饮食能降低心脏病风险。

状腺功能减退是一种自身免疫性疾病，就像糖尿病一样，常常由糖尿病患者及其近亲遗传。它可能在糖尿病发展的前后多年出现，但并不是由高血糖引起的。事实上，甲状腺功能减退比血糖升高更可能导致心脏风险谱的异常。治疗低甲状腺功能状况的方法是口服补充缺乏的激素（通常是每天一片）。最佳的筛查方式是通过示踪透析测试游离三碘甲状腺原氨酸（T3）（free triiodothyronine）。如果这一指标低，则应进行完整的甲状腺风险谱测试。纠正甲状腺功能缺陷的同时会纠正它引起的心脏风险因素的异常。

为什么对蛋白质限制这么普遍，真的合理吗?

糖尿病患者常常被建议限制蛋白质摄入，这主要是由于对糖尿病肾病（一种肾脏病变）的担忧，以及对糖尿病肾病实际原因的误解。大约 30% 的糖尿病患者会发展为肾脏病，而糖尿病是美国肾衰竭的最大独立风险因素。在患高血糖开始后的 2~3 年内，就可以观察到早期的肾脏变化。

要理解葡萄糖和蛋白质在糖尿病肾衰竭中的相对作用，可以观察肾脏的功能。肾脏的作用是过滤血液中的废物、葡萄糖、药物和其他潜在有毒物质，并将它们排入尿液中。正常的肾脏含有大约 100 万个微观的血液过滤器，称为肾小球（图 A–1）。血液通过一个叫作入球小动脉的微小动脉进入肾小球，然后流经一束毛细血管。这些毛细血管含有带负电荷的微小孔隙。由于入球小动脉较为宽松，而出球小动脉，位于毛细血管的下游末端，较为狭窄，这种构造导致血液流经毛细血管时产生较高的液体压力。高压使血液中的部分水分通过毛细血管的孔隙“挤压”出来，这些水分滴落到围绕毛细血管的小囊中，并最终流入肾小管，形成尿液。毛细血管的孔隙大小使血液中的小分子（如葡萄糖和尿素）可以随水分一起穿过，而大分子（如蛋白质）则不容易穿过。此外，由于大多数血液蛋白质带负电荷，即使是较小的蛋白质分子也不易通过孔隙，因为它们被孔隙上的负电荷所排斥。

因此，当糖尿病患者的肾脏受损时，他们的蛋白质摄入常常被建议限制，以减轻对肾脏的压力和减缓疾病进展。

肾小球滤过率（GFR）是评估肾脏过滤功能的重要指标，用于衡量肾脏在一定时间内过滤血液的能力。对于许多血糖经常升高的糖尿病患者，即使其肾脏结构正常，最初也可能出现 GFR 过高的情况。这部分是由于高血糖将水分从周围组织吸引到血液中，导致血液量增加、血压升高和通过肾脏的血流量增加。

在肾脏遭受永久性损伤之前，高血糖的糖尿病患者的 GFR 是正常值的 1.5~2 倍是相当常见的现象。这些人在 24 小时尿液收集中的葡萄糖排泄量可能相当于 5~10 包糖。意大利的一项研究显示，血糖从 80 mg/dL（4.4 mmol/L）升至 272 mg/dL（15.1 mmol/L）时，即使在肾脏功能不全的糖尿病患者中，GFR 平均也会增加 40%。

在过去，人们普遍认为糖尿病肾病的原因是这种超滤（过度的过滤）。然而，在我们更深入地了解蛋白质的糖基化过程和葡萄糖对血管的其他有害影响之后，对糖尿病肾病的原因有了更全面的认识。这些认识有助于我们更好地理解和治疗糖尿病及其并发症，包括糖尿病肾病。

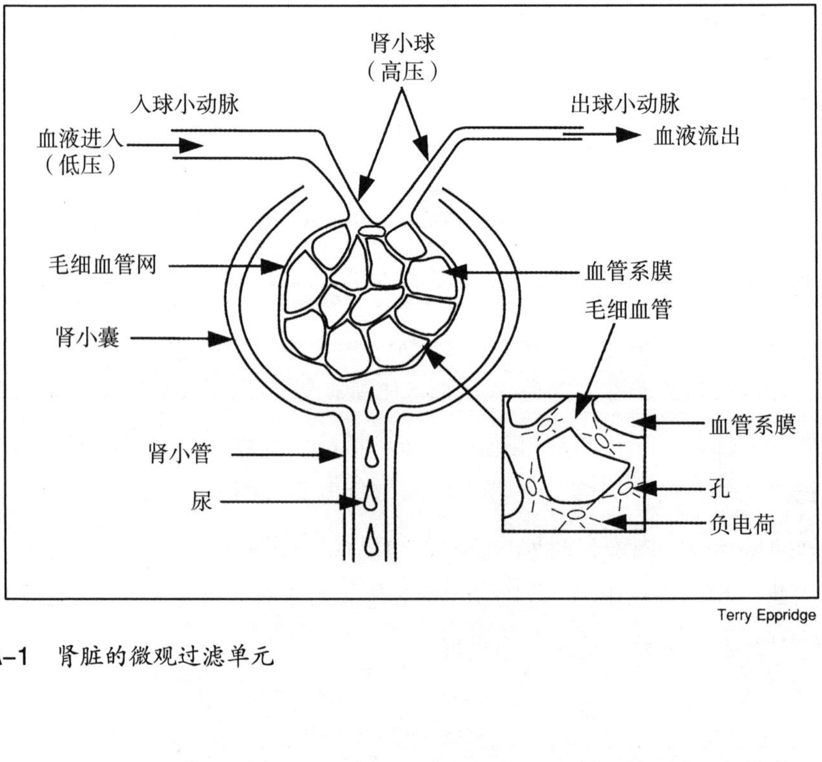

图 A–1 肾脏的微观过滤单元

饮食中的蛋白质代谢会产生尿素和氨等含氮废物[①]。因此，人们曾推测，为了清除血液中的这些废物，摄入大量蛋白质的人会有较高的 GFR。因此，糖尿病患者被建议将蛋白质摄入量降低到较低水平。然而，以色列对非糖尿病个体进行的研究发现，高蛋白（食肉）和非常低蛋白（素食）饮食的两组人的 GFR 没有差异。而且，接受多年的这种饮食方案，两组人的肾脏功能也没有区别。丹麦的一项研究表明，将没有明显肾脏疾病的 1 型糖尿病患者置于限制蛋白质的饮食方案组中，他们的 GFR 仅有非常小的降低，且肾功能的其他指标没有变化。早在 1984 年，《糖尿病肾病杂志》上就发表了一项研究，证明高 GFR 既不是糖尿病肾病发展的必要条件，也不是充分条件。

这些证据表明，当前普遍对所有糖尿病患者给出的减少蛋白质摄入的警告是没有根据的。

哈佛大学对糖尿病大鼠的研究发现，血糖水平维持在 250 mg/dL（13.9 mmol/L）的大鼠迅速发展出糖尿病相关的肾脏疾病。如果增加它们饮食中的蛋白质含量，肾脏损伤的速度将会加快。而在同一实验室，血糖水平控制在 100 mg/dL（5.5 mmol/L）的糖尿病大鼠则能够长寿，并且无论蛋白质摄入量多少，均不会发展成肾脏疾病。血糖水平高且患有明显肾病的糖尿病大鼠，在血糖水平正常化几个月后，其肾病能够完全逆转。

其他一些研究让研究人员得以揭示糖尿病肾病的成因，这包括蛋白质的糖基化、异常的凝血因子、异常的血小板以及抗糖基化蛋白的抗体等多重因素，这些因素共同作用损伤肾小球的毛细血管。早期损伤可能仅导致

① 1995 年发表在《营养生物化学》（*Nutritional Biochemistry*）上的一篇文章，证明了高蛋白饮食能使肾脏增加其作为氨的净酸分泌（net acid secretion）能力。换句话说，它改善了肾脏功能。另外，2022 年 1 月《糖尿病护理》（*Diabetes Care*）发表了一篇题目为“高正常蛋白质摄入与 2 型糖尿病患者肾功能加速恶化不相关：DIALECT 队列中的前瞻性分析”（*High-normal protein intake is not associated with faster renal function deterioration in patients with type 2 diabetes: A prospective analysis in the DIALECT cohort*），该研究的结论是：传统上，人们普遍认为低蛋白质饮食有助于保护肾脏功能，尤其是对于糖尿病患者，然而本研究的结果恰恰相反。对于 2 型糖尿病（T2D）患者，每日膳食蛋白质摄入量超过 163 g 或每千克理想体重 1.08 克，并未增加肾功能恶化的风险。事实上，较高的蛋白质摄入与肾功能恶化风险的降低相关。同时，低蛋白质摄入（每日少于 92 g 或每千克理想体重 1.08 g 以下）则与肾功能恶化风险的增加相关。这些发现表明，在 T2D 的管理中，适量增加蛋白质摄入是安全且可能有益的，可以用蛋白质替代碳水化合物，有助于减轻体重和保持肌肉质量，从而促进整体代谢健康并提高 T2D 患者的生活质量。

孔隙上电荷的减少，这使带负电荷的蛋白质，如白蛋白，开始通过孔隙泄漏入尿液中。相较于正常蛋白质，糖基化的蛋白质更容易发生泄漏。高血压，尤其是血清胰岛素水平的升高，均可导致GFR增加，使更多的蛋白质泄漏。如果这些蛋白质发生了糖基化或糖化，它们将会黏附在肾小球间质上。检查糖尿病患者的肾小球，的确发现了大量的糖化蛋白和抗这些蛋白的抗体在毛细血管壁和肾小球间质中沉积。这些沉积物的增加导致肾小球间质压迫毛细血管，引起毛细血管内压力增加（扩大孔隙）以及更多蛋白质的泄漏。这种情况进一步加剧了肾小球间质的增厚、毛细血管的压迫，以及组织损伤的加速。最终，肾小球间质和毛细血管转变成瘢痕组织。此外，高血糖和糖化蛋白还促使肾小球间质细胞产生Ⅳ型胶原（type Ⅳ collagen），这种纤维素物质进一步增加其间质体积。即使在尿液中尚未检测出白蛋白或其他蛋白质之前，血糖控制不佳的糖尿病患者肾小球间质的体积增加也已被证明是非常常见的。

许多有关人类的研究显示，当血糖得到控制时，轻微受损的肾脏的GFR会得到改善，且泄漏到尿液中的蛋白质量会减少。然而，持续高血糖会使情况进一步恶化。当肾小球受损至一定的严重程度，存在一个不可逆的阶段，以至于即便血糖得到改善也无法恢复其功能。虽然这一现象在人类中似乎成立，但实际上在大鼠中已观察到血糖正常化能够促使新肾小球的形成。

目前，许多完全失去肾功能的糖尿病患者依赖人工肾脏（透析机）进行治疗。这些设备能从血液中清除含氮废物。为了减少成本高昂且不愉快的透析次数，患者被严格限制水和膳食蛋白质的摄入。现在，很多透析中心推荐他们的糖尿病患者使用橄榄油替代大量碳水化合物以补充所丢失的热量，因橄榄油富含单不饱和脂肪，一些研究认为它有助于降低心脏病的风险。

鉴于透析中的糖尿病患者生存率远低于非糖尿病者，一些透析中心现在为他们的糖尿病患者提供低碳水化合物、高蛋白饮食。

综上所述，如果血糖保持在正常水平，糖尿病相关的肾病就不会出现。膳食蛋白质本身不会导致糖尿病肾病，但一旦发生了重大且不可逆的肾脏损伤，高蛋白饮食可能（尚不确定）会加速此过程。膳食蛋白质对健康肾脏的

GFR 无显著影响，尤其是当与血糖水平升高导致的 GFR 增加相比较时①。

早在 1996 年，《美国医学会杂志》（*Journal of the American Medical Association*）发表了一篇综述，概述了 56 项研究的结果。这些研究表明，在非糖尿病个体中，增加蛋白质的摄入实际上可以降低血压。

顺便说一句，已经有研究表明，饮食中的蛋白质能够刺激肠促胰岛素 PYY 的产生，从而抑制过度进食。

关于盐摄入的限制：对所有糖尿病患者来说都合理吗？

许多糖尿病患者有高血压。在所有高血压患者中，不到一半的人在连续至少两个月的高盐饮食后会出现血压升高，这在非高血压人群中很少见。实际上，2011 年 5 月《美国医学会杂志》（Journal of the American Medical Association，305：1777–1785）上发表的一项研究显示，在非糖尿病且非高血压的个体中，7.9 年的时间里，最高和最低盐摄入者之间新发高血压的发生率并无差异。而且，研究还表明，低盐饮食者的心血管死亡率是高盐饮食者的 5 倍。虽然高血压会加速血糖长期升高患者的肾小球病变（肾小球的破坏）进程，但在 1 型糖尿病患者中，高血压通常在肾脏损伤显现之后才出现。这种损伤可以通过尿液中大量白蛋白的检测来确认。2011 年 3 月《糖尿病护理》（*Diabetes Care*）杂志的一项研究显示，对于 2 型糖尿病患者来说，每增加 2.3 g 钠的摄入，死亡风险降低了 28%。次月，该杂志又发表了一项研究，表明 1 型糖尿病患者如果摄入更多的钠，发展成肾衰竭的概率更小。因此，让所有糖尿病患者

① 你的医生可能会对以下几篇有关此主题的文章感兴趣：“1 型糖尿病肾病的分子和生理方面的研究”（Molecular and physiological aspects of nephropathy in type 1 diabetes mellitus），作者为 Raskin 和 Tamborlane，发表于 1996 年的《糖尿病及其并发症杂志》；“饮食蛋白限制和血压控制对慢性肾病进展的影响”（The effects of dietary protein restriction and blood pressure control on the progression of chronic renal disease），作者为 S. Klahr 等，发表于 1994 年的《新英格兰医学杂志》；以及同期《新英格兰医学杂志》上的社论“蛋白质饮食限制在渐进性氮质血症中的作用”（The role of dietary protein restriction in progressive azotemia）。此外，2000 年《糖尿病护理》第 25 卷发表的另一项研究表明，与低脂饮食相比，高蛋白饮食的肥胖者在减脂的同时减少了较少的肌肉量，且其低密度脂蛋白（“坏”胆固醇）的降低幅度是低脂饮食者的两倍多。

都降低盐摄入似乎并不合理[①]。

现在，让我们来探讨一些糖尿病患者所经历的高血压的可能机制。

患有严重肾小球病变的个体最终不可避免地会发展成高血压，部分原因是他们的 GFR 严重降低。这导致他们无法产生足够的尿液，从而使水分滞留在体内，过多的水分积聚在血液中，使血压升高。高血糖导致高血压的方式有很多种。高血糖本身就会使水分从组织进入血液，这种现象即使在非糖尿病个体的研究中也有观察到。

不少研究发现，随着血糖控制得当，血压也随之下降。许多研究指出，大多数患高血压的非糖尿病患者可能都存在胰岛素抵抗，因此他们的血清胰岛素水平较高。除了导致非糖尿病个体的血清甘油三酯升高和 HDL 降低外，长期以来已知高血清胰岛素水平会使肾脏保留盐和水。此外，过量的胰岛素还会刺激交感神经系统，从而加快心率和收缩血管，导致血压进一步升高。因此，那些摄入大量碳水化合物、可能产生过量胰岛素的 2 型糖尿病患者，容易发展成高血压。同样，那些使用常规工业剂量（大剂量）胰岛素来控制高碳水化合物饮食的 1 型糖尿病患者，也更容易患高血压。有研究指出，在高血压个体中，血压与血清胰岛素水平成正比关系。英国诺丁汉的一份研究报告指出，短暂的胰岛素和葡萄糖输注会增加正常男性的血压，而不改变他们的血糖水平。1998 年在苏格兰格拉斯哥进行的一项研究发现，盐分限制加剧了 2 型糖尿病患者的胰岛素抵抗。

并不是所有高碳水化合物饮食的糖尿病患者或血糖控制不良的糖尿病患者都患有高血压，其中的一个原因是，人体有多种非常有效的系统可以排除钠（即盐的一个主要成分）和水分。在这些较为重要的系统中，其中有一个是由心脏制造的一种激素所控制的，称为心房利尿钠肽（atrial naturietic peptide，ANP）。心脏在轻微的液体超负荷时扩张，会产生 ANP，然后 ANP 向肾脏发送信号，以排出钠和水。通常，高血压个体以及父母都是高血压的

① 一项针对老年人在低盐、中盐、高盐饮食间轮换的研究发现，低盐饮食组的人更容易出现睡眠障碍，并且表现出更快的心率和更高的血清肾上腺素水平。1988 年，一项名为 Intersalt 的国际研究涵盖了 32 个国家的 10 079 人，报告指出："盐对高血压的影响微乎其微。"另有研究表明，限制盐分摄入会增加胰岛素抵抗，从而间接提高血糖水平。不过，大量的饮食盐分可能导致绝经后女性骨骼中钙质流失，这一人群本就面临较高的骨质疏松（骨骼弱化）风险。

子女，产生的 ANP 比正常人少。那些没有中度或重度肾脏病变的非高血压糖尿病者，显然能够产生足够的 ANP 来抵消高血糖和高胰岛素水平对血压的影响。实际上，有关研究表明，血糖很高的糖尿病患者产生的 ANP 要多于血糖不那么高的糖尿病患者。

这意味着什么？首先，你和你的医生应该知道你是否有肾小球病变，根据第 2 章建议的肾脏风险谱检测很容易确定这一点。如果这些测试显示异常，你的医生可能会建议你减少盐分摄入，因为对于那些 GFR 降低的人来说，盐分更可能导致高血压。

不管你的肾脏风险谱结果如何，都应定期测量你的静息血压。正确的测量方法是坐在安静的环境中，不交谈，持续 15~30 分钟。然后，每 5 分钟测量一次血压，直到读数降至最低值并开始回升，这个最低值是关键。如果你在医生的诊室里感到紧张，你应该在家中用类似的方式自我测量血压。如果重复测量得到的最低值略高于 120/70 mmHg，这表明你的血压是“边缘性”的。这种情况下，你可能会从减少膳食盐分摄入中受益，也可能不会。唯一确定的方法是，在当前的盐摄入水平下检查血压，然后在至少 2 个月的低盐（低钠）饮食后再次检查[①]。你的医生可以为这样的饮食提供指导，你也可以参考本书提供的营养表格（见第 3 章）。建议在整个研究期间，每天多次在相同的时间测量静息血压，并比较每天的平均血压值。如果在低盐饮食下你的血压显著下降，你的医生可能会建议你继续保持低盐摄入。另外，医生可能会建议你服用少量钾补充剂，以帮助抵消食盐对血压的影响。但是，患有严重肾脏疾病的人不应额外摄入钾。有关研究显示，多达 40% 的高血压患者（所谓的低肾素型高血压患者）在服用钙补充剂或增加饮食钙摄入后，血压可能会降低。那些倡导所有人都应限制盐分摄入的人士，应当查阅美国国家健康和营养检查调查（National Health and Nutrition Examination Survey）的数据，该调查发现，

① 稍显复杂的是，1998 年发表于《临床内分泌学与代谢杂志》（*Journal of Clinical Endocrinology and Metabolism*）的一项报告表明，在非高血压的 2 型糖尿病患者中，限制盐分摄入使他们的胰岛素敏感性降低了 15%。之前，《美国高血压杂志》（*American Journal of Hypertension*）上的一篇文章也在高血压患者中观察到了类似的效果。2001 年发表在《糖尿病》（*Diabetes*）杂志上的一项大鼠研究发现，这种胰岛素抵抗无法通过胰岛素增敏剂 Actos 逆转。

在肥胖个体中，更高的盐摄入量实际上降低了心血管疾病的发生率。他们也有必要参阅以前提到的2011年的研究和《美国医学会杂志》曾发表的一篇文章“饮食钠摄入量与超重成年人心血管疾病风险的关系”（Dietary sodium intake and subsequent risk of cardiovascular disease in overweight adult. Journal of the American Medical Association, 1999, 282: 2027–2034.）。

关于膳食纤维的讨论

“纤维”是一个泛称，用来指代许多蔬菜和水果中的不可消化部分。有些蔬菜纤维，如瓜尔豆胶（guar）和果胶（pectin），能溶于水；而另一类纤维，我们有时称为粗纤维（roughage），则不溶于水。这两种类型的纤维似乎都会影响食物在肠道中的运动过程：可溶性纤维能减缓上消化道的处理速度，而不溶性纤维则促进下游消化过程。某些不溶性纤维产品，例如洋车前子（psyllium），长期被用作泻药。摄入大量膳食纤维通常会引起不适，因为这两种类型的纤维都可能导致腹部不适、腹泻和胀气。不溶性纤维主要来源于大多数沙拉蔬菜。而可溶性纤维则广泛存在于许多豆类（如鹰嘴豆）及一些水果（如苹果）中。

大约43年前，我第一次听说将纤维用作糖尿病治疗的辅助手段。当时，英国的大卫·詹金斯博士（Dr. David Jenkins）报告称，将瓜尔豆胶添加到面包中可以使糖尿病患者餐后血糖的最高升幅减少36%。出于几个原因，这一发现引起了人们的关注。首先，这一发现出现在医学文献中控制血糖的新方法不多的时期。其次，当时我已经放弃了高碳水化合物食物，希望能够重新引入其中的一些。我找到了一家供应粉状瓜尔豆胶的公司，并在一片面包中添加了相当多的量。我知道一片面包对我的血糖有多大的影响，所以作为实验，我使用了詹金斯博士相同的瓜尔豆胶量，然后空腹食用这种混合物。这个任务相当困难，因为瓜尔豆胶一旦被唾液湿润后，就会黏在我的上颚，难以吞咽。我没有发现血糖升高有任何减少。尽管吞咽粉状瓜尔豆胶的过程不愉快（它通常用作商业产品的增稠剂，如冰激凌），我还是重复了这个实验两次，结果是相同的。当我最终在2010年遇到詹金斯博士时，他解释说瓜尔豆胶应该在烘焙面包前与面粉混合。后来，一些研究人员宣布了与詹金斯博士相似的结果，但其他研究者发现瓜尔豆胶对餐后血糖没有影响。无论如何，仅仅将餐后血糖增加幅度减少 36% 并不足以达到我们的目标，因为我们的目标是达到非糖尿病者的血糖水平，即餐后几乎没有上升。

然而，詹金斯博士还发现，长期使用瓜尔豆胶可以降低血清胆固醇水平。这可能与胆固醇在肠道中的大量循环有关。肝脏会将胆固醇分泌到胆汁中，然后胆汁被释放到上肠道。这些胆固醇随后在肠道的下部被吸收，并最终重新进入血液。瓜尔豆胶在肠道中结合了部分胆固醇，使这些胆固醇不被吸收，而是随粪便排出。

鉴于这些有趣的发现，其他研究人员开始研究含有其他可溶性纤维形式的食物（通常是豆类）的效果。当豆类替换更快作用的碳水化合物时，糖尿病患者的餐后血糖上升速度更慢，峰值甚至略有下降。血清胆固醇水平也降低了大约 15%。但是，20 世纪 90 年代的后续研究发现了原始报告中的缺陷，对这些食物对血清脂质的任何直接影响提出了严重质疑。无论如何，这种饮食从未使糖尿病患者的餐后血糖达到正常化。

许多流行文章和书籍都倡导所有人（不仅限于糖尿病患者）应采取“高纤维”饮食。出于某种原因，“纤维”这个词被普遍理解为包括所有类型的纤维，而不仅限于可溶性纤维，尽管有效的研究主要是针对瓜尔豆胶和豆类等食品。巴里·格罗夫斯（Barry Groves）在其著作《诡计与治疗》（*Trick and Treat*）中讨论了过量纤维摄入对健康的多种不良影响。

根据我的经验，相较于增加膳食纤维，减少膳食中的碳水化合物在预防餐后血糖升高方面更为有效。较低的血糖水平反过来又带来了脂质水平的改善。实际上，低碳水化合物蔬菜通常主要由不溶性纤维组成，含有的可消化碳水化合物远少于富含淀粉的蔬菜。因此，在“纤维”和“淀粉”之间进行选择时，采用“高纤维”饮食确实有其价值。

另一种纳入高纤维流行趋势的食物是燕麦麸，这在大众媒体上引起了很多关注。我的一名患者开始用燕麦麸松饼代替她饮食中的蛋白质。在她开始之前，她的糖化血红蛋白（HbA1c；见第 2 章）在正常范围内，她的总胆固醇与 HDL 的比值非常低（意味着她的心脏风险比率低）。在吃燕麦麸 3 个月后，她的 HbA1c 升高，她的胆固醇与 HDL 比值几乎翻倍。我在注射了 3 单位速效胰岛素（相当于我一整餐所用的量）后，尝试了她的一个小燕麦麸松饼。3 小时后，我的血糖上升了大约 100 mg/dL（5.6 mmol/L），达到 190 mg/dL（10.6 mmol/L）。这说明了大多数燕麦麸制品对血糖可能产生的不良影响。这是因为大多数这样的制品中含有面粉。相反的是，我发现某些麸类产品，如第 10 章列出的麦麸饼干，对血糖的影响相对较小。与大多数包装的麦麸产品不同，它们主要含有麦麸和很少的面粉。因此，它们含有的可消化碳水化合物非常少。你可以自己做类似的实验，只需使用你的血糖仪。

要小心市场上的“高纤维”产品，它们常号称可以降低胆固醇。如果它们含有碳水化合物，至少必须在你的饮食计划中对此进行计算。 另外，可能对你的脂质水平几乎没有或根本没有改善。

纤维，就像碳水化合物一样，对健康生活并不是必需的。看看因纽特人和其他以蛋白质和脂肪为主要食物来源的狩猎民族，他们几乎完全不患心脏或循环系统疾病①。

血糖指数

“血糖指数”（glycemic index，GI）这个术语在过去多年中经常出现在大众媒体和营养学界。这个概念成为许多营养师和糖尿病教育师讨论的热门话题。我将解释其原因，但我认为重要的是要明确，除非在食用某种食物前后进行多次血糖测试，否则我们几乎无法客观地确定任何特定时间的特定食物在特定个体中的实际影响。这个概念听起来很优雅——例如，马铃薯泥引起的血糖变化是 X，食用糖的影响是 Y。然而，像许多其他优雅的概念一样，实际情况要复杂得多。

① 正当这本书的第一版准备付印时，一项名为“饮食纤维、糖负荷与女性非胰岛素依赖型糖尿病风险”的研究报告发布(《美国医学会杂志》)。这项涉及 65 173 名在职及退休护士的研究发现，高含量的淀粉、面粉和甜食饮食与 2 型糖尿病的发生密切相关。另外，摄入未经过多加工的谷物（例如不含面粉，只是纯麸皮）能降低这种风险。高糖指数食物和低摄入未精制不溶性纤维的饮食模式与糖尿病发病率增加 2.5 倍有关。结合之前关于 β 细胞衰竭的讨论（参见相关章节），这一发现并不令人意外。

据我所知，这个术语最初是由前面提到的詹金斯博士“创造”的。这个概念比大众媒体所传达的要复杂得多。

想象有两个图表，每个图表都描述了在 3 小时内血糖增加的曲线。第一个曲线是食用纯葡萄糖后的反应，作为标准。第二个曲线是食用等效总碳水化合物含量的其他食物后的反应（例如，20g 葡萄糖与大米中的 20g 的碳水化合物）。

詹金斯博士根据特定食物产生的曲线与葡萄糖曲线的相对关系来定义其 GI。

例如，要计算大米的 GI，就需要将大米引起的血糖增加的 3 小时曲线下面积除以纯葡萄糖曲线下的面积。这个测量通常在多个非糖尿病个体中进行，然后取平均值，最终以百分比的形式表示。因此，如果一种食物产生的 3 小时面积是葡萄糖的 1/5，那么其 GI 就是 20%。

GI 概念虽然乍一看颇具吸引力，但实际上存在几个关键的缺陷。首先，糖尿病患者食用相同食物后的血糖增加幅度通常远超非糖尿病个体；其次，一顿饭中碳水化合物的消化过程通常需要至少 5 小时（在未患胃轻瘫的情况下），而 GI 只考虑了最初 3 小时的血糖反应，忽略了随后的影响；第三，GI 是基于多个不同个体的平均值。但实际上，不同个体、不同时间、不同研究之间的实际数值存在显著差异。例如，一种食物可能导致我的血糖显著上升，但对于一名仍能产生一定胰岛素的糖尿病患者来说，其影响可能微不足道甚至没有影响。最后，不幸的是，许多营养师和糖尿病教育师错误地假设 40% 或 50% 的 GI 为低，并依然推荐那些在研究中被标记为“低”GI 的食物。因此，他们可能会推荐苹果或利马豆等食物作为适合糖尿病患者的食物，尽管这些食物的“标准”分量可能会在糖尿病患者中引起显著的血糖上升。

根据食物成分表，一个“中等大小”的苹果含有大约 21g 的碳水化合物。对我而言，这样的苹果会使我的血糖升高高达 105mg/dL（5.8mmol/L），且上升的速度远远超过我通过注射速效胰岛素所能够预防的速度。在众多研究中，花生通常被认为 GI 非常低（约 15%），但 1 盎司（约 28g）花生中含有大约 6g 碳水化合物和 1 盎司肉类食品所含的蛋白质。我发现这样一份食物（1 盎司花生）会使我的血糖升高大约 80mg/dL，但是上升速度比苹果慢得多。由于花生的作用非常缓慢（超过 3 小时），我可以在一顿饭中用 1 盎司花生替换 6 g 碳水化合物和 1 盎司蛋白质食品（如一盎司生鸡胸肉或生牛肉），然后通过注射速效胰岛素来覆盖——但真的有人能只吃一把花生吗[①]？

我们推荐的低碳水化合物食物，如沙拉和某些精选蔬菜（见第 9 章），具有比花生更低的 GI，且作用更为缓慢。此外，它们还能更好地增加饱腹感。然而，关键在于要认识到这类 GI 是不可靠的，它们无法帮助你有效地维持正常的血糖水平。

什么样的饮食适合你?

适合你的饮食应以实际结果作为评判标准。我们有监测血糖和血压的工具，还可以通过检测肾功能、糖化白蛋白、血栓风险谱和脂质谱等来评估健康状况（见第 2 章）。在医生的监督下，尝试我们建议的饮食至少 3 个月。之后，利用同样的时间，再尝试其他任何饮食计划，看看结果有何不同。你可能会发现，实际结果与流行文献所预测的相反。

最后，值得注意的是，所谓的“饮食法（diet）”一词。 这个词最常见的用法通常是指某种特定的饮食方式。“_______ 饮食法”（你可以自行填空），通常有一个特定的名称或营销术语，并常常与某些特定的产品相关。然而，当我使用这个词时，我指的是这个词最简单的含义，即你所吃的食物。我提供的不是品牌或产品推销，而是一个指导，旨在帮助你理解食物以怎样的方式影响你的血糖。基于这些知识，你可以创建自己的饮食计划，一个不仅能帮你保持血糖正常化，而且能让你感到满足和愉悦的饮食计划。

① 顺便说一下，天然花生酱的血糖指数比花生要高得多，因为它更快地被消化。

附录 B

APPENDIX B

不要让住院或长期的门诊手术影响你的血糖控制

无论你在哪里住院，一旦住院，你可能会发现医疗团队并未充分考虑血糖控制。这种情况在医疗界普遍存在，即便在医院也不例外。

忽视血糖控制的原因有很多。首先，许多医院的医护人员缺乏血糖管理的专业技能。其次，他们可能不太理解在疾病或手术前维持正常或接近正常血糖水平的重要性。另外，对于严重低血糖的过度恐惧，尤其是在美国，这种情况可能会引起法律诉讼。不少医院的营养师受到美国糖尿病协会（ADA）的“洗脑”，导致糖尿病患者在住院期间被迫摄入高碳水化合物、低蛋白质和低脂肪的饮食。我的一些患者甚至讲述了他们不得不偷偷带入自己的胰岛素和血糖测量设备，丢弃医院提供的食物，与善意但缺乏相关知识的医院工作人员发生争执的情况。自从 1980 年我出版第一本关于血糖控制的书以来，这种情况几乎未见改善。

大量针对住院患者的研究显示，血糖升高会延迟手术愈合过程，增加术后并发症和死亡风险，推迟感染的恢复，甚至使患者更容易受到新的感染。此外，研究还表明，对于因心脏病发作或卒中而住院的患者，高血糖会提高他们的死亡率，并增加住院期间发生新的卒中或心脏病发作的可能性。

那么，住院期间该如何帮助控制血糖水平？

我的许多患者住得离我的诊所较远，因此当他们住院时，我通常不是他们的主治医生或外科医生，无法直接为他们开出医嘱、控制饮食或监督医疗护理。

多年来，我和我的患者都产生了一种无能为力的挫败感。为了应对这种情况，我草拟了一封信。这封信已被多次证明是有效的，尤其对于预先安排的住院手术，如计划性手术。这封信利用了美国医疗保健系统中普遍存在的对诉讼的恐惧。不过，在考虑到糖尿病患者所面临的困境时，这也是合情合理的。你或你的糖尿病医生应将这封信发送给主治医生，并抄送给医院管理者。考虑到在住院期间可能得不到糖尿病专家的照护，所以我以你的口吻，撰写了以下这封信。当然，这封信可以根据你的具体情况进行适当修改。

亲爱的医生：

我定于______________日入住贵医院。我患有1型（或2型）糖尿病，对住院期间血糖控制自然感到担忧。

当前普遍的医学观点认为，血糖水平的升高可能会阻碍康复进程，延长住院时间，并增加医院治疗和手术并发症甚至死亡的风险。因医院疏忽导致血糖水平异常升高而引起的严重健康问题，已成为引发诉讼的一个普遍原因。

鉴于我一直成功地将我的血糖水平基本维持在全天都正常的范围内，我自然期望在住院期间能够得到医疗专业人员同等水平的照护。

为控制我的血糖，我目前正在使用以下药物：

[请在此列出药物名称、剂量、服用时间及用途，如：基础胰岛素（或ISA）用于维持空腹血糖水平——即使不进食也必须按时服用；餐前胰岛素或ISA，于早餐、午餐和晚餐前服用。若跳过任何餐点，则相应跳过该剂量。此外，请详细说明在血糖偏离目标时，你如何使用胰岛素、葡萄糖片或口服葡萄糖液进行调整。如果你自己无法提供这些信息，你可以附上一份样本GlucograF数据表，并要求医院记录所有可能影响你血糖的药物。]

我的住院医嘱应指明“正常饮食”，而非“糖尿病饮食”，以便我能自主选择我的餐食。静脉注射的常规液体不应含有糖类成分，如葡萄糖、果糖、乳糖、乳酸林格液或添加了葡萄糖的盐水（仅在血糖低于目标值时除外）。所有这些成分都可能将我的血糖提升至不可接受的水平。

常规的盐水用于补液通常已足够。我的目标血糖水平是 _____mmol/L。

若我意识清晰且无认知障碍，我应全权负责我的糖尿病治疗，不受外界干扰。

我的血糖仪和血糖控制药物，包括胰岛素注射器，不应被医院工作人员没收。这种做法不仅野蛮，而且正被现代医院逐渐摒弃[①]。

如果我无法自行管理血糖，我希望医院工作人员能尽最大努力将我的血糖维持在________的范围内。

此致，

抄送：[医院管理员]

[亲属或朋友]

如果你计划进行某些门诊手术，如内镜检查、白内障手术、疝气修复等，这封信同样适用。这类手术通常在医生诊所或医院进行，不需要住院。

如果你有幸拥有一位支持你血糖控制的私人医生，且该医生是接诊医院的工作人员，他 / 她可能能够为你开具相应的医嘱，这样你就无需准备上述信件了。

① 许多医院药房不储备我们在这本书中常用的产品，如胰岛素 NovolinR、Levemir、Apidra、Humalog、Novolg；如带有 1/2 单位刻度的 25~30 单位胰岛素注射器。

附录 C

APPENDIX C

对血糖水平有影响的药物

斯蒂芬·弗里德（Stephen Freed），注册药剂师，糖尿病教育师，《控制糖尿病》（*Diabetes in Control*）（www.diabetesincontrol.com 和 www.diabetes911.net）的出版人。

大卫·乔菲（David Joffe），注册药剂师（RPh），美国麻醉医师学会会员（FACA），《控制糖尿病》（*Diabetes in Control*）（www.diabetesincontrol.com）主编。

乔治·E·杰克逊（George E. Jackson），美国公共卫生部（DPh）。

在研究可能影响血糖水平的药物时，我们需要遵循一些特别的规则。有些药物，虽然用于治疗其他疾病或不适症状，但可能导致糖尿病患者和非糖尿病个体出现低血糖（hypoglycemia）或高血糖（hyperglycemia）现象。对于糖尿病患者来说，这些药物的影响可能更加显著，因此应该避免使用或者使用时要格外小心，并考虑调整糖尿病药物的剂量。

另有一些药物，尽管可能会对糖尿病患者造成一定影响，但其使用可以相对灵活。即便如此，我们仍需保持警惕。

当你开始使用任何新药时，了解它是否会影响你的血糖是非常重要的。因此，密切监测血糖水平至关重要。美国食品药品监督管理局（FDA）要求必须积极报告药物的不良事件，因此新的关于药物禁忌的信息会不断更新。

定期咨询药剂师是非常必要的。记住，如果你对药物如何影响你的血糖有任何疑问，一定要咨询你的医生或药剂师。

药物对血糖的影响因人而异，范围可能从微不足道到非常显著。每个药物的通用名可能对应多个商品名，可能比此处列出的还要多。

可能导致高血糖的药物（通用名和商品名）

- 阿巴卡韦（Abacavir）——Ziagen
- 阿巴卡韦 + 拉米夫定 + 齐多夫定（Abacavir+Lamivudine, Zidovudine）——Trizivir
- 乙酰唑胺（Acetazolamide）——Diamox
- 阿曲汀（Acitretin）——Soriatane
- 沙丁胺醇（Albuterol）——Proventil, Ventolin
- 沙丁胺醇 + 异丙托铵（Albuterol+Ipratropium）——Combivent
- 氯化铵（Ammonium Chloride）
- 两性霉素 B（Amphotericin B）——Amphocin, Fungizone
- 两性霉素 B 脂质体制剂 Ⅳ（Amphotericin B Lipid Formulations Ⅳ）——Abelcet
- 安普那韦（Amprenavir）——Agenerase
- 阿尼芬净（Anidulafungin）——Eraxis
- 阿立哌唑（Aripiprazole）——Abilify
- 三氧化二砷（Arsenic Trioxide）——Trisenox
- 天冬酰胺酶（Asparaginase）——Elspar
- 阿扎那韦（Atazanavir）——Reyataz
- 阿替洛尔 + 氯噻酮（Atenolol+Chlorthalidone）——Tenoretic
- 阿托伐他汀（Atorvastatin）——Lipitor
- 阿托伐醌（Atovaquone）——Mepron
- 巴氯芬（Baclofen）——Lioresal
- 贝那普利 + 氢氯噻嗪（Benazepril+Hydrochlorothiazide）——Lotension

· 外用倍他米松（Betamethasone Topical）——Alphatrex, Betatrex, Beta-Val, Diprolene, Diprolene AF, Diprolene Lotion, Luxiq, Maxivate

· 倍他米松 + 克霉唑（Betamethasone+Clotrimazole）——Lotrisone Topical

· 贝他索洛尔滴眼液（Betaxolol Betoptic Eyedrops）——Kerlone Oral

· 贝沙罗汀（Bexarotene）——Targretin

· 比卡鲁胺（Bicalutamide）——Casodex

· 比索洛尔 + 氢氯噻嗪（Bisoprolol+Hydrochlorothiazide）——Ziac

· 布美他尼（Bumetanide）——Bumex

· 咖啡因（Caffeine）

· 坎地沙坦 + 氢氯噻嗪（Candesartan+Hydrochlorothiazide）——Atacand HCT

· 卡托普利 + 氢氯噻嗪（Captopril+Hydrochlorothiazide）——Capozide

· 卡替洛尔（Carteolol）——Cartrol Oral, Occupress Eyedrops

· 卡维地洛（Carvedilol）——Coreg

· 氯噻嗪（Chlorothiazide）——Diuril

· 氯噻酮（Chlorthalidone）——Clorpres, Chlorthalidone Tablets, Tenoretic, Thalitone

· 胆碱水杨酸（Choline Salicylate）——Numerous Trade Names of Aspirin Formulations; Check Label

· 胆碱水杨酸 + 水杨酸镁（Choline Salicylate+Magnesium Salicylate）——CMT, Tricosal, Trilisate

· 氯倍他索（Clobetasol）——Clobevate, Cormax, Cormax Scalp Application, Embeline E, Olux, Temovate, Temovate E, Temovate Scalp Application

· 氯氮平（Clozapine）——Clozaril, FazaClo

· 结合雌激素（Conjugated Estrogens）——Cenestin, Enjuvia, Estrace, Estring, Femring, Femtrace, Gynodiol, Menest, Ogen, Premarin, Vagifem

· 结合雌激素 + 醋酸甲羟孕酮（Conjugated Estrogens+Medroxyprogesterone）——Premphase, Prempro

· 皮质类固醇（Corticosteroids）——Numerous Trade Names; Check Label

· 促肾上腺皮质激素（Corticotropin）

· 可的松（Cortisone）——Numerous Trade Names; Check Label

· 环孢素（Cyclosporine）——Gengraf, Neoral, Sandimmune

· 达克珠单抗（Daclizumab）——Zenapax

· 地西他滨（Decitabine）——Dacogen

· 地索奈德（Desonide）——DesOwen, Tridesilon

· 去羟米松（Desoximetasone）——Topicort

· 地塞米松（Dexamethasone）——Adrenocot, Dalalone, Decadron, Decaject, Dekasol, Dexacort, Dexasone, Dexim, Dexone, Dexamethasone Intensol, Hexadrol, Medidex, Primethasone, Solurex

· 右美沙芬 + 异丙嗪（Dextromethorphan+Promethazine）——Phenergan with Dextromethorphan, Phen-Tuss DM

· 二氮嗪（Diazoxide）——Proglycem

· 依那普利 + 氢氯噻嗪（Enalapril+Hydrochlorothiazide）——Vaseretic

· 恩卡尼（Encainide）——Enkaid

· 麻黄碱 + 愈创甘油醚（Ephedrine+Guaifenesin）——Primatene Tablets [非处方药（OTC）]

· 肾上腺素（Epinephrine）——EpiPen, EpiPen Jr, Primatene Mist（OTC）

· 酯化雌激素，雌酮，雌烯哌酯

· 酯化雌激素 + 甲睾酮（Esterified Estrogens+Methyltestosterone）——Estratest

· 雌二醇，乙炔雌二醇（Estradiol, Ethinyl Estradiol）——Alora, Climara, Congest, Delestrogen, Depo-Estradiol, Depogen, Estinyl, Estrace, Estraderm, Estragyn 5, Estragyn LA 5, Estrasorb, EstroGel, Estro-L.A., Gynodiol, Kestrone-5, Neo-Estrone, Menest, Menostar, Ogen, Ortho-Est, Premarin, Valergen, Vivelle, Vivelle-Dot

· 雌二醇 + 炔诺酮（Estradiol+Norethindrone）——Activella

· 雌二醇 + 诺孕酯（Estradiol+Norgestimate）——Prefest

· 雌二醇氮芥（Estramustine）——Emcyt

· 依他尼酸（Ethacrynic Acid）——Edecrin, Sodium Edecrin

· 依维莫司（Everolimus）——Afinitor, Zortress

· 氟西汀（Fluoxetine）——Prozac, Sarafem

· 氟氢缩松（Flurandrenolide）——Cordran, Cordran SP, Cordran Tape

· 福莫特罗（Formoterol）——Foradil Aerolizer Inhaler

· 福沙那韦（Fosamprenavir）——Lexiva

· 福辛普利 + 氢氯噻嗪（Fosinopril+Hydrochlorothiazide）——Monopril HCT

· 呋塞米（Furosemide）——Lasix

· 吉妥珠单抗奥佐米星（Gemtuzumab Ozogamicin）——Mylotarg

· 葡萄糖胺（Glucosamine）

· 氢氯噻嗪（Hydrochlorothiazide）——Aldactazide, Aldoril, Capozide, Dyazide, HydroDIURIL, Inderide, Lopressor HCT, Maxzide, Microzide, Moduretic, Timolide, Vaseretic

· 氢氯噻嗪 + 厄贝沙坦（Hydrochlorothiazide+Irbesartan）——Avalide

· 氢氯噻嗪 + 依那普利（Hydrochlorothiazide+Lisinopril）——Prinzide, Zestoretic

· 氢氯噻嗪 + 氯沙坦（Hydrochlorothiazide+Losartan）——Hyzaar

· 氢氯噻嗪 + 美托洛尔（Hydrochlorothiazide+Metoprolol）——Lopressor HCT

· 氢氯噻嗪 + 莫西普利（Hydrochlorothiazide+Moexipril）——Uniretic

· 氢氯噻嗪 + 喹那普利（Hydrochlorothiazide+Quinapril）——Accuretic, Quinaretic

· 氢氯噻嗪 + 替米沙坦（Hydrochlorothiazide+Telmisartan）——Micardis HCT

· 氢氯噻嗪 + 缬沙坦（Hydrochlorothiazide+Valsartan）——Diovan HCT

· 氢化可的松（Hydrocortisone）——多个局部用氢化可的松制剂的商标名；请查看标签

· 吲达帕胺（Indapamide）——Lozol

· 印地那韦（Indinavir）——Crixivan

· 干扰素 α-n1（Interferon Alfa–n1）——Alferon-N

· 干扰素 α –2a（Interferon Alfa–2a）——Roferon-A

· 干扰素 α –2b（Interferon Alfa–2b）——Intron-A

· 干扰素 α –2b+ 利巴韦林（Interferon Alfa-2b+Ribavirin）——Rebetron

· 伊立替康（Irinotecan）——Camptosar

· 异烟肼（Isoniazid）——Laniazid, Nydrazid

· 异维 A 酸（Isotretinoin）——Accutane

· 拉米夫定（Lamivudine）——Epivir, Epivir-HBV

· 左旋沙丁胺醇（Levalbuterol）——Xopenex, Xopenex HFA

· 左炔诺孕酮（Levonorgestrel）——Norplant System, Plan B

· 左甲状腺素钠（Levothyroxine）——Levoxyl, Synthroid

· 甲状腺素三碘甲状腺原氨酸（Liothyronine）——Cytomel

· 洛匹那韦 + 利托那韦（Lopinavir+Ritonavir）——Kaletra

· 水杨酸镁（Magnesium Salicylate）——Bayer Select Backache Pain Formula, Doan's Pills, Mobidin, Nuprin Backache Caplet

· 醋酸甲羟孕酮（Medroxyprogesterone）——Depo-Provera, Provera

· 甲地孕酮（Megestrol）——Megace

· 甲泼尼龙（Methylprednisolone）——A–methaPred, ADD-Vantage, Depo-Medrol, Medrol, Medrol Dosepak, Meprolone Unipak, Solu-Medrol

· 美托拉宗（Metolazone）——Mykrox, Zaroxolyn

· 美托洛尔（Metoprolol）——Lopressor, Lopressor HCT, Toprol XL

· 莫达非尼（Modafinil）——Provigil

· 莫西沙星（Moxifloxacin）——Avelox, Avelox I.V.

· 麦考酚酯（Mycophenolate）——CellCept

· 纳多洛尔（Nadolol）——Corgard

· 奈非那韦（Nelfinavir）——Viracept

· 烟酸，烟酰胺（Niacin, Niacinamide）——Niacor, Niaspan, Nicolar, Nicotinex, Slo-Niacin

· 尼洛替尼（Nilotinib）——Tasigna

· 尼鲁米特（Nilutamide）——Nilandron

· 一氧化氮（Nitric Oxide）——INOmax

· 炔诺酮（Norethindrone）——Aygestin, Micronor, Nor-QD

· 高诺酮（Norgestrel）——Orvette

· 制霉菌素（Nystatin）——Mycostatin, Nystat-Rx, Nystop, Pedi-Dri

· 制霉菌素 + 曲安奈德（Nystatin+Triamcinolone）——Dermacomb, Myco II, Mycobiotic II, Mycogen II, Mycolog II, Myco–Triacet II, Mykacet, Mykacet II, Mytrex, Tristatin II

· 奥曲肽（Octreotide）——Sandostatin, Sandostatin LAR

· 奥氮平（Olanzapine）——Zyprexa

· 泮托拉唑（Pantoprazole）——Protonix, Protonix I.V.

· 培门冬酶（Pegaspargase）——Oncaspar

· 聚乙二醇干扰素 α–2b（Peginterferon Alfa–2b）——PEG-Intron

· 喷他脒（Pentamidine）——Pentam 300

· 去氧肾上腺素（Phenylephrine）Sudafed PE（市面上有许多其他非处方和处方药物含有去氧肾上腺素）

· 苯妥英钠（Phenytoin）——Dilantin, Dilantin–125, Dilantin Infatabs, Dilantin Kapseals, Phenytek

· 泼尼松龙（Prednisolone）——AK-Pred, Blephamide, Blephamide Liquifilm, Delta Cortef, Econopred Plus, Inflamase Forte, Inflamase Mild, Pediapred, Poly-Pred Liquifilm, Pred Forte, Pred-G, Pred-G Liquifilm, Pred Mild, Prelone

· 泼尼松（Prednisone）——Prednisone Intensol, Sterapred, Sterapred DS

· 孕酮（Progesterone）——Prometrium

· 伪麻黄碱（Pseudoephedrine）——Claritin D, Sudafed（市面上有许多其他非处方和处方药物含有伪麻黄碱）

· 喹硫平（Quetiapine）——Seroquel

· 利培酮（Risperidone）——Risperdal, Risperdal M-TAB

· 利托君（Ritodrine）——Yutopar

· 利托那韦（Ritonavir）——Norvir

· 利妥昔单抗（Rituximab）——Rituxan

· 沙美特罗（Salmeterol）——Serevent, Serevent Diskus

· 水杨酸盐（Salsalate）——Argesic-SA, Disalcid, Mono-Gesic, Salflex, Salsitab

· 沙奎那韦（Saquinavir）——Invirase

· 羟丁酸钠（Sodium Oxybate）——Xyrem

· 生长激素（Somatropin）——Genotropin, Genotropin Miniquick, Humatrope, Norditropin Cartridges, Norditropin NordiFlex, Nutropin, Nutropin AQ, Saizen, Serostim, Zorbtive

· 索他洛尔（Sotalol）——Betapace, Betapace AF, Sorine

· 链脲菌素（Streptozocin）——Zanosar

· 他克莫司（Tacrolimus）——Prograf, Protopic

· 坦西莫司（Temsirolimus）——Torisel

· 甲状腺素（Thyroid）——Armour Thyroid, Nature-Throid

· 替拉那韦（Tipranavir）——Aptivus

· 托伐普坦（Tolvaptan）——Samsca

· 托拉塞米（Torsemide）——Demadex, Demadex Oral

· 曲安奈德（Triamcinolone）——Aristocort, Aristospan, Asthmacort, Flutex, Kenalog, Tac, Triacet

· 熊去氧胆酸，熊脱氧胆酸（Ursodeoxycholic Acid, Ursodiol）——Actigall, Urso

· 丙戊酸，双丙戊酸钠（Valproic Acid, Divalproex Sodium）——Depacon, Depakene, Depakene Syrup, Depakote, Depakote ER, Depakote Sprinkle

· 维生素 C（抗坏血酸，抗坏血酸盐）

· 维生素 E（生育酚，生育三烯酚）

· 齐拉西酮（Ziprasidone）——Geodone

可能导致低血糖的药物（通用名及商品名）

· 醋丁洛尔（Acebutolol）——Sectral

· 醋磺己脲（Acetohexamide）——Dymelor

·酒精（Alcohol）

·芦荟（Aloe）——口服草药补充剂，尤其是与格列美脲、格列吡嗪、格列喹酮、胰岛素、那格列奈、瑞格列奈等药物合用时

·两性霉素B（Amphotericin B）——Abelcet, AmBisome, Amphocin, Amphotec, Fungizone Intravenous

·两性霉素B脂质体制剂（Amphotericin B Lipid Formulations）——Abelcet, AmBisome

·亚洲人参（Asian Ginseng）——人参；Panax Ginseng

·阿司匹林（Aspirin）——众多商标名；请查看标签

·阿司匹林+双嘧达莫（Aspirin+Dipyridamole）——Aggrenox

·阿替洛尔（Atenolol）——Tenoretic（含阿替洛尔和氯噻嗪）, Tenormin

·倍他洛尔（Betaxolol）——Betoptic, Betoptic S眼药水, Kerlone口服

·比索洛尔（Bisoprolol）——Zebeta

·比索洛尔+氢氯噻嗪（Bisoprolol+Hydrochlorothiazide）——Ziac

·溴隐亭（Bromocriptine）——Cycloset

·氯霉素（Chloramphenicol）——Chloromycetin

·氯磺丙脲（Chlorpropamide）——Diabinese

·胆碱水杨酸（Choline Salicylate）——Acuprin 81, Amigesic, Anacin Caplets and Tablets, Anacin Maximum Strength, Anaflex 750 Arthritis Pain, Ascriptin Arthritis Pain

·胆碱水杨酸+水杨酸镁（Choline Salicylate+Magnesium Salicylate）——CMT, Tricosal, Trilisate

·铬（Chromium）——众多商品名，请查看标签

·克拉霉素B（Clarithromycin）——Biaxin Filmtab, Biaxin Granules, Biaxin XL Filmtab, Biaxin XL Pac, Prevpac

·二氮嗪（Diazoxide）——Proglycem

·双香豆素（Dicumarol）——Coumadin, Miradon

·地尔硫卓（Diltiazem）——Cardizem, Tiazac

·丙吡胺（Disopyramide）——Norpace, Norpace CR

· 多佐胺 + 噻吗洛尔（Dorzolamide+Timolol）——Cosopt

· 艾塞那肽（Exenatide）——Byetta

· 氟西汀（Fluoxetine）——Prozac, Sarafem

· 磷苯妥英（Fosphenytoin）——Cerebyx, Dilantin, Dilantin-125, Dilantin Infatabs, Dilantin Kapseals, Mesantoin, Peganone, Phenytek

· 丙种球蛋白，仅静脉注射（Gamma Globulin, IV only）——多个商品名

· 格列美脲（Glimepiride）——Amaryl

· 格列美脲 + 罗格列酮（Glimepiride+Rosiglitazone）——Avandaryl

· 格列吡嗪（Glipizide）——Glucotrol, Glucotrol XL

· 格列吡嗪 + 二甲双胍（Glipizide+Metformin）——Metaglip

· 格列本脲（Glyburide）——Diabeta, Glycron, Glynase, Micronase

· 格列本脲 + 二甲双胍（Glyburide+Metformin）——Glucovance

· 马栗树（Horse Chestnut）——Aesculus hippocastanum

· 氢氯噻嗪 + 美托洛尔（Hydrochlorothiazide+Metoprolol）——Lopressor HCT

· 胰岛素（Insulin）——Apidra, Humalog, Humulin, Lantus, Levemir, Novolin, Novolog, NPH

· 干扰素 β-1b（Interferon Beta-1b）——Betaseron

· 左氧氟沙星（Levofloxacin）——Levaquin, Levaquin in Dextrose Injection Premix, Quixin

· 利拉鲁肽（Liraglutide）——Victoza

· 水杨酸镁（Magnesium Salicylate）——Bayer Select Backache Pain Formula, Doan’s Pills, Mobidin, Nuprin Backache Caplet

· 二甲双胍（Metformin）——Fortamet, Glucophage, Glucophage XR, Glumetza, Riomet

· 美托洛尔（Metoprolol）——Lopressor, Lopressor HCT, Toprol XL

· 吗啡（Morphine）——Kadian, MS Contin, MSIR, Roxanol

· 纳多洛尔（Nadolol）——Corgard

· 那格列奈（Nateglinide）——Starlix

· 硝苯地平（Nifedipine）——Adalat CC, Afeditab CR, Procardia

· 奥曲肽（Octreotide）——Sandostatin, Sandostatin LAR Depot

· 帕利哌酮（Paloperidone）——Invega

· 青霉胺（Penicillamine）——Cuprimine, Depen

· 喷他脒（Pentamidine）——Nebupent, Pentam 300

· 苯乙肼（Phenelzine）——Nardil

· 苯妥英钠（Phenytoin）——Dilantin, Dilantin-125, Dilantin Infatabs, Dilantin Kapseals, Phenytek

· 吲哚洛尔（Pindolol）——Visken

· 吡格列酮（Pioglitazone）——Actos（通常仅与其他糖尿病药物如磺脲类或胰岛素联用时发生低血糖）

· 吡格列酮 + 格列美脲（Pioglitazone+Glimepiride）——Duetact（此药中的格列美脲成分可能单独或与其他糖尿病药物联用时导致低血糖，这在跳过常规餐点或进行非常规体力活动时更有可能发生）

· 吡格列酮 + 二甲双胍（Pioglitazone+Metformin）——ACTOplus Met, ACTOplus Met XR

· 普兰林肽（Pramlintide）——Symlin

· 丙磺舒（Probenecid）——Benemid, Probalan

· 奎宁（Quinine）——Quinamm, Quindan, Quiphile, Q-vel, Strema

· 奎奴普丁 + 达福普汀（Quinupristin+Dalfopristin）——Synercid

· 瑞格列奈（Repaglinide）——Prandin

· 瑞格列奈 + 二甲双胍（Repaglinide+Metformin）——PrandiMet

· 利托君（Ritodrine）——Yutopar

· 利妥昔单抗（Rituximab）——Rituxan

· 罗格列酮（Rosiglitazone）——Avandia

· 罗格列酮 + 二甲双胍（Rosiglitazone+Metformin）——Avandamet

· 罗替戈汀（Rotigotine）——Neupro

· 水杨酸盐类药物（Salicylates）——众多阿司匹林制剂商品名，请查看标签

· 水杨酸盐（Salsalate）——Argesic-SA, Disalcid, Mono-Gesic, Salflex, Salsitab

· 沙格列汀（Saxagliptin）——Onglyza

· 司来吉兰（Selegiline）——Eldepryl

· 西格列汀（Sitagliptin）——Januvia

· 西格列汀 + 二甲双胍盐酸盐（Sitagliptin+Metformin HCL）——Janumet

· 铁葡萄糖酸钠复合物（Sodium Ferric Gluconate Complex）——Ferrlecit

· 生长激素（Somatropin）——Genotropin, Genotropin Miniquick, Humatrope, Norditropin Cartridges, Norditropin NordiFlex, Nutropin, Nutropin AQ, Saizen, Serostim, Zorbtive

· 索他洛尔（Sotalol）——Betapace, Betapace AF, Sorine

· 链脲菌素（Streptozocin）——Zanosar

· 磺胺嘧啶（Sulfadiazine）——Microsulfon

· 他克莫司（Tacrolimus）——Prograf, Protopic

· 丁卡因（Tetracaine）——Altacaine, Pontocaine, Tetcaine

· 茶碱（Theophylline）——Theo–24, TheoCap, Theo-Dur

· 噻吗洛尔（Timolol）——Timoptic, Timoptic-XE

· 托拉磺脲（Tolazamide）——Tolinase

· 甲苯磺丁脲（Tolbutamide）——Orinase

· 反苯环丙胺（Tranylcypromine）——Parnate

· 伐尼克兰（Varenicline）——Chantix

· 维拉帕米（Verapamil）——Calan, Calan SR, Isoptin SR, Verelan

可能导致高血糖或低血糖的药物（通用名及商品名）

· 两性霉素 B（Amphotericin B）——Abelcet, AmBisome, Amphocin, Amphotec, Fungizone Intravenous

· 两性霉素 B 脂质体制剂（Amphotericin B Lipid Formulations）——Abelcet, AmBisome

· 贝他索洛尔滴眼液（Betaxolol Betoptic Eyedrops）——Kerlone（口服）

· 比索洛尔 + 氢氯噻嗪（Bisoprolol+Hydrochlorothiazide）——Ziac

· 胆碱水杨酸（Choline Salicylate）——众多阿司匹林制剂的商标名；请查看标签

· 胆碱水杨酸 + 水杨酸镁（Choline Salicylate+Magnesium Salicylate）——CMT, Tricosal, Trilisate

· 达芦那韦（Darunavir）——Prezista

· 二氮嗪（Diazoxide）——Proglycem

· 氟西汀（Fluoxetine）——Prozac, Sarafem

· 氢氯噻嗪 + 美托洛尔（Hydrochlorothiazide+Metoprolol）——Lopressor HCT

· 醋酸兰瑞肽（Lanreotide Acetate）——Somatuline

· 锂（Lithium）——Eskalith, Eskalith CR, Lithobid

· 水杨酸镁（Magnesium Salicylate）——Bayer Select Backache Pain Formula, Doan's Pills, Mobidin, Nuprin Backache Caplet

· 美卡舍明（Mecasermin）——Increlex

· 美卡舍明林菲培（Mecasermin Rinfabate）——Iplex

· 美托洛尔（Metoprolol）——Lopressor, Lopressor HCT, Toprol XL

· 纳多洛尔（Nadolol）——Corgard

· 奥曲肽（Octreotide）——Sandostatin, Sandostatin LAR Depot

· 帕唑帕尼（Pazopanib）——Votrient

· 喷他脒（Pentamidine）——Nebupent, Pentam 300

· 苯妥英钠（Phenytoin）——Dilantin, Dilantin-125, Dilantin Infatabs, Dilantin Kapseals, Phenytek

· 利福平（Rifampin）——Rifadin, Rimactane

· 利托君（Ritodrine）——Yutopar

· 利妥昔单抗（Rituximab）——Rituxan

· 水杨酸盐（Salsalate）——Argesic-SA, Disalcid, Mono-Gesic, Salflex, Salsitab

· 生长激素（Somatropin）——Genotropin, Genotropin Miniquick, Humatrope, Norditropin Cartridges, Norditropin NordiFlex, Nutropin, Nutropin AQ, Saizen,

Serostim, Zorbtive

· 索他洛尔（Sotalol）——Betapace, Betapace AF, Sorine

· 链脲菌素（Streptozocin）——Zanosar

· 舒尼替尼（Sunitinib）——Sutent

· 他克莫司（Tacrolimus）——Prograf, Protopic

可能掩盖低血糖症状的药物（通用名及商品名）

以下列出的药物被认为会掩盖低血糖症状，不过近来的研究认为研这种情况可能不会发生。

· 阿替洛尔（Atenolol）——Tenoretic（含阿替洛尔和氯噻嗪）, Tenormin

· 卡替洛尔（Carteolol）——Cartrol（口服）, Occupress（滴眼液）

· 卡维地洛（Carvedilol）——Coreg, Coreg Tiltabs

· 可乐定（Clonidine）——Catapres, Catapres-TTS–1, Catapres-TTS–2, Catapres-TTS–3, Duraclon

· 美托洛尔（Metoprolol）——Lopressor, Lopressor HCT, Toprol XL

· 纳多洛尔（Nadolol）——Corgard

· 奈必洛尔（Nebivolol）——Bystolic

· 吲哚洛尔（Pindolol）——Visken

· 普萘洛尔，普萘洛尔盐酸盐（Propranolol, Propranolol Hydrochloride）——Inderal, Inderal LA, Inderide, Innopran XL, Intensol

· 噻吗洛尔（Timolol）——Timoptic, Timoptic-XE

由于美国处方药和非处方药市场不断变化，本附录无法涵盖所有可能影响血糖水平的药物。本文中的信息仅供参考，并非针对个人状况的医疗建议，也不能替代医学检查或医疗专业人员提供的服务。在服用任何处方药、非处方药、草药或补充剂之前，或在执行任何治疗方案之前，请务必咨询医生。

附录 D

APPENDIX D

糖尿病患者的脚部护理

虽然本附录与使血糖正常化无直接关联，但鉴于糖尿病对下肢的长期危害，有必要用一个专门的章节来特别强调脚部护理的重要性。

糖尿病患者容易发生严重的脚部溃疡，每 6~7 名患者中就有 1 名受此影响。在美国，不愈合的糖尿病脚部溃疡是造成脚趾、脚和腿部截肢的主要原因，仅次于交通事故等外伤。这些溃疡不是无缘无故发生的，而是由外部因素对皮肤造成的持续性或突发性伤害所致。预防这类伤害对避免其严重后果至关重要。

几乎所有血糖长期超过正常水平 5 年以上的糖尿病患者，其脚部对疼痛、压力和温度的感知能力都会下降。这是因为长期高血糖会损伤甚至破坏脚部的感觉神经，造成感觉神经病变（sensory neuropathy）。此外，控制脚部形态的神经也可能受损，导致趾部变形，如“爪形趾”或“锤形趾”、高足弓以及脚趾根部跖骨头在足底凸出。甚至调节脚部出汗的神经也会受到影响，这就是我们常在糖尿病患者脚部所见到的典型的干燥、易裂皮肤现象。干燥的皮肤比正常湿润的皮肤更容易受损，愈合速度更慢，而裂口还容易被细菌感染。

长期的血糖升高也可能导致腿部主要动脉及供应脚部皮肤的小动脉和毛细血管的血液循环受损。受伤的皮肤在愈合时需要较大的血流量，可能是正常皮肤血流量的 50 倍。如果无法提供这种增加的血流，伤口可能会恶化，变成坏疽，并促使感染向腿部扩散。这种感染可能对抗生素没有反应。

如果有必要，正常脚部的血液循环可以迅速增加 100 倍，以便将温暖的物体的热量从皮肤上传导出去。血液循环受损可能会使这一过程受阻，而由此产生的烧伤甚至可能不会引起疼痛，因此在相对低温下也可能发生烧伤。受损的循环同样可能阻止冷脚变暖，如果长时间暴露于寒冷环境，可能会导致冻伤。

形态异常的脚部（趾骨关节、趾尖、脚跟和脚掌的跖骨头）可能会被鞋子持续摩擦或压迫，但脚部经常无法感知这种压力或剪切力的程度，一旦受伤，可能不容易愈合。

以下是所有糖尿病患者为预防脚部受伤及其可能产生的严重后果所必须遵守的准则：

· 无论在室内还是室外，都不要赤脚行走。

· 选择鞋子或运动鞋时，建议在一天中的晚些时候进行购买，因为此时脚部略大。购买的鞋子应在第一次穿时就感到舒适，不应需要磨合。避免选择尖头鞋，即使鞋尖被磨钝，也不能穿！应寻找鞋头宽且深的款式，现在市面上一些正装鞋也采用了这种设计。很多品牌的运动鞋和步行鞋都非常合脚，甚至配有可拆卸的鞋垫，以便放入矫形鞋垫（见下文），而不会让鞋子过紧。如有必要，我会为某些患者开具定制牛津鞋或矫形鞋的处方。

· 每天检查鞋子内部是否有异物、破裂的衬里、突出的钉子或凸起。如发现这些问题，应及时修理。

· 不要穿夹趾拖鞋。

· 尽量每隔几天就轮换穿两双不同的鞋子。

· 理想情况下，每天检查双脚，寻找因鞋子摩擦或压迫导致的伤害迹象，比如水泡、裂口或其他皮肤开口、粉红色斑点或老茧。特别注意检查趾间和足底。如有困难，可以使用镜子或请他人帮助检查。若发现上述任何迹象，应立即联系医生。

· 若双脚皮肤干燥，需润滑整个脚部。适合的润滑剂包括橄榄油、其他植物油、维生素 E 油、鸸鹋油、貂油和乳化羊毛脂。市面上有多种含这些成分的油和乳液。避免使用石油凝胶（凡士林）、矿物油或婴儿油，因为这些不易被皮肤吸收。

· 不要吸烟。尼古丁会导致血管收缩，使血管变窄。这种血管直径的减小限制了血流，特别是对那些供应氧气和营养物质给皮肤的小血管。血液循环受损会导致皮肤营养减少，影响其健康和恢复能力。

· 保护双脚远离热源。避免使用加热垫、热水袋或电热毯。不要将脚置于散热器、壁炉等热源附近。洗澡或淋浴时，水温应保持凉爽，甚至不应感觉温暖。应使用手或浴温计而非脚部来检测水温，确保水温低于 92℉（约 33.3℃），因为即使这样的温度对于血液循环受损的个体也可能引起烫伤。为了确保安全，建议使用浴温计。

· 在寒冷天气外出时，糖尿病患者应穿着足够大且具有保暖性的袜子和鞋子。

· 所有糖尿病患者都应定期（大约每隔几年）进行脚部血液循环的检测。如果检测出循环受损，应避免在寒冷环境中停留超过 20 分钟。

· 即便在医生的指导下，也不应将脚浸泡在水中超过 3~4 分钟。这可能会导致皮肤软化，从而变得更易受损和难以愈合。洗澡或淋浴时应尽快完成，避免长时间浸泡。注意避开雨水、游泳池水或任何可能使脚部或鞋子变湿的环境。如果经常游泳锻炼，可在入水前在脚部涂抹石油凝胶（凡士林）以起到保护作用。离开水后，应立即用毛巾擦去石油凝胶。

· 避免将胶带或其他黏性产品直接贴在脚上，如玉米贴。因为脆弱的皮肤可能在去除这些物品时被剥离。使用绷带时，应避免直接将胶带粘在皮肤上，而应使用卷状纱布，仅将胶带粘在绷带上。

· 除非有医生的明确处方，否则不应将任何药物直接接触皮肤。许多非处方药物，如碘、水杨酸和去角质剂（corn-removal agents），可能具有危险性。即使在医生的指导下，也不应将碘制品或过氧化氢直接涂抹在伤口上。紫草素溶液（gentian violet solution）是一种更安全且有效的消毒剂，对金黄色葡萄球菌具有特别的毒性。金黄色葡萄球菌是常见的皮肤感染原因之一。

· 如果你的双脚皮肤干燥，而且你有心脏问题，心脏病专家在治疗高血压或心脏病时应尽量避免使用 β 受体阻滞剂，因为 β 受体阻滞剂可能会抑制出汗，而出汗有助于双脚保持湿润。

· 你也不应尝试自行磨平、去除或剃除老茧或鸡眼，因为这是很危险的行为。老茧的形成是身体对压力或摩擦（如鞋子摩擦脚部）的一种自然保护反应。去除老茧会失去这层保护，根据我的经验，这常是脚部溃疡甚至随后需要截肢的主要初期原因。不要让足科医生、修脚师或其他任何人进行这样的处理。如果脚上出现老茧，请向医生展示，并请他们为你调整鞋子，或者开具特殊鞋子或矫形鞋垫的处方，这样可以减轻对老茧的压迫。医生或许会建议你使用鞋撑或“球和环”等工具，这些工具可以在专业的修鞋店找到。通过消除对脚部的持续压力，老茧通常会随着时间自然减轻或解决。

· 如果你看不清楚自己的脚趾甲，切勿尝试自行修剪。你应该寻求朋友、亲属、足科医生或你的医生的帮助来修剪脚趾甲。如果脚趾甲边缘尖锐，可以使用砂纸板轻轻打磨平滑，或请他人帮忙进行修剪。

· 当你的脚趾甲变厚时，应及时向医生咨询，以检测是否有真菌感染。如果检测出真菌感染，医生会开具抗真菌药物或 Penlac 的处方。使用茶树油或 Vicks VapoRub 也可能是有效的选择。这些治疗方案需要每天两次应用在甲片上，并且可能需要持续约 12 个月才能实现治愈效果。在开始治疗之前，让足科医生为你磨平变厚的脚趾甲可能有所帮助，但必须非常小心，以避免损伤周围的皮肤或甲床。

· 在选择袜子时，避免穿带有紧绷弹性带的款式，以防在皮肤上留下压痕。不要使用吊袜带，也不要穿破洞、缝补过、带有粗糙缝线或过大而有褶皱的袜子。

· 如果你的脚部受到任何伤害，应立即联系医生。因为我认为，即便是轻微的脚部损伤，在糖尿病患者中也应被视作紧急情况，拖延可能会带来灾难性的后果。如果你的医生不确定应该如何处理脚部伤害，他应该将你转介到医院设立的创伤护理中心。如果他无法及时处理，你应该立即自行前往。

将这些指导的副本放入你的文件中，以便每月重复阅读一次。最终，你应该能够熟记于心。

附录 E
APPENDIX E

多囊卵巢综合征

多囊卵巢综合征（polycystic ovarian syndrome, PCOS）并非特指某一种感染或独立的疾病，而是指在同一患者身上出现的一系列病理性表征或症状的集合。这种综合征通常在青春期被诊断，但在很多情况下却未能及时被发现。PCOS 的解剖学特征是卵巢中存在多个小型、未成熟的卵泡，它们未能正确发育，表现为囊状结构，即囊肿。这些囊肿通常因过小而难以通过标准成像技术检测到，尽管有时候可以通过经阴道超声检查进行观察。

该综合征还会涉及月经方面的一些异常特征。这些特征在不同患者身上的表现程度不一，包括闭经（即完全没有月经）、月经周期不规律、月经量不规则或异常多。受此综合征影响的个体可能会出现多毛症（体毛过多），比如，会出现明显的胡须，但是可能未被医生注意到，因为患者可能会对其进行漂白；或者是刮掉手臂、腹部或乳房上的毛发等。这些患者通常（但并非总是）具有较为健壮、类似拳击手的男性化体型，然而也有一些体型明显呈现女性特征的患者。

关于 PCOS 的病因或起源，目前的了解仍不完全。这种疾病通常与男性激素水平的异常升高有关。即使是非糖尿病个体，这种激素水平的上升也可能诱发女性胰岛素抵抗的现象，从而引起血清胰岛素水平的增加。随后，这种胰岛素水平的升高又可能促进雄激素的进一步升高。这一现象的确切原理尚不清楚。许多（但并非所有）PCOS 患者可能最终发展为糖尿病患者，这可能与我们在 2 型糖尿病中观察到的 β 细胞耗竭机制有关。大多数（但不是所有）这类女性在减重方面面临挑战。例如，我曾经有一名十几岁的患者，身高约为 5.5 英尺（约 168cm），初诊时体重为 160 磅（约 73kg）。那时，她正在接受 PCOS 治疗。在我这里经过一段时间的治疗，最显著的成果是帮助她将体重降到 150 磅（约 68kg），但这需要她每天只摄入 7 盎司（约 28g）蛋白质和 24g 碳水化合物。尽管我们已经采取了其他措施（稍后将详细讨论），她的体重似乎已经趋于稳定，但我不确定在没有严格的热量限制下，她是否能进一步减轻体重。

PCOS 可能导致的一大严重后果是不孕症。这个问题影响了许多患有此综合征的人，但并非所有人都会受到影响。例如，我有一名患者有生育史，但后来不得不接受子宫全切术。直到那时，在对卵巢进行显微检查时才发现她患有 PCOS。

与许多综合征一样，PCOS 没有单一的检测方法可以确定，除非通过经阴道超声检查才能够直接观察到。诊断通常是基于类似前文所描述的发现，或者是基于临床上的一系列体征和症状来综合判断。其中之一，正如前文所述，是胰岛素抵抗。那么胰岛素抵抗应如何诊断?

一种方法是通过试验来确定 1 单位快效胰岛素能降低一个人多少血糖量。这是在假定该个体正处于稳定的血糖控制状态下，且血糖值不会自发下降或上升的情况下进行的。例如，对于一个 140 磅（约 64kg）的 1 型糖尿病患者，1 单位常规胰岛素可能会使其血糖降低约 40mg/dL（2.2mmol/L）。因此，如果相同体重的人使用 1 单位常规胰岛素仅能降低 20mg/dL（1.1mmol/L）的血糖，那么这就是胰岛素抵抗的一个明显迹象。然而，如果这个人已经有腹型肥胖或全身脂肪增加，那么就难以确定这种胰岛素抵抗是由身体脂肪引起的，还是由该综合征引起的。因此，最终的诊断还是要依赖于对一系列体征和症状的综合推断。

另一种诊断 PCOS 的方法是观察胰岛素增敏剂格华止（二甲双胍），对患者胰岛素需求和月经周期的影响。例如，如果一名原本完全没有月经的女性在开始使用二甲双胍之后终于开始有月经，这通常被视为一个积极的诊断迹象。此外，还有一些实验室检查可以用来识别激素失调。以下列出的对血液异常的检验可能成本较高，但当这些指标结合起来时，它们强烈提示这种疾病的存在：黄体生成素（luteinizing hormone，LH）至少是卵泡刺激素（follicle-stimulating hormone，FSH）的 3 倍，17-α-羟孕酮（17-alpha-hydroxy progesterone）、雌甾酮（estronel）、游离雌二醇（free estradiol）、胰岛素样生长因子1（IGF-1）和雄烯二酮（androstenodione）的水平异常。脱氢表雄酮（DHEA）硫酸盐[①]与游离睾酮的低比值和低IGF-1结合蛋白可能是最重要的两个激素指标。

值得注意的是，这种情况不一定伴随着血糖控制不良。例如，我有一名年轻的PCOS患者，她的血糖水平基本正常，但她却无法减重。她对自己的体重感到苦恼，并且因为排卵失败和缺乏月经而痛苦。这意味着，除非我们能找到改善的方法，否则她可能无法生育。

不过，这种状况是可以治疗的。多年来，一种名为螺内酯（spironolactone）的利尿剂一直被用于治疗女性的多毛症。这种药物非常有效，且仍然被广泛用于治疗PCOS相关的症状。使用螺内酯时，需要定期检查血清钾水平，以防止其过度升高。几年前，我在治疗一名备孕5年的糖尿病患者时发现了这一点。她的体重并不过高，但她的手臂上略微多毛，胡须区也长有一些深色的毛发。尽管她的血糖控制得相当好，但是我注意到她所需注射的胰岛素量比预期多。因此，我决定让她尝试使用胰岛素增敏剂格华止，这种药物可以降低肝脏的胰岛素抵抗。几个月后，她成功怀孕了——这是在多年尝试并问诊不孕症专家未果之后的成果。此外，她的胰岛素需求也显著减少了。

我进行这样的观察几年后，首批关于使用二甲双胍治疗这一特定综合征的论文发表了。因为在我的医疗实践中的这些女性患者——大多是青少年——对体重问题感到极度痛苦，并且担心预期的不孕问题。我尝试了所有我能想到的降低胰岛素抵抗的药物。当我了解到一些能导致胰岛素抵抗的物质[如肿瘤坏死因子-α（TNF-α）]时，我会对我的患者进行这方面的血液检测。实际上，在一些患者中，我观察到TNF-α的水平非常高，但并非所有患者都是这样。在发现TNF-α水平升高的情况下，我可能会开具一些已被证明能降低其血液水平或减少其作用的药物。这些TNF-α抑制剂包括：非甾体抗炎药

① 脱氢表雄酮（DHEA）硫酸盐（dehydroepiandrosterone sulfate, DHEAS）是一种由肾上腺产生的甾体激素，通常作为评估雄激素状态的指标。在多囊卵巢综合征（PCOS）的背景下，DHEAS的水平可能会增高，这与雄激素分泌过多有关。DHEAS在血液中的浓度不受性腺控制，因此它被认为是反映肾上腺雄激素活动的一个相对稳定的指标。高水平的DHEAS可能表明肾上腺过度活跃，这在PCOS患者中可能是诊断的重要线索之一。

（NSAID）舒林酸（sulindac）；EGCG（epigallocatechin-3-gallate），一种儿茶素类多酚，绿茶中的主要成分之一；1，25 二羟维生素 D_3（1,25 dihydroxy vitamin D-3，calcitriol），这是一种处方药，其剂量必须谨慎调整以防止高钙血症；槲皮素（quercetin），一种常见的膳食补充剂（通常由洋葱和大蒜皮制成）；姜黄素（circumin）；以及 Trental（通用名为己酮可可碱）。最后一种药物多年来被有限地用于治疗间歇性跛行，这是一种由下肢血液循环不良引起的状况。我将 Trental 视为一种最后的手段，因为它必须在饭后服用，如果错误地在空腹时服用，会引起显著的胃部不适。

当我怀疑患者可能患有 PCOS 时，我通常会推荐她们去看生殖内分泌专家，以便确认我的初步诊断并根据需要开具性激素替代治疗的处方，例如避孕药。同时，我会继续处理她们的血糖问题。

在治疗 PCOS 时，我的通常做法是首先从二甲双胍开始，特别是针对那些基础胰岛素需求量最高的时段进行调整。例如，我可能会让她们在睡前使用缓释型格华止（Glucophage XR）来帮助降低睡前使用的长效胰岛素地特胰岛素（Levemir）的剂量。此外，我也可能会尝试使用 Actos，这是一种胰岛素增敏剂，能降低脂肪和肌肉细胞的胰岛素抵抗。

接下来，我可能会考虑添加雷米普利（ramipril），这也是一种被证明能降低胰岛素抵抗的药物。雷米普利通常用于治疗高血压和糖尿病肾病。它属于血管紧张素转换酶（ACE）抑制剂类药物，但不同于其他此类药物的是，它会影响更多的组织类型。然而，它可能会在一些患者中引起干咳，这种症状会在停药后消失。

我还可能会考虑使用第 15 章推荐的一些补充剂来帮助患者减轻胰岛素抵抗，这些补充剂通常是以降低胰岛素抵抗为特定目标而设计的。

我对一种名为 D- 环戊醇肌醇[①] 的药物的研究进展一直保持关注，因为它

① D- 环戊醇肌醇（D-chiro-inositol）是一种属于肌醇的糖醇形式，广泛存在于自然界中，包括人体内。在人体中，D- 环戊醇肌醇扮演着多种生物学角色，特别是在胰岛素信号传导过程中起关键作用。除了对胰岛素敏感性的直接影响外，D- 环戊醇肌醇还有助于改善其他代谢相关的健康指标，如降低胆固醇和甘油三酯水平，有助于降低患心血管疾病的风险。由于这些潜在的益处，D- 环戊醇肌醇已经成为研究和治疗 PCOS 的重要工具，为患者提供了一种相对安全且自然的治疗选择。

已被证明能改善 PCOS 的一些后果。研究显示，D- 环戊醇肌醇能有效降低女性血液中的雄激素睾酮水平——包括自由型和蛋白结合型。根据 1999 年 4 月 29 日发表在《新英格兰医学杂志》上的一项关于 PCOS 患者的研究，使用该药物的患者的排卵率从服用安慰剂时的 27% 显著增加到 86%。与其他降低胰岛素抵抗的药物的类似之处是，D- 环戊醇肌醇还能降低血清胆固醇、甘油三酯水平及血压。此外，它还能降低血清 DHEA 硫酸盐水平，这是一种雄激素的前体。这种药物的适宜剂量为 1200mg/d。这项研究为 PCOS 治疗提供了新的见解和可能性，为患者带来了新的希望。

我的 PCOS 患者对于减重的困难感到极度苦恼，尽管我们已经帮助她们恢复了排卵，为此我检索了 D- 环戊醇肌醇的相关信息。我发现，这种产品产自新西兰，在美国有售。它由位于明尼苏达州伊甸草原的 Humanetics Corporation 公司分销，品牌名为 Inzitol，相关信息见 www.humaneticsingredients.com。还有一个品牌名为 d-Pinitol 600 的产品，相关信息见 www.rockwellnutrition.com 和 www.drhoffman.com。

我推测，PCOS 的普遍性实际上可能超出了大多数医生的认知，因为对这种症状的诊断往往需要综合多方面的因素来推断。

术语表

一、激素相关术语

· 逆调节激素（counter regulatory hormones）：通常在压力或疾病时刻，身体产生的激素，会导致血糖升高。这些激素包括胰高血糖素（glucagon）、肾上腺素（epinephrine）、皮质醇（cortisol）和生长激素（growth hormone）。

· 肾上腺素（adrenaline/epinephrine）：在极端运动、疼痛、恐惧、愤怒和低血糖等压力下由肾上腺产生的激素。血液中肾上腺素水平升高会导致震颤、出汗以及心率和血糖的升高。

· 胰岛淀粉素（amylin）：由胰腺 β 细胞产生的一种激素，能够引起饱腹感、减缓胃排空，并降低胰高血糖素引起的血糖增加。参见“普兰林肽”。

· 胰高血糖素样肽 -1（glucagon-like peptide-1, GLP-1）：一种由肠道在食物膨胀时而产生的肠促胰岛素。它向胰腺发出信号以产生胰岛素、胰高血糖素和胰岛淀粉素。它还可能独立引起饱腹感和其他效应。

· 胰高血糖素（glucagon）：由胰腺的 α 细胞产生的激素，通过促使肝脏和肌肉分解蛋白质和储存的糖原，生成葡萄糖，从而提高血糖。

二、细胞与解剖相关术语

· α 细胞（alpha cells）：胰腺中产生胰高血糖素（glucagon）的细胞。

· β 细胞（beta cells）：位于胰腺中的细胞，产生并储存胰岛素，同时也产生另一种叫作胰岛淀粉素（amylin）的激素，并将它们释放到血液中。

· 迷走神经（vagus nerve）：体内最大的神经，是控制副交感神经系统的主要神经组成部分，副交感神经系统负责调节身体的自主（非自愿）功能，包括心率、血压、呼吸、阴茎勃起和消化。

· 肾小球（glomerulus）：肾脏的微观过滤单元，它从血液中去除水分和其他物质，从而产生尿液。

· 食管下括约肌（lower esophageal sphincter, LES）：位于食管下端的一条肌肉带。食管是连接喉部和胃的管道。食管下括约肌通过吞咽后的正常收缩，可以防止胃内容物的回流。

· 血小板（platelets）：血液中一种非常小的细胞，在促使血液凝固中起重要作用。

· 胰腺（pancreas）：一个大的腹部器官，制造胰岛素、胰高血糖素、胰岛淀粉素和其他激素，并将它们分泌到血液中。胰腺还产生消化酶和碳酸氢盐，分泌到上部的胃肠道中。

· 幽门瓣（pyloric valve, Pylorus）：胃出口处的一条肌肉带，在正常情况下放松以促进胃排空。在患胃轻瘫的糖尿病患者中，幽门瓣可能会发生随机痉挛，从而延迟胃排空。

三、胰岛素相关术语

· NPH 胰岛素（NPH insulin）：中性鱼精蛋白锌胰岛素，一种混浊的中长效胰岛素制剂，其分子结构与人胰岛素一致。在使用生理剂量时，注射后降低或维持血糖大约 12 小时。

· 餐食胰岛素（bolus insulin）：用于防止餐后血糖升高或降低已升高的血糖而注射的快速作用胰岛素。参见“覆盖”。

· 肠促胰岛素（incretins）：食物摄入时，由肠道分泌到血液中的激素，向胰腺发出食物正在消化的信号。主要作用是由 GLP-1 引起。

· 常规胰岛素（regular insulin）：一种常用的透明、快速作用的胰岛素制剂，其分子结构与人胰岛素一致，也称为晶体胰岛素。不如 Humalog、Apidra 和 Novolog 等类胰岛素作用快。

· 地特胰岛素（detemir insulin）：一种长效类似胰岛素。商品名：诺和平（Levemir）。

· 第一阶段胰岛素反应（phase Ⅰ insulin response）：面对葡萄糖应激（glucose challenge）（如一餐）时，胰腺突然释放胰岛素的反应。这可能代表储存的胰岛素颗粒的释放。这种储存功能，通常在早期糖尿病患者中受损。

· 第二阶段胰岛素反应（phase Ⅱ insulin response）：继第一阶段胰岛素反应后，胰腺持续较慢释放（可能是新制造的）胰岛素的过程。

· 覆盖（coverage）：使用快速作用型胰岛素来降低升高的血糖的做法。覆盖治疗也可以指使用快速作用型胰岛素或口服降糖药来控制餐后血糖升高。参见“餐食胰岛素”。

· 甘精胰岛素（glargine insulin）：一种透明的长效类胰岛素。商品名：兰德仕（Lantus）。

· 谷赖胰岛素（glulisine insulin）：一种快速作用型类胰岛素。商品名：艾倍得（Apidra）。

· 基础胰岛素（basal insulin）指的是长效胰岛素，注射适当的剂量，以防止空腹时血糖上升。口服降血糖药物的基础剂量是长效药片的确切剂量，用于防止空腹时血糖上升。

· 晶体胰岛素（crystalline insulin）：参见“常规胰岛素”。

· 赖脯胰岛素（lispro）：参见“优泌乐”。

· 类胰岛素（analog insulin）：一种合成胰岛素，其分子结构与人胰岛素略有不同。不同的分子结构通常是为了使其作用更快或更慢。类胰岛素包括赖脯胰岛素，如优泌乐（Humalog）；谷赖胰岛素，如艾倍得（Apidra）；门冬胰岛素，如诺和锐（Novolog）；甘精胰岛素，如兰德仕（Lantus）；地特胰岛素，如诺和平（Levemir）。

· 门冬胰岛素（aspart）：一种透明、作用更快的类胰岛素，比 lispro 慢但比常规胰岛素（regular insulin）快。商品名：诺和锐（Novolog）。

· 诺和平（Levemir）：一种透明的长效胰岛素，本书推荐使用。通用名为地特胰岛素（detemir）。

· 诺和锐（Novolog）：参见“门冬胰岛素”。

· 人胰岛素（human insulin）：分子结构与人体胰岛素完全相同的任何胰岛素。目前在美国市场上唯一的人胰岛素是常规胰岛素（regular insulin）和

NPH 胰岛素。

· 生理剂量的胰岛素（physiologic doses of insulin）：注射的胰岛素剂量，接近非糖尿病个体体内自然产生的量。这些相对较小的剂量与通常由不遵循本书方法的医生开具的“工业级”剂量（即大剂量）胰岛素形成鲜明对比。

· 胰岛素（insulin）：由胰腺 β 细胞产生的激素，促进葡萄糖进入身体的大部分细胞。胰岛素也是主要的储脂激素。参见“类胰岛素”和“人胰岛素”。

· 胰岛素抵抗（insulin resistance）：指身体对胰岛素调节血糖作用的敏感性降低。

· 胰岛素受体（insulin receptors）：存在于大多数身体细胞表面的一种蛋白质分子，可以结合循环中的胰岛素。细胞结合胰岛素间接促进葡萄糖进入细胞。

· 优泌乐（Humalog）：一种透明、作用速度更快的胰岛素，是赖脯胰岛素的一个品牌。通用名为赖脯胰岛素（lispro）。

四、口服药物与其他降糖治疗相关术语

· β 受体阻滞剂（beta blockers）：用于治疗高血压或心绞痛（心脏疼痛）的药物，它们倾向于减缓心率和减少心肌收缩力。

· DPP-4 拮抗剂（DPP-4 antagonist）：一种抑制破坏 GLP-1 的酶（DPP-4）的药物，从而增加血液中 GLP-1 的水平。参见“捷诺维”和“安立泽”。

· Symlin：一种人工合成的人胰岛淀粉素注射剂，通用名为普兰林肽（pramlintide）。

· 安立泽（onglyza）：一种口服 DPP-4 拮抗剂，通常每天服用一次。与捷诺维（Januvia）和利拉利汀（Tradjenta）类似。通用名为沙格列丁（saxagliptin）。

· 百泌达（Byetta）：一种可注射的 GLP-1 类似物，是肠促胰岛素类似物（incretin memetic）。它刺激胰岛淀粉素和胰岛素的产生，同时也复制模仿了一些胰岛淀粉素的作用。通用名为艾塞那肽（exenatide）。

· 肠促胰岛素类似物（incretin mimetics, IM）：处方药物，要么模拟胰岛淀粉素（如 Symlin），要么通过促进残存的 β 细胞产生胰岛淀粉素（如 Byetta、Victoza、Onglyza、Tradjenta、Januvia）。胰岛淀粉素在调节餐后血糖

和引起饱腹感方面发挥作用。

· 二甲双胍（metformin）：一种增强胰岛素敏感性的药物，是目前最有效的药物之一。它不是通过刺激胰岛素产生和“耗尽”胰腺β细胞来起作用，而是增加身体对自身或注射的胰岛素的敏感性。其中一个品牌是格华止（Glucophage）。根据我的经验，不是所有通用二甲双胍都能达到普通格华止或缓释格华止（Glucophage XR）的效果。

· 格华止（glucophage）：二甲双胍的一个著名品牌。因其良好的属性，作者偏好这个品牌。

· 磺脲类药物（sulfonylureas）：一类化学结构与磺胺类药物相关的口服降糖药。它们通过刺激胰腺β细胞产生更多胰岛素来降低血糖，并可能带来“耗尽”这些细胞的风险。

· 捷诺维（Januvia）：一种口服DPP-4拮抗剂。通常每天服用一次。类似于安立泽（Onglyza）和利拉利汀（Tradjenta）。通用名为西格列汀（sitagliptin）。

· 口服降糖药（oral hypoglycemic agent, OHA）：用于降低2型糖尿病患者血糖的药物，通过刺激胰腺产生更多胰岛素。也用来指代增强胰岛素敏感性的药物。

· 利拉利汀（Tradjenta）：一种口服DPP-4拮抗剂，通常每天服用一次。与安立泽（Onglyza）和捷诺维（Januvia）类似。通用名为利格列汀（linagliptin）。

· 诺和力（Victoza）：一种GLP-1激动剂，每天注射一次。在抑制食欲方面，特别有效。通用名为利拉鲁肽（liraglutide）。

· 噻唑烷二酮类药物（thiazolidinediones）：这类药物的主要作用是降低脂肪和肌肉细胞对胰岛素的抵抗。除了调节血糖之外，它们还能独立于血糖控制的效果，减缓因高血糖导致的肾脏功能恶化。此外，这类药物还被发现能够在一定程度上延缓或预防部分高风险人群的糖尿病发作。在美国市场上，噻唑烷二酮类药物包括罗格列酮（Avandia）和吡格列酮（Actos）。需要注意的是，罗格列酮的使用受到美国食品药品监督管理局（FDA）的特别限制。

· 胰岛素类似物（insulin-mimetic agent）：通过口服药物（药片）降低血糖，其作用类似于胰岛素，但不会导致脂肪储存。

· 胰岛素增敏剂（insulin-sensitizing agent, ISA）：增强胰岛素敏感性的口

服药，帮助控制血糖，降低胰岛素抵抗。

五、血糖与代谢概念／指标相关术语

· C 肽（C-peptide）：胰岛素生产的伴随产品，通过测量血液中的 C 肽来了解最近胰岛素的产生量。不产生胰岛素的人不会产生 C 肽。

· 低血糖（hypoglycemia）：异常低的血糖。

· 低血糖无感（hypoglycemia unawareness）：无法感受或察觉低血糖的生理症状。

· 高血糖（hyperglycemia）：异常高的血糖。

· 高胰岛素血症（hyperinsulinemia）：血液中的胰岛素水平异常高。

· 空腹血糖（fasting blood glucose/sugar）：在一天的第一餐之前测量的血糖值，通常是在距离上一次进食至少 8 小时后测得的血糖值。

· 黎明现象（dawn phenomenon）：这是由于肝脏迅速清除血液中的胰岛素，使胰岛素水平降低或维持血糖水平的效果明显减弱的一种现象。这种情况通常在早晨起床前的 1 小时左右开始，并可能在醒后的 2~3 小时内持续。

· 葡萄糖（glucose）：一种天然存在的糖，血液中的葡萄糖称为血糖。葡萄糖是大多数碳水化合物和糖原的基本构成单元。

· 葡萄糖转运蛋白（glucose transporters）：胰岛素促使其从细胞内部迁移到表面的特殊蛋白分子。它们从表面突出并将血糖带入细胞。

· 糖化（glycation）：葡萄糖与血液或组织的蛋白质永久结合。蛋白质的糖化可能对其结构和功能产生不利影响，导致许多糖尿病并发症。

· 糖化血红蛋白（glycated hemoglobin）：通过测量红细胞主要蛋白质血红蛋白的糖化，我们可以估算过去 4 个月的平均血糖水平。参见“糖化”。

· 糖化血红蛋白 A1C（gemoglobin A1C, HbA1c）：糖化血红蛋白最常测量的指标。

· 糖基化（glycosylation）：葡萄糖与血液或身体组织的蛋白质的可逆性结合。如果蛋白质糖基化超过 24 小时，附着方式的重排使其变为永久性。参见“糖化”。

· 糖异生作用（gluconeogenesis）：肝脏将氨基酸（蛋白质的基本单位）

转化为葡萄糖，肠道和肾脏也有较小程度的转化功能。

· 糖原（glycogen）：由葡萄糖形成的淀粉样物质，储存于肝脏和肌肉中。可被某些逆调节激素迅速转化回葡萄糖。

· 酮体（ketones）：脂肪代谢的副产品，包括丙酮。丙酮是卸甲油的主要成分。当一个人禁食或减重，或者血糖非常高且不产生胰岛素时，可能在血液中出现酮体。参见“酮症酸中毒”。

· 血糖（blood glucose）：血液中的葡萄糖。

· 血糖谱（blood glucose profile）：连续几天或几周，每天多次测量的血糖（葡萄糖）记录。通常伴随涉及饮食、药物、运动、感染或疾病以及可能影响血糖水平的其他事件的相关数据。

· 血糖指数（glycemic index）：这是一个用来衡量食物对血糖水平提升效果的粗略指标，它将各种食物对血糖水平升高的影响与纯葡萄糖的效果进行比较。

· 血糖自我监测（blood glucose self-monitoring）：自行测量和记录血糖的行为，通常使用一滴指尖血和血糖仪来测量血糖值。

六、脂质与心血管相关术语

· 大血管的（macrovascular）：与大血管有关。大血管是指人体中较大的血管，通常包括动脉和静脉。这类血管的主要功能是输送血液至身体各部位，确保组织和器官得到足够的氧气和营养物质，同时也帮助排出废物和二氧化碳。

· 低密度脂蛋白（low-density lipoprotein, LDL）：血液中的一种粒子，其作用是在动脉壁沉积胆固醇和甘油三酯，也被称为“坏”胆固醇。LDL 被认为是冠状动脉疾病和外周血管疾病的风险因素。更重要的指标是 LDL 与 HDL 的比值，而不仅仅是 LDL 值本身。为了准确测量，必须进行“直接 LDL（direct LDL）”或“实际 LDL（real LDL）”测试。当 LDL 被氧化或糖化，或以小而密的粒子形式存在时，才是有害的，所有这些都可能是由血糖升高引起的。参见“高密度脂蛋白”。

· 甘油三酯（triglycerides）：这是一种存在于血液和脂肪组织中的物质，

是脂肪的主要储存形式。甘油三酯的每个分子是由三个脂肪酸分子与一个甘油分子结合形成的。血液中的甘油三酯水平在血糖升高时常见于升高状态。甘油三酯水平的升高可能会成为心脏病和血管疾病的一个风险因素。

· 高密度脂蛋白（high-density lipoprotein, HDL）：血液中的亚显微粒子，从动脉壁运输胆固醇和甘油三酯到肝脏，也称为“好”胆固醇。目前普遍认为高血 HDL 水平可提供保护，防止冠状动脉疾病、外周血管疾病和卒中。参见“低密度脂蛋白”。

· 高脂血症（hyperlipidemia）：一个指血液中脂肪物质的任何异常的模糊术语。这些可能包括甘油三酯升高、低密度脂蛋白（“坏”胆固醇）升高或高密度脂蛋白（“好”胆固醇）水平低。更准确地称为血脂异常（dyslipidemia）。

· 纤维蛋白原（fibrinogen）：纤维蛋白的前体，是血凝块（blood clot）的结构性元素。血液中纤维蛋白原的增加可能由高血糖引起，与心脏病发作、卒中（俗称“中风”）、视网膜病变、肾损伤和糖尿病的其他并发症的风险增加有关。

· 血脂异常（dyslipidemia）：脂质谱中的任何异常现象。

· 脂蛋白（a）[lipoprotein（a）, Lp（a）]：一种通过干扰身体溶解血栓的机制而增加心脏病发作风险的脂蛋白。

· 脂蛋白（lipoprotein）：一种亚显微粒子，通过血液运输胆固醇和甘油三酯等脂肪物质。脂蛋白包括高密度脂蛋白、低密度脂蛋白、载脂蛋白和脂蛋白（a）等。

· 脂质谱（lipid profile）：血液中脂质物质的一系列测量值。包括低密度脂蛋白、总胆固醇、甘油三酯、高密度脂蛋白和脂蛋白（a）。

· 总胆固醇（total cholesterol）：血清高密度脂蛋白、血清低密度脂蛋白以及大约 1/5 的血清甘油三酯的总和。

七、糖尿病并发症与病理状态相关术语

· β 细胞耗竭（beta cell burnout）：由于过度刺激胰岛素的产生或高血糖的毒性效应导致胰岛 β 细胞的破坏。

· 低血压（hypotension）：异常低的血压。

· 动脉粥样硬化（atherosclerosis）：动脉内膜的损伤或斑块沉积，可发生在任何一条大动脉上。这可能最终导致动脉完全堵塞，引起由其供血的组织或器官坏死。也称为动脉硬化（arteriosclerosis）或大血管疾病（macrovascular disease）。

· 高渗性昏迷（hyperosmolar coma）：一种危及生命的脱水状态，伴有意识丧失，由极高的血糖引起，影响那些身体仍然能产生足够胰岛素以防止酮症酸中毒的糖尿病患者。通常影响老年 2 型糖尿病患者。

· 高血压（hypertension）：是一种常见的心血管疾病，其特征是持续性的血压升高。血压是指血液在血管中流动时对血管壁的压力，通常用两个数值来表示——收缩压（心脏收缩时的压力）和舒张压（心脏舒张时的压力）。在成年人中，高血压通常被定义为收缩压持续在 130 mmHg 或以上；或舒张压持续在 80 mmHg 或以上。但是在本书中把 120 mmHg/70 mmHg 作为临界值，这是对血压指标更健康的要求。

· 神经病变（neuropathy）：对神经的损害。在本书中，这个术语仅限于由高血糖引起的损害。

· 神经低血糖症（neuroglycopenia）：血糖过低以至于大脑获取的葡萄糖不足。结果可能导致认知、协调和意识水平严重受损。一种严重的低血糖症状。

· 肾病（nephropathy）：对肾脏的损害。在本书中，这个术语仅限于由高血糖引起的损害。

· 肾小球病变（glomerulopathy）：受损的肾小球的状态。

· 视网膜病变（retinopathy）：眼睛后部光感受面——视网膜的损伤。通常由长期高血糖引起。

· 糖尿病并发症（complications of diabetes）：长期的高血糖对身体大部分组织和器官造成的破坏性影响。

· 糖尿病酮症酸中毒（diabetic ketoacidosis, DKA）：参见“酮症酸中毒”。

· 体位性低血压（postural hypotension）：站立时血压突然下降的现象。

· 酮症酸中毒（ketoacidosis）：一种急性、危及生命的状况，由非常高的血糖和脱水引起。它涉及血液中酮体（包括丙酮）水平升高和血液酸化。

· 微动脉瘤（microaneurysm）：微小血管的球状膨胀，由于这些血管外壁的周细胞（pericyte）被破坏所致。在长期血糖升高的糖尿病患者的视网膜中常见。

· 微血管病变（microangiopathy）：小血管的损伤，常见于长期控制不良的糖尿病患者。是糖尿病患者失明和肾脏疾病的主要原因。

· 胃排空延迟（delayed stomach-emptying）：参见“胃轻瘫”。

· 胃轻瘫（gastroparesis）：由多年血糖升高引起的一种神经病变，可能严重损害胃的肌肉和分泌活动。餐后有时可能出现胃肠不适。由于胃排空速率的随机性，餐后血糖可能难以预测。也称为胃排空延迟和糖尿病性胃轻瘫。

· 自主神经病变（autonomic neuropathy）：通常是由长期升高的血糖引起的自主神经损伤。自主神经指导那些非意识控制的身体功能，如心率、消化、出汗、阴茎勃起、血压、膀胱张力，以及瞳孔的扩张和收缩。

八、糖尿病类型与前期状态相关

· 1 型糖尿病（type 1 diabetes）：通常在 45 岁之前出现的糖尿病类型，涉及完全或几乎完全失去产生胰岛素的能力。也称为胰岛素依赖型糖尿病（IDDM）、自身免疫糖尿病或儿童发病型糖尿病。

· 2 型糖尿病（type 2 diabetes）：这种糖尿病类型通常在 45 岁之后发生，常与肥胖相关联。它涉及胰岛素生成能力的部分丧失、非胰岛素介导的葡萄糖运输减少，以及身体对胰岛素促进葡萄糖运输的抵抗。2 型糖尿病也被称为非胰岛素依赖型糖尿病（NIDDM）、胰岛素抵抗性糖尿病，或成年发病型糖尿病。近年来发现，许多肥胖儿童也可能会患有这种类型的糖尿病。

· 成年发病型糖尿病（maturity-onset diabetes）：参见“2 型糖尿病”。

· 非胰岛素依赖型糖尿病（NIDDM）：虽然与 2 型糖尿病或成年发病型糖尿病不完全一样，但有时可互换使用。参见“2 型糖尿病”。

· 受损的葡萄糖耐受（impaired glucose tolerance, IGT）：这是一种轻微或早期的糖尿病形式，可能慢慢导致“完全型”糖尿病的许多长期并发症。通常是糖尿病发病的前兆。这是一种可治疗的疾病。

· 胰岛素依赖型糖尿病（insulin-dependent diabetes mellitus, IDDM）：参见“1 型糖尿病”。

九、检测、评估与风险分析相关术语

· GlucograF Ⅳ数据表（GlucograF Ⅳ data sheet）：糖尿病患者用来记录血糖测量、药物、运动和餐食的预印表格（见第 5 章）。

· R-R 间期检测（R-R interval study）：一种量化、客观的自主神经病变检测。该检测类似于心电图，但进行检测时患者需进行深呼吸。

· 胱抑素 C（cystatin-C）：血液中的一种物质，与肾小球滤过率（GFR）呈负相关。利用胱抑素 C 估算 GFR 时，不需要收集 24 小时尿液。

· 肌酐清除率（creatinine clearance）：一种肾功能检测指标，用于估算肾小球滤过率。需要收集 24 小时的尿液和少量血液样本。

· 肾小球滤过率（glomerular filtration rate, GFR）：肾脏大约有 100 万个微肾小球，其功能是过滤血液并产生尿液。GFR 是衡量肾脏在给定时间内进行的过滤量。参见“肾小球”。

· 肾脏风险谱（renal risk profile）：一系列反映肾脏受损情况的检测。

· 神经递质（neurotransmitters）：中枢和周围神经系统的化学“信使”。

· 同型半胱氨酸（homocysteine）：血液中的一种物质，可能增加肾脏疾病或心脏病发作的风险。当维生素 B_6、维生素 B_{12} 和叶酸水平低时，同型半胱氨酸可能会升高。

· 血栓风险谱（thrombotic risk profile）：这是一系列血液检测，旨在评估异常的凝血倾向，这种倾向可能增加患心脏病、循环系统障碍、肾脏功能损伤以及某些类型卒中的风险。进行这些检测的主要指标包括纤维蛋白原、脂蛋白（a）和 C 反应蛋白等。

十、营养与饮食成分相关术语

· 必需氨基酸（essential amino acids）：人体无法自行合成的氨基酸，因此为了生存必须通过饮食中的蛋白质提供。

· 必需脂肪酸（essential fatty acids）：人体无法自行合成的脂肪酸，因此为了生存必须由饮食中的脂肪提供。参见“脂肪酸”和“甘油三酯”。

· 单不饱和脂肪（monounsaturated fats）：分子中含有缺失一对氢原子的脂肪酸的脂肪。一些人认为这些脂肪可以通过降低血清中的低密度脂蛋白和提高高密度脂蛋白来保护免受血管疾病。

· 蛋白质（protein）：食物中三大基本能量来源（蛋白质、脂肪、碳水化合物）之一。主要来自鱼、家禽、肉、奶酪和蛋清的主要营养成分，也在其他食物中以较少量存在。除脂肪和水外，蛋白质是人体组织的主要成分。

· 多不饱和脂肪（polyunsaturated fats）：一种脂肪类型，存在于多种食物和油类中。它们的化学结构中含有一个以上不饱和碳键，即多个碳原子之间没有饱和的氢原子。饮食摄入可能对一些人降低血清低密度脂蛋白水平有益。这些脂肪不稳定且容易氧化。

· 复杂碳水化合物（complex carbohydrate）：由较长、更复杂的糖链组成，其中有些消化速度很慢，其提升血糖的速度不像单糖那么快。

· 果糖（fructose）：是多种天然糖类的组成部分，尤其在水果、蜂蜜和许多植物中含量丰富。

· 麦芽糊精（maltodextrin）：从玉米糖浆中提取的一种糖混合物，常作为许多包装食品中的甜味剂。糖尿病患者应避免使用。

· 乳糖（lactose）：一种存在于牛奶和某些奶酪中的双糖。在小肠中通过乳糖酶的作用分解为葡萄糖和半乳糖。然后，通过小肠黏膜细胞吸收到血液中。最后，吸收到血液中的半乳糖在肝脏中进一步转化为葡萄糖。

· 碳水化合物（carbohydrate）：食物中三大基本热量（蛋白质、脂肪、碳水化合物）来源之一。碳水化合物分子通常是串在一起的糖链，像项链上的珠子。在三种基本热量食物中，碳水化合物提升血糖的能力最强。

· 糖（sugars）：由6个碳原子与氢原子和氧原子结合而成的一组化学化合物。大多数糖味甜，可被身体转化为葡萄糖（血糖）。一些糖是由两种其他糖组合而成的。糖是最简单的碳水化合物。

· 甜菊糖（stevia）：一种无糖草本甜味剂，在健康食品店以液体或粉末形式出售。含有麦芽糊精的产品不应使用。

· 蔗糖（sucrose）：也叫作餐桌糖（table sugar）。蔗糖分子由一个葡萄糖分子和一个果糖分子组成。

· 脂肪（fat）：食物中三大基本热量（蛋白质、脂肪、碳水化合物）来源之一。可从牛奶、奶酪、蛋黄、肉类、鱼类、家禽、坚果、油类和一些蔬菜中获得。单纯的脂肪摄入不会直接影响血糖。

· 脂肪酸（fatty acid）：是一类由长链羧酸组成的有机化合物，它们是构成脂类（如脂肪和油）的关键组成部分。参见“甘油三酯”。

十一、运动与生活方式相关术语

· 渐进式运动（progressive exercise）：一种计划性的锻炼程序，其中每次锻炼的强度和运动量随着时间（数周、数月或数年）的推移而逐渐增加。

· 无氧运动（anaerobic exercise）：这是一种强度较高的体育活动，会导致肌肉暂时性的缺氧。由于这种运动的高强度，只能持续较短的时间，之后可能会出现呼吸急促或肌肉疲劳的现象。无氧运动相比有氧运动消耗更多葡萄糖，有利于增加肌肉质量，进而帮助减少胰岛素抵抗。典型的无氧运动包括短跑、上坡骑自行车、俯卧撑、快速游泳和重复举重等。参见“有氧运动”。

· 有氧运动（aerobic exercise）：强度适中的活动，能够让肌肉在不缺氧的情况下持续工作。例如，慢跑、休闲骑自行车、慢游泳、步行、跳舞等。参见“无氧运动”。

十二、肥胖相关术语

· 腹型肥胖（truncal Obesity）：这是一种肥胖的类型，也称为向心性或内脏型肥胖。其特征是男性的腰围超过臀围，或女性腰围超过其臀围的80%。

· 内脏型肥胖（visceral obesity）：参见“腹型肥胖”。

十三、单位相关术语

· 单位（unit）：这是衡量胰岛素降低血糖效能的生物学单位。胰岛素注射器上的刻度通常以 1 单位为增量进行标记。一些较新型的注射器则采用 1/2 单位作为刻度增量。

· 毫克 / 分升（mg/dL）：是美国血糖测量惯用单位。它表示每分升血液中所含糖的毫克数。参见“毫摩尔 / 升”。

· 毫摩尔 / 升（mmol/L）：国际血糖测量单位。参见“毫克 / 分升”

（1 mmol/L=18 mg/dL）。

·立方厘米（cc）：数值上与毫升（mL）等同。体积的度量单位，相当于 1/1000 L 或 1/946 夸脱。

十四、给药方式及其他相关术语

·肌内注射（intramuscular, IM）：一种注射方法，例如快速作用型胰岛素的注射，通过将胰岛素直接注入肌肉来加速药效的发挥。

·基础（basal）：在讨论血糖控制时，指的是空腹状态（fasting state）。

·皮下（subcutaneous）：皮肤下方，但在肌肉上方，如皮下注射。

·氨基酸（amino acids）：被称为蛋白质的“基础构件”。蛋白质分子由以不同序列和模式排列组合的氨基酸链构成。肝脏能够缓慢地将部分氨基酸转化为葡萄糖，肾脏和肠道也具有一定的转化能力。